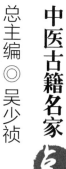

国家出版基金项目
NATIONAL PUBLICATION FOUNDATION

「十三五」国家重点图书出版规划项目

中医古籍名家

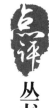

点评 丛书

总主编 ◎ 吴少祯

宋·唐慎微 ◎ 撰

王家葵 蒋 淼 ◎ 点评

证类本草

（下册）

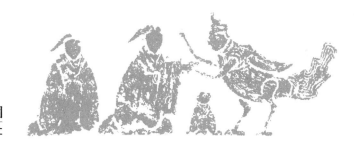

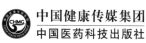

中国健康传媒集团

中国医药科技出版社

图书在版编目（CIP）数据

证类本草／（宋）唐慎微撰；王家葵，蒋淼点评．—北京：中国医药科技出版社，2021.9（2024.12重印）

（中医古籍名家点评丛书）

ISBN 978 – 7 – 5214 – 2679 – 3

Ⅰ. ①证…　Ⅱ. ①唐…②王…③蒋…　Ⅲ. ①本草 – 中国 – 北宋　Ⅳ. ①R281.3

中国版本图书馆 CIP 数据核字（2021）第 172333 号

美术编辑　陈君杞
版式设计　南博文化

出版　**中国健康传媒集团** | 中国医药科技出版社
地址　北京市海淀区文慧园北路甲 22 号
邮编　100082
电话　发行：010 – 62227427　邮购：010 – 62236938
网址　www.cmstp.com
规格　710 × 1000mm $^1/_{16}$
印张　105 $^3/_4$
字数　2208 千字
版次　2021 年 9 月第 1 版
印次　2024 年 12 月第 2 次印刷
印刷　大厂回族自治县彩虹印刷有限公司
经销　全国各地新华书店
书号　ISBN 978 – 7 – 5214 – 2679 – 3
定价　**268.00 元**（上、中、下册）

获取新书信息、投稿、为图书纠错，请扫码联系我们。

目录 | Contents

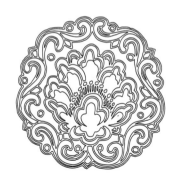

下　册

卷第十九 ···················· 1147

卷第二十 ·· 1183

重修政和经史证类备用本草卷第十五

己酉新增衍义

　成　都　唐　慎　微　续　证　类

中卫大夫康州防御使句当龙德宫总辖修建明堂所医药

提举入内医官编类圣济经提举太医学臣曹孝忠**奉敕校勘**

人部总二十五种

　一种神农本经白字

　四种名医别录墨字

　一种今附医家尝用有效，注云"今附"

　八①种新分条

　一种唐慎微续补墨盖子下是

　一十种陈藏器余

　　凡墨盖子已下并唐慎微续证类

发髲	乱发	人乳汁
头垢	人牙齿齿𪘁续注 元附天灵盖条下，今分条	
耳塞元附天灵盖条下，今分条	人屎东向厕圊溺坑中青泥附	人溺
溺白垽	妇人月水	浣裈汁
人精	怀妊妇人爪甲已上六种并元附人屎条下，今分条	
天灵盖今附	【人髭	

　一十种陈藏器余

人血	人肉	人胞

---

①　八：刘甲本、柯本作"九"。

妇人裈裆	人胆	男子阴毛
死人枕	夫衣带	衣中故絮
新生小儿脐中屎		

发髲音被 味苦，温、小寒，无毒。主五癃关格不通，利小便水道，疗小儿痫，大人痓。仍自还神化。合鸡子黄煎之，消为水，疗小儿惊热。

陶隐居云：李云是童男发。神化之事，未见别方。今俗中妪母，为小儿作鸡子煎，用发杂熬，良久得汁与儿服，去痰热，疗百病。而用发皆取其父梳头乱者尔。不知此发髲审是何物，且"髲"字书记所无，或作蒜音，人今呼斑发为蒜发；书家亦呼乱发为"鬈"，恐"髲"即舜音也。童男之理，未或全明。**唐本注**云：此发髲根也，年久者用之神效，即发字误矣。既有乱发及头垢，则阙髲明矣。又，头垢功劣于发髲，犹去病。用陈久者，梳及船茹、败天翁、蒲席皆此例。甄立言作懸（音总），鬈亦髲也。字书无髲字，但有发、鬈。鬈，发美貌，作丘权音，有声无质，则髲为真者也。**臣禹锡等谨按，蜀本**云：本经云"仍自还神化"，李云"神化之事，未见别方"。按，《异苑》云：人发变为鳝鱼。神化之异，应此者也。**日华子**云：发，温。止血冈血运，金疮伤风，血痢，入药烧灰，勿令绝过。煎膏，长肉消瘀血也。

【**陈藏器云**】 生人发挂果树上，乌鸟不敢来食其实。又，人逃走，取其发于纬车上却转之，则迷乱不知所适矣。

雷公云 凡使之，是男子年可二十已来，无疾患，颜貌红白，于顶心剪下者发是。凡于丸散膏中，先用苦参水浸一宿，漉出入瓶子，以火煅之令通赤，放冷研用。

肘后方 治石淋：烧灰水服之，良。

伤寒类要 治黄：取烧灰，水服一寸匕，日三。

衍义曰 发髲与乱发自是两等。发髲味苦，即陈旧经年岁者。如橘皮皆橘也，而取其陈者；狼毒、麻黄、吴茱萸、半夏、枳实之类，皆须陈者，谓之六陈，入药更良。败蒲亦然，此用髲之义耳。今人又谓之头髲，其乱发条中，自无用髲之义，此二义甚明，亦不必如此过谓搜索。上以乱发如鸡子大，无油器中熬焦黑，就研为末，以好酒一盏沃之，何首乌末二钱同匀搅，候温灌之，下咽过一二刻再灌，治破伤风及沐发中风，极效。

【点评】发髲的名实诸家争论不一，《说文》"髲，鬄也"，《释名·释首饰》云："髲，被也。发少者得以被助其发。鬄，剔也，剔刑人之髲为之也。"则"发髲"乃是用旧的假发。《本草衍义》谓："发鬈与乱发自是两等。发鬈味苦，即陈旧经年岁者。如橘皮皆橘也，而取其陈者；狼毒、麻黄、吴茱萸、半夏、枳实之类，皆须陈者，谓之六陈，入药更良。败蒲亦然，此用鬈之义耳。"其观点相同，并因此引出"六陈"的话题，即橘皮、狼毒、麻黄、吴茱萸、半夏、枳实，六物皆以陈久者良。

从黑盖子下引用的资料来看，唐慎微将提到"乱发"的材料归在乱发条，其他与发有关的材料则安排在发鬈条下。本条引《本草拾遗》云："生人发挂果树上，乌鸟不敢来食其实。又，人逃走，取其发于纬车上却转之，则迷乱不知所适矣。"都属于交感巫术应用实例。

乱发 微温。主咳嗽，五淋，大小便不通，小儿惊痫，止血。鼻衄，烧之吹内立已。

陶隐居云：此常人头发尔，与发鬈疗体相似。**唐本注云**：乱发灰，疗转胞，小便不通，赤白痢，哽噎，鼻衄，痈肿，狐尿刺，尸疰，丁肿，骨疽杂疮。古方用之也。**臣禹锡等谨按，药性论云**：乱发，使，味苦。能消瘀血，关格不通，利水道。

【外台秘要】 治霍乱烦躁：烧乱发如鸡子大，盐汤三升和服之，不吐再服。

千金方 小儿惊啼：烧乱发灰，酒调服之。**又方**治无故遗血：乱发及爪甲烧灰，酒服方寸匕。

肘后方 治黄疸：烧乱发灰，水调服一钱匕，日三服。秘方。**又方**女劳疸，身目皆黄，发热恶寒，小腹满急，小便难，由大热大劳交接后入水所致：乱发如鸡子大，猪脂半斤，煎令尽，分二服。

经验方 孙真人催胎衣不下：乱发头鬈结撩喉口中。**又方**孩子热疮：乱发一团梨许大，鸡子黄煮熟，二物相和，于铫子内炭火上熬，初甚干，少顷发焦，遂有液出，旋取置一瓷盏中，以液尽为度。取此液傅热疮上，即以苦参粉粉之。予在朗州生子，在蓐中便有热疮，出于臀腿间，初以他药傅无益，加剧，蔓延半身，状候至重，昼夜啼号，不乳不睡。予阅本草，见发鬈云"合鸡子黄煎之，消为水，治小儿惊热"，注云："今俗中妪母，为小儿作鸡子煎，用发杂熬，良久得汁，令小儿服，去痰热，治百病。凡用发，皆取梳头乱者。"又检鸡子云"治火疮"，因而用之果验。已后用之，无不差矣。

梅师方 治鼻衄出血，眩冒欲死：烧乱发细研，水服方寸匕，须臾更吹鼻中。

斗门方 治汗血：用头发灰一字，吹入鼻中即止。

简要济众 治小儿重舌欲死：以乱发灰细研，以半钱傅舌下。日不住用之。

姚氏 治食中误吞发，绕喉不出：取已头乱发烧作灰，服一钱匕，水调。又方治大小便不通：烧乱发末三指撮，投半升水中，一服。《孙真人》同。

子母秘录 治尸疰：烧乱发如鸡子大，为末，水服之差。又方治小儿惊，口两角生疮：烧乱发和猪脂涂之。又方治小儿斑疮、豌豆疮：发灰饮汁服三钱匕。

产书 治大小便利血：灰研如粉，饮下方寸匕。

服气精义方 刘君安曰：欲发不脱，梳头满千遍。

苏学士云 乱发、露蜂房、蛇蜕皮各烧灰，每味取一钱匕，酒调服，治疮口久不合，神验。烧灰须略存性。

老唐云 收自己乱头发，洗净，干，每一两入椒五十粒，泥封固，入炉大火一煅如黑糟，细研。酒服一钱匕，髭发长黑。

衍义 文具发髲条下。

【点评】黑盖子下引《经验方》又方"孩子热疮"条，内容与本书卷19《本草图经》引刘禹锡《传信方》基本一样。《传信方》说："顷在武陵生子，蓐内便有热疮发于臀腿间，初涂以诸药及他药无益，日加剧，蔓延半身，状候至重，昼夜啼号，不乳不睡。因阅本草至发髲，本经云：合鸡子黄煎之，消为水，疗小儿惊热，下痢。注云：俗中妪母为小儿作鸡子煎，用发杂熬，良久得汁，与小儿服，去痰热，主百病。用发，皆取久梳头乱者。又检鸡子，本经云疗火疮，因是用之，果如神，立效。"《经验方》也是用第一人称，只是将"顷在武陵生子"，改为"予在朗州生子"。刘禹锡贞元二十一年（805）被贬为朗州司马，朗州治武陵，于此生子应是实情；《经验方》恐是抄袭《传信方》，而修改字句为掩饰。可注意者，笔者检读《传信方》中本草，发髲的功效为"疗小儿惊热，下痢"，较《证类本草》多"下痢"两字。

笔者检《新修本草》和写本，此句作"疗小儿惊热下"，

《千金翼方》卷3引本草作"疗小儿惊热下痢"；《经验方》作者在抄袭这段时，显然又复核了本草，其所见的本草版本，"下痢"两字已经脱漏，故此作者将《传信方》中"下痢"删去。因《经验方》为唐慎微引用，由此可见，不仅《证类本草》脱"下痢"，此前的《嘉祐本草》也脱去"下痢"。郑金生老师认为，《经验方》约成书于11世纪下半叶，略早于《证类本草》，故无法判断《开宝本草》是否已经佚去"下痢"两字。尚志钧先生校点《证类本草》最先发现此问题，但尚先生根据《本草图经》引《传信方》补足"下痢"，则非《证类本草》的原貌，为不妥当。

人乳汁　主补五脏，令人肥白悦泽。

陶隐居云：张苍常服人乳，故年百岁余，肥白如瓠。唐本注云：《别录》云：首生男乳，疗目赤痛多泪，解独肝牛肉毒，合豉浓汁服之神效。又取和雀屎，去目赤努肉。臣禹锡等谨按，蜀本云：人乳，味甘，平，无毒。日华子云：人乳，冷。益气，治瘦悴，悦皮肤，润毛发。点眼止泪，并疗赤目，使之明润也。

【圣惠方】治卒中风不语，舌根强硬：陈酱五合，三年者妙，人乳汁五合，二件相和研，以生布绞取汁。不计时候，少少与服，良久当语。

千金方　治月经不通：饮人乳汁三合。

金匮方　啖蛇牛肉杀人，何以知之？啖蛇者，毛发向后顺者是也。食之欲死，饮人乳汁一升立愈。

衍义曰　人乳汁治目之功多，何也？人心生血，肝藏血，肝受血则能视。盖水入于经，则其血乃成。又曰"上则为乳汁，下则为月水"，故知乳汁则血也。用以点眼，岂有不相宜者。血为阴，故其性冷，脏寒人，如乳饼酪之类，不可多食。虽曰牛、羊乳，然亦不出乎阴阳造化尔。西戎更以驼、马乳为酥酪。老人患口疮不能食，饮人热乳，良。

【点评】《千金食治》云："人乳汁味甘，平，无毒。补五脏，令人肥白悦泽。"其说即本于《名医别录》，但增补了性味。《本草纂要》云："人乳汁味甘，气平，无毒。主充和五脏，荣华腠理，灌溉阴阳，发育元气，此乃人身流行之血脉也。治元虚不足，精神倦怠，咳嗽无痰，日晡潮热，或虚火妄动而自汗、盗汗，或下元虚冷而遗精、梦泄，是皆不足等证，惟此大补气血之物并能治之。吾尝以人参而治心肺，恐补之太迅，用乳汁而制之，则参有和中而不妄补者矣；以山药而治心脾，犹恐气之太涩，用乳汁以和之，则山药有不滞涩而中和者矣；又谓茯苓淡渗利小便而速行下焦，非乳汁之制，亦不能守中而治心脾；芡实健脾，涩精滑而暖腰膝，非乳汁之拌，亦不能补中而涩滑泄。大抵乳之入药，治病甚美者矣。或曰有用人乳，有用牛乳而制之，人乳气壮，行补之功而壅盛有力；牛乳气薄，用补之功而懈怠和平，治者当因其证而与之。且如心肺之病，必用人乳，观人乳气清而入心肺也；肝脾之病必用牛乳，观牛乳气浊而入肝脾也。二者之间，犹宜辨之。"《本草纲目》引服乳歌云："服乳歌：仙家酒，仙家酒，两个壶卢盛一斗，五行酿出真醍醐，不离人间处处有。丹田若是干涸时，咽下重楼润枯朽。清晨能饮一升余，返老还童天地久。"

头垢　　主淋闭不通。

陶隐居云：术云"头垢浮针，以肥腻故尔"，今当用悦泽人者，其垢可丸。又主噎，亦疗劳复。**臣禹锡等谨按**，药性论云：头垢治噎，酸浆水煎膏，用之立愈。**日华子云**：温。治中蛊毒及蕈毒，米饮或酒化下，并得以吐为度。

【**外台秘要**　伤寒病，欲令不劳复：头垢烧，水丸如梧桐子大，饮服一丸。

千金方　治百邪鬼魅：水服头垢一小豆大。故腻头巾，无毒，天行劳复，渴，浸取汁，暖服一升。又方主食自死鸟兽肝中毒：取故头巾垢一钱匕，热汤中烊服之。三年头帬，主卒心痛，沸汤取汁饮，以头帬于闲处，碗覆之，同时开，愈。头帬，即缚髻帛也。

肘后方　犬咬人重发疮：以头垢少许内疮中，以热牛屎傅之。

葛稚川　治紧唇：以头垢傅之。

梅师方　治马肝杀人：取头垢一分，熟水调下。

钱相公箧中方　治蜈蚣咬人：以头垢腻和苦参末，酒调傅之。

刘涓子　治竹木刺在肉中不出：以头垢涂之即出。

伤寒类要 伤寒天行病后劳复：含头垢如枣核大一丸。

服气精义云 刘君安烧已发合头垢等分合服，如大豆许三丸。名曰还精，令头不白。

【点评】《广韵》云"帩，头帩"，即束发带。《事物纪原》云："燧人时为髻，但以发相缠而无物系缚。至女娲之女，以羊毛为绳，向后系之。后世易之以丝及綵绢，名头帩，绳之遗状也。"

人牙齿 平。除劳治疟，蛊毒气。入药烧用。

齿垽，温。和黑虱研涂，出箭头并恶刺，破痈肿。

【葛稚川】 治乳痈：取人牙齿烧灰细研，酥调贴痈上。

李世绩 治箭头不出及恶刺：以齿垽和黑虱研涂之。

耳塞 温。治癫狂鬼神及嗜酒。又名脑膏、泥丸脂。已上二种新分条。见日华子。

【点评】耳塞即耳垢，《本草纲目》"释名"说："《修真指南》云：肾气从脾右畔上入于耳，化为耳塞。耳者，肾之窍也。肾气通则无塞，塞则气不通，故谓之塞。"

人屎 寒。主疗时行大热狂走，解诸毒，宜用绝干者捣末，沸汤沃服之。

东向圊音青**厕溺坑中青泥** 疗喉痹，消痈肿，若已有脓即溃。

陶隐居云：交、广俚音里人用焦铜为箭镞射人，才伤皮便死，惟饮粪汁即差。而射猪、狗不死，以其食粪故也。时行大热，饮粪汁亦愈。今近城寺别塞空罂口，内粪仓中，积年得汁，甚黑而苦，名为黄龙汤，疗温病垂死皆差。**唐本注云**：人屎，主诸毒，卒恶热黄冈欲死者。新者最效，须与水和服之。其干者烧之烟绝，水渍饮汁，名破棺汤。主伤寒热毒，水渍饮弥善。破丁肿开，以新者封之，一日根烂。**臣禹锡等谨按**，日华子云：粪清，冷。腊月截淡竹，去青皮，浸渗取汁。治天行热狂、热疾、中毒，并恶疮、蕈毒，取汁服。浸皂荚、甘蔗，治天行热疾。

【外台秘要】 治小儿阴疮：烧灰傅之差。又方治骨蒸热，非其人莫浪传：取屎干者，烧令外黑，内水中澄清，每旦服一小升，薄晚小便服一小升，以差为度。既常服，新作大坑，烧二升，夜以水三升渍之，稍稍减服。小便用童子者佳。

千金方 治产后阴下脱：人屎炒令赤，以酒服方寸匕，日三。**又方** 治山中树木菌毒：以粪汁服之。**又方** 治蛇咬：以屎厚傅上，后帛裹之，即消。**又方** 治人癫狂不识人：烧屎灰，以酒服之。**又方** 治鬼舐头：取儿粪，腊月猪脂和傅。

肘后方 治发背欲死：烧屎作灰，醋和如泥，傅肿处，干即易，良。

斗门方 治热病及时疾，心躁狂乱奔走，状似癫痫，言语不定，久不得汗，及时疾不知人事者：以人中黄不以多少，入大罐内，以泥固济，大火煅半日，去火，候冷取出，于地上以盆盖之，又半日许，细研如面，新汲水调下三钱。或未退再作，差。

姚氏方 毒箭有三种：交、广夷州用焦铜作箭镞，岭北诸处以蛇毒螫物汁，著筒中渍箭镞，此二种才伤皮，便洪脓沸烂而死。若中之，便饮屎汁，并以傅之亦可疗，惟此最妙。又一种用射罔以涂箭镞，人中之亦困，若著实处不死，近腹亦宜急疗。今葛氏方是射罔者耳。**又方** 食郁肉、漏脯，此并有毒：烧屎灰，酒服方寸匕。

伤寒类要 治天行病六七日，热盛心烦，狂见鬼者：绞人屎汁饮数合。**又方** 治温病劳复及食劳：烧屎灰，酒服方寸匕。

博物志 枫树上生菌，人食即令人笑不止，饮土浆、屎汁愈。

衍义曰 人屎用干陈者为末，于阴地净黄土中作五六寸小坑，将末三两匙于坑中，以新汲水调匀，良久，俟澄清，与时行大热狂须水人饮之，愈。今世俗谓之地清，然饮之勿极意，恐过多耳。又治一切痈疖热毒瘤，脓血未溃，疼痛不任。用干末、麝香各半钱，同研细，抄一豆大，津唾贴疮心，醋面钱予贴定，脓溃出，去药。

【**点评**】古代医疗水平低下，面对严重疾病，经常使用各类"令人作呕"的污秽之物作为药物。如人部粪、尿、枯骨之类，除了催吐作用有可能减少经口染毒者毒物吸收以外，不应该有实际疗效。其屡用不止，推考原因大约三端：其一，巫术之厌胜原理，或医术之"以毒攻毒"理论。如《本草纲目》人屎条的"四灵无价散"，主治痘疮黑陷，腹胀危笃者，"用人粪、猫粪、犬粪等分，腊月初旬收埋高燥黄土窖内，至腊八日取出，砂罐盛之，盐泥固济，炭火煅令烟尽为度。取出为末，入麝香少许，研匀，瓷器密封收之"。且专门说，"此为劫剂"，"乃以毒攻毒"。其二，站在治疗者的立场，如果病人因厌恶心理而拒绝服药，可以使医者更容易摆脱治疗失败的尴尬。其三，从患者亲属的角度，也可因"已经采取如此极端的治疗方案而依然无效"，从而获得心理安慰。

与人屎有关的"人中黄"，《日华子本草》最早记录为"粪清"，初时只是用竹筒浸取，后来渐渐繁化。《药性粗评》云："冬月取竹一段，留底一节，削去青皮令薄，以大甘草纳其中，用木尖塞口，朝上插入人粪缸中，浸一月取出，晒干待用。"《医宗粹言》卷4有取人中黄法："春分日用大猫竹锯断，两头留节，批去青皮，一头取孔容一指入，单枝甘草去皮，五寸长，内孔中，仍以木屑屑紧，用蜡封密，系砖沉厕中，至来春取起，于长流水中浸一日夜，复埋净地。凡遇时热发狂，大渴大热者，凉与之，一服而渴止热退，极效。若于厕二三年者尤佳。其甘草即名人中黄。"与人中黄类似的还有"金汁"，《药性解》卷6云："金汁味甘、苦，性大寒，无毒，入心经。主天行狂热，阴虚燥热，解一切毒，疗一切疮，埋土年久者佳。"造法："于冬月取竹箩置缸上，槌皮铺满，加草纸数层，屎浇于上，汁淋在缸。新瓮盛贮，磁钵盖之，盐泥封固，埋地年深，自如清泉，闻无秽气。又法，腊月取淡竹刮去青皮，浸厕中取汁亦佳。"

人溺 疗寒热头疼，温气。童男者尤良。

陶隐居云：若人初得头痛，直饮人尿数升，亦多愈，合葱、豉作汤，弥佳。**唐本注**云：尿，主卒血攻心，被打内有瘀血，煎服之，一服一升。又主癥积满腹，诸药不差者，服之皆下血片块，二十日即出也。亦主久嗽上气失声。尿坑中竹木，主小儿齿不生，正旦刮涂之即生。**日华子**云：小便，凉。止劳渴嗽，润心肺，疗血闷热狂，扑损瘀血运绝及困乏。揩洒皮肤治皲裂，能润泽人。蛇、犬等咬，以热尿淋患处。难产及胞衣不下，即取一升，用姜、葱各一分，煎三两沸，乘热饮，便下。吐血、鼻洪，和生姜一分绞汁，并壮健丈夫小便一升，乘热顿饮，差。**今按**，陈藏器本草云：溺，寒。主明目，益声，润肌肤，利大肠，推陈致新，去咳嗽肺痿，鬼气痊病。弥久停臭者佳。恐冷，当以热物和温服。久臭溺，浸蜘蛛咬，于大瓮中坐浸，仍取乌鸡屎炒，浸酒服。不尔，恐毒入。口中涎及唾，取平明未语者，涂癣疥良。

【杨氏产乳 疗伤胎血结心腹痛：取童子小便，日服二升，差。

衍义曰　人溺须童男者，产后温一杯饮，压下败血恶物。有饮过七日者，过多，恐久远血脏寒，令人发带病，人亦不觉。气血虚无热者，尤不宜多服。此亦性寒，故治热劳方中亦用。

【点评】人尿又称"轮回酒"。《药性粗评》说："轮回酒，人尿也。取以复饮，故名。或自己，或童子，或壮夫，皆是。惟年老及妇女不入药。"《本草衍义补遗》云："尝见一老妇，年逾八十，貌似四十。询之，有恶病，人教之服人尿。此妇服之四十余年，且老健无他病，而何谓性寒，不宜多服欤。降火最速。"此殆后世"饮尿疗法"之权舆。

溺白垽_{鱼靳切}　疗鼻衄，汤火灼疮。

唐本注云：溺白垽，烧研末，主紧唇疮。**臣禹锡等谨按**，日华子云：人中白，凉。治传尸热劳，肺痿，心膈热，鼻洪，吐血，赢瘦渴疾。是积尿垽入药。

【经验方　治血汗，鼻衄五七日不住，立效：以人中白不限多少，刮在新瓦上，用火逼干，研，入麝香少许，用酒下。**又方**秋石还元丹，大补，暖。悦色进食，益下元。久服去百疾，强骨髓，补精血，开心益志。炼人中白方：男子小便十石，更多不妨。先楂大锅灶一副，于空屋内，锅上用深瓦甑接锅口令高，用纸筋杵石灰，泥却甑缝并锅口，勿令通风。候干，下小便，只可于锅中及七八分已来，灶下用焰火煮。专令人看之，若涌出，即添冷小便些小，勿令涌出。候干细研，入好合子内，如法固济，入炭炉中煅之。旋取三二两，再研如粉，煮枣瓢为丸，如绿豆大。每服五七丸，渐至十五丸，空心温酒、盐汤下。久服，脐下常如火暖，诸般冷疾皆愈。久年冷劳虚惫甚者，服之皆壮盛。其药末常近火收，或时复养火三五日，功效大也。

【点评】溺白垽即"人中白"，《药性粗评》云："白垽，一名人中白。尿桶底白污也。风露中日久者更佳。刮取下，新瓦上焙干，为末。性味同上。主治传尸痨热，肺痿赢瘦，以末入麝少许，温酒调服。"秋石是用男童小便煎炼而成者，《药性粗评》说："秋石，以男子小便煎炼而成者。昔《淮南子》尝服之以延年者是也。取数斗，如煎盐法煎干成霜，复收入磁罐内，□过取出，研粉，和枣肉为丸，如绿豆大，收贮，谓之秋石还元丹。性味同上。主治男子诸虚百损，补精助阳，开心益志，延年不老。每服二十九，空心温酒，或盐汤送下，久服其效不可具述。"《本草蒙筌》有论云："秋石丹务聚童溺炼之，取无淫欲外侵，真元内守故也。投石膏欲易澄清，而精英即结。搅秋露资兼肃杀，而邪秽不容。古人立名，实本此义。然制炼分阴阳为二，采补使男女俱同。此又妙合《内经》，玄通《周易》。所加丹字，示乃仙成。故人部中每称乳汁、河车并斯三者，均为接命之至宝也。奈何世医未得真授，四时妄为。溺虽求诸男人，无问年之老幼。阴阳采补懵然罔知，秋露石膏纤毫蔑有。但加皂荚，入水搅澄。或向日干，指为阴炼；或用火煅，阳炼为云。卤莽虽成，玄妙尽失，于道何合，于名何符？只可谋利欺人，安能应病获效？"

妇人月水 解毒箭并女劳复。新补。见陶隐居。

【**陈藏器云** 经衣，主惊疮血涌出，取衣热炙熨之。又，烧末傅虎、狼伤疮。烧末酒服方寸匕，日三，主箭镞入腹。

梅师方 治丈夫热病差后，交接复发，忽卵缩入肠，肠中绞痛欲死：烧女人月经赤衣为灰，熟水调方寸匕服。又方治剥马被骨刺破毒欲死：以月水傅疮口，立效。

孙真人 治霍乱困笃：取童女月经衣和血烧灰，和酒服方寸匕。又方治聚血兼箭镞在胸喉：烧妇人月经衣酒服。又方治马血入疮中：以妇人月经血涂之。

扁鹊云 治阴阳易伤寒：烧妇人月经衣，熟水服方寸匕。

博物志 交州夷人以焦铜为镞，毒药涂于镞锋上，中人即沸烂，须臾骨坏。以月水、屎汁解之。

浣裈音昆汁 解毒箭并女劳复亦善。扶南国旧有奇术，能令刀斫不入，惟以月水涂刀便死。此是污秽，坏神气也。人合药，所以忌触之。此既一种物，故从屎、溺之例。新补。见陶隐居。

人精 和鹰屎，亦灭瘢。新补。见陶隐居。

【**千金方** 去面上皯：人精和鹰屎白，傅之三日愈，白蜜亦得。

肘后方 治瘤：人精一合，半合亦得，青竹筒盛，火上烧炮之，以器承取汁，密置器中。数傅瘤上，良。又方治汤火灼，令不痛，又速愈瘢痕：以人精和鹰屎白，日傅上，痕自落。

孙真人　治金疮血出不止：以精涂之。

怀妊妇人爪甲　取细末置目中，去翳障。新补。见陈藏器。

臣禹锡等谨按，日华子云：手爪甲，平，催生。

【葛稚川　治忽小便胞转：自取爪甲烧灰，水服。又方治妇人淋：自取爪甲烧灰，水服。亦治尿血。

衍义曰　人指甲治鼻衄，细细刮取，俟血稍定，去瘀血，于所衄鼻中搐之，立愈。独不可备，则众人取之，甚善。衄，药并法最多，或效或不效，故须博采，以备道途、田野中用。

天灵盖　味咸，平，无毒。主传尸，尸疰，鬼气伏连，久瘴劳疟，寒热无时者。此死人顶骨十字解者。烧令黑，细研，白①饮和服，亦合诸药为散用之。方家婉其名尔。今附。

臣禹锡等谨按，日华子云：天灵盖，治肺痿，乏力羸瘦，骨蒸劳及盗汗等，入药酥炙用。

【陈藏器云　弥腐烂者入用。有一片如三指阔，此骨是天生天赐，盖押一身之骨，未合即未有，只有囟门。取得后，用煻灰火罨一夜，待腥秽气出尽，却用童儿溺，於瓷锅子中煮一伏时满，漉出。于屋下掘一坑，可深一尺，置天灵盖于中一伏时，其药魂归神妙。阳人使阴，阴人使阳。

外台秘要　治犬咬，众治不差，毒攻人烦乱，唤已作犬声者：烧灰为末，以水服方寸匕，以活止。

梅师方　诸犬咬疮不差，吐白沫者，为毒入心，叫唤似犬声：以髑髅骨烧灰，研，以东流水调方寸匕。

别说云　谨按，天灵盖，《神农本经》人部惟发髲一物外，余皆出后世医家，或禁术之流，奇怪之论，殊非仁人之用心。世称孙思邈有大功于世，以杀命治命，尚有阴责，况于是也。近数见医家用以治传尸病，未有一效者，信本经不用，未为害也。残忍伤神，又不急于取效，苟有可易，仁者宜尽心焉。苟不以是说为然，决为庸人之所惑乱，设云非此不可，是不得已，则宜以年深尘泥所渍朽者为良，以其绝尸气也。

【人髭　唐李勣尝疾，医诊之云：得须灰服之方止。太宗遂自剪髭，烧灰赐服之，复令傅痈疮，立愈。故白乐天云"剪须烧药赐功

———————————

① 白：底本作"曰"，据刘甲本改。

臣"。仁宗皇帝赐吕夷简，古人有语，髭可治疾，今朕剪髭与之合药，表朕意。

一十种陈藏器余

人血　主羸病人皮肉干枯，身上麸片起。又狂犬咬，寒热欲发者，并刺热血饮之。

人肉　治瘵疾。

【点评】《本草拾遗》最受诟病的是滥收人部药物，如人血、人肉、人胆、天灵盖之类，这一举动在唐代即引起伦理学争论。《册府元龟》卷140记长庆元年"河阳奏百姓刘士约母疾，割股肉以奉母，请表门闾，从之"。议者以为，神农所记未尝言人之肌肤可以愈疾，"及开元末有明州域山里人陈藏器著《本草拾遗》云人肌主羸疾，自后闾阎相效自残，往往而有。"有鉴于此，赵学敏《本草纲目拾遗》的立场十分鲜明，有云："人部《纲目》收载不少，如爪甲代刀，天灵杀鬼，言之详矣。兹求其遗，必于隐怪残贼中搜罗之。非云济世，实以启奸。夫杀物救人，尚干天怒。况用人以疗人乎。故有谓童脑可以生势，交骨可以迷魂，直罗刹、修罗道耳。噫，孙思邈且自误矣，老神仙，吾何取哉。今特删之，而附其所删之意于此。"

人胞　主血气羸瘦，妇人劳损，面䵟皮黑，腹内诸病渐瘦悴者，以五味和之，如馄钾音甲，饼也。法，与食之，勿令知。妇人胞衣变成水，味辛，无毒。主小儿丹毒，诸热毒，发寒热不歇，狂言妄语，头上无辜发立，虚痞等。此人产后时，衣埋地下，七八年化为水，清澄如真水。南方人以甘草、升麻和诸药物盛埋之，三五年后拨去，取为药。主天行热病，立效。

【梅师方　治草蛊，其状入咽刺痛欲死者：取胞衣一具切，暴干为末。熟水调一钱匕，最疗蛇蛊、蜈蝌、草毒等。

【点评】人胞即胎盘，道教服食家用"紫河车"影射之，如《太上肘后玉经方》之艮卦王君河车方云："紫河车一具。王母歌曰：紫河车一，龙潜变易。却老还童，枯杨再益。下文注曰：紫河车者，首女是也。东流洗断血一百遍，酒洗五十遍，阴干曝合和。"明代开始，医家亦呼为紫河车，并强调其补养作用。如《本草集要》卷6说："紫河车即生子胎衣，儿孕胞中，脐系于胞，受胞之养，胞系母腰，受母之荫，父精母血，相合生成之精，真元气所钟也。夫名为紫河车者，盖天地之先，阴阳之祖，胚胎将兆，九九数足，此则载而乘之，故名。其历验篇名曰混沌皮，释氏谓之佛袈裟。制服有却疾之功，久服有延年之力。但非可常得之物，或且有所嫌忌，故人不之用耳。愚每制此方惠诸人，人其取功奏效，可应手而得。一人禀气素弱，阳事太痿，因以河车配他药一方，服不二料，体貌顿易，连生数子。一妇人年近六十，时已衰惫，用河车加补血药，作丸服甚效。每自制服，寿至九十，强健如中年人。一人大病，久不能作呼声，服不数次，呼声出矣。一人患痿足不任地，服之半年，病去如失。用于女人尤妙，岂本所自出，而各从其类耶！若多生女无子，夫妇服之而生男子，历历可数。病危将绝气者，一二服可更生。大抵补益之功，极其至矣，故名大造丸。"《神农本草经汇通》说："紫河车，乃人生禀父精母血交合而成，未成男女，先结胞胎，儿孕胞内，胞系母腰，喻受母气足，应期而育，名以河车者，浑然太极，完具天地之先，阴阳之根，乾坤之橐籥，铅汞之胚胎已兆，应数九九，儿载而乘之，故取象河车。然名紫者，应南北方之间色，离火居南，色红，属阳，坎水居北，色黑，属阴，坎离交媾，阴阳二气妙合而凝，红黑相杂，其色为紫，虽具后天之形，实禀先天之气。又名混沌皮，又名混元丹，又名佛袈裟。盖即以人身之本元，补助人身之血气，其益大矣。"

妇人裈裆　主阴易病。当阴上割取，烧末服方寸匕。童女裈益佳。若女患阴易，即须男子裈也。阴易病者，人患时行，病起后合阴阳，便即相著，甚于本病。其候小便赤涩，寒热甚者是。服此便通利。不尔，灸阴二七壮。又妇人裈，主胞衣不出，覆井口立下，取本妇人者即佳。

人胆　主鬼气，尸疰，伏连。

男子阴毛　主蛇咬，口含二十条，咽其汁，蛇毒不入腹内。

死人枕及席　患疣，拭之二七遍令烂，去疣。尝有妪人患滞冷，积年不差，徐嗣伯为诊曰：此尸疰也，当以死人枕煮服之乃愈。于是往古冢中取枕。枕已一边腐缺，妪服之即差。张景年十五岁，患腹胀而黄，众药不能治，以问徐嗣伯，嗣伯曰：此石蛔耳，极难疗，当取死人枕煮服之。得大蛔虫，头坚如石者五六升，病即差。沈僧翼患眼痛，又多见鬼物，嗣伯曰：邪气入肝，可觅死人枕煮服之。竟，可埋枕于故处。如其言，又愈。王晏问曰：三病不同，皆用死人枕而俱差，何也？答曰：尸疰者，鬼气也，伏而未起，故令人沉滞，得死人枕治之，魂气飞越，不复附体，故尸疰自差。石蛔者，医疗既癖，蛔虫转坚，世间药不能遣，所以须鬼物驰之，然后乃散，故令煮死人枕服。夫邪气入肝，故使眼痛而见魍魉，须邪物以钩之，故用死人枕之气，因不去之，故令埋于冢间也。

夫衣带　主难产。临时取五寸，烧为末，酒下。裈带最佳。

【孙真人　治金疮未愈而交接，血出不止：取与交妇人衣带二寸，烧研末，水服之。

衣中故绵絮　主卒下血，及惊疮出血不止。取一握，煮汁温服之。新绵一两，烧为黑末，酒下，主五野鸡病。

新生小儿脐中屎　主恶疮，食瘜肉，除面印字尽。候初生，取胎中屎也。初生脐，主疟。烧为灰，饮下之。

【点评】所谓"除面印字尽"，与"食（蚀）瘜肉"相承。《汉书·刑法志》云"墨罪五百"，颜师古注"墨，黥也。凿其面以墨涅之"，即在犯人脸面上刺字。此言以新生儿脐中污物能消除之。《本草纲目》小儿胎屎条引陈藏器云"（主）恶疮，食息肉，除面印字，一月即瘥"即本于此，但胎粪与脐中屎不是一物，李时珍理解有误。

重修政和经史证类备用本草卷第十六

己酉新增衍义

成 都 唐 慎 微 续 证 类

中卫大夫康州防御使句当龙德宫总辖修建明堂所医药

提举入内医官编类圣济经提举太医学臣曹孝忠奉敕校勘

兽部上品总二十种

六种神农本经_{白字}

四种名医别录_{墨字}

三种唐本先附_{注云"唐附"}

一种今附_{医家尝用有效，注云"今附"}

一种新补

五种陈藏器余

凡墨盖子已下并唐慎微续证类

龙骨_{白龙骨、齿、角、吉吊、紫梢花等附}	麝香	牛黄
熊脂_{胆附}	象牙_{齿、睛等附} 今附象胆续注	白胶
阿胶	羊乳	牛乳
酥	酪_{唐附}	醍醐_{唐附}
马乳	乳腐_{新补}	底野迦_{唐附}

五种陈藏器余

蔡苴机屎①	诸朽骨	乌毡

---

① 屎：原文脱，据正文补。

海獭　　　　　　土拨鼠

龙骨　味甘，平、微寒，无毒。**主心腹鬼疰，精物老魅，咳逆，泄痢脓血，女子漏下，癥瘕坚结，小儿热气惊痫**，疗心腹烦满，四肢痿枯，汗出，夜卧自惊，恚怒，伏气在心下，不得喘息，肠痈内疽阴蚀，止汗，缩小便，溺血。养精神，定魂魄，安五脏。

白龙骨　疗梦寐泄精，小便泄精。臣禹锡等谨按，泄精通用药云：白龙骨，平，微寒。

齿　**主小儿、大人惊痫，癫疾狂走，心下结气，不能喘息，诸痉，杀精物**，小儿五惊、十二痫，身热不可近，大人骨间寒热。又杀蛊毒。得人参、牛黄良，畏石膏。臣禹锡等谨按，惊邪通用药及药对云：龙齿，平。

角　主惊痫瘈尺曳切疭子用切，身热如火，腹中坚及热泄。**久服轻身，通神明，延年**。生晋地川谷及太山岩水岸土穴中死龙处。采无时。畏干漆、蜀椒、理石。

陶隐居云：今多出梁、益间，巴中亦有。骨欲得脊脑作白地锦文，舐之著舌者良。齿小强，犹有齿形；角强而实；又有龙脑，肥软，亦断痢。云皆是龙蜕，非实死也。比来巴中得数711龙胞，吾自亲见，形体具存，云疗产后余疾，正当末服之。**唐本注**云：龙骨，今并出晋地，生硬者不好，五色具者良。其青、黄、赤、白、黑，亦应随色与腑脏相会，如五芝、五石英、五石脂等辈。而本经不论，莫知所以。**臣禹锡等谨按**，药对云：龙角，平。**吴氏**云：龙骨，色青白者善。**又云**：齿，神农、季氏：大寒。**药性论**云：龙骨，君，忌鱼，有小毒。逐邪气，安心神，止冷痢及下脓血，女子崩中带下，止梦泄精，夜梦鬼交，治尿血，虚而多梦纷纭，加而用之。**又云**：龙齿，君。镇心，安魂魄。齿、角俱主小儿大热。**日华子**云：龙骨，健脾，涩肠胃，止泻痢，渴疾，怀孕漏胎，肠风下血，崩中带下，鼻洪，吐血，止汗。**又云**：龙齿，涩，凉。治烦闷，癫痫，热狂，辟鬼魅。

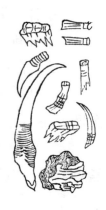

图经曰　龙骨并齿、角出晋地川谷及泰山岩水岸土穴中死龙处，今河东州郡多有之。或云是龙蜕，实非死骨，得脊脑作白地锦文，舐之著舌者良。齿小强，犹有齿形；角强而实。采无时。李肇《国史补》云：春水时至，鱼登龙门，蜕其骨甚多，人采以为药，而有五色者。本经云"出晋地"，龙门又是晋地，岂今所谓龙骨者，乃此鱼之骨乎？或云骨有雄、雌，细文而广者为雌，粗文而狭者是雄。凡入药，五色具者尤佳，黄白色者次，黑色者下。

皆不得经落不净处，则不堪用。骨、齿医家常用，角亦稀使。惟深师五邪丸用龙角，又云"无角用齿"。《千金方》治心，有兼用龙齿、龙角者。韦丹疗心热风痫，取烂龙角浓研取汁，食上服二大合，日再。然则龙角有烂者。此物大抵世所稀有，孙光宪《北梦琐言》云：石晋时，镇州接邢台界，尝斗杀一龙，乡豪有曹宽者见之，取其双角。角前有一物如蓝色，文如乱锦，人莫之识。曹宽未经年为寇所杀，镇帅俄亦被诛。又云：海上人言龙每生二卵，一为吉吊。吉吊多与鹿游，或于水边遗沥，值流槎则粘著木枝，如蒲槌状，其色微青黄，复似灰色，号紫梢花，坐汤多用之。《延龄至宝方》治聋，无问年月者，取吉吊脂，每日点半杏仁许入耳中，便差。云此物福、建州甚不为难得，其脂须琉璃瓶子盛，更以樟木合重贮之，不尔则透气，失之矣。又《箧中方》女经积年不通，必治之，用龙胎、瓦松、景天三物各少许，都以水两盏，煎取一盏，去滓，分温二服，少顷腹中转动，便下。龙胎，古今方不见用者，人亦鲜识。本方注云："此物出蜀中山涧大水中，大类干鱼鳞，投药煎时甚腥臊。"方家稀所闻见，虽并非要药，然昔人曾用，世当有识者，因附于此，以示广记耳。

【雷公云 剡州生者，仓州、太原者上。其骨细文广者是雌，骨粗文狭者是雄。骨五色者上，白色者中，黑色者次，黄色者稍得。经落不净之处不用，妇人采得者不用。夫使，先以香草煎汤浴过两度，捣研如粉，用绢袋子盛粉末了。以燕子一只，擘破腹去肠，安骨末袋于燕腹内，悬于井面上一宿，至明去燕子并袋子，取骨粉重研万下，其效神妙。但是丈夫服，空心，益肾药中安置，图龙骨气入肾脏中也。

圣惠方 治小儿脐疮久不差：用龙骨烧灰细研，傅之。

外台秘要 疗伤寒已八九日至十余日，大烦渴，热盛而三焦有疮䘌者，多下，或张口吐舌呵吁，目烂，口鼻生疮，吟语，不识人，除热毒止痢：龙骨半斤，碎，以水一斗，煮取四升，沉之井底。令冷，服五合，渐渐进之。恣意饮，尤宜老少。

千金方 妇人无故尿血：龙骨一两，以酒调方寸匕，空心，日三。又方治好忘，久服聪明益智：龙骨、虎骨、远志等分，上三味为末，食后酒服方寸匕，日三服。

肘后方 治热病不解而下痢欲死：龙骨半斤，捣研，水一斗，煮取五升，候极冷，稍稍饮，得汗即愈。又方治老疟：末龙骨方寸匕，先发一时，酒一升半，煮取三沸，及热尽服，温覆取汗，即效。又方若久下痢，经时不止者，此成休息：龙骨四两，如小豆大，碎，以水五升，煮取二升半，令冷，分为五服。又以米饮和为丸，服十丸。

经验方 暖精气，益元阳：白龙骨、远志等分为末，炼蜜为丸，如梧桐子大。空心、卧时冷水下三十丸。

梅师方 治失精，暂睡即泄：白龙骨四分，韭子五合，上件为散子，空心酒调方寸匕服。又方治热病后下痢，脓血不止，不能食：白龙骨末，米饮调方寸匕服。又方治鼻衄出血多，眩冒欲死：龙骨研细，吹入鼻、耳中。凡衄者并吹。

广利方　治鼻中衄血及咯吐血不止：五色龙骨作末，吹一江豆许于鼻中，立止。

又方治心热风痫：烂龙角浓研汁，食上服二合，日再服。

姚氏方　治小便出血：末龙骨二方寸匕，水调温服之，日二服，差。

姚和众　治小儿因痢脱肛：白龙骨粉扑之。

杨文公谈苑　泽州山中多龙骨，盖龙蜕于土中，崖崩多得之，体骨、头角皆全。

衍义曰　龙骨诸家之说，纷然不一，既不能指定，终是臆度。西京颖阳县民家，忽崖坏，得龙骨一副，支体头角悉具，不知其蜕也，其毙也。若谓蜕毙，则是有形之物，而又生不可得见，死方可见；谓其化也，则其形独不能化。然《西域记》中所说甚详，但未敢据凭。万物所禀各异，造化不可尽知，莫可得而详矣。孔子曰"君子有所不知"，盖阙如也，妄乱穿凿，恐误后学。治精滑及大肠滑，不可阙也。

【点评】龙是传说中的神奇动物，《本草纲目》"集解"项李时珍罗列诸家诸说云："按罗愿《尔雅翼》云：龙者鳞虫之长。王符言其形有九似：头似驼，角似鹿，眼似兔，耳似牛，项似蛇，腹似蜃，鳞似鲤，爪似鹰，掌似虎，是也。其背有八十一鳞，具九九阳数，其声如戛铜盘。口旁有须髯，颔下有明珠，喉下有逆鳞。头上有博山，又名尺木，龙无尺木不能升天。呵气成云，既能变水，又能变火。陆佃《埤雅》云：龙火得湿则焰，得水则燔，以人火逐之即息。故人之相火似之。龙，卵生思抱，雄鸣上风，雌鸣下风，因风而化。释典云：龙交则变为二小蛇。又小说载龙性粗猛，而爱美玉、空青，喜嗜燕肉，畏铁及菵草、蜈蚣、楝叶、五色丝。故食燕者忌渡水，祈雨者用燕，镇水患者用铁，激龙者用菵草，祭屈原者用楝叶、色丝裹粽投江。"

虽然传说纷纭，本质上龙骨主要是犀、象、鹿、羚羊等大型古生物骨骼、牙齿等的化石，所以各地都有发现，并不局限于本草所言"太山岩水岸土穴中死龙处"。如《史记·河渠书》说："自征引洛水至商颜山下。岸善崩，乃凿井，深者四十余丈。往往为井，井下相通行水。水颓以绝商颜，东至山岭十余里间。井渠之生自此始。穿渠得龙骨，故名曰龙首渠。"张守节正义引《括地志》云："伏龙祠在同州冯翊县西北四十里。故老云汉时自征穿渠引洛，得龙骨，其后立祠，因以伏龙为名。今祠颇有灵验也。"《太平御览》卷988引《荆州记》云："始安骇鹿山室，凿室内辄得龙骨。下有伏滔。"又引《华阳国志》云："蜀五城县，其上值天门，天门龙升天不达，死坠此地，故掘取龙骨。冬夏无已。"

龙骨，仲景方已用之，如柴胡加龙骨牡蛎汤、桂枝加龙骨牡蛎汤等，与牡蛎相须，如成无己所言："涩可去脱。龙骨、牡蛎之涩，以收敛浮越之正气。"

麝香 味辛，温，无毒。**主辟恶气，杀鬼精物，温疟蛊毒，痫痓，去三虫**，疗诸凶邪鬼气，中恶，心腹暴痛，胀急痞满，风毒，妇人产难，坠胎，去面䵟音孕、目中肤翳。**久服除邪，不梦寤魇寐**，通神仙。生中台川谷及益州、雍州山中。春分取之，生者益良。

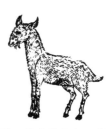

陶隐居云：麝形似獐，常食柏叶，又啖蛇，五月得香，往往有蛇皮骨，故麝香疗蛇毒。今以蛇蜕皮裹麝香弥香，则是相使也。其香正在麝阴茎前皮内，别有膜裹之。今出随郡、义阳、晋熙诸蛮中者亚之。出益州者形扁，仍以皮膜裹之。一子真香分糅（汝收切）作三四子，刮取血膜，杂以余物。大部亦有精粗，破看一片，毛共在裹中者为胜，彼人以为志。若于诸羌夷中得者多真好，烧当门沸良久即好。今惟得活者，自看取之，必当全真尔。生香，人云是精溺凝作之，殊不尔。麝夏月食蛇虫多，至寒香满，入春患急痛，自以脚剔（音梯）出之，著屎溺中覆之，皆有常处，人有遇得，乃至一斗五升也。用此香乃胜杀取者。带麝非但香，亦辟恶。以真者一子，置颈间枕之，辟恶梦及尸疰鬼气。**臣禹锡等谨按，抱朴子云：**辟蛇法，入山以麝香丸著足爪中，皆有效。又，麝香及野猪皆啖蛇，故以厌之。**药性论云：**麝香，臣，禁食大蒜，味苦、辛。除百邪魅鬼，疰心痛，小儿惊痫客忤，镇心安神。以当门子一粒，丹砂相似，细研，熟水灌下，止小便利。能蚀一切痈疮脓。入十香丸，令人百毛九窍皆香，疗鬼疰腹痛。**段成式酉阳杂俎云：**水麝脐中惟水，沥一滴于斗水中，用洒衣，衣至败其香不歇。每取以针刺之，捻以真雄黄，则合香气倍于肉麝。天宝初，虞人获，诏养之。**日华子云：**辟邪气，杀鬼毒，蛊气，疟疾，催生堕胎，杀脏腑虫，制蛇、蚕咬，沙虱、溪瘴毒，吐风痰，内子宫，暖水脏，止冷带疾。

图经曰 麝香出中台山谷及益州、雍州山中，今陕西、益、利、河东诸路山中皆有之，而秦州、文州诸蛮中尤多。形似獐而小，其香正在阴前皮内，别有膜裹之。春分取之，生者益良。此物极难得真。蛮人采得，以一子香，刮取皮膜，杂内余物，裹以四足膝皮，共作五子。而土人买得，又复分糅一为二三，其伪可知。惟性得之，乃当全真耳。蕲、光山中，或时亦有，然其香绝小，一子才若弹丸，往往是真香，盖彼人不甚能作伪尔。一说香有三种：第一生香，麝子夏食蛇、虫多，至寒则香满，入春急痛，自以爪剔出之，落处远近草木皆焦黄，此极难得，今人带真香过园中，瓜果皆不实，此其验也；其次脐香，乃捕得杀取者；又其次心结香，麝被大兽捕逐，惊畏失心，狂走巅附崖谷而毙，人有得之，破心见血流出，作块者是也，此香干燥不可用。又有一种水麝，其香更奇好，脐中皆水，沥一滴于斗水中，令濯衣，其衣至弊而香不歇。唐天宝初，虞人常获一水麝，诏养于囿中，每取以针刺其脐，捻以真雄黄，则其创复合，其香气倍于肉麝，近岁不复闻有之。《尔雅》谓麝为麝父。

【雷公云 凡使，多有伪者，不如不用。其香有三等：一者名遗香，是麝子脐闭满，其麝自于石上用蹄尖弹脐，落处一里草木不生并焦黄。人若收得此香，价与明珠同也。二名脐香，采得甚堪用。三名心结香，被大兽惊心破了，因兹狂走，杂诸群中，遂乱投水。彼人收得，擘破见心流在脾上，结作一大干血块，可隔山涧早闻之香，是香中之次也。凡使麝香，并用子日开之，不用苦细研筛用之也。

食疗 作末服之，辟诸毒热，杀蛇毒，除惊怖恍惚。蛮人常食，似獐肉而腥气。蛮人云，食之不畏蛇毒故也。脐中有香，除百病，治一切恶气疰病。研了以水服之。

经验后方 治疟：麝香少许，研墨，书额上，去邪辟魔。**又方**治鼠咬人：麝香封上，用帛子系之。

广利方 治中恶客忤垂死：麝香一钱，重研，和醋二合服之，即差。**又方**治小儿客忤，项强欲死：麝香少许，细研，乳汁调，涂口中。**又方**治蚕咬人：麝香细研，蜜调涂之，差。**又方**治小儿惊啼，发歇不定：用真好麝香研细，每服清水调下一字，日三服。量儿大小服。

续十全方 令易产：麝香一钱研，水调之服，立差。

杨氏产乳 疗中水气，已服药未平：除宜单服麝香如大豆三枚，细研，奶汁调，分为四五服。

杨文公谈苑 公常言：商汝山多群麝，所遗粪常就一处，虽远逐食，必还走之，不敢遗迹他所，虑为人获，人反以是求得，必掩群而取之。麝绝爱其脐，每为人所逐，势急即投岩，举爪剔裂其香，就縶而死，犹拱四足保其脐。李商隐诗云"投岩麝退香"，许浑云"寻麝采生香"。

狐刚子粉图云 将麝香一脐，安于枕合中，枕之，亦能除邪辟恶。

衍义曰 麝每粪时，须聚于一所。人见其所聚粪，及有遗麝气，遂为人获，亦物之一病尔，此猎人云。余如经。

【点评】麝为麝科动物原麝 *Moschus moschiferus*、马麝 *Moschus chrysogaster* 之类，雄体生殖器与肚脐之间有分泌腺，分泌贮存麝香。《本草图经》所绘文州麝香，在腹部偏后用同心圆环，即示意香囊所在。

麝香自来难得，故药农猎户多掺杂使假，《本草图经》说："蛮人采得，以一子香，刮取皮膜，杂内余物，裹以四足膝皮，共作五子。而土人买得，又复分糅一为二三，其伪可知。"此为真实写照。有学者研究现当代麝香掺假现象，认为："麝香由于香气特异，毛壳形状特殊，不易伪造，故完全属伪品者少见，但掺杂现象则常有出现。多是将毛壳麝香囊内之麝香仁取出后，自囊孔掺入假物，或直接在麝香仁中掺入假物。掺假物有动、植、矿物三类，如肝脏、肌肉、血液、油脂、肉桂、锁阳、儿茶、树脂、荔枝核、淀粉，朱砂、铁粉、铅粉、沙土等。"（周健、叶风，麝香的掺假现象及鉴定方法，遵义医学院学报，2007 年增刊）

牛黄 味苦，平，有小毒。**主惊痫寒热，热盛狂痉，除邪逐鬼**，疗小儿百病，诸痫热，口不开，大人狂癫，又堕胎。久服轻身增年，令人不忘。生晋地平泽。于牛得之即阴干百日，使时燥，无令见日月光。人参为之使，得牡丹、菖蒲利耳目，恶龙骨、地黄、龙胆、蜚蠊，畏牛膝。

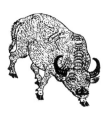

牛永州郡

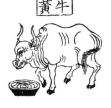

黄牛

陶隐居云：旧云神牛出入鸣吼者有之，伺其出角上，以盆水承而吐之，即堕落水中。今人多皆就胆中得之。多出梁、益。一子如鸡子黄大，相重迭。药中之贵，莫复过此。一子及三二分，好者值五六千至一万。**唐本注云**：牛黄，今出莱州、密州、淄州、青州、巂州、戎州。牛有黄者，必多吼唤，喝迫而得之，谓之生黄，最佳。

黄有三种：散黄粒如麻豆；慢黄若鸡卵中黄糊，在肝胆；圆黄为块，形有大小，并在肝胆中。多生于犊（音秦）特牛，其吴牛未闻有黄也。**臣禹锡等谨按，药性论**云：牛黄，君，恶常山，畏干漆，味甘。能辟邪魅，安魂定魄，小儿夜啼，主卒中恶。**吴氏**云：牛黄，无毒。牛出入呻者有之，夜光走角中，牛死入胆中，如鸡子黄。**日华子**云：牛黄，凉。疗中风失音，口噤，妇人血噤，惊悸，天行时疾，健忘，虚乏。

图经曰 牛黄出晋地平泽，今出登、莱州，它处或有，不甚佳。凡牛有黄者，毛皮光泽，眼如血色，时复鸣吼。又好照水，人以盆水承之，伺其吐出，乃喝迫，即堕水中。既得之，阴干百日。一子如鸡子黄大，其重迭可揭折，轻虚而氛香者佳。然此物多伪，今人试之，皆揩摩手甲上，以透甲黄者为真。又云此有四种：喝迫而得者名生黄；其杀死而在角中得者，名角中黄；心中剥得者，名心黄，初住心中如浆汁，取得便投水中，沾水乃硬，如碎蒺藜或皂荚子是也；肝胆中得之者，名肝黄。大抵皆不及喝迫得者最胜。凡牛之入药者，水牛、痩牛、黄牛取乳及造酥酪、醍醐等，然性亦不同。水牛乳凉，痩牛乳温，其肉皆寒也。其自死者皆不可食。其酥以合诸膏，摩风肿，踠跌血瘀，则牛酥为强，醍醐尤佳。又有底野迦，是西戎人用诸胆和合作之，状似久坏丸药，赤黑色，今南海或有之。又中品有牛角䚡，用水牛、黄牛久在粪土中烂白者，主赤白下，烧末水服之。沙牛角䚡，主下闭血瘀，女子带下，并烧灰酒服。崔元亮《海上方》治喉痹肿塞欲死者，取沙牛角，烧刮取灰，细筛，和酒服枣许大，水调亦得。又小儿饮乳不快，觉似喉痹者，亦取此灰涂乳上，咽下即差。黄牛胆以丸药，今方腊日取其汁和天南星末，却内皮中，置当风处，逾月，取以合凉风丸，殊有奇效。黄犍牛、乌牯牛溺，并主水肿，利小便。杨炎《南行方》疗脚气，小腹胀，小便涩，取乌特牛溺一升，一日分服，腹消乃止。下水肿，取黄犍牛溺，一饮三升，不觉，更加服，老小减半亦可。牛屎烧灰傅灸疮不差者。口中涎主反胃。老牛涎沫主噎。口中齝（日知切）草，绞汁，主哕。自余齿、髓、心、肝、肾食之皆有益，方书鲜用。又马乳、驴乳、羊乳，大抵功用相近，而驴、马乳冷利，羊乳温补，马乳作酪弥佳耳。又，下条败鼓皮，主蛊毒，古方亦单用，烧灰服之，并牛之类，用之者稀，故但附于其末。

【雷公云】 凡使，有四件：第一是生神黄，赚得者；次有角黄，是取之者；又有心黄，是病死后，识者剥之，擘破取心，其黄在心中，如浓黄酱汁，采得便投于水中，黄沾水复硬，如碎蒺藜子许，如豆者，硬如帝珠子；次有肝黄，其牛身上光，眼如血色，多玩弄，好照水，自有夜光，恐惧人，或有人别采之，可有神妙之事。凡用，须先单捣，细研如尘，却绢裹，又用黄嫩牛皮裹，安于井面上，去水三四尺已来一宿，至明方取用之。

圣惠方 初生儿至七日口噤：以牛黄少许细研，淡竹沥调下一字，灌之。更以猪乳点口中，差。**又方**治小儿腹痛夜啼：用牛黄如小豆大，乳汁化服。又脐下书田字，差。

广利方 治孩子惊痫不知，迷闷，嚼舌，仰目：牛黄一大豆研，和蜜水服之。

姚和众 治小孩初生三日，去惊邪，辟恶气：牛黄一大豆许，细研，以赤蜜酸枣许熟研，以绵蘸之，令儿吮之，一日令尽。

衍义曰 牛黄，亦有骆驼黄，皆西戎所出也。骆驼黄极易得，医家当审别考而用之，为其形相乱也。黄牛黄轻松自然，微香，以此为异。盖又有牦（音毛）牛黄，坚而不香。

【点评】牛黄是牛的胆结石，早期认识不足，故有种种神奇传说。《本草纲目》"发明"项李时珍说："牛之黄，牛之病也。故有黄之牛，多病而易死。诸兽皆有黄，人之病黄者亦然。因其病在心及肝胆之间，凝结成黄，故还能治心及肝胆之病。正如人之淋石，复能治淋也。按《宋史》云：宗泽知莱州，使者取牛黄。泽云：方春疫疠，牛饮其毒则结为黄。今和气流行，牛无黄矣。观此，则黄为牛病，尤可征矣。"这是比较正确的认识。

天然牛黄是取自病牛胆囊、胆管或肝管的结石，因牛胆结石发病率极低，药源紧缺，目前则以体外培育牛黄和人工牛黄代替。体外培育牛黄是在活体牛胆囊内植入异物，诱生牛黄；人工牛黄由牛胆粉、胆酸、猪脱氧胆酸、牛磺酸、胆红素、胆固醇等加工制成，模拟牛黄成分。通常认为，人工牛黄的作用同天然牛黄而效果稍弱。

至于《本草图经》提到"底野迦"，其实是隋唐时期传入中国的鸦片制剂，被苏颂误认为胆汁制品，故附录在牛黄条。

熊脂 味甘，微寒、微温，无毒。主风痹不仁筋急，五脏腹中积聚，寒热羸瘦，头疡白秃，面皯疱，食饮吐呕。久服强志，不饥，轻身，长年。生雍州山谷。十一月取。

陶隐居云：此脂即是熊白，是背上膏，寒月则有，夏月则无。其腹中肪及身中膏，煎取可作药，而不中啖。今东西诸山县皆有之，自是非易得物尔。痼疾不可食熊肉，令终身不除愈。**唐本注**云：熊胆，味苦，寒，无毒。疗时气热盛变为黄疸，暑月久痢，疳蚀，心痛，疰忤。脑，疗诸聋。血，疗小儿客忤。脂，长发令黑，悦泽人面。酒炼服之，差风痹。凡言膏者，皆脂消已后之名，背上不得言膏。《左传义》云："膏肓者，乃是鬲肓，文误有此名。"陶言背膏，同于旧说也。**臣禹锡等谨按，药性论**云：熊胆，臣，恶防己、地黄。主小儿五疳，杀虫，治恶疥。**又云**：熊脂，君。能治面上䵟及治疮。**日华子**云：熊白，凉，无毒。治风，补虚损，杀劳虫。脂，强心。脑髓，去白秃风屑，疗头旋并发落。掌，食可御风寒，此是八珍之数。胆，治疳疮，耳鼻疮及诸疳疾。

图经曰　熊脂并胆出雍州山谷，今雍、洛、河东及怀、卫山中皆有之。熊形类大豕，而性轻捷，好攀缘，上高木，见人则颠倒自投地而下。冬多入穴而藏蛰，始春而出。脂谓之熊白，十一月取之，须其背上者。寒月则有，夏月则无。其腹中肪及它处脂，煎炼亦可作药而不中啖。胆，阴干用。然亦多伪，欲试之，取粟颗许，滴水中，一道若线不散者为真。其足蹯①为食珍之贵，古人最重之，然臑之难熟，多食之令人耐寒。脑髓作油摩头，可去白屑。有痼疾者不可食熊，令人终身不愈。熊恶盐，食之则死。

【雷公云　凡收得后，炼过，就器中安生椒，每一斤熊脂入生椒十四个，炼了，去脂革并椒，入瓶中收，任用。

食疗　熊脂，微寒，甘滑。冬中凝白时取之，作生无以偕也。脂入拔白发膏中用，极良。脂与猪脂相和燃灯，烟入人目中，令失光明。缘熊脂烟损人眼光。肉，平，味甘，无毒。主风痹筋骨不仁。若腹中有积聚寒热者，食熊肉永不除差。其骨煮汤浴之，主历节风，亦主小儿客忤。胆，寒。主时气盛热，疳匶，小儿惊痫。十月勿食，伤神。小儿惊痫瘈疭，熊胆两大豆许，和乳汁及竹沥服并得，去心中涎，良。

圣惠方　治小儿疳疮，虫蚀鼻：用熊胆半分，汤化调涂于鼻中。熊掌得酒、醋、水三件煮，熟即嗔大如皮球，食之耐风寒。

外台秘要　疗蛔心痛：熊胆如大豆，和水服，大效。**又方**五十年痔不差：涂熊胆取差乃止，神效，一切方不及。

千金翼　疗发黄：熊脂涂发，梳之，散头入床底，伏地一食顷，即出，便尽黑。不过一升脂验。

食医心镜　疗脚气，风痹不仁，五缓，筋急：熊肉半斤，于豉汁中和姜、椒、葱白、盐、酱作腌腊，空腹食之。**又方**主中风，心肺风热，手足不随及风痹不任，筋脉五缓，恍惚烦躁：熊肉一斤，切，如常法调和作腌腊，空腹食之。

斗门方　治水弩射人：用熊胆涂之，更以雄黄同用酒磨服之，即愈。

杨氏产乳　疗白秃疮及发中生癣：取熊白傅之。

---

①　蹯：兽类的足掌，此言熊的"足蹯"，即熊掌。

抱朴子 熊寿五百岁，能化为狐狸。

【**点评**】熊通常指熊科动物黑熊 *Selanarctos thibetanus*，从《本草图经》所绘图例来看，应该就是此种。《本草经》以熊脂立条，后世多用熊胆，始载于《新修本草》。《宝庆本草折衷》单列熊胆条，续说云："张松谓熊胆又治赤目，去瘀肉，散肤翳，凉肝经。此胆新者剖开，黑而润。其陈者剖之则黑而黄。咀嚼皆腥而稠。"《齐东野语》卷4云："熊胆善辟尘，试之之法，净一器，尘幂其上，投胆一粒许，则凝尘豁然而开。以之治目障翳，极验。每以少许，净水略调开，尽去筋膜尘土，入冰脑一二片，或泪痒，则加生姜粉些少，时以银箸点之，绝奇，赤眼亦可用。余家二老婢俱以此效。"

象牙 无毒。主诸铁及杂物入肉，刮取屑细研，和水傅疮上，及杂物刺等立出。

齿 主痫病，屑为末，炙令黄，饮下。

肉 味淡，不堪啖，多食令人体重。主秃疮，作灰和油涂之。

睛 主目疾，和乳滴目中。

胸前小横骨 令人能浮水，作灰酒服之。身有百兽肉，皆自有分段，惟鼻是其本肉，余并杂肉。今附。

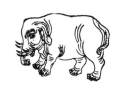

臣禹锡等谨按，日华子云：象牙，平。治小便不通，生煎服之。小便多，烧灰饮下。胆，明目及治疳。蹄底似犀可作带。**南海药谱**云：象胆，以清水和涂疮肿上，并差。又口臭，每夜和水研少许，绵裹贴齿根上。每夜含之，平明暖水洗口，如此三五度差。

图经曰 象牙旧不著所出州郡，《尔雅》云"南方之美者，有梁山之犀象焉"，今多出交趾，潮、循州亦有之。彼人捕得，争食其肉，云肥脆堪作炙。或曰象有十二种肉，配十二辰属，惟鼻是其肉。又胆不附肝，随月在诸肉间。淳化中，上苑一驯象毙，太宗命取胆不获，使问徐铉，铉曰：当在前左足。既而剖足果得。又问其故，铉曰：象胆随四时，今其毙在春，故知左足也。世传荆蛮山中亦有野象，盖《左氏传》所谓"楚师燧象以奔吴军"，是其事也。然楚、粤之象皆青，惟西竺、弗林、大食诸国乃多白象。樊绰《云南记》、平居诲《于阗行程记》皆言其事。象牙，主诸物刺人肉，刮取屑细研，和水傅疮上，刺立出。咽中刺，则水调饮之。旧牙梳屑尤佳。齿及肉、目睛等，医方亦或有用者。

【陈藏器云】 肉味咸酸，不堪啖。胆主目疾，和乳滴目中。序云：象胆挥粘。

海药 谨按，内典云：象出西国，有二牙、四牙者。味寒。主风痫热，骨蒸劳，诸疮等。并皆宜生屑入药，琥珀、竹膏、真珠、犀角、牛黄等良。西域重之，用饰床座；中国贵之，以为笏。昆仑诸国有象，生于山谷，每遇解牙，人不可取，昆仑以白木削为牙，而用易之。《酉阳杂俎》云：生文理必国富。又云：龙与象，六十岁骨方足。

肘后方 治箭并针折在肉中：细刮象牙屑，以水和傅上，即出。

简要济众 主小儿误为诸骨及鱼骨刺入肉不出：水煮白梅肉，烂研后，调象牙末，厚傅有刺处，自软。

太平广记 安南有象，能知人曲直。有斗讼者，行立而嗅之，有理者则过，无理者，以鼻卷之，掷空数丈，以牙接而刺之。以水洗牙，饮之愈疾。象胆随四时在四腿，春在前左，夏在前右，如龟定体，鼻端有爪可拈针，肉有十二般，惟鼻是本肉。胸前小骨，灰之酒服，可令人能浮水出没。食其肉，令人体重。古训云：象孕五岁始产。

衍义曰 象牙取口两边各出一牙，下垂夹鼻者；非口内食齿，齿别入药。今为象笏者是牙也。

【点评】《太平广记》卷441引《岭表录异》云："广之属郡潮循州多野象，牙小而红，最堪作笏。潮循人或捕得象，争食其鼻，云肥脆偏堪作炙。或云象肉有十二种，象胆不附肝，随月转在诸肉。"《本草图经》说"象有十二种肉，配十二辰属，惟鼻是其肉。又胆不附肝，随月在诸肉间"，即本于此。

白胶 味甘，平、温，无毒。**主伤中劳绝，腰痛羸瘦，补中益气，妇人血闭无子，止痛安胎，疗吐血下血，崩中不止，四肢酸疼，多汗淋露，折**音舌**跌**音迭**伤损。久服轻身延年。一名鹿角胶。生云中。煮鹿角作之。**得火良，畏大黄。

陶隐居云：今人少复煮作，惟合角弓犹言用此胶尔。方药用亦稀，道家时须之。作白胶法：先以米沈汁渍七日令软，然后煮煎之，如作阿胶尔。更一法：即细剉角，与一片干牛皮，角即消烂矣。不尔，相厌百年，无一熟也。**唐本注云**：麋角、鹿角，但煮浓汁重煎，即为胶矣，何至使烂也？求烂亦不难，当是未见煮胶，谬为此说也。**臣禹锡等谨按，**药性论云：

白胶又名黄明胶，能主男子肾脏气，气衰虚劳损。妇人服之令有子，能安胎，去冷，治漏下赤白，主吐血。

图经　文具阿胶条下。

【食疗】　傅肿四边，中心留一孔子，其肿即头自开也。治咳嗽不差者，黄明胶炙令半焦为末，每服一钱匕，人参末二钱匕，用薄豉汤一盏八分，葱少许，入铫子煎一两沸后，倾入盏。遇咳嗽时呷，五口后，依前温暖，却准前咳嗽时吃之也。又，止吐血，咯血，黄明胶一两，切作小片子，炙令黄，新绵一两，烧作灰细研，每服一钱匕，新米饮调下，不计年岁深远并宜，食后卧时服。

外台秘要　疗虚劳尿精：干胶三两炙，捣末，酒二升和，温服。**又方**治凡肿已溃、未溃者：以胶一片，水渍令软纳纳然，肿之大小贴，当头上开孔。若已溃还合者，脓当被胶，急撮之，脓皆出尽；未有脓者，肿当自消矣。**又方**疗尿血：胶三两炙，以水二升，煮取一升四合，分再服。**又方**补虚劳，益髓长肌，悦颜色，令人肥健：鹿角胶炙，捣为末，以酒服方寸匕，日三服。

千金方　治耳中有物不可出：以麻绳剪令头散，傅好胶，著耳中物上，粘之令相著，徐徐引之令出。

肘后方　妊娠卒下血：以酒煮胶二两，消尽顿服。

斗门方　治肺破出血，忽嗽血不止者：用海犀膏一大片，于火上炙，令焦黄色后，以酥涂之。又炙再涂，令通透可碾为末，用汤化三大钱匕，放冷服之，即血止。水胶是也，大验。**又方**治汤火疮：用水煎胶，令稀稠得所，待冷涂疮。

谭氏小儿方　疗小儿面上疮豆子瘢法：黄明胶慢火炙为末，温酒调服一钱匕。出者服之无瘢，未出服之泻下。又治小儿火烧疮，灭瘢痕，黄明胶小鸡翎扫之。

【点评】白胶即鹿角胶本无疑问。唐宋之际，阿胶改用驴皮熬制，原来用牛皮熬制的"阿胶"只得占用白胶的别名，称为"黄明胶"。李时珍根据明代药用实际情况分为阿胶、黄明胶、白胶3条。黄明胶条记别名牛皮胶、水胶、海犀膏，"集解"项说："本经白胶一名鹿角胶，煮鹿角作之；阿胶一名傅致胶，煮牛皮作之。其说甚明。黄明胶即今水胶，乃牛皮所作，其色黄明，非白胶也，但非阿井水所作耳。甄权以黄明为鹿角白胶，唐慎微又采黄明诸方附之，并误矣。今正其误，析附阿胶之后。但其功用，亦与阿胶仿佛。苟阿胶难得，则真牛皮胶亦可权用。其性味皆平补，宜于虚热。若鹿角胶则性味热补，非虚热者所宜，不可不致辩也。"

阿胶 味甘，平、微温，无毒。**主心腹内崩，劳极洒洒**音藓**如疟状，腰腹痛，四肢酸疼，女子下血，安胎**，丈夫小腹痛，虚劳羸瘦，阴气不足，脚酸不能久立，养肝气。**久服轻身益气。一名傅致胶。生东平郡，煮牛皮作之，出东阿。**畏大黄。得火良。

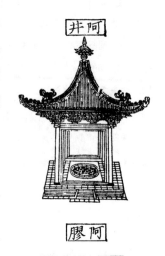

陶隐居云：出东阿，故曰阿胶也。今东都下亦能作之，用皮亦有老少，胶则有清浊。凡三种：清薄者画用；厚而清者名为盆覆胶，作药用之皆火炙，丸散须极燥，入汤微炙尔；浊黑者可胶物，不入药用。用一片鹿角即成胶，不尔不成也。**今按**，陈藏器本草云：阿井水煎成胶，人间用者多非真也。凡胶俱能疗风止泄补虚，驴皮胶主风为最。**臣禹锡等谨按**，药性论云：阿胶，君。主坚筋骨，益气止痢。薯蓣为之使。

图经曰 阿胶出东平郡，煮牛皮作之。出东阿，故名阿胶，今郓州皆能作之，以阿县城北井水作煮为真。造之，阿井水煎乌驴皮，如常煎胶法。其井官禁，真胶极难得，都下货者甚多，恐非真。寻方书所说，所以胜诸胶者，大抵以驴皮得阿井水乃佳耳。《广济方》疗摊缓风及诸风，手脚不遂，腰脚无力者：驴皮胶炙令微起，先煮葱豉粥一升别贮，又以水一升，煮香豉二合，去滓，内胶更煮六七沸，胶烊如饧，顿服之。及暖，吃前葱豉粥，任意多少，如冷吃令人呕逆，顿服三四剂即止。禁如药法。又胶之止泄，得蜡、黄连尤佳。《续传信方》著张仲景调气方云：治赤白痢，无问远近，小腹疞痛不可忍，出入无常，下重痛闷，每发面青，手足俱变者：黄连一两，去毛，好胶手许大，碎蜡如弹子大，三味以水一大升，先煎胶令散，次下蜡，又煎令散，即下黄连末，搅相和。分为三服，惟须热吃，冷即难吃，神妙。此胶功用，皆谓今之阿胶也。故陈藏器云"诸胶皆能疗风止泄补虚，而驴皮胶主风为最"。又，今时方家用黄明胶多是牛皮，本经阿胶亦用牛皮，是二皮亦通用。然今牛皮胶制作不甚精，但以胶物者，不堪药用之，当以鹿角所煎者。而鹿角胶，本经自谓之白胶，云出云中，今处处皆得其法，可以作之。但功倍劳于牛胶，故鲜有真者，非自制造，恐多伪耳。

【雷公云】 凡使，先于猪脂内浸一宿，至明出，于柳木火上炙，待泡了，细碾用。

圣惠方 治妊娠尿血：用阿胶炒令黄燥为散，每食前以粥饮调下二钱匕。

梅师方 妊娠无故卒下血不止：取阿胶三两炙，捣末，酒一升半，煎令消，一服愈。又一方：以阿胶二两捣末，生地黄半斤捣取汁，以清酒三升，绞汁，分三服。

杨氏产乳 疗妊娠血痢：阿胶二两，以酒一升半，煮取一升，顿服。

宋王微 桃饴赞云：阿胶续气。

【点评】阿胶以东阿阿井水所煎胶得名，《水经注》云："河水又东北与邓里渠合，水上承大河于东阿县西，东迳东阿县故城北，故卫邑也。大城北门内，西侧皋上有大井，其巨若轮，深六七丈，岁尝煮胶，以贡天府，本草所谓阿胶也。"《梦溪笔谈》说："东阿亦济水所经，取井水煮胶，谓之阿胶。用搅浊水则清；人服之，下膈、疏痰、止吐，皆取济水性趋下清而重，故以治淤浊及逆上之疾。今医方不载此意。"

如《名医别录》所言，阿胶"煮牛皮作之"，可能是唐宋禁止屠牛的缘故，渐渐改用驴皮，本条《开宝本草》引《本草拾遗》云："凡胶，俱能疗风止泄补虚，驴皮胶主风为最。"当是驴皮胶见于文献之较早者。宋代熬胶已经以驴皮为正宗，即《本草图经》说"阿井水煎乌驴皮，如常煎胶法"，并将牛皮胶改称作"黄明胶"。

羊乳 温。补寒冷虚乏。

陶隐居云：牛乳、羊乳实为补润，故北人皆多肥健。**唐本注**云：北人肥健，不啖咸腥，方土使然，何关饮乳？陶以未达，故屡有此言。**臣禹锡等谨按**，药性论云：羊乳，臣，味甘，无毒。润心肺，治消渴。**孟诜**云：羊乳，治卒心痛，可温服之。**日华子**云：羊乳，利大肠。含，疗口疮，小儿惊痫疾。

【陈藏器】 补虚，小儿含之主口疮。不堪入药，为其膻。

食疗 补肺肾气，和小肠，亦主消渴，治虚劳，益精气。合脂作羹食，补肾虚，亦主女子与男子中风。蚰蜒入耳，以羊乳灌耳中即成水。又主小儿口中烂疮，取羖羊生乳，含五六日差。

外台秘要 主小儿哕：羊乳一升煎减半，分五服。牛乳亦得。

千金方　小儿舌肿：羊乳汁饮之差。**又方**主干呕：取羊乳一杯，空心饮之。

千金翼　漆疮：羊乳傅之。

经验方　治蜘蛛咬，遍身生丝：羊乳一件饮之。正元十年，崔员外从质云：目击有人被蜘蛛咬，腹大如孕妇，其家弃之，乞食于道。有僧遇之，教饮羊乳，未几日而平。

【**点评**】《千金食治》云："羊乳汁味甘，微温，无毒。补寒冷、虚乏、少血色。令人热中。"

牛乳　微寒。补虚羸，止渴。

陶隐居云：牸牛为佳，不用新饮者。**唐本注云**：水牛乳，造石蜜须之，言作酪浓厚，味胜牸牛。牸牛乳，性平。生饮令人痢，熟饮令人口干，微似温也。**臣禹锡等谨按，蜀本云**：牛乳，味甘，无毒。**孟诜云**：牛乳，寒。患热风人宜服之。**日华子云**：黄牛乳、髓，冷。润皮肤，养心肺，解热毒。

图经　文具牛黄条下。

【**陈藏器**　黄牛乳，生服利人，下热气，冷补，润肤，止渴。和酥煎三五沸食之，去冷气痃癖，羸瘦。凡服乳，必煮一二沸，停冷啜之，热食即壅。不欲顿服，欲得渐消。与酸物相反，令人腹中结癥。凡以乳及溺屎去病，黑牛胜黄牛。

食疗　患冷气人不宜服之。乌牛乳酪，寒。主热毒，止渴，除胸中热。

圣惠方　主小儿烦热哕方：以牛乳二合，姜汁一合，银器中慢火煎过五六沸，一岁儿饮半合，量儿大小加减服之。

孙真人　合生鱼食作瘕。

食医心镜　主消渴，口干：牛乳微寒，补虚羸。

广利方　消渴，心脾中热，下焦虚冷，小便多，渐羸瘦：生牛、羊乳，渴即饮之三四合。

太平广记　贞观中，太宗苦于气痢，众医不效。诏问殿廷左右，有能治其疾者，当重赏之。有术士进以乳汁煎荜拨，服之立差。

【**点评**】《千金食治》云："牛乳汁味甘，微寒，无毒。补虚羸，止渴。入生姜、葱白，止小儿吐乳，补劳。"

酥音苏　微寒。补五脏，利大肠，主口疮。

陶隐居云：酥出外国，亦从益州来。本是牛、羊乳所为，作之自有法。佛经称乳成酪，酪成酥，酥成醍醐。醍醐色黄白，作饼，甚甘肥。亦时至江南。**唐本注**云：酥，掐（吐刀切）酪作之，其性犹与酪异，今通言功，是陶之未达。然酥有牛酥、羊酥，而牛酥胜羊酥。其牦（音茅）牛复优于家牛也。**臣禹锡等谨按**，蜀本云：酥，味甘。**孟诜**云：寒，主胸中热，补五脏，利肠胃。**日华子**云：牛酥，凉。益心肺，止渴嗽，润毛发，除肺痿，心热并吐血。

图经　文具牛黄条下。

【陈藏器　酥，堪合诸膏摩风肿、踠跌血瘀。

食疗　寒。除胸中热，补五脏，利肠胃。水牛酥功同，寒，与羊酪同功。羊酥真者胜牛酥。

圣惠方　主蜂螫人：以酥傅之愈。又方主恶虫咬：以酥和盐傅之。

【点评】酥、酪、醍醐皆是乳制品，《本草纲目》酪条"集解"项李时珍说："酪湩，北人多造之。水牛、牦牛、牦牛、羊、马、驼之乳，皆可作之。入药以牛酪为胜，盖牛乳亦多尔。按《饮膳正要》云：造法用乳半杓，锅内炒过，入余乳熬数十沸，常以杓纵横搅之，乃倾出罐盛。待冷，掠取浮皮以为酥。入旧酪少许，纸封放之，即成矣。又干酪法：以酪晒结，掠去浮皮再晒，至皮尽，却入釜中炒少时，器盛、曝令可作块，收用。"酥条"集解"项说："酥乃酪之浮面所成，今人多以白羊脂杂之，不可不辨。按《臞仙神隐》云：造法以乳入锅煮二三沸，倾入盆内冷定，待面结皮，取皮再煎，油出去渣，入在锅内，即成酥油。一法，以桶盛牛乳，以木安板，捣半日，候沫出，撇取煎，去焦皮，即成酥也。凡入药，以微火熔化滤净用之良。"简言之，酪是结成凝乳的牛奶、羊奶，或者是发酵过但还没有结成凝乳的马乳酒；酥是酪的表皮部分，又写作"苏"；醍醐是由牛乳精制而成的酥酪。

《千金食治》云："沙牛及白羊酥：味甘，微寒，无毒。除胸中客气，利大小肠，治口疮。牦牛酥：味甘，平，无毒。去诸风湿痹，除热，利大便，去宿食。"

酪　味甘、酸，寒，无毒。主热毒，止渴，解散发利，除胸中虚热，身面上热疮，肌疮。

唐本注云：按牛、羊、马、水牛乳并尔言。驴乳尤冷，不堪作酪也。**臣禹锡等谨按，**日华子云：牛酪，冷。止烦渴热闷，心膈热痛。

图经　文具牛黄条下。

【食疗　寒，主热毒，止渴，除胃中热，患冷人勿食羊乳酪。

千金翼　疗丹瘾疹方：酪和盐热煮以摩之，手下消。

孙真人食忌　患痢人不可食。

广利方　疗蚰蜒入耳：以牛酪灌耳中，须臾虫出。入腹即饮酪二升，自消为黄水。

陈藏器　湿酪止渴。味酸，寒，无毒。主马黑汗，和水灌之，差为度。干酪强于湿酪，牛者为上。

【点评】《千金食治》云："马、牛、羊酪味甘、酸，微寒，无毒。补肺脏，利大肠。黄帝云：食甜酪竟，即食大酢者，变作血瘕及尿血。华佗云：马、牛、羊酪，蚰蜒入耳者，灌之即出。"

醍醐　味甘，平，无毒。主风邪痹气，通润骨髓。可为摩药。性冷利，功优于酥。生酥中。

唐本注云：此酥之精液也。好酥一石，有三四升醍醐，熟抨（普耕切）炼贮器中待凝，穿中至底便津出得之。陶云黄白为饼，此乃未达之言。唐本先附。**臣禹锡等谨按，蜀本**云：一说在酥中盛冬不凝，盛夏不融者是也。**日华子**云：醍醐，止惊悸，心热头疼，明目，傅脑顶心。

图经　文具牛黄条下。

【陈藏器　性滑，以物盛之皆透，唯鸡子壳及其葫瓢盛之不出。

雷公云　是酪之浆。凡用，以绵重滤过，于铜器中沸三两沸了用。

食疗　平。主风邪，通润骨髓。性冷利，乃酥之本精液也。

圣惠方　治中风烦热，皮肤瘙痒：用醍醐四两，每服酒调下半匙。

食医心镜　治一切肺病，咳嗽，脓血不止：好酥五斤熔三遍，停取凝，当出醍醐，服一合差。又方主补虚，去风湿痹：醍醐二大两，暖酒一杯，和醍醐一匙服之。

衍义曰　醍醐作酪时，上一重凝者为酪面，酪面上其色如油者为醍醐。熬之即出，不可多得，极甘美。虽如此取之，用处亦少，惟润养疮痂最相宜。

【点评】醍醐是从酥酪中提取的油，从西域传来。《大般涅槃经·圣行品》云："善男子，譬如从牛出乳，从乳出酪，从酪出生酥，从生酥出熟酥，从熟酥出醍醐。醍醐最上，若有服者，众病皆除，所有诸药悉入其中。"用来比喻精华、精义，又衍生出成语"醍醐灌顶"，表示闻道以后大彻大悟。如顾况句"岂知灌顶有醍醐，能使清凉头不热"，白居易句"有如醍醐灌，坐受清凉乐"。

马乳 止渴。

陶隐居云：今人不甚服，当缘难得也。**唐本注**云：马乳与驴乳性同冷利，止渴疗热。马乳作酪，弥应酷冷。江南乏马乳，今俱合是冷，委言之[①]。驴乳疗微热黄，小儿中热，惊热，服之亦利。胡言马酪性温，饮之消肉。多以物类，自相制伏，不拘冷热也。**臣禹锡等谨按，蜀本**云：马乳，味甘。又，**消渴通用药**云：马乳，冷。**药性论**云：马乳，无毒。

【陈藏器 味甘，治热，性冷利。

孙真人 合生鱼食则作瘕。

食医心镜 马乳，饮之止渴。

【点评】《随息居饮食谱》云："马乳甘凉。功同牛乳，而性凉不腻，故补血润燥之外，善清胆胃之热，疗咽喉口齿诸病，利头目，止消渴，专治青腿牙疳。白马者尤胜。"

乳腐 微寒。润五脏，利大小便，益十二经脉，微动气。细切如豆，面拌，醋浆水煮二十余沸，治赤白痢。小儿患，服之弥佳。新补。见孟诜及萧炳。

底野迦 味辛、苦，平，无毒。主百病中恶，客忤邪气，心腹积聚。出西戎。

唐本注云：彼人云，用诸胆作之，状似久坏丸药，赤黑色。胡人时将至此，甚珍贵。试用有效。唐本先附。

――――――――――

① 今俱合是冷，委言之：据《新修本草》和写本，此句作"故陶不委言之"，于义为长。

【点评】底野迦是早期西方医学使用的一种万应药，可能是一种鸦片制剂，隋唐之际传入中国，《医方类聚》引《五脏论》谓"底野迦善除万病"。《旧唐书·西戎传》言拂菻国"干封二年遣使献底也伽"，即此。

五种陈藏器余

蔡苴机屎　主蛇虺毒，两头麋屎也。出永昌郡。取屎以傅疮。《博物志》云：蔡余义兽，似鹿，两头。其胎中屎，四时取之。未知今有此物否。蔡苴机，余义也。范晔《后汉书》云：云阳县有神鹿，两头，能食毒草。《华阳国志》曰：此鹿出云阳郡熊舍山，即此余义也。

诸朽骨　主骨蒸。多取净洗，刮却土气，于釜中煮之，取桃、柳枝各五斗煮，枯棘针三斗煮减半去滓，以酢浆水和之煮三五沸，将出。令患者散发正坐，以汤从顶淋之，唯热为佳。若心闷，可进少冷饭，当得大汗，去恶气，汗干可粉身。食豉粥，羸者少与。又东墙腐骨，醋磨涂痕得灭，及除疬疡风疮癣白烂。东墙，墙之东，最向阳也。

乌毡　无毒。主火烧生疮，令不著风水，止血，除贼风。烧为灰，酒下二钱匕，主产后血下不止。久卧吸人脂血，令人无颜色，上气。

【点评】此为毡毯之类，《本草纲目》"集解"项说："毡属甚多，出西北方，皆畜毛所作。其白、其黑者，本色也。其青、乌、黄、赤者，染色也。其毡毯、褐、氍毹、毾𪐄等称者，因物命名也。大抵入药不甚相远。"

海獭　味咸，无毒。主人食鱼中毒，鱼骨伤人，痛不可忍，及鲠不下者，取皮煮汁服之。海人亦食其肉。似獭，大如犬，脚下有皮，如人胼拇，毛著水不濡。海中鱼獭、海牛、海马、海驴等皮毛，在陆地皆候风潮，犹能毛起。《博物志》有此说也。

【点评】此即鼬科动物海獭 *Enhydra lutris*。《本草纲目》"集解"项李时珍说："大猵小獭，此亦獭也。今人以其皮为风领，云亚于貂焉。如淳注《博物志》云：海猵头如马，自腰以下似蝙蝠，其毛似獭，大者五六十斤，亦可烹食。"

土拨鼠 味甘，平，无毒。主野鸡瘘疮。肥美，煮食之宜人。生西蕃山泽。穴土为窠，形如獭，夷人掘取食之。《魏略》云：大秦国，出辟毒鼠。近似此也。

重修政和经史证类备用本草卷第十七

己酉新增衍义

成 都 唐 慎 微 续 证 类

中卫大夫康州防御使句当龙德宫总辖修建明堂所医药

提举入内医官编类圣济经提举太医学_{臣曹孝忠}奉敕校勘

兽部中品总一十七种

七种神农本经_{白字}

五种名医别录_{墨字}

一种唐本先附_{注云"唐附"}

四种陈藏器余

凡墨盖子已下并唐慎微续证类

白马茎_{眼、蹄、齿、心、肺、肉、骨、屎、溺等附}

鹿茸_{骨、角、髓、肾、肉等附}

牛角䚡_{髓、胆、心、肝、肾、齿、肉、屎、溺等附}

羖羊角_{髓、胆、肺、心、肾、齿、肉、骨、溺等附}

牡狗阴茎_{胆、心、脑、齿、骨、蹄、血、肉等附}

羚羊角	犀角	虎骨_{膏、爪、肉等附}
兔头骨_{脑、肝、肉等附}	狸骨_{肉、阴茎等附}	獐骨_{肉、髓等附}
豹肉_{貊附}	笔头灰_{唐附 自草部，今移}	

四种陈藏器余

犊子脐屎	灵猫	震肉
鼵鼥		

白马茎 味咸、甘，平，无毒。主伤中，脉绝，阴不起，强志益

气，长肌肉肥健，生子，小儿惊痫。阴干百日。**臣禹锡等谨按，药性论**云：白马茎，使，味咸。能主男子阴痿，坚长，房中术偏要。**孟诜**云：白马茎，益丈夫阴气，阴干者末，和苁蓉蜜丸，空心酒下四十丸，日再，百日见效。

眼　主惊痫，腹满，疟疾。当杀用之。**臣禹锡等谨按，惊痫通用药**云：马眼，平。

悬蹄　主惊邪瘈疭，乳难，辟恶气，鬼毒，蛊疰，不祥，止衄血，内漏，龋齿。生云中平泽。**臣禹锡等谨按，药对及齿痛通用药**云：马悬蹄，平。**孟诜**云：悬蹄，主惊痫。

白马蹄　疗妇人瘘下白崩。

赤马蹄　疗妇人赤崩。**臣禹锡等谨按，崩中通用药**云：马蹄甲，平。**药诀**云：马蹄，味甘，热，无毒。**孟诜**云：赤马蹄，主辟温疟。

齿　主小儿惊痫。**臣禹锡等谨按，日华子**云：马齿，水磨治惊痫。

鬐头膏　主生发。**臣禹锡等谨按，发秃落通用药**云：马鬐膏，平。

鬐毛　主女子崩中赤白。

心　主喜忘。**臣禹锡等谨按，孟诜**云：患痢人不得食。

肺　主寒热，小儿茎痿。**臣禹锡等今详**："茎痿"非小儿之疾，二字必误。

肉　味辛、苦，冷。主热下气。长筋强腰脊，壮健，强志，轻身，不饥。**臣禹锡等谨按，孟诜**云：肉有小毒。不与仓米同食，必卒得恶，十有九死。不与姜同食，生气嗽。其肉多著浸洗，方煮得烂熟，兼去血尽，始可煮炙，肥者亦然，不尔，毒不出。**陈士良**云：马肉有大毒。**日华子**云：此肉只堪煮，余食难消。不可多食，食后以酒投之。皆须好清水搦洗三五遍，即可煮食之。怀娠人及患痢人并不可食。忌苍耳、生姜。又鬃烧灰，止血并傅恶疮。

脯　疗寒热痿痹。

屎　名马通，微温。主妇人崩中，止渴及吐、下血，鼻衄，金创止血。**臣禹锡等谨按，孟诜**云：患丁肿，中风疼痛者，炒驴马粪，熨疮满五十遍，极效。男子患未可，及新差后合阴阳，垂至死。取白马粪五升，绞取汁，好器中盛，停一宿。一服三合，日夜二服。

头骨　主喜眠，令人不睡。**臣禹锡等谨按，好眠通用药**云：马头骨，微寒。**日华子**云：头骨治多睡，作枕枕之。烧灰傅头、耳疮佳。

溺　味辛，微寒。主消渴，破癥坚积聚，男子伏梁积疝，妇人瘕疾，铜器承饮之。

陶隐居云：东行白马蹄下土作方术，知女人外情。马色类甚多，以纯白者为良。其口、眼、蹄皆白，俗中时有两三尔。小小用不必尔。马肝及鞍下肉，旧言杀人；食骏马肉，不饮酒亦杀人。白马青蹄亦不可食。《礼》云：马黑脊而斑臂亦不可食。马骨伤人，有毒。人体有疮，马汗、马气、马毛亦并能为害。**唐本注**云：《别录》云：马毛，主小儿惊痫。白马眼，主小儿魅，母带之。屎中粟，主金创，小儿客忤，寒热，不能食。绊绳，主小儿痫，并洗之。

今按，陈藏器本草云：马肉及血，有小毒。食之当饮美酒即解，妇人怀妊不得食马、驴、骡，为其十二月胎，骡又不产。马头骨水上流浸之，则无水蜞（音其）；又埋安午地，令宜蚕。凡收白马茎，当以游牝时，力势正强者，生取得为良。马牙烧作灰，唾和，绯帛贴疗肿上根出。屎绞取汁，主伤寒时疾，服之当吐下。亦主产后诸血气及时行病起合阴阳垂死者，并温服之。用马屎及溺，当以白者最良。**臣禹锡等谨按**，蜀本注云：诸筋肉，非十二月采者，并宜火干之。**孟诜**云：恶刺疮。取黑马尿热渍当愈，数数洗之。**日华子**云：尿洗头疮白秃。

图经 文具羖羊角条下。

【雷公云】 要马无病，嫩身如银，春收者最妙。临用以铜刀劈破作七片，将生羊血拌，蒸半日出，晒干，以粗布拭上皮并干羊血了，细剉用也。又马自死，肉不可食。五月勿食，伤神。

食疗 白马黑头，食令人癫。白马自死，食之害人。肉，冷，有小毒。主肠中热，除下气，长筋骨。赤马蹄，辟温。又，食诸马肉心闷，饮清酒即解，浊酒即加。又，刺疮，取黑驳马尿热浸，当虫出。患杖疮并打损疮，中风疼痛者，炒马、驴湿粪，分取半，替换热熨之。冷则易之，满五十过，极效。又，小儿患头疮，烧马骨作灰，和醋傅。亦治身上疮。白秃疮，以驳马不乏者尿，数数暖之十遍，差。又，白马脂五两，封疮上，稍稍封之，白秃者发即生。又，马汗入人疮，毒气攻疼脓，心懊欲绝者，烧粟秆草作灰，浓淋作浓灰汁，热煮，蘸疮干灰汁中，须臾白沫出尽即差。白沫者，是毒气也。此方岭南新有人曾得力。凡生马血入人肉中，多只三两日便肿，连心则死。有人剥马，被骨伤手指，血入肉中，一夜致死。又，臆膁，次驴膁也。蹄无夜眼者勿食。又黑脊而斑不可食。患疮疥人切不得食，加增难差。赤马皮临产铺之，令产母坐上，催生。

圣惠方 治头赤秃：用白马蹄烧灰末，以腊月猪脂和傅之。

外台秘要 剥马被骨刺破中毒欲死：取剥马腹中粪及马尿洗，以粪傅之，大验，绞粪汁饮之效。**又方**治毒热攻手足肿，疼痛欲脱：水煮马粪汁渍之。**又方**治小儿夜啼不已：马骨末傅乳上饮，止。

千金方 小儿卒客忤：取马屎三升，烧令烟绝，以酒三斗，煮三沸，去滓，浴儿。**又方**治肉癥思肉不已，食讫复思：白马尿三升，空心饮，当吐肉，肉不出即死。**又方**治齿龋：切白马悬蹄塞之，不过三度差。

肘后方 若病人齿无色，舌上白，或喜睡眠，愦愦不知痛痒处，或下痢，可急治下部，不晓此者但攻其上，不以下为意。下部生虫，虫食其肛门，烂，见五脏便死。烧马蹄作灰末，猪胆和傅绵上导下部，日数度，差。**又方**辟温疫：马蹄屑二两，缝囊带之，男左女右。**又方**背疮大验：取白马齿烧作灰，先以针刺疮头开，即以灰封，以湿面周肿处，后以醘醋洗去灰，根出。**又方**治齿痛：马夜眼如米大内孔中，或绵裹著虫孔中内之，即差，永断根源。**又方**治人嗜眠喜睡：马头骨烧灰末，水服方寸匕，日三夜一。

梅师方 治吐血不止：烧白马粪研，以水绞取汁，服一升。**又方**马咬人或刺破疮，及马汗入疮毒痛：取马粪烧灰为末，研傅疮上，及马尿洗疮，佳。

食医心镜 治马痫动发无时，筋脉不收，周痹，肌肉不仁：野马肉一斤，细切，于豉汁中煮，著五味，葱白调和，作腌腊食之。作羹粥及白煮吃妙。

简要济众 治小儿中马毒，客忤：取马尾于儿面前烧，令儿咽烟气，每日烧之，差为度。

集验方 治天行疬疮：烧蹄灰，以猪脂和傅，日五六用。

兵部手集 多年恶疮不差，或痛痒生蚪：烂研马粪并齿傅上。不过三两遍，良。武相在蜀，自胫有疮，痒不可忍，得此方便差。**又方**治豌豆疮：马肉烂煮汁洗，干脯亦得。

刘涓子 治被打，腹中瘀血：白马蹄烧烟尽，取灰末，酒服方寸匕，日三夜一。亦治妇人血病，塞上。《广利方》同。**又方**马病疥，不可食，生寸白虫。

子母秘录 产后寒热，心闷极胀及百病：马通绞取汁一盏，以酒和服之，差。

产宝 疗乳肿：以马溺涂之，立愈。

巢氏病源 白马尿，治鳖痕。出《搜神记》。

礼记 马黑脊而斑臂漏不可食。

前汉 辕固与黄任争论于上前，上曰：食肉毋食马肝，未为不知味也。注：马肝有毒，食之杀人。

秦穆公 亡善马，歧下蜀人共得食之，吏欲法之。公曰：君子无以畜害人，吾闻食善马肉，不饮酒伤人，皆赐酒。

汉志 文成食马肝而死。又韦庄《又玄集序》云：食马留肝。

丹房镜源 马脂柔五金，粪养一切药力。

【点评】马是常见物种，与生活密切相关，药用既多，禁忌也多。一类是食用禁忌，如马肝的食用禁忌。动物内脏较肌肉组织更容易腐败，古代没有完善的保鲜措施，食用变质食品可能引致严重中毒，甚至死亡。一类是屠杀洗剥处理中的操作禁忌，如《食疗本草》说"凡生马血入人肉中，多只三两日便肿，连心则死"，并举例："有人剥马，被骨伤手指，血入肉中，一夜致死"。《外台秘要》等亦有"马汗及毛入人疮中方"，可能都是剥马皮或处理马肉时，发生的破伤风或其他细菌感染。

本条《名医别录》有鬐头膏和鬐毛，按鬐即是马鬃，《文选·鲁灵光殿赋》"伦奋鬣而轩鬐"句，李善注引郭璞云："鬐，背上鬣也。"鬐头膏生发，如《备急千金要方》卷13"治头中风痒白屑"之生发膏，配方中即用到马鬐膏。

黑盖子下引《兵部手集》云："多年恶疮不差，或痛痒生胬：烂研马粪并齿傅上。不过三两遍，良。武相在蜀，自胫有疮，痒不可忍，得此方便差。"据《本草图经》马齿苋条云："疗多年恶疮，百方不差，或痛焮走不已者，并烂捣马齿傅上，不过三两遍。此方出于武元衡相国。武在西川，自苦胫疮焮痒不可堪，百医无效。及至京城，呼供奉石蒙等数人疗治无益，有厅吏上此方，用之便差。李绛纪其事云。"二者所记应该同是一事，但一用马粪与马齿，一用马齿苋，推测是唐慎微与苏颂所见版本之讹。《本草纲目》在马齿苋条引用此方，从医理分析，应属可信。

鹿茸 味甘、酸，温、微温，无毒。**主漏下恶血，寒热惊痫，益气强志，生齿，不老。**疗虚劳，洒洒如疟，羸瘦，四肢酸疼，腰脊痛，小便利，泄精溺血，破留血在腹，散石淋痈肿，骨中热疽痒。**臣禹锡等谨按，药性论**：鹿茸，君，味苦、辛。主补男子腰肾虚冷，脚膝无力，夜梦鬼交，精溢自出，女人崩中，漏血。炙末，空心温酒服方寸匕。又主赤白带下，入散用。**孟诜云**：鹿茸，主益气。不可以鼻嗅，其茸中有小白虫，视之不见，入人鼻必为虫颡，药不及也。**日华子**云：鹿茸，补虚羸，壮筋骨，破瘀血，杀鬼精，安胎，下气。酥炙入用。

骨，安胎下气，杀鬼精物，不可近阴，令痿。久服耐老。四月、五月解角时取，阴干。使时燥。麻勃为之使。**唐本注**云：鹿茸，夏收。阴干，百不收一，纵得一干，臭不任用；破之火干，大好。**臣禹锡等谨按，药性论**云：鹿骨，味甘，微热，无毒。

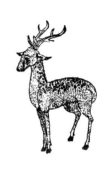

角 味咸，无毒。**主恶疮痈肿，逐邪恶气，留血在阴中，除小腹血急痛，腰脊痛，折伤恶血，益气。**七月采。杜仲为之使。**臣禹锡等谨按，痈疽通用药**云：鹿角，温、微温。**孟诜**云：角错为屑，白蜜五升，淹之，微火熬令小变，暴干，更捣筛服之，令人轻身益气，强骨髓，补绝伤。又，妇人梦与鬼交者，鹿角末三指一撮，和清酒服，即出鬼精。又，女子胞中余血不尽欲死者，以清酒和鹿角灰，服方寸匕，日三夜一，甚效。又，小儿以煮小豆汁，和鹿角灰，安重舌下，日三度。**日华子**云：角，疗患疮痈肿热毒等，醋摩傅。脱精尿血，夜梦鬼交，并治之，水摩服。小儿重舌，鹅口疮，炙熨之。

髓 味甘，温。**主丈夫、女子伤中，绝脉，筋急痛，咳逆。以酒和服之，良。****臣禹锡等谨按，药性论**云：鹿髓，无毒。**日华子**云：髓，治筋骨弱，呕吐。地黄汁煎作膏，填骨髓。蜜煮，壮阳，令有子。

肾 平。**主补肾气。****臣禹锡等谨按，日华子**云：肾，补中，安五脏，壮阳气。作酒及煮粥服。

肉 温。**补中，强五脏，益气力。生者疗口僻，割薄之。**

陶隐居云：野肉之中，獐鹿可食，生则不膻腥，又非辰属，八卦无主而兼能温补，于人即生死无尤，故道家许听为脯，过其余肉。虽牛、羊、鸡、犬补益，充肌肤，于亡魂皆为愆责，并不足啖。凡肉脯炙之不动，及见水而动，及暴之不燥，并杀人。又茅屋漏脯，藏脯密器中，名为郁脯，并不可食。**唐本注**云：头，主消渴，煎之可作胶，服之弥善。筋，主劳损续绝。骨，主虚劳，可为酒，主风，补虚。髓脂，主痈肿死肌，温中，四肢不随，风头，通腠理。一云不可近阴。角，主猫鬼中恶，心腹疰痛。血，主狂犬伤，鼻衄，折伤，阴痿，补虚，止腰痛。齿，主留血气，鼠瘘，心腹痛，不可近丈夫阴。**臣禹锡等谨按，孟诜**云：鹿头肉，主消渴，夜梦见物。又蹄肉，主脚膝疼痛。肉，主补中益气力。又生肉，主中风，口偏不正，以生椒同捣傅之，专看正即速除之。九月以后正月以前，堪食之也。**日华子**云：肉，无毒。补益气，助五脏。生肉贴偏风，左患右贴，右患左贴。头肉治烦懑，多梦。蹄治脚膝酸。又，血治肺痿吐血及崩中带下，和酒服之，良。

图经曰 鹿茸并角，本经不载所出州土，今有山林处皆有之。四月角欲生时取其茸，阴干。以形如小紫茄子者为上，或云茄子茸太嫩，血气犹未具，不若分岐如马鞍形者有力。茸不可嗅，其气能伤人鼻。七月采角。鹿年岁久者，其角坚好，煮以为胶，入药弥佳。今医家多贵麋茸、麋角，力紧于鹿。本经自有麋脂角条在下品。鹿髓可作酒，唐方多有其法。近世有服鹿血酒，云得于射生者。因采捕入山，失道数日，饥渴将委顿，惟获一生鹿，刺血数升饮之，饥渴顿除，及归，遂觉血气充盛异常。人有效其服饵，刺鹿头角间血，酒和饮之更佳。其肉自九月以后正月以前宜食之。它月不可食。其脑入面膏。

【雷公云 凡使，先以天灵盖作末，然后锯解鹿茸作片子，以好羊脂，拌天灵盖末，涂之于鹿茸上，慢火炙之，令内外黄脆了，用鹿皮一片裹之，安室上一宿，其药魂归也。至明则以慢火焙之，令脆，方捣作末用之。每五两鹿茸，用羊脂三两，炙尽为度。又制法：用黄精自然汁浸两日夜了，漉出焙令干，细捣用，免渴人也。鹿角，使之胜如麋角。其角要黄色、紧重、尖好者。缘此鹿食灵草，所以异其众鹿。其麋角顶根上有黄色毛若金线，兼傍生小尖也，色苍白者上。注，《乾宁记》云：其鹿与游龙相戏，乃生此异尔。采得角了，须全戴者，并长三寸，锯解之，以物盛。于急水中浸之一百日，满出，用刀削去粗皮一重了，以物拭水垢，令净，然后用醴醋煮七日，旋旋添醋，勿令火歇。戌时不用著火，只从子时至戌时也。日足，其角白色软如粉，即细捣作粉。却以无灰酒煮其胶阴干，削了重研，筛过用。每修事十两，以无灰酒一镒，煎干为度也。

食疗云 谨按，肉，九月后正月前食之，则补虚羸瘦弱，利五脏，调血脉。自外皆不食，发冷痛。角，主痈疽疮肿，除恶血。若腰脊痛，折伤，多取鹿角并截取尖，错为屑，以白蜜淹浸之，微火熬令小变色，曝干，捣筛令细，以酒服之。轻身益力，强骨髓，补阳道。角烧飞为丹，服之至妙。但于瓷器中或瓦器中，寸截，用泥裹，大火烧之一日，如玉粉。亦可炙令黄，末，细罗，酒服之益人。若欲作胶者，细破寸截，以馈水浸七日，令软方煮也。骨，温。主安胎，下气，杀鬼精，可用浸酒。凡是鹿白臆者，不可食。

圣惠方 治肾气虚损，耳聋：用鹿肾一对，去脂膜，切，于豉汁中，入粳米二合和煮粥，入五味之法调和。空腹食之，作羹及酒并得。

外台秘要 疗鲠：取鹿筋渍之，索紧令大如弹丸，持筋端吞之，候至鲠处，徐除引之，鲠著筋出。又方治消肾，小便数：鹿角一具，炙令焦，捣筛，酒服方寸匕，渐渐加至一匕半。又方治蠼螋尿疮：烧鹿角末，以苦酒调涂之。

千金方 治小儿疟：用生鹿角细末，先发时，便以乳调一字服。又方治竹木刺入肉皮中不出：烧鹿角末，以水和涂，立出。久者不过一夕。

百一方 若男女喜梦与鬼交通，致恍惚者方：截鹿角屑三指撮，日二服，酒下。《食疗》同。又方丹者，恶毒之疮，五色无常：烧鹿角和猪脂傅之。又方胎死得效方：

鹿角屑二三方寸匕，煮葱豉汤和服之，立出。**又方** 主诸风脚膝疼痛不可践地：鹿蹄四只燖洗如法，熟煮了，取肉于豉汁中，著五味煮熟，空腹食之。**又方** 主肾脏虚冷，腰脊痛如锥刺，不能动摇：鹿角屑二大两，熬令微黄捣末，空腹暖酒一杯，投鹿角末方寸匕，服之，日三两服。

梅师方 治人面目卒得赤黑丹如疥状，不急治，遍身即死：烧鹿角末，猪膏和涂之。**又方** 治卒腰痛，暂转不得：鹿角一枚长五寸，酒二升，烧鹿角令赤，内酒中浸一宿，饮之。**又方** 治发乳房初起微赤，不急治之即杀人：鹿角以水磨浊汁涂肿上，赤即随手消。

孙真人食忌 鹿肉解药毒，不可久食，盖常食解毒草也。

斗门方 治骨鲠：用鹿角为末，含津咽下，妙。

续千金方 治腰膝疼痛伤败：鹿茸不限多少，涂酥炙紫色为末，温酒调下一钱匕。

古今录验 疗妖魅猫鬼，病人不肯言鬼方：鹿角屑，捣散，以水服方寸匕，即言实也。**又方** 治小儿哕：鹿角粉、大豆末等分相和，乳调涂奶上饮儿。

兵部手集 疗妒乳，硬欲结脓，令消：取鹿角于石上磨取白汁，涂，干又涂，不得手近，并以人嗍却黄水，一日许即散。

深师方 疗五瘿：取鹿厌以家酒渍，炙干，内酒中，更炙令香，含咽汁，味尽更易，十具愈。**又方** 治马鞍疮：鹿角灰酢和涂之。

子母秘录 疗烦闷，腹痛，血不尽：鹿角烧末，豉汁服方寸匕，日二服，渐加至三钱匕。

杨氏产乳 疗腰痛：鹿角屑熬令黄赤，研，酒服方寸匕，日五六服。

产宝 治娠卒腰痛方：以鹿角截五寸，烧令烂赤，内酒一大升中浸之，冷又烧赤又浸，如此数过。细研，空心酒调鹿角末方寸匕服。

姚和众 治小儿重舌：鹿角末细筛涂舌下，日三度。

抱朴子云 鹿寿千岁，五百岁变白。

壶居士 鹿性多惊烈，多别良草，恒食名物，诸草不食，处必山岗，产妇下泽，飨神用其肉者，以其性别清净故也。凡饵药之人，久食鹿肉，服药必不得力。所以鹿恒食解毒草，能制诸药耳。名草者，葛花菜、鹿葱、白药苗、白蒿、水芹、甘草、齐头蒿、山苍耳、荠苨。又五月勿食鹿，伤神。

衍义曰 鹿茸，他兽肉多属十二辰及八卦。昔黄帝立子、丑等为十二辰以名月，又以名兽配十二辰属。故獐鹿肉为肉中第一者，避十二辰也，味亦胜他肉，三祀皆以鹿腊，其义如此。茸最难得，不破及不出却血者，盖其力尽在血中，猎时多有损伤故也。茸上毛先薄，以酥涂匀，于烈焰中急灼之。若不先以酥涂，恐火焰伤茸。俟毛净，微炙入药。今人亦能将麻茸伪为之，不可不察也。头亦可酿酒，然须作浆时，稍益葱椒。角为胶，别有法。按《月令》"冬至一阳生，麋角解；夏至一阴生，鹿角解"，各逐阴阳分合，如此解落。今人用麋、鹿茸作一种，殆疏矣。凡麋、鹿角自生至坚完，无两月之久，大者二十余斤，其坚如石，计一昼夜须生数两。凡骨之类，成长无速于此，虽草木至易生，亦无能及之，岂可与凡骨血为比。麋茸利补阳，鹿茸利补阴。凡用茸，无须大嫩，唯长四五寸，茸端如马瑙红者最佳。须佐以他药，则有功。

【点评】陶弘景说"凡肉脯炙之不动，及见水而动，及暴之不燥，并杀人。又茅屋漏脯，藏脯密器中，名为郁脯，并不可食"，则是另一项可能与食品卫生有关的禁忌。其说最早见于《金匮要略·禽兽虫鱼禁忌并治》云："诸肉不干，火炙不动，见水自动者，不可食之。"陶弘景《养性延命录·食戒篇》亦说："干脯勿置秫米瓮中，食之闭气。干脯火烧不动，出火始动，擘之筋缕相交者，食之患人，或杀人。"至于"郁脯"，据《医心方》卷29《诸兽禁第十四》引《养生要集》云："茅屋脯名漏脯，藏密器中名郁脯，并不可食之。"《抱朴子外篇·良规》云："渴者之恣口于云日之酒，饥人之取饱于郁肉漏脯也。"按，《礼记·内则》云："鸟麷色而沙鸣，郁。"郑玄注："郁，腐臭也。"郁肉为臭肉，郁脯则臭干肉。

黑盖子引壶居士说鹿食九草，第一为葛花菜。据《本草纲目》，葛花菜一名葛乳。"集解"项李时珍说："诸名山皆有之，惟太和山采取，云乃葛之精华也。秋霜浮空，如芝、菌涌生地上，其色赤脆，盖蕈类也。"此为蛇菰科植物红冬蛇菰 *Balanophoraharlandii*。然《备急千金要方·食治》引胡居士（胡洽）云："九草者：葛叶花、鹿葱、鹿药、白蒿、水芹、甘草、齐头蒿、山苍耳、荠苨。"据《名医别录》葛根亦名鹿藿，《本草纲目》解释"鹿食九草，此其一种，故曰鹿藿"，故似应以葛叶花为正。

牛角䚡　**下闭血，瘀血疼痛，女人带下血。**燔之。味苦，无毒。

臣禹锡等谨按，蜀本云：沙牛角䚡，味苦，温，无毒。主下闭瘀血，女子带下下血。烧以为灰，暖酒服之。**药性论**云：黄牛角䚡灰，臣，味苦、甘，无毒，性涩。能止妇人血崩不止，赤白带下，止冷痢泻血。

水牛角　**疗时气，寒热头痛。臣禹锡等谨按**，药对云：水牛角，平。药诀云：水牛角，味苦，冷，无毒。

髓　**补中，填骨髓。久服增年。**髓，味甘，温，无毒。主安五脏，平三焦，温骨髓，补中，续绝益气，止泄痢，消渴。以酒服之。

臣禹锡等谨按，孟诜云：黑牛髓和地黄汁、白蜜等分作煎服，治瘦病。

胆　**可丸药。**胆，味苦，大寒。除心腹热渴，利口焦燥，益目精。**陶隐居**云：此朱书牛角䚡、髓，其胆，本经附出牛黄条中，此以类相从耳，非上品之药，今拔出随例在此，不关件数，犹是黑书别品之限也。**臣禹锡等谨按，药性论**云：青牛胆，君，无毒。主消渴，利大小肠。腊月牯牛胆，中盛黑豆一百粒，后一百日开取，食后、夜间吞二七枚，镇肝明目。黑豆盛浸不计多少。

心　主虚忘。

肝　主明目。

肾　主补肾气，益精。

齿　主小儿牛痫。

肉　味甘，平，无毒。主消渴，止䏜泄，安中益气，养脾胃。自死者不良。

屎　寒。主水肿，恶气。用涂门户，著壁者。燔之，主鼠瘘，恶疮。**臣禹锡等谨按，孟诜**云：乌牛粪为上。又小儿夜啼，取干牛粪如手大，安卧席下，勿令母知，子母俱吉。

黄犍牛、乌牯牛溺　**主水肿，腹胀脚满，利小便。**

陶隐居云：此牛，亦榛牛为胜，青牛最良，水牛为可充食尔。自死谓疫死，肉多毒。青牛肠不可共犬肉、犬血食之，令人成病也。**唐本注**云：《别录》云：牛鼻中木卷，疗小儿痫；草卷烧之为屑，主小儿鼻下疮。耳中垢，主蛇伤，恶蛓毒。脐中毛，主小儿久不行。白牛悬蹄，主妇人崩中，漏赤白。屎，主霍乱。屎中大豆，主小儿痫，妇人产难。特牛茎，主妇人漏下赤白，无子。乌牛胆，主明目及疳湿，以酿槐子服之弥佳。脑，主消渴，风眩。齿，主小儿惊痫。屎，主消渴，黄疸，水肿，脚气，小便不通也。**今按**，陈藏器本草云：牛肉，平。消水肿，除湿气，补虚，令人强筋骨，壮健。鼻和石燕煮汁服，主消渴。肝和腹内百叶，作生姜、醋食之，主热气，水气，丹毒，压丹石发热，解酒劳。五脏，主人五脏。黄牛肉，小温。补益腰脚。独肝者有大毒，食之，痢血至死。北人牛瘦，多以蛇从鼻灌之，则为独肝也。水牛则无之。已前二色牛肉，自死者发痼疾疢癖，令人成疰病。落崖死者良。黄牛乳，生服利人，下热气，冷补，润肌，止渴。和蒜煎三五沸食之，主冷气痃癖，羸瘦。凡服乳，必煮一二沸，停冷啜之，热食则壅。不欲顿服，欲得渐消。与酸物相反，令人腹中结癥。凡以乳及溺、屎去病者，黑牛强于黄牛。酥堪合诸膏，摩风肿跛跌，血瘀。醍醐更佳，性滑，以物盛之皆透，惟鸡子壳及葫芦盛之不出。屎热灰傅炙疮不差者。水牛、黄牛角䚡及在粪土中烂白者，烧为黑灰末服，主赤白痢。口中涎，主反胃。又取老牛涎沫如枣核大，置水中服之，终身不噎。口中龀（丑之反）草，绞取汁服，止哕。本经不言黄牛、乌牛、水牛，但言牛。牛有数种，南人以水牛为牛，北人以黄牛、乌牛为牛。牛种既殊，入用亦别也。**臣禹锡等谨按，大腹水肿通用药云**：黄牛溺，寒。**蜀本云**：黄犍牛溺，味苦、辛，微温，无毒。**孟诜云**：牛者，稼穑之资，不多屠杀，自死者，血脉已绝，骨髓已竭，不堪食。黄牛发药动病，黑牛尤不可食。黑牛尿及屎只入药。又头、蹄，下热风，患冷人不可食。其肝，醋煮食之治瘦。**日华子云**：水牛肉，冷，微毒。角，煎治热毒风并壮热。角䚡，烧焦治肠风泻血痢，崩中带下，水泻。涎，止反胃呕吐。治噎，要取即以水洗口后，盐涂之，则重吐出。黄牛肉，温，微毒。益腰脚。大都食之发药毒动病，不如水牛也。惟酥乳佳。骨髓，温，无毒。治吐血，鼻洪，崩中带下，肠风泻血并水泻。烧灰用。

　　图经　文具第十六卷中牛黄条下。

　　【食疗云　肚，主消渴，风眩，补五脏，以醋煮食之。肝，治痢。肾，主补肾。髓，安五脏，平三焦，温中，久服增年，以酒送之。和地黄汁、白蜜作煎，服之治瘦病。恐是牛脂也。粪，主霍乱，煮饮之。又，妇人无乳汁，取牛鼻作羹，空心食之。不过三两日，有汁下无限。若中年壮盛者，食之良。又，宰之尚不堪食，非论自死者。其牛肉取三斤，烂切，将啖解槽咬人恶马，只两啖后，颇甚驯良。若三五顿后，其马狞独不堪骑。十二月勿食，伤神。

　　外台秘要　大病后不足，病虚劳，补虚：取七岁以下，五岁以上黄牛乳一升，水四升，煎取一升，如人饥，稍稍饮，不得多，十日服不住，佳。**又方**《必效》治上吐下利者，为湿霍乱：黄牛屎半升，水一升，煮三两沸，和牛屎滤过取汁，服半升则止。牛子屎亦得。**又方**治久患气胀：乌牛尿，空心温服一升，日一服，气散则止。

　　千金方　鼻中生疮，黑牛耳垢傅之良。**又方**治痔：腊月牛脾一具，熟食之尽，差。勿与盐、酱，未差再作。**又方**主喉痹：烧牛角末，酒服方寸匕。**又方**五色丹名油肿，若犯多致死，不可轻之：以屎傅之，干即易。

　　千金翼　主癥癖及主鼓胀满：黑牛尿一升，微火煎如稠糖，空心饮服一大枣许，当转病出，隔日更服之。**又方**治甘虫蚀鼻生疮：取乌牛耳中垢傅之，良。

肘后方　治伤寒时气，毒攻手足肿，疼痛欲断，牛肉裹肿处止。《外台秘要》同。**又方**风毒脚气，若经已满，捻之没指。但勤饮乌牸牛溺二三升，使小便利，渐渐消，当以铜器取新者为佳。纯黄者亦可用。**又方**痈肿未成脓：取牛耳中垢封之，愈。**又方**治鼠瘘肿核痛，若已有疮口脓血出者，以热屎傅之，日三。

经验方　痔漏张用方：犍牛儿胆、猯胆各一个，用腻粉五十文，麝香二十文，将猯胆汁、腻粉、麝香和匀，入牛胆内，悬于檐前四十九日，熟旋取为丸如大麦，用纸拈送入疮内后，追出恶物是验。疮口渐合，生面盖疮内一遍，出恶物。

经验后方　治冷痢：沙角胎①烧灰，粥饮调下两钱。

梅师方　治卒阴肾痛：烧牛屎末，和酒傅之，干即易。**又方**治霍乱，吐痢不止，心烦，四肢逆冷：黄牛屎一升，以水二升，煎取一升，以绵滤过，去滓顿服。**又方**治水肿，小便涩：黄牛尿饮一升，日至夜小便涩利差小者。从少起，勿食盐。

孙真人云　主痈发数处：取牛粪烧作灰，以鸡子白和傅之，干即易。

食医心镜　主水浮气肿，腹肚胀满，小便涩少：水牛蹄一只，汤洗去毛如食法，隔夜煮令烂熟取汁作羹。蹄切，空心饱食。又主水气，大腹浮肿，小便涩少。水牛尾条洗，去毛细切，作腤腊极熟吃之。煮食亦佳。又，牛肉一斤熟蒸，以姜、醋，空心食。水牛皮烂煮熟蒸切于豉汁中食之。又乌犍牛尿半升，空心饮之利小便。又牛盛热时卒死，其脑食之生肠痈。

集验方　治淋：取牛耳中毛，烧取半钱，水服差。

孙用和方　治赤白带下：牛角䚡烧令烟断，附子以盐水浸泡七度去皮，上件等分，捣罗为末，每空心酒下二钱匕。

兵部手集　治水病初得危急：乌牛尿，每服一合，差。

塞上方　主鼠奶痔：牛角䚡烧作灰末，空心酒服方寸匕。

姚氏方　卒得淋：取牛尾烧灰，水服半钱，差。**又方**汤火烧灼疮：单傅湿屎，立痛止，常日用良。**又方**治毒蛇螫人：牛耳垢傅之佳。

子母秘录　治血气逆，心烦闷满，心痛：烧水牛角末，酒服方寸匕。**又方**小儿白秃疮，头上疮团团白色：以牛屎傅之。

产书　主难产：牛粪中大豆一枚，擘作两片，一片书父，一片书子，却合，以少水

---

①　胎：底本如此，从药名推测，或是"䚡"之讹。

吞之,立产。

耳珠先生 固牙齿法良:杀牛齿三十枚,固济瓶中,煅令通赤,取细研为末。水一盏,末二钱匕,煎令热,含浸牙齿,冷即吐却,永坚牢。或有损动者,末揩之。

礼记 牛夜鸣则疱,不可食。

丹房镜源 云牛屎,抽铜晕。

衍义曰 牛角䚡,此则黄牛角䚡。用尖烧为黑灰,微存性,治妇人血崩,大便血及冷痢。又白水牛鼻,干湿皆可用,治偏风口㖞斜,以火炙热,于不患处一边熨之,渐正。

【**点评**】《说文》"䚡,角中骨也",《本草纲目》"释名"项即循此解释说:"此即角尖中坚骨也。牛之有䚡,如鱼之有鳃,故名。"按其所言,当是牛角中骨质角髓部分。

牛角䚡条体例甚奇,此虽是《本草经》药物,而"味苦,无毒"《名医别录》文在功效之后。据陶弘景注云:"此朱书牛角䚡、髓,其胆,本经附出牛黄条中,此以类相从耳,非上品之药,今拔出随例在此,不关件数,犹是黑书别品之限也。"则知牛角䚡在《本草经》中是上品牛黄的附药,不另计数;但在编成的《本草经集注》中,算作《名医别录》药。

羖羊角 味咸、苦,温、微寒,无毒。**主青盲,明目,杀疥虫,止寒泄,辟恶鬼、虎狼,止惊悸,**疗百节中结气,风头痛及蛊毒,吐血,妇人产后余痛。烧之杀鬼魅,辟虎狼。**久服安心益气轻身。**生河西川谷。取无时,勿使中湿,湿即有毒。菟丝为之使。**唐本注云:**此羊角以青羝为佳,余不入药用也。**臣禹锡等谨按,药性论云:**羖羊角,使。治产后恶血烦闷,烧灰酒服之。又主轻身,治小儿惊痫。又曰:青羊角,亦大寒。**日华子云:**牯羊角,退热,治山瘴、溪毒,烧之去蛇。

羊髓 味甘,温,无毒。主男女伤中,阴气不足,利血脉,益经气。以酒服之。

青羊胆 主青盲,明目。**唐本注云:**羊胆,疗疳湿,时行热熛疮,和醋服之良。**臣禹锡等谨按,目翳通用药云:**青羊胆,平。**药性论云:**青羊肝,服之明目。胆,点眼中，主赤障，白膜，风泪，主解蛊毒。

羊肺 补肺，主咳嗽。**唐本注**云：羊肺，疗渴，止小便数。并小豆叶煮食之，良。

羊心 止忧恚，膈气。**臣禹锡等谨按，日华子**云：心有孔者杀人。

羊肾 补肾气，益精髓。**唐本注**云：羊肾合脂为羹，疗劳痢甚效。蒜薤食之一升，疗癥瘕。**臣禹锡等谨按，日华子**云：肾，补虚，耳聋，阴弱，壮阳，益胃，止小便，治虚损盗汗。

羊齿 主小儿羊痫寒热。三月三日取。

羊肉 味甘，大热，无毒。主缓中，字乳余疾，及头脑大风汗出，虚劳寒冷，补中益气，安心止惊。**唐本注**云：羊肉，热病差后食之，发热，杀人。**臣禹锡等谨按，孟诜**云：羊肉，温。主风眩，瘦病，小儿惊痫，丈夫五劳七伤，脏气虚寒。河西羊最佳，河东羊亦好。纵驱至南方，筋力自劳损，安能补益人。肚，主补胃，小便数，以肥肚作羹，食三五度差。**又云：**羊肉，患天行及疟人食，发热困重致死。**日华子**云：羊肉治脑风并大风，开胃，肥健。头，凉。治骨蒸，脑热头眩，明目，小儿惊痫。脂，治游风并黑䵟。

羊骨 热。主虚劳，寒中，羸瘦。

羊屎 燔之，主小儿泄痢，肠鸣，惊痫。

陶隐居云：羖羊角，方药不甚用，其余皆入汤煎。羊有三四种：最以青色者为胜；次则乌羊；其羖糯羊及羏中无角羊，正可啖食之，为药不及都下者，其乳、髓则肥好也。羊肝，不可合猪肉及梅子、小豆食之，伤人心，大病人。**唐本注**云：羊屎，煮汤下灌，疗大人、小儿腹中诸疾，疳湿，大小便不通。烧之熏鼻，主中恶，心腹刺痛，熏疮，疗诸疮，中毒，痔瘘等。骨蒸弥良。羊肝，性冷。疗肝风虚热，目赤暗无所见，生食子肝七枚，神效。羊头，疗风眩，瘦疾，小儿惊痫。骨疗同。羊血，主女人中风，血虚闷，产后血晕闷绝者，生饮一升，即活。**今按**，陈藏器本草云：羊乳，补虚，与小儿含之，主口疮，不堪充药，为其膻故。羊五脏，补人五脏。肝，主明目，薄切，日干为末，和决明子、蓼子并炒香，捣筛为丸。每日服之，去盲暗。皮作臛，食之去风。屎烧灰沐发长黑，和雁肪涂头生发。**臣禹锡等谨按，孟诜**云：羊毛，醋煮裹脚，治转筋。角灰，主鬼气，下血。**日华子**云：牡羊粪烧灰，理聘耳并署刺。

图经曰 羖羊角出河西川谷，今河东、陕西及近都州郡皆有之。此青羝羊也，余羊则不堪，取无时。勿使中湿，湿则有毒。羊齿、骨及五脏皆温平而主疾，唯肉性大热，时疾初愈，百日内不可食，食之当复发及令人骨蒸也。羊屎，方书多用，近人取以内鲫鱼腹中，瓦缶固济烧灰，以涂髭发，令易生而黑，甚效。乳，疗蜘蛛咬，遍身生丝者，生饮之即愈。

刘禹锡《传信方》载其效云：贞元十一年，余至奚吏部宅，坐客有崔员外，因话及此。崔云：目击有人为蜘蛛咬，腹大如有妊，遍身生丝，其家弃之，乞食于道。有僧教吃羊乳，未几而疾平。胃，主虚羸，张文仲有主久病瘦羸，不生肌肉，水气在胁下，不能饮食，四肢烦热者，羊胃汤方：羊胃一枚，术一升，并切，以水二斗，煮取九升，一服一升，日三，三日尽。更作两剂，乃差。肉多入汤剂，胡洽羊肉汤，疗寒劳不足，产后及身腹中有激痛方：当归四两，生姜五两，羊肉一斤，三味以水一斗二升，煮肉取七升，去肉，内诸药煮取三升。一服七合，日三夜一。又有大羊肉汤，疗妇人产后大虚，心腹绞痛，厥逆，气息乏少，皆今医家通用者。又有青羊脂丸。主疰病相易者，皆大方也。羊之种类亦多，而羖羊亦有褐色、黑白色者。毛长尺余，亦谓之羖䍽羊，北人引大羊，以此羊为群首。又孟诜云：河西羊最佳，河东羊亦好，纵有驱至南方，筋力自劳损，安能补人？然今南方亦有数种羊，惟淮南州郡或有佳者，可亚大羊。江、浙羊都少味而发疾。闽、广山中，出一种野羊，彼人谓之羚羊，其皮厚硬，不堪多食，肉颇肥软益人，兼主冷劳，山岚疟痢，妇人赤白下。然此羊多啖石香薷，故肠脏颇热，亦不宜多食也。谨按，本经云"羊肉，甘"，而《素问》云"羊肉，苦"，两说不同。盖本经以滋味言，而《素问》以物性解。羊性既热，热则归火，故配于苦。麦与杏、薤性亦热，并同配于苦也。又，下条有白马阴茎、眼、蹄、白马悬蹄、赤马蹄、齿、鬐头膏、鬐毛、心、肺、肉脯、头骨、屎、溺，及牡狗阴茎、胆、心、脑、齿、四蹄、白狗血、肉、屎中骨，本经并有主治。惟白马茎、眼、悬蹄用出云中平泽者，余无所出州土。今医方多用马通，即马屎也；及狗胆，其余亦稀使，故但附见于此下。

【食疗 角，主惊邪，明目，辟鬼，安心益气。烧角作灰，治鬼气并漏下恶血。羊肉，妊娠人勿多食。头肉，平。主缓中，汗出虚劳，安心止惊。宿有冷病人勿多食。主热风眩，疫疾，小儿痫，兼补胃虚损及丈夫五劳骨热。热病后宜食羊头肉。肚，主补胃病虚损，小便数，止虚汗。肝，性冷。治肝风虚热，目赤暗痛。热病后失明者，以青羊肝或子肝薄切，水浸傅之，极效。生子肝吞之尤妙。主目失明，取羖羊肝一斤，去脂膜薄切，以未著水新瓦盆一口，揩令净，铺肝于盆中，置于炭火上爆，令脂汁尽。候极干，取决明子半升，蓼子一合，炒令香为末，和肝杵之为末。以白蜜浆下方寸匕，食后服之，日三，加至三匕止，不过二剂，目极明。一年服之妙，夜见文字并诸物。其粘羊，即骨历羊是也。常患眼痛涩，不能视物，及看日光并灯火光不得者，取熟羊头眼睛中白珠子二枚，于细石上和枣汁研之，取如小麻子大，安眼睛上，仰卧。日二夜二，不过三四度差。羊心，补心肺，从三月至五月，其中有虫如马尾毛，长二三寸已来，须割去之，不去令人痢。又，取皮去毛煮羹，补虚劳。煮作臛食之，去一切风，治脚中虚风。羊骨，热。主治虚劳，患宿热人勿食。髓，酒服之，补血，主女人风血虚闷。头中髓，发风，若和酒服，则迷人心，便成中风也。羊屎，黑人毛发，主箭镞不出。粪和雁膏傅毛发落，三宿生。白羊黑头者，勿食之。令为患肠痈。一角羊不可食。六月勿食羊，伤神。谨按，南方羊都不与盐食之，多在山中吃野草，或食毒草。若此羊一二年间亦不可食，食必病生尔，为其来南地食毒草故也。若南地人食之，即不忧也。今将北羊于南地养三年之后，犹亦不中食，何况于南羊能堪食乎？盖土地各然也。

圣惠方 治风，心烦恍惚，腹中痛，或时闷绝而复苏：用羖羊角屑微炒，捣罗为散，不计时候，温酒调下一钱匕。**又方** 治硫黄忽发气闷：用羊血服一合，效。

外台秘要 崔氏疗伤寒，手足疼欲脱：取羊屎煮汁以灌之，差止。亦疗时疾，阴囊及茎热肿：亦可煮黄檗等洗之，并除伤寒之疾。**又方** 治小儿疳：羊胆二个，和浆水灌下部。猪胆亦得。**又方** 《救急》治天行后，呕逆不下食，食入即出：取羊肝如食法，作生淡食，不过三度，即止。**又方** 疗气瘿方：羊厌一具，去脂，含汁尽去之，日一具，七日含，便差止。

千金方 疗尿床方：羊肚盛水令满，系两头熟煮开，取水顿服之。即差。**又方** 治目赤及翳：羊眼睛暴干为末，傅两目。**又方** 疗目眮眮：青羊肝内铜器内煮，以面饼复面上，上钻两孔如人眼，止，以目向上，熏之，不过两度。**又方** 治小儿口中涎出：取白羊屎内口中。**又方** 治发不生：以羊屎灰淋取汁洗之，三日一洗，不过十度即生。**又方** 治被打头青肿：贴新羊肉于肿上。**又方** 辟蛇法：蛇到，烧羖羊角令有烟出，蛇即去矣。**又方** 治木刺入肉中不出，痛：取干羊屎烧灰，和猪脂调涂，不觉自出。**又方** 治卒惊悸，九窍血皆溢出：取新屠羊血，热饮二升，差。

肘后方 治白秃：以羊肉如作脯法，炙令香，及热以拓上，不过三四日差。**又方** 治眼暗，热病后失明：以羊胆傅之，旦暮时各一傅之。**又方** 治误吞钉并箭、金、针、钱等物：多食肥羊肉、肥猪脂诸般肥肉等，自裹之，必得出。《外台秘要》同。**又方** 疗面目、身卒得赤斑，或痒或瘰子肿起，不即治之，日甚杀人：羖羊角烧为灰，研令极细，以鸡子清和涂之，甚妙。**又方** 疗面多奸赠如雀卵色：以羖羊胆一枚，酒二升，合煮三沸以涂拭之，日三度，差。

经验后方 治五劳七伤，阳气衰弱，腰脚无力，羊肾苁蓉羹法：羊肾一对，去脂膜细切，肉苁蓉一两，酒浸一宿，刮去皴皮，细切，相和作羹，葱白、盐、五味等如常法事治，空腹食之。

梅师方 治产后余血攻心，或下血不止，心闷面青，身冷气欲绝：新羊血一盏饮之，三两服，妙。**又方** 目暗，黄昏不见物者：以青羊肝，切，淡醋食之，煮亦佳。

孙真人食忌 羊蹄筋膜中珠子，食之令人癫。羊一角者害人。

食医心镜 主风眩羸瘦，小儿惊痫，丈夫五劳，手足无力：羊头一枚，燖洗如法，蒸令熟，切，以五味调和，食之。又，主肾劳损精竭：炮羊肾一双，去脂细切，于豉汁中，以五味、米糵如常法，作羹食，作粥亦得。又治产后大虚，羸瘦无力，腹肚痛，冷气不调。又，脑中风，汗自出：白羊肉一斤切，如常法调和，腌腊食之。又，治风胎瘦病，五劳七伤，虚惊悸：白羊头一枚，燖如食法，煮令及熟，切于豉汁中，五味调和食之。又，治脾胃气冷，食入口即吐出：羊肉半斤，去脂膜，切生，以蒜齑、五辣、酱、醋、空腹食。又，主下焦虚冷，小便数，瘦兼无力：羊肺一具细切，内少羊肉，作羹食之，煮粥亦得。又，主下焦虚冷，脚膝无力，阳事不行，补益：羊肾一个熟煮，和半大两炼成乳粉，空腹食之，甚有效。又，益肾气，强阳道：白羊肉半斤，去脂膜，切作生，以蒜齑食之，三日一度，甚妙。又，主肾脏虚冷，腰脊转动不得：羊脊骨一具，嫩者捶碎烂，煮，和蒜齑，空腹食之，兼饮酒少许，妙。又，理目热赤痛，如隔纱縠，看物不分明，宜补肝气益晴：青羊肝一具，细起薄切，以水洗滤出沥干，以五味、酱、醋食之。又，理风眩瘦疾小儿惊痫，兼丈夫五劳七伤：羊头一枚，治如食法，煮令熟作脍，以五辣、酱、醋食之。

兵部手集 疗无故呕逆酸水不止，或吐三五口，食后如此方：羊屎十颗，好酒两合，煎取一合，顿服，即愈。如未定，更服。看大小加减服之，六七岁即五颗。

子母秘录 疗产后寒热，心闷极胀百病：殺羊角烧末，酒服方寸匕，未差再服。

姚和众 治小孩食土方：候市人合时，买市中羊肉一斤，以绳系之，令人著地拽至家，以水洗，炒炙依料，与儿吃，如未吃食，即煮汁喂。

礼记 羊，冷毛而毳，膻不可食。

周成王 人献四角羊。

丹房镜源 羊脂柔银软铜，殺羊角缩贺。贺，锡也。

衍义曰 殺羊角出陕西、河东，谓之粘䅼羊，尤狠健，毛最长而厚，此羊可入药。如要食，不如无角白大羊。本草不言者，亦有所遗尔。又同、华之间，有卧沙细肋，其羊有角似殺羊，但低小供馔，在诸羊之上。张仲景治寒疝，用生姜羊肉汤，服之无不验。又一妇人产当寒月，寒气入产门，脐下胀满，手不敢犯，此寒疝也。医将治之以抵当汤，谓其有瘀血。尝教之曰：非其治也，可服张仲景羊肉汤，少减水。二服遂愈。

　　【点评】猪牛羊是古代肉食的主要来源，因此相关的饮食禁忌极多。《本草纲目》说："热病及天行病、疟疾病后食之，必发热致危。妊妇食之，令子多热。白羊黑头、黑羊白头、独角者，并有毒，食之生痈。"又云："煮羊以杏仁或瓦片则易糜，以胡桃则不臊，以竹傅则助味。中羊毒者，饮甘草汤则解。铜器煮之，男子损阳，女子绝阴。物性之异如此，不可不知。"

羊肉补益，李东垣云："羊肉有形之物，能补有形肌肉之气。故曰补可去弱，人参、羊肉之属。人参补气，羊肉补形。凡味同羊肉者，皆补血虚，盖阳生则阴长也。"方剂以张仲景生姜当归羊肉汤为代表，以肥羊肉入当归、生姜煮，用治产后腹中痛。《金匮要略论注》阐释说："以当归、羊肉兼补兼温，而以生姜宣防其寒，然不用参而用羊肉，所谓形不足者补之以味也。"

牡狗阴茎 味咸，平，无毒。主伤中，阴痿不起，令强热大，生子，除女子带下十二疾。一名狗精。六月上伏取，阴干百日。**臣禹锡等谨按**，日华子云：犬阴治绝阳及妇人阴痿。

胆 主明目，痂疡恶疮。**臣禹锡等谨按，鼻衄血通用药**云：狗胆，平。**药性论**云：狗胆，亦可单用。味苦，有小毒。主鼻齆，鼻中息肉。**孟诜**：胆去肠中脓水。又白犬胆，和通草、桂为丸服，令人隐形。青犬尤妙。**日华子**云：胆，主扑损瘀血，刀箭疮。

心 主忧恚气，除邪。**臣禹锡等谨按**，日华子云：心治狂犬咬，除邪气，风痹，疗鼻衄及下部疮。

脑 主头风痹，下部蟹疮，鼻中息肉。

齿 主癫痫寒热，卒风痱，伏日取之。**臣禹锡等谨按，癫痫通用药**云：狗齿，平。**日华子**云：齿，理小儿客忤，烧入用。

头骨 主金疮止血。**臣禹锡等谨按，金疮通用药**云：狗头骨，平。**蜀本**云：余骨主补虚，小儿惊痫，止下痢。**药性论**云：狗头骨，使。烧灰为末，治久痢、劳痢。和干姜、莨菪焦炒见烟，为丸，白饮空心下十丸，极效。**日华子**云：头骨烧灰用亦壮阳，黄者佳。

四脚蹄 煮饮之，下乳汁。**臣禹锡等谨按，下乳汁通用药**云：狗四足，平。

白狗血 味咸，无毒。主癫疾发作。**臣禹锡等谨按，癫痫通用药及药对**云：白狗血，温。**日华子**云：血，补安五脏。

肉 味咸、酸，温。主安五脏，补绝伤，轻身益气。**臣禹锡等谨按，孟诜**云：犬肉，益阳事，补血脉，厚肠胃，实下焦，填精髓。不可炙食，恐成消渴，但和五味煮，空腹食之。不与蒜同食，必顿损人。若去血，则力少不益人。瘦者多是病，不堪食。**日华子**云：犬肉，暖，无毒。补胃气，壮阳，暖腰膝，补虚劳，益气力。

屎中骨 主寒热，小儿惊痫。

陶隐居云：白狗、乌狗入药用。白狗骨烧屑，疗诸疮瘘及妒乳痈肿，黄狗肉大补虚，不及牡者。牡者，父也。又呼为犬，言脚上别有一悬蹄者是也。白狗血合白鸡肉、白鹅肝、白羊肉、乌鸡肉、蒲子羹等，皆病人不可食。犬，春月目赤鼻燥欲狂猘者不宜食。**唐本注**云：《别录》云：狗骨灰，主下痢，生肌，傅马疮。乌狗血，主产难横生，血上抢心者。下颌骨，主小儿诸痫。阴卵，主妇人十二疾，为灰服之。毛，主产难。白狗屎，主丁疮。水绞汁服，主诸毒不可入口者。**今按**，陈藏器本草：狗正黄色者，肉温补，宜腰肾，起阳道。骨煎为粥，热补，令妇人有子。乳汁，主青盲。取白犬生子目未开时乳汁，注目中，疗十年盲，狗子目开即差。胆，涂恶疮。肾，主妇人产后肾劳如疟者。妇人体热用猪肾，体冷即用犬肾。肝、心，主狂犬咬，以傅疮上。屎，主瘰疬彻骨痒者，当烧作灰涂疮，勿令病者知。又屎和腊月猪脂傅瘘疮，又傅溪毒、丁肿出根。颈下毛，主小儿夜啼，绛袋盛，系著儿两手。狗肝，主脚气攻心，作生姜、醋进之，当泄，先泄勿服之。**臣禹锡等谨按，药对**云：屎中骨，平。**日华子**云：犬黄者大补益，余色微补。古言薯蓣凉而能补，犬肉暖而不补，虽有此言，服终有益，然奈秽甚，不食者众。

图经 文具羖羊角条下。

【唐本余】 牡狗阴茎并同。白狗血，主女人生子不出，内酒中服之，主下痢，卒风痹。伏日取之，主补虚，小儿惊痫，止下痢。

食疗 牡狗阴茎，补髓。肉，温。主五脏，补七伤五劳，填骨髓，大补益气力，空腹食之。黄色牡者上，白、黑色者次。女人妊娠勿食。又，上伏日采胆，以酒调服之，明目，去眼中脓水。又，主恶疮痂痒，以胆汁傅之止。胆傅恶疮，能破血。有中伤因损者，热酒调半个服，瘀血尽下。又，犬伤人，杵生杏仁封之差。比来去血食之，却不益人也。肥者血亦香美，即何要去血？去血之后，都无效矣。犬自死，舌不出者，食之害人。九月勿食犬肉，伤神。

圣惠方 治眼痒急赤涩：用犬胆汁注目中。**又方**治附骨疽及鱼眼疮：用狗头烧烟熏之。**又方**治妇人赤白带下久不止：用狗头烧灰为细散，每日空心及食前，温酒调下一钱匕。

外台秘要 疗食鱼肉等成瘕结在腹并诸毒气方：狗粪五升，烧，末之，绵裹，酒五升渍，再宿取清。分十服，日再，已后日三服使尽，随所食瘕结，即便出矣。**又方**疗腰痛：取黄狗皮，炙裹腰痛处，取暖彻为度，频即差也。徐伯玉方同。**又方**治马鞍疮：狗牙灰酢和傅之。又，五月五日取牡狗粪烧灰数傅之，良。**又方**治发背神验：牡狗白粪半升，觉欲作肿时，以暖水一升，绞汁，分再服，仍以滓傅上，每日再为之，差止。

千金翼方 治产后烦闷不能食：白犬骨一味，烧研，以水服方寸匕。

葛氏方 治久下痢，经时不止者，此成休息。疗之，取犬骨炙令黄焦，捣，饮服方寸匕，日三服，即愈。**又方**治小儿卒得痫：刺取白犬血一枣许含之。又，涂身上。**又方**疗猘犬咬人：仍杀所咬犬，取脑傅之，后不复发。

百一方 鬼击之病，得之无渐，卒著如刀刺状，胸胁腹内绞急切痛，不可抑按，或即吐血、衄血、下血，一名鬼排：断白犬头取热血一升饮之。**又方**卒得瘑疮，常对在两脚：涂白犬血立愈。

经验方 治血气撮掣不可忍者：黑狗胆一个，半干半湿，割开，以筻子挑丸如绿豆大，蛤粉滚过。每服五丸，烧生铁淬酒下，其痛立止。

经验后方 治妇人产后血不定，奔四肢并违堕：狗头骨灰，以酒调下二钱匕，甚效。

梅师方 食郁肉漏脯中毒：烧犬屎末，酒服方寸匕。《圣惠方》同。**又方**治热油汤火烧疮，痛不可忍：取狗毛细剪以烊胶和毛傅之，至疮落渐差。

食医心镜 治脾胃冷弱，肠中积冷胀满刺痛：肥狗肉半斤，以米、盐、豉等煮粥，频吃一两顿。又方，下痢，脐下切痛：狗肝一具洗，细切，米一升，稀调煮粥，空腹点二两，合蒜吃，椒、葱、盐、酱任性著之。又，治浮肿，小便涩少：精肥狗肉五斤熟蒸，空腹服之。又，主气水鼓胀，浮肿：狗肉一斤，细切，和米煮粥，空腹吃，作羹臛吃亦佳。

子母秘录 疗小儿桃李鲠：狗头煮汤摩头上差。

杨氏产乳 妊娠不得食狗肉，令儿无声。

魏志 河内太守刘勋女病左膝疮痒，华佗视之，以绳系犬后足不得行，断犬腹取胆向疮口，须臾有虫若蛇从疮上出，长三尺，病愈。

丹房镜源 白狗粪煮锡。

【**点评**】《本草纲目》以"犬"为"狗"的别名，"释名"项李时珍说："狗，叩也。吠声有节，如叩物也。或云为物苟且，故谓之狗，韩非云蝇营狗苟是矣。卷尾，有悬蹄者为犬，犬字象形，故孔子曰：视犬字如画狗。"

黑盖子下引《魏志》记华佗事，出自《三国志·魏志·华佗传》裴松之注引《华佗别传》，原文云："琅琊刘勋为河内太守，有女年几二十，左脚膝里上有疮，痒而不痛。疮愈数十日复发，如此七八年，迎佗使视，佗曰：是易治之。当得稻糠黄色犬一头，好马二疋。以绳系犬颈，使走马牵犬，马极辄易，计马走三十余里，犬不能行，复令步人拖曳，计向五十里。乃以药饮女，女即安卧不知人。因取大刀断犬腹近后脚之前，以所断之处向疮口，令去二三寸。停之须臾，有若蛇者从疮中而出，便以铁椎横贯蛇头。蛇在皮中动摇良久，须臾不动，乃牵出，长三尺所，纯是蛇，但有眼处而无童子，又逆鳞耳。以膏散着疮中，七日愈。"

羚羊角 味咸、苦，寒、微寒，无毒。主明目，益气，起阴，去恶血注下，辟蛊毒恶鬼不祥，安心气，常不魇寐，疗伤寒时气寒热，热在肌肤，温风注毒伏在骨间，除邪气惊梦，狂越僻谬及食噎不通。久服强筋骨，轻身，起阴，益气，利丈夫。生石城山川谷及华阴山，采无时。

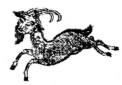

陶隐居云：今出建平、宜都诸蛮中及西域。多两角，一角者为胜。角甚多节，蹙蹙圆绕。别有山羊角，极长，惟一边有节，节亦疏大，不入药用。《尔雅》名羱羊，而羌夷云只此名羚羊角，甚能陟峻，短角者乃是山羊尔。亦未详其正。**唐本注**云：《尔雅》云"羚，大羊"。羊如牛大，其角堪为鞍桥。一名羱羊，俗名山羊，或名野羊。善斗至死。又有山驴，大如鹿，皮堪靴用，有两角，角大小如山羊角。前言其一边有蹙文又疏慢者是此也。陶不识，谓山羊，误矣。二种并不入药。而俗人亦用山驴者。今用细如人指，长四五寸，蹙文细者。南山、商、浙间大有，今出梁州、直州、洋州亦贡之。**今按**，陈藏器本草云：羚羊角，主溪毒及惊悸，烦闷，卧不安，心胸间恶气毒，瘰疬。肉，主蛇咬，恶疮。山羊、山驴、羚羊，三种相似，医工所用，但信市人，遂令汤丸或致乖舛。且羚羊角有神，夜宿取角挂树不著地，但取角弯中深锐紧小，犹有挂痕者即是真，慢无痕者非，作此分别，余无它异。真角，耳边听之集集鸣者良。陶云一角者，谬也。**臣禹锡等谨按**，药性论云：羚羊角，臣，味甘。能治一切热毒风攻注，中恶毒风，卒死昏乱不识人，散产后血冲心烦闷，烧末酒服之。主小儿惊痫，治山瘴，能散恶血。烧灰治噎塞不通。**孟诜**云：羚羊，北人多食，南人食之，免为蛇虫所伤。和五味子炒之，投酒中经宿，饮之治筋骨急强，中风。又，角主中风筋挛，附骨疼痛，生摩和水涂肿上及恶疮，良。又卒热闷，屑作末，研和少蜜服。亦治热毒痢及血痢。

图经曰 羚羊角出石城山谷及华阴山，今秦、陇、龙、蜀、金、商州山中皆有之。

戎人多捕得来货，其形似羊也，青而大，其角长一二尺，有节如人手指握痕，又至坚劲。今入药者皆用此角。谨按，《尔雅》云"羚，大羊"，"麙（音元），如羊"，郭璞注云："羚，似羊而大，角圆锐，好在山崖间。麙似吴羊而大角，角椭，出西方。"许慎注《说文解字》云："羚，大羊而细角。"陶隐居以角多节，蹙蹙圆绕者为羚羊；而角极长，惟一边有节，节亦疏大者为山羊。山羊，即《尔雅》所谓麙羊也。唐注以一边有蹙文又疏慢者为山驴角，云时人亦用之。又以细如人指，长四五寸，蹙文细者为堪用。陈藏器云："羚羊夜宿，以角挂木不著地，但取角弯中深锐紧小，犹有挂痕者是。"观今市货者，与《尔雅》所谓麙羊，陶注所谓山羊，唐注所谓山驴，大都相似。今人相承用之，以为麙羊其细角长四五寸，如人指多节蹙蹙圆绕者，其间往往弯中有磨角成痕处，京师极多，详本草及诸家所出，此乃是真麙羊，而世多不用，不知其所以然者何也。又，陈藏器谓"真角耳边听之集集鸣者良"，今牛羊诸角，但杀之者，听之皆有声，不必专羚角也，自死角则无声矣。

【**雷公**】凡所用亦有神羊角。其神羊角长有二十四节，内有天生木胎。此角有神力，可抵千牛之力也。凡修事之时，勿令单用，不复有验，须要不拆原对，以绳缚之，将铁错子错之，旋旋取用，勿令犯风。错未尽处，须三重纸裹，恐力散也。错得了即单捣，捣尽，背风头，重筛过，然入药中用之，若更研万匝了，用之更妙，免刮人肠也。

食疗 伤寒热毒，下血，末服之即差。又疗疝气。

外台秘要 治噎：羚羊角屑不拘多少自在末之，饮服方寸匕，亦可以角摩噎上，良。

千金方 疗产后心闷不识人，汗出：羚羊角烧末，以东流水服方寸匕，未差再服。

肘后方 血气逆心烦满：烧羚羊角若水羊角末，水服方寸匕。

子母秘录 治胸胁痛及腹痛热满：烧羚羊角末，水服方寸匕。**又方** 治小儿洞下痢：羊角中骨烧末，饮服方寸匕。

产宝 令易产：羚羊角一枚，刮尖为末，以酒调方寸匕。

衍义曰 羚羊角今皆取有挂痕者；陈藏器取耳边听之，集集鸣者良，亦强出此说，未尝遍试也。今将他角附耳，皆集集有声，不如有挂痕一说尽矣。然多伪为之，不可不察也。

【**点评**】《说文》"麢，大羊而细角"，《尔雅·释兽》"麢，大羊"，郭璞注："麢羊似羊而大，角员锐，好在山崖间。"古代文献涉及的羚羊品种异常复杂，各家说法差异甚大，明代以后通常以牛科赛加羚羊 *Saiga tatarica* 为正品。

羚羊角息风清热，《本草纲目》"发明"项李时珍说："羊，火畜也，而羚羊则属木，故其角入厥阴肝经甚捷，同气相求也。肝主木，开窍于目。其发病也，目暗障翳，而羚羊角能平之。肝主风，在合为筋，其发病也，小儿惊痫，妇人子痫，大人中风搐搦，及筋脉挛急，历节掣痛，而羚羊角能舒之。魂者，肝之神也，发病则惊骇不宁，狂越僻谬，魇寐卒死，而羚角能安之。血者，肝之藏也，发病则瘀滞下注，疝痛毒痢，疮肿瘘疬，产后血气，而羚角能散之。相火寄于肝胆，在气为怒，病则烦懑气逆，噎塞不通，寒热及伤寒伏热，而羚角能降之。羚之性灵，而筋骨之精在角，故又能辟邪恶而解诸毒，碎佛牙而烧烟走蛇虺也。"

犀角 味苦、酸、咸，寒、微寒，无毒。主百毒蛊疰，邪鬼瘴气，杀钩吻、鸩羽、蛇毒，除邪，不迷惑魇寐，疗伤寒温疫，头痛寒热，诸毒气。久服轻身，骏健。生永昌山谷及益州。松脂为之使，恶藋菌、雷丸。

陶隐居云：今出武陵、交州、宁州诸远山。犀有二角，以额上者为胜。又有通天犀，角上有一白缕，直上至端，此至神验。或云是水犀角，出水中。《汉书》所云"骇鸡犀"者，以置米中，鸡皆惊骇不敢啄；又置屋中，乌鸟不敢集屋上。又云"通天犀"者，夜露不濡，以此知之。凡犀，见成物皆被蒸煮，不堪入药，惟生者

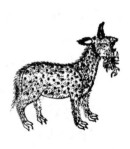

为佳。虽是犀片，亦是已经煮炙，况用屑乎？又有牸犀，其角甚长，文理亦似犀，不堪药用。**唐本注云：**牸是雌犀，文理细腻，斑白分明，俗谓斑犀。服用为上，然充药不如雄犀也。**今按，**陈藏器本草云：犀肉，主诸蛊、蛇、兽咬毒，功用劣于角。本经有通天犀，且犀无水陆二种，并以精粗言之。通天者，脑上角千岁者长且锐，白星彻端，能出气，通天则能通神，可破水、骇鸡，故曰通天。《抱朴子》曰："通天犀，有白理如线者，以盛米，鸡即骇矣。其真者，刻为鱼，衔入水，水开三尺。"其鼻角，一名奴角，一名食角。**臣禹锡等谨按，**陈藏器云：《尔雅》云"兕似牛一角，犀似豕三角"，复云多似象，复如豕三角。陶据《尔雅》而言，不知三角之误也。又曰"雌者是兕而形不同"，未知的实。**药性论云：**牸犀角，君，味甘，有小毒。能辟邪精鬼魅，中恶毒气，镇心神，解大热，散风毒，能治发背痈疽疮肿，化脓作水，主疗时疾热如火，烦闷，毒入心中，狂言妄语。**日华子云：**犀角，味甘、辛。治心

烦，止惊，安五脏，补虚劳，退热，消痰，解山瘴溪毒，镇肝明目，治中风失音，热毒风，时气发狂。

图经曰 犀角出永昌山谷及益州，今出南海者为上，黔、蜀者次之。犀似牛，猪首、大腹、痹脚，脚有三蹄。色黑。好食棘。其皮每一孔皆生三毛。顶一角，或云两角，或云三角。谨按郭璞《尔雅》注云："犀，三角，一在顶上，一在额上，一在鼻上。鼻上者即食角也，小而不椭（音堕）。亦有一角者。"《岭表录异》曰："犀有二角，一在额上为兕犀，一在鼻上为胡帽犀。牯犀亦有二角，皆为毛犀，而今人多传一角之说。此数种俱有粟文，以文之粗细为贵贱。角之贵者，有通天花文。"犀有此角，必自恶其影，常饮浊水，不欲照见也。其文理绝好者，则有百物之形。或云犀之通天者是其病，理不可知也。文有倒插者，有正插者，有腰鼓插者。其倒插者，一半已下通；正插者，一半已上通；腰鼓插者，中断不通。其类极多，足为奇异。故波斯呼象牙为白暗，犀角为黑暗，言难识别也。犀中最大者堕罗犀，一株有重七八斤者，云是牯犀额角，其花多作撒豆斑。色深者，堪带胯；斑散而色浅者，但可作器皿耳。或曰兕是犀之雌者，未知的否？凡犀入药者，有黑、白二种，以黑者为胜，其角尖又胜。方书多言生犀，相承谓未经水火中过者是，或谓不然。盖犀有捕得杀而取者为生犀，有得其蜕角者为退犀，亦犹用鹿角法耳。唐相段文昌门下医人吴士皋，因职于南海，见舶主言海人取犀牛之法，先于山路多植木，如猪羊栈。其犀以前脚直，常依木而息，多年植木烂，犀忽倚之，即木折犀倒，久不能起，因格杀而取其角。又云：犀每自退角，必培土埋之，海人知处，即潜作木寓角而易之，再三不离其处，时复有得者；若直取之，则犀去于别山退藏，不可寻也。未知今之取犀角，果如此否。

【海药】 谨按，《异物志》云：山东海水中，其牛乐闻丝竹。彼人动乐，牛则出来，以此采之。有鼻角、顶角，鼻角为上。大寒，无毒。主风毒攻心，氄氄[1]热闷，拥毒赤痢，小儿麸豆，风热惊痫，并宜用之。凡犀屑了，以纸裹于怀中良久，合诸色药物，绝为易捣。又按，通天犀，胎时见天上物命过，并形于角上，故云通天犀也。欲验，于月下以水盆映，则知通天矣。正经云是山犀，少见水犀。《五溪记》云：山犀者，食于竹木，小便即竟日不尽，夷獠家以弓矢而采，故曰黔犀。又刘孝标言：犀堕角，里人以假角易之，未委虚实。

雷公曰 凡使，勿用奴犀、特犀、病水犀、李子犀、下角犀、浅水犀、无润犀。要使乌黑肌粗皱、坼裂光润者上。凡修治之时，错其屑入白中，捣令细，再入钵中研万匝，方入药中用之。妇人有妊勿服，能消胎气。凡修治一切角，大忌盐也。

食疗 此只是山犀牛，未曾见人得水犀取其角。此两种，功亦同也。其生角，寒。可烧成灰，治赤痢。研为末，和水服之。又，主卒中恶心痛，诸饮食中毒，及药毒，热毒，

---

① 氄氄（mào sào 冒瘙）：烦恼、郁闷状。

筋骨中风，心风烦闷，皆差。又，以水磨取汁，与小儿服，治惊热。鼻上角尤佳。肉，微温，味甘，无毒。主瘴气百毒，蛊疰邪鬼，食之入山林，不迷失其路。除客热头痛及五痔，诸血痢。若食过多，令人烦，即取麝香少许，和水服之，即散也。

圣惠方　治雉肉作臛食之吐下：用生犀角末方寸匕，新汲水调下即差。

外台秘要　服药过剂及中毒，烦闷欲死：烧犀角末，水服方寸匕。

千金方　有蝘蜓虫尿人影著处，便令人体病疮，其状如粟粒累累，一聚渗痛，身中忽有处燥痛如芒刺，亦如刺虫所螫后细疮瘑，作从如茱萸子状也。四畔赤，中央有白脓如黍粟，亦令人皮急，举身恶寒壮热，极者连起竟腰、胁、胸也。治之法：初得磨犀角，涂之止。

肘后方　卧忽不寤，若火照之则杀人：但痛啮其踵，又足拇指甲际，而多唾其面，即活。犀角枕佳。或以青木香内枕中并带。

广利方　治孩子惊痫不知人，迷闷，嚼舌仰目者：犀角末半钱匕，水二大合，服之立效。

抱朴子　郑君言：但习闭气至千息，久久则能居水中一日许。得真通天犀角三寸以上者，刻为鱼，衔之入水，水常为开，方三尺，可得气息水中。又，通天犀赤理如缒，自本彻末，以角盛米著地，群鸡不敢啄，辄惊，故南人名为骇鸡犀。是故有虫毒之乡，于他家饮食，即以角搅之，白沫竦起，即为有毒，无沫，即无毒也。

朝野佥载　鸩食水处，有犀牛不濯角，其水物食之必死，为鸩食蛇之故也。

晋温峤　过牛渚矶，水深不可测，世云其下多怪物，峤遂毁犀角而照之。须臾见水族复火，奇形异状，或乘马车，著赤衣者。峤其夜梦人谓己曰：与君幽明自别，何意相照也。意甚恶之，未旬而卒。

太平广记　通天犀为之骇鸡犀，以角煮毒药为汤，皆生白沫，无复毒势。

李司封　宗易尝言，石驸马保吉知陈州，其州廨一皆新之。每毁旧屋，则坐于下风，尘自分去，人皆惊怪之，盖其所服，带辟尘犀也。

归田录　人气粉犀。

衍义曰　犀角，凡入药须乌色未经汤水浸煮者，故曰生犀。川犀及南犀，纹皆细，乌犀尚有显纹者露，黄犀纹绝少，皆不及西番所出，纹高、两脚显也。物像黄外黑为正透，物像黑外黄者为倒透，盖以乌为正，以形象肖物者为贵。既曰通犀，又须纹头显，黄黑分明，透不脱，有两脚滑润者为第一。鹿取茸，犀取尖，其精锐之力尽在是矣。犀角尖，磨服为佳，若在汤散，则屑之。西蕃者佳。

【点评】关于犀的传说甚多，《晋书·温峤传》云："（温峤）至牛渚矶，水深不可测，世云其下多怪物，峤遂毁犀角而照之。须臾，见水族覆火，奇形异状，或乘马车着赤衣者。峤其夜梦人谓己曰：与君幽明道别，何意相照也？意甚恶之。峤先有齿疾，至是拔之，因中风，至镇未旬而卒，时年四十二。"黑盖子下引温峤云云即此。

《本草经》谓犀角"主百毒蛊疰，邪鬼瘴气，杀钩吻、鸩羽、蛇毒，除邪，不迷惑魇寐"，故温峤有燃犀之举，苏东坡诗"不用燃犀照幽怪，要须拔剑斩长蛟"，即用此典故。卢仝《寄萧二十三庆中》说："千灾万怪天南道，猩猩鹦鹉皆人言。山魈吹火虫入碗，鸩鸟咒诅鲛吐涎。就中南瘴欺北客，凭君数磨犀角吃，我忆君心千百间"，也是希望凭借犀角解毒除瘴的功效，庇佑友人在"千灾万怪"的南方之地，能够平平安安。

虎骨　主除邪恶气，杀鬼疰毒，止惊悸，主恶疮鼠瘘。头骨尤良。**臣禹锡等谨按，鬼疰尸疰及恶疮通用药并药对**云：虎骨，平。**药性论**云：虎骨，臣。杀犬咬毒。味辛，微热，无毒。治筋骨毒风挛急，屈伸不得，走疰疼痛，主尸疰、腹痛，治温疟，疗伤寒温气。

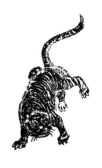

膏　主狗啮疮。

爪　辟恶魅。

肉　主恶心欲呕，益气力。

陶隐居云：俗方热食虎肉，坏人齿，信自如此。虎头作枕，辟恶魇，以置户上，辟鬼。鼻悬户上令生男。骨杂朱画符疗邪。须疗齿痛。爪以悬小儿臂辟恶鬼。**唐本注**云：《别录》云：屎，主恶疮。其眼睛主癫。其屎中骨为屑，主火疮。牙，主丈夫阴疮及疽瘘。鼻，主癫疾，小儿惊痫。**今按，**陈藏器本草云：虎威，令人有威，带之临官佳；无官为人所憎。威，有骨如乙字，长一寸，在胁两傍，破肉取之。尾端亦有，不如胁者。胆，主小儿惊痫。肉及皮，主疟。骨煮汁浴小儿，去疮疥，鬼疰，惊痫。屎，主鬼气。眼光，主惊邪，辟恶，镇心。凡虎夜视，以一目放光，一目看物。猎人候而射之，弩箭才及，目光随堕地，得之者如白石是也。**臣禹锡等谨按，**孟诜云：肉，食之入山，虎见有畏，辟三十六种精魅。又，眼睛主疟病，辟恶，小儿热，惊悸。胆，主小儿疳痢，惊神不安，研水服之。骨煮汤浴，去骨节风毒。膏内下部，治五痔下血。**日华子**云：肉，味酸，平，无毒。治疟。又睛，镇心及小儿惊啼，疳气，客忤。

图经曰　虎骨并睛爪，本经不载所出州土，今有山林处皆有之。骨用头及胫，色黄者佳。睛亦多伪，须自获者乃真。爪并指骨毛存之，以系小儿臂上，辟恶鬼。两胁间及尾端皆有威，如乙字，长一二寸许。此数物，皆用雄虎者胜。凡鹿、虎之类，多是药箭射杀者，不可入药。盖药毒浸渍骨肉间，犹能伤人也。李绛《兵部手集方》有虎骨酒法，治臂胫痛，不计深浅皆效。用虎胫骨二大两，粗捣熬黄，羚羊角一大两屑，新芍药二大两切细，三物以无灰酒浸之，春夏七日，秋冬倍日。每旦空腹饮一杯。冬中速要服，即以银器物盛，火炉中暖养之三两日，即可服也。又崔元亮《海上方》治腰脚不随，取虎腰脊骨一具，细剉讫，又以斧于石上更捶碎，又取前两脚全骨，如前细捶之，两件并于铁床上，以文炭火匀炙，翻转候待脂出甚，则投浓美无灰酒中，密封，春夏一七日，秋冬三七日。每日空腹随饮，性多则多饮，性少则少饮。未饭前三度温饮之，大户以酒六七斗止，小户二斗止。患十年已上者，不过三剂，七年以下者，一剂必差。忌如药法。又一方：虎胫骨五六寸已来，净刮去肉、膜等，涂酥炙令极黄熟，细捣，绢袋子盛，以酒一斗，置袋子于瓷瓶中，然后以糖火微煎，至七日后任情吃之，当微利，便差。

【雷公云　虎睛，凡使，须知采人，问其源，有雌有雄，有老有嫩，有杀得者，唯有中毒自死者勿使，却有伤人之患。夫用虎睛，先于生羊血中浸一宿漉出，微微火上焙之，干，捣成粉，候众药出，取合用之。

食疗　又，主腰膝急疼，煮作汤浴之，或和醋浸亦良。主筋骨风急痛，胫骨尤妙。又，小儿初生，取骨煎汤浴，其孩子长大无病。又，和通草煮汁，空腹服半升，覆盖卧少时，汗即出，治筋骨节急痛。切忌热食，损齿。小儿齿生未足，不可与食，恐齿不生。又，正月勿食虎肉。

圣惠方　治历节风，百节疼痛不可忍：用虎头骨一具，涂酥炙黄，捶碎，绢袋盛，用清酒二斗浸五宿，随性多少暖饮之，妙。

外台秘要　疗鲠：取虎骨为末，水服方寸匕。**又方**疗肛门凸出方：烧虎骨末，水服方寸匕，日三服，良。

千金翼　疗瘭疽，著手足肩背，累累如米起，色白，刮之汁出，愈而复发：虎屎白者，以马尿和之，暴干，烧灰粉之。

经验后方　白虎风，走注疼痛，两膝热肿：虎胫骨涂酥炙，黑附子炮裂去皮脐，各一两为末。每服温酒调下二钱匕，日再服。**又方**治小儿惊痫瘛疭：以虎睛细研，水调灌之良，大小加减服之。

梅师方 治狾犬咬人，发狂如犬：刮虎牙、虎头骨末，酒服方寸匕，服之差。

胜金方 治大肠痔漏并脱肛：以虎胫骨两节，蜜二两，炙令赤捣末，蒸饼丸如桐子大。每服凌晨温酒下二十丸，隔夜先和大肠后，方服此药。

集验方 疗月蚀疮：虎头骨二两，捣碎，同猪脂一升熬，以骨黄取涂疮上。

张文仲 治痢久下，经时不愈者，此名休息：取大虫骨，炙令黄焦，捣末。饮服方寸匕，日三，即愈。又方疗卒魇：以虎头骨为枕。《葛稚川方》同。

子母秘录 小儿辟恶气：以水煮虎骨汤浴儿，数数作。

杨氏产乳 疗小儿惊痫：以虎睛一豆许，火炙为末，水和服之。又方疗秃疮，取虎膏涂之。

姚和众 治小儿夜啼：取大虫眼睛一只为散，以竹沥调少许与吃。又方小儿头疮不差：大虫脂消令凝，每日三四度涂之。

抱朴子 虎寿千岁，五百岁毛色变白。

衍义曰 虎骨，头、胫与脊骨入药，肉微咸。陈藏器所注乙骨之事，及射之目光堕地如白石之说，必得之于人，终不免其所诬也。人或问曰：风从虎何也？风，木也，虎，金也，木受金制，焉得不从。故呼啸则风生，自然之道也。所以治风挛急，屈伸不得，走疾，癫痓，惊痫，骨节风毒等，乃此义尔。

【点评】虎在古代为常见猛兽，《本草纲目》"释名"项李时珍说："虎，象其声也。魏子才云：其文从虍从儿，象其蹲踞之形。从人者非也。扬雄《方言》云：陈魏之间，谓之李父。江淮南楚之间，谓之李耳，或谓之鹏麙。自关东西谓之伯都。珍按：李耳当作狸儿。盖方音转狸为李，儿为耳也。今南人犹呼虎为猫，即此意也。郭璞谓虎食物，值耳则止，故呼李耳，触其讳。应邵谓南郡李翁化为虎，故呼李耳。皆穿凿不经之言也。《尔雅》云：虎，浅毛曰䝙猫，音栈。白虎曰魋，音含。黑虎曰䝋，音育。似虎而五指曰貙，音伛，似虎而非真曰彪，似虎而有角曰虒，音嘶。"

唐代开始用之祛风湿止痹痛，归纳功效为"追风定痛健骨"，通常入酒剂即虎骨酒，如《本草图经》引《兵部手集方》。

《备急千金要方》卷11治"肝虚寒劳损，口苦，关节骨疼痛，筋挛缩，烦闷"，亦有虎骨酒补方，处方与此不同。

兔头骨 平，无毒。主头眩痛，癫疾。臣禹锡等谨按，日华子云：头骨和毛、髓烧为丸，催生落胎并产后余血不下。

骨 主热中消渴。臣禹锡等谨按，药性论云：兔骨，味甘。日华子云：兔骨，治疮疥刺风，鬼疰。

脑 主冻疮。

肝 主目暗。臣禹锡等谨按，孟诜云：肝，主明目，和决明子作丸服之。又，主丹石人上冲，眼暗不见物，可生食之，一如服羊子肝法。日华子云：肝，明目，补劳，治头旋眼疼。

肉 味辛，平，无毒。主补中益气。

陶隐居云：兔肉为羹，亦益人。妊娠不可食，令子唇缺。其肉不可合白鸡肉食之，面发黄。合獭肉食之，令人病遁尸。唐本注云：兔皮、毛，合烧为灰酒服，主产难后衣不出，及余血抢心，胀欲死者，极验。头皮，主鬼疰，毒气在皮中针刺者。又云主鼠瘘。膏，主耳聋。今按，陈藏器本草云：兔，寒、平。主热气湿痹。毛，烧灰，主灸疮不差。骨，主久疥，醋摩傅之。肉，久食弱阳，令人色痿。与姜同食，令人心痛。头，主难产，烧灰末酒下。兔窍有五六穴，子从口出，今怀妊忌食其肉者，非为缺唇，亦缘口出。臣禹锡等谨按，药性论云：腊月肉作酱食，去小儿豌豆疮。腊毛煎汤洗豌豆疮，及毛傅，良。孟诜云：八月至十一月可食，服丹石人相宜，大都损阳事，绝血脉。日华子云：肉治渴，健脾。生吃压丹毒。

图经曰 兔旧不著所出州土，今处处有之，为食品之上味。兔窍乃有六七穴，子从口出，故妊娠者禁食之。头骨，主头眩痛，癫疾。脑，主冻疮。肝，主目暗。肉，补中益气。然性冷，多食损元气，不可合鸡肉食之。髓及膏并主耳聋。毛煎汤洗豌豆疮；毛烧灰主灸疮久不差。皮、毛及头并烧灰，酒服，主难产衣不出。《必效方》疗天行，呕吐不下食，取腊月兔头并皮、毛，烧令烟尽，擘破作黑灰捣罗之，以饮汁服方寸匕，则下食，不差更服。烧之勿令火耗，频用皆效无比。崔元亮《海上方》疗消渴羸瘦，小便不禁，兔骨和大麦苗，煮汁服极效。又一方，用兔一只，剥去皮、爪、五脏等，以水一斗半煎使烂，骨肉相离，漉出骨肉，斟酌五升汁，便澄滤令冷，渴即服之。极重者不过三兔。又下有笔头灰，主小便不通及数而难，淋沥，阴肿，中恶，脱肛。笔并取年久者，烧灰水服之。

【食疗】 兔头骨并同肉，味酸。谨按，八月至十月，其肉酒炙吃，与丹石人甚相宜。注：以性冷故也，大都绝人血脉，损房事，令人痿黄。肉，不宜与姜、橘同食之，令人卒患心痛，不可治也。又，兔死而眼合者，食之杀人。二月食之伤神。又，兔与生姜同食，成霍乱。

圣惠方 手足皲裂成疮：兔脑髓生涂之。

外台秘要 《必效》疗妇人带下：取兔皮烧令烟绝，捣为末，酒服方寸匕，以差为度。

肘后方 疗大人、小儿卒得月蚀疮：于月望夕，取兔屎及内虾蟆腹中，合烧为灰，末以傅疮上，差。

百一方 火烧已破方：取兔腹下白毛，烧胶以涂毛上，贴疮立差，待毛落即差。

经验方 催生丹：兔头二个，腊月内取头中髓涂于净纸上，令风吹干，通明乳香二两，碎入前干兔髓同研。来日是腊，今日先研，俟夜星宿下安棹子上。时果、香、茶同一处排定，须是洁净斋戒焚香，望北帝拜告云：大道弟子某，修合救世上难生妇人药，愿降威灵，佑助此药，速令生产。祷告再拜，用纸贴同露之，更烧香。至来日，日未出时，以猪肉和，丸如鸡头大，用纸袋盛贮透风悬。每服一丸，醋汤下，良久未产，更用冷酒下一丸，即产。此神仙方绝验。

梅师方 兔肉合干姜拌食之，令人霍乱。

食医心镜 消渴饮水不知足：兔头骨一具，以水煮，取汁饮之。

博济方 治产前滑胎：腊月兔头脑髓一个，摊于纸上令匀，候干，剪作符子，于面上书生字一个，觉母阵痛时，用母钗子股上夹定，灯焰上烧灰盏盛，煎丁香酒调下。

胜金方 治发脑、发背及痈疽，热疖，恶疮等：腊月兔头，细剉，入瓶内密封，惟久愈佳。涂帛上厚封之，热痛傅之如冰，频换，差。

集验方 治痔疾，下血痛疼不止：以玩月砂不限多少，爁火熬令黄色，为末。每二钱入乳香半钱，空心温酒调下，日三四服，差。砂，即兔子粪是也。

子母秘录 疗产后阴下脱：烧兔头末傅之。

抱朴子 兔寿千岁，五百岁毛色变白。又云：兔血和女丹服之，有神女二人来侍，可役使之。

礼记 食兔去尻。

沈存中 契丹北境有跳兔，形皆兔，但前足寸余，后足几尺，行即用后足跳，一跃数尺，止则蹶然仆地。生于契丹庆州之地，予使虏日，捕得数兔持归。《尔雅》所谓蹷兔，亦曰蛩蛩巨驉也。

衍义曰 兔有白毛者全得金之气也，入药尤功。余兔至秋深时则可食，金气全也。

才至春夏，其味变，取四脚肘后毛为逐食，饲雕鹰。至次日却吐出，其意欲腹中逐尽脂肥，使饥急捕逐速尔。然作酱必使五味。既患豌豆疮，又食此，则发毒太甚，恐斑烂损人。

【点评】《说文》云："兔，兽名，象踞，后其尾形。"《本草纲目》"集解"项云："按《事类合璧》云：兔大如狸而毛褐，形如鼠而尾短，耳大而锐。上唇缺而无脾，长须而前足短。尻有九孔，趺居，趫捷善走。舐雄豪而孕，五月而吐子。其大者为㲚，音绰，似兔而大，青色，首与兔同，足与鹿同。故字象形。或谓兔无雄，而中秋望月中顾兔以孕者，不经之说也。今雄兔有二卵，《古乐府》有雄兔脚扑速，雌兔眼迷离，可破其疑矣。"兔科动物种类甚多，从这些描述中看不出具体品种。

陶弘景说"妊娠不可食，令子唇缺"，此显然是先天性唇腭裂俗称"兔唇"引起的联想；《本草拾遗》说"兔窍有五六穴，子从口出，今怀妊忌食其肉者，非为缺唇，亦缘口出"，则让此禁忌变得更加丰满。按，《本草拾遗》的说法似从《博物志》"兔舐毫望月而孕，口中吐子"演化而来，更是无稽之谈。

狸骨　味甘，温，无毒。主风疰、尸疰、鬼疰，毒气在皮中淫跃如针刺者，心腹痛，走无常处，及鼠瘘恶疮。头骨尤良。臣禹锡等谨按，药性论云：狸骨，臣。亦可单用。头骨炒末，治噎病，不通食饮。孟诜云：骨，主痔病，作羹臛食之，不与酒同食。其头烧作灰，和酒服二钱匕，主痔。又食野鸟肉中毒，烧骨灰服之差。炙骨和麝香、雄黄为丸服，治痔及瘘疮。粪烧灰，主鬼疰。日华子云：骨，治游风恶疮，头骨最妙。粪烧灰，主寒热疟疾。

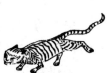

肉　疗诸疰。臣禹锡等谨按，蜀本云：肉，疗鼠瘘。日华子云：狸肉，治游风等病。又狸头，烧灰酒服，治一切风。

阴茎　主月水不通，男子阴㿗，烧之，以东流水服之。

陶隐居云：狸类甚多，今此用虎狸，无用猫者。猫狸亦好，其骨至难别，自取乃可信。又有狸，色黄而臭，肉亦主鼠瘘，及狸肉作羹如常食法并佳。唐本注云：狸屎灰，主寒热鬼疰，发无期度者，极验。家狸亦好，一名猫也。今按，陈藏器本草云：风狸溺，主诸色风，人取养之，食果子以笼之。溺如乳，甚难得，似兔而短，在高树候风而吹至彼树，出邕州已南。

图经曰 狸骨及肉本经不载所出州土，今处处有之。其类甚多，以虎斑文者堪用，猫斑者不佳。皆当用头骨。华佗方有狸骨散，治尸注。肉主痔，可作羹臛食之。南方有一种香狸，人以作脍生，若北地狐生法，其气甚香，微有麝气。邕州已南又有一种风狸，似兔而短，多栖息高木，候风而吹过他木。其溺主风，然甚难取，人久养之始可得。

【食疗】 尸疰，腹痛，痔瘘：炙之令香，末，酒服二钱，十服后见验。头骨最妙。治尸疰邪气，烧为灰，酒服二钱，亦主食野鸟肉物中毒肿也。再服之即差。五月收者粪，极神妙。正月勿食，伤神。

圣惠方 治瘰疬肿硬痛疼，痛疼时久不差：用狸头、蹄骨等，并涂酥炙令黄，捣罗为散，每日空心粥饮调下一钱匕。

外台秘要 治痔发疼痛：狸肉作羹食之良，作脯食之，不过三顿差，此肉甚妙。

肘后方 治鼠瘘肿核痛，若已有疮口脓血出者：取猫一物，理作羹如食法，空心进之。

食医心镜 治蝎螫人痛不止：以猫儿屎涂螫处，并三即差。

子母秘录 疗小儿鬼舐方：狸屎烧灰，和腊月猪脂涂上。《千金方》同。

淮南方 狸头治鼠瘘，鼠啮人疮。狸愈之。

礼记 食狸去正脊。

衍义曰 狸骨形类猫，其纹有二：一如连钱者，一如虎纹者，此二色狸皆可入药。其肉味与狐不相远。江西一种牛尾狸，其尾如牛，人多糟食，未闻入药。孟诜云"骨理痔病，作羹臛食之"，然则骨如何作羹臛？（臛音郝，肉羹也）炙骨和麝香、雄黄为丸服，治痔及瘘疮，甚效。

【点评】 狸品类甚多，《本草纲目》"集解"项李时珍说："狸有数种：大小如狐，毛杂黄黑有斑，如猫而圆头大尾者为猫狸，善窃鸡鸭，其气臭，肉不可食。有斑如䝙虎，而尖头方口者为虎狸，善食虫鼠果实，其肉不臭，可食；似虎狸而有黑白钱文相间者，为九节狸，皮可供裘领。《宋史》安陆州贡野猫、花猫，即此二种也。有文如豹，而作麝香气者为香狸，即灵猫也。南方有白面而尾似牛者，为牛尾狸，亦曰玉面狸，专上树木食百果，冬月极肥，人多糟为珍品，大能醒酒。"其中虎狸应该是指猫科动物荒漠猫 Felisbieti 或兔狲 Otocolobusmanul 之类；猫狸当是猫科豹猫 Prionailurusbengalensis 之类。《本草图经》主张"以虎斑文者堪用"，似则以荒漠猫、兔狲为正，故所绘狸骨图例，为小虎状略具虎纹。

麞骨 微温，主虚损泄精。**臣禹锡等谨按，药性论**云：麞骨，味甘，无毒。

肉 温。补益五脏。**臣禹锡等谨按，蜀本**云：麞肉，味甘。**孟诜**云：肉亦同麋，酿酒。道家名为白脯，惟麞鹿是也。余者不入。又其中往往得香，栗子大，不能全香。亦治恶病。其肉八月至十一月食之，胜羊肉；自十二月至七月食，动气也。又若瘦恶者食，发痼疾也。**日华子**云：麞肉，无毒。

髓 益气力，悦泽人面。

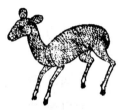

陶隐居云：俗云白肉是麞。言白胆易惊怖也。又呼为麕（居筠切）。麕肉不可合鹄肉食，成癥痼也。**今按**，陈藏器本草云：麕，主人心粗豪，取心、肝暴干为末，酒下一具，便即小胆；若小心食之，则转怯不知所为。道家名白脯者，麕鹿是也。**臣禹锡等谨按，日华子**云：骨，补虚损，益精髓，悦颜色。脐下有香，治一切虚损。

图经曰 麞骨及肉本经不载所出州土，今陂泽浅草中多有之。亦呼为麕。麞之甚多，麕其总名也。有有牙者，有无牙者，用之皆同。然其牙不能啮啮。崔豹《古今注》曰"麞有牙而不能噬，鹿有角而不能触"是也。其肉自八月已后至十一月以前，食之胜羊肉；十二月至七月食之动气。道家以麞鹿肉羞为白脯，言其无禁忌也。唐方有麞骨酒及麞髓煎并补下，其脑亦入面膏。

【食疗】 道家用供养星辰者，盖为不管十二属，不是腥腻也。

外台秘要 主瘤病：麞、鹿二种肉，剖如厚脯，炙令热，揾淹。可四炙四易，痛搅出脓便愈。不除更炙，新肉用之良。

子母秘录 主乳无汁：麞肉臛食，勿食妇人知。

豹肉 味酸，平，无毒。主安五脏，补绝伤，轻身益气。久服利人。

陶隐居云：豹至稀有，为用亦鲜，惟尾可贵。**唐本注**云：阴阳神豹尾及车驾卤簿豹尾，名可尊重。真豹尾有何可贵，未审陶据奚理。**今按**，陈藏器本草云：豹，主鬼魅神邪，取鼻和狐鼻煮服之，亦主狐魅也。**臣禹锡等谨按**，孟诜云：肉，食之令人志性粗，多时消即定。久食令人耐寒暑。脂，可合生发膏，朝涂暮生。头骨，烧灰淋汁，去白屑。**日华子**云：肉，微毒。壮筋骨，强志气，令人猛健。

图经曰　豹肉，本经不载所出州土，今河、洛、唐、郢间或有之。头骨，烧灰沐头，去风屑。脂，可合生发药，朝涂而暮生。谨按，豹有数种，有赤豹，《诗》云"赤豹黄黑"，陆机疏云："尾赤而文黑，谓之赤豹。"有玄豹，《山海经》云："幽都之山，有玄虎、玄豹。"有白豹，《尔雅》云"貘音与貊同，白豹"，

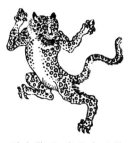

郭璞注云："似熊，小头，痹脚，黑白驳，能舐食铜铁及竹。骨节强直，中实少髓。皮辟湿，人寝其皮，可以驱温疠。或曰豹白色者，别名貘。"唐世多画貘作屏，白居易有赞序之。不知入药果用何类？古今医方鲜有用者。今黔、蜀中时有貘，象鼻犀目，牛尾虎足。土人鼎釜，多为所食，颇为山居之患，亦捕以为药。其齿、骨极坚，以刀斧椎煅铁皆碎，落火亦不能烧。人得之诈为佛牙、佛骨，以诳俚俗。

【食疗　补益人，食之令人强筋骨，志性粗疏。食之即觉也，少时消即定，久食之，终令人意气粗豪。唯令筋健，能耐寒暑。正月食之伤神。

衍义曰　豹肉毛赤黄，其纹黑如钱而中空，比比相次。此兽猛捷过虎，故能安五脏，补绝伤，轻身。又有土豹，毛更无纹，色亦不赤，其形亦小。此各自有种，非能变为虎也，圣人假喻而已，恐医家未喻，故书之。

【点评】豹有数种，据《本草图经》有赤豹、玄豹、白豹等，但从《本草图经》所绘郢州豹肉来看，主要是指猫科动物金钱豹 *Pantherapardus*。注释中提到貘，《尔雅·释兽》云"貘，白豹"，郭璞注："似熊，小头，庳脚，黑白驳，能舐食铜铁及竹骨。骨节强直，中实少髓，皮辟湿。或曰豹白色者别名貘"。《本草纲目》单列貘条，"集解"项李时珍说："按《说文》云：貘似熊，黄白色，出蜀中。《南中志》云：貘大如驴，状似熊，苍白色，多力，舐铁消千斤，其皮温暖。《埤雅》云：貘似熊，狮首豺髦，锐鬐庳脚，粪可为兵切玉，尿能消铁为水。"从形态及产地描述来看，应该是大熊猫科动物大熊猫 *Ailuropodamelano-*

leuca，并非豹之色白者。至于《本草图经》所言"今黔、蜀中时有貘，象鼻犀目，牛尾虎足"，就"象鼻"而言，似乎是貘科动物马来貘 *Tapirus indicus* 之类，虽然此种今天在中国没有分布，但据《三才图会》所绘貘图，确实比较接近。

笔头灰 年久者，主小便不通，小便数难，阴肿，中恶，脱肛，淋沥。烧灰水服之。唐本先附。自草部今移。

臣禹锡等谨按，药性论云：笔头灰，微寒。亦可单用，烧灰治男子交婚之夕茎痿。取灰酒服之良，其笔是使之者。

图经 文具兔头骨条下。

【外台秘要】 若小便不通，数而微肿方：取陈久笔头一枚，烧为灰，和水服之。

胜金方 催产，治难产，圣妙寸金散方：败笔头一枚，烧为灰，细研为末，研生藕汁一盏调下，立产。若产母虚弱及素有冷疾者，恐藕冷动气，即于银器内重汤暖过后服。

范汪方 治喉中肿痛不得饮食：烧笔头灰，浆饮下方寸匕。

四种陈藏器余

犊子脐屎 主卒九窍中出血，烧末服之方寸匕。新生未食草者预取之，黄犊为上。

【姚氏方】 人有九窍，四肢指歧间血出，乃暴惊所为：取新生犊子未食草者脐屎，日干烧末，水服方寸匕，日四五顿差。人云，口鼻出血亦良。

灵猫 阴，味辛，温，无毒。主中恶鬼气，飞尸，蛊毒，心腹卒痛，狂邪鬼神，如麝用之，功似麝。生南海山谷。如狸，自为牝牡，亦云蛉狸。《异物志》云：灵狸一体自为阴阳，剜其水道，连囊以酒洒，阴干，其气如麝，若杂真香。罕有别者，用之亦如麝焉。

【点评】 此即灵猫科动物小灵猫 *Viverricula indica* 之类，会阴部有香腺，分泌香味物质。

震肉 无毒。主小儿夜惊，大人因惊失心，亦作脯与食之。此畜为天雷所霹雳者是。

　　罔两　亦作嚻同，扶沸反，无毒。饮其血，令人见鬼也。亦堪染绯，发可为头髮。出西南夷。如猴。宋孝建中，獠子以西波尸地高城郡安西县主簿韦文礼进雌雄二头。宋帝曰：吾闻罔两能负千钧，若既力如此，何能致之？彼土人丁銮进曰：罔两见人喜笑，则上唇掩其目，人以钉钉著额，任其奔驰，候死而取之。发极长，可为头髮，血堪染靴。其毛一似猕猴，人面红赤色，作人言马声_{或作鸟字}，善知生死。饮其血，使人见鬼。帝闻而欣然命工图之。亦出《山海经》。《尔雅》云："狒狒如人，被发迅走，食人。"亦曰枭羊，彼俗亦谓之山都。郭景纯有赞_{文繁不载}。脯带脂者，薄割，火上炙，热于人肉，傅癣上，虫当入脯中，候其少顷揭却，须臾更三五度，差。

　　【点评】罔两即狒狒，正写作"嚻"，《说文》云："周成王时，州靡国献嚻。人身，反踵，自笑，笑即上唇掩其目。食人。北方谓之土蝼。《尔雅》云：嚻嚻，如人，被发。一名枭阳。"

重修政和经史证类备用本草卷第十八

己酉新增衍义

成　都　唐　慎　微　续　证　类

中卫大夫康州防御使句当龙德宫总辖修建明堂所医药

提举入内医官编类圣济经提举太医学<small>臣曹孝忠</small>奉敕校勘

兽部下品总二十一种

　　四种神农本经<small>白字</small>

　　四种名医别录<small>墨字</small>

　　四种唐本先附<small>注云"唐附"</small>

　　三种今附<small>皆医家尝用有效，注云"今附"</small>

　　一种唐慎微续添<small>墨盖子下是</small>

　　五种陈藏器余

　　　凡墨盖子已下并唐慎微续证类

豚卵<small>蹄、足、心、肾、胆、齿、膏、肉等附</small>　　**麋脂**<small>角附 肉、骨、茸续注</small>

驴屎<small>尿、乳、轴垢等附　唐附　肉、脂、皮续注</small>

狐阴茎<small>五脏、肠、屎等附</small>　　　　　獭肝<small>肉附</small>

貒膏<small>獾、貉、肉、胞等附　唐附</small>　　　**鼹**<small>音偃</small>**鼠**

鼺<small>音赢</small>**鼠**　　　　野猪黄<small>唐附</small>　　　豺皮<small>狼附 唐附</small>

腽肭脐<small>今附 腽肭兽续注</small>　　麂<small>头骨附　今附</small>　　**野驼脂**<small>今附</small>

【猕猴<small>续添</small>　　　　败鼓皮<small>自草部，今移</small>　　**六畜毛蹄甲**

　　五种陈藏器余

诸血　　　　　　　果然肉　　　　　　狨兽

狼筋　　　　　　　诸肉有毒

豚卵　味甘，温，无毒。主惊痫癫疾，鬼疰蛊毒，除寒热，贲豚五癃，邪气挛缩。一名豚颠。阴干藏之，勿令败。

悬蹄　主五痔，伏热在肠，肠痈内蚀。臣禹锡等谨按，五痔通用药云：猪悬蹄，平。药对云：微寒。

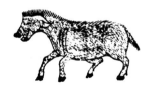

猪四足　小寒。主伤挞诸败疮，下乳汁。

心　主惊邪，忧恚。臣禹锡等谨按，日华子云：心，治惊痫血癖，邪气。

肾　冷。和理肾气，通利膀胱。臣禹锡等谨按，孟诜云：肾，主人肾虚，不可久食。日华子云：肾，补水脏，暖腰膝，补膀胱，治耳聋。虽补肾，又令人少子。

胆　主伤寒热渴。臣禹锡等谨按，大便不通通用药云：猪胆，微寒。

肚　主补中益气，止渴利。臣禹锡等谨按，恶疮通用药云：猪肚，微温。孟诜云：肚，主暴痢虚弱。日华子云：肚，补虚损，杀劳虫，止痢。酿黄糯米蒸捣为丸，甚治劳气并小儿疳蛔黄瘦病。

齿　主小儿惊痫。五月五日取。臣禹锡等谨按，惊痫通用药云：猪齿，平。日华子云：齿，治小儿惊痫。烧灰服，并治蛇咬。

鬐膏　生发。臣禹锡等谨按，发秃落通用药云：猪鬐膏，微寒。

肪膏　主煎诸膏药，解斑猫、芫青毒。

豭猪肉　味酸，冷。疗狂病。

凡猪肉　味苦，主闭血脉，弱筋骨，虚人肌，不可久食，病人、金疮者尤甚。

猪屎　臣禹锡等谨按，黄疸通用药云：猪屎，寒。主寒热，黄疸，湿痹。

陶隐居云：猪为用最多，惟肉不宜食，人有多食，皆能暴肥，此盖虚肥故也。其脂能悦皮肤，作手膏，不皲裂。肪膏煎药，无不用之。勿令中水，腊月者历年不坏。颈下膏谓之负革肪，入道家用。其屎汁疗温毒。热食其肉饮酒，不可卧秫稻穰中。又白猪白蹄杂青者，不可食之。猪膏又忌乌梅。唐本注云：《别录》云：猪耳中垢主蛇伤。猪脑主风眩、脑鸣及冻疮。血主贲豚，暴气中风头眩，淋沥。乳汁主小儿惊痫病。乳头亦主小儿惊痫及鬼毒，去来寒热，五癃。五脏主小儿惊痫，发汗。十二月上亥日，取肪脂，内新器中，埋亥地百日，主痈疽，名膃（音瓯同）脂，方家用之。又，一升脂著鸡子白十四枚，更良。今按，陈藏器本草云：猪肉，寒。主压丹石，解热，宜肥；热人食之，杀药动风。肝，主脚气，空心切作生，以姜、醋进之，当微泄，若先痢即勿服。胆，主湿蟨，下脓血不止，干呕，羸瘦，多睡。面黄者，取胆和生姜汁、酽醋半合，灌下部，手急捻令醋气上至咽喉乃放手，当下五色恶物及虫子。又主瘦病，咳嗽，取胆和小便、生姜、橘皮、诃梨勒、桃皮煮服。又主大便不通，取猪、羊胆，以苇筒著胆，缚一头，内下部入三寸，灌之，入腹立下。又主小儿头疮，取胆汁傅之。猪胰（音夷），主肺痿咳嗽，和枣肉浸酒服之，亦能主疰癖羸瘦。又堪合膏练缯帛。腊月猪脂，杀虫，久留不败。猪黄，主金疮，血痢。野猪脂，酒服下乳汁，可乳五儿。齿灰，主蛇咬。**臣禹锡等谨按，孟诜**云：大猪头，主补虚乏气力，去惊痫，五痔，下丹石。又，肠主虚渴，小便数，补下焦虚竭。**又云：**东行母猪粪一升，宿浸去滓，顿服。治毒黄热病。**日华子云：**猪，凉，微毒。肉疗水银风，并掘土土坑内恶气，久食令人虚肥，动风气。又，不可同牛肉煮食，令人生寸白虫。又，脂治皮肤风，杀虫，傅恶疮。又，肠止小便，补下焦，生血，疗贲豚气及海外瘴气。又，乳治小儿惊痫，天吊，大人猪、鸡痫病。粪治天行热病，黄疸，蛊毒。东行牝猪者为良。窠内有草，治小儿夜啼，安席下勿令母知。大凡野猪肉食胜圈豢者。

　　图经曰　豚卵本经不著所出州土，云"一名豚颠，阴干藏之，勿令败"。谨按，杨雄《方言》云："猪，燕、朝鲜之间谓之豭，关东西谓之彘，或谓之豕，南楚谓之狶（音喜）。其子谓之豠（音奚），吴杨之间谓之猪子，其实一种也。"今云豚卵，当是猪子也。猪之属为用最多，惟肉不宜食，食之多暴肥，盖风虚所致也。心，热，主血不足，补虚劣，不可多食，能耗心气；又不与吴茱萸合食。肺，微寒，能补肺，得大麻人良；不与白花菜合食，令人气滞，发霍乱。肝，温，主冷泄，久滑赤白。乳妇赤白下方，用子肝一叶，薄批之，搵著煻熟诃子末中，微火炙，又搵炙，尽半两末止。空腹细嚼，陈米饮送下，亦主冷劳腹脏虚者。脾，主脾胃虚热，以陈橘皮红、生姜、人参、葱白切拍之，合陈米，水煮如羹，去橘皮，空腹食之。肾，补虚壮气，消积滞，冬月不可食，损人真气，兼发虚壅。肚，主骨蒸热劳，血脉不行，补羸助气，四季宜食。张仲景有猪肚黄连丸是也。骨髓，寒，主扑损，恶疮。悬蹄，主痔，肠痈，内蚀。四蹄，主行妇人乳脉，滑肌肤，去寒热。《广济方》载其法云：妇人乳无汁者，以猪蹄四枚，治如食法，以水二斗，煮取一斗，去蹄。土瓜根、通草、漏芦各三两，以汁煮取六升，去滓。内葱白、豉如常，著少米煮作稀葱豉粥食之。食了，或身体微微热，有少汗出，佳。乳未下，更三两剂，大验。肪膏，主诸恶疮，利血脉，解风热，润肺。入膏药，宜腊月亥日取之。肠脏，主大小肠风热，宜食之。胰，寒，主肺气干胀喘急，润五脏，去皴疱鼾䵟。并肪膏，并杀斑猫、地胆、亭长等毒。然男子多食之损阳。崔元亮《海上方》著猪胰酒，疗冷痢久不差方云：此是脾气不足，暴冷入脾，舌上生疮，饮食无味，纵吃食下还吐，小腹雷鸣，时时心闷，干咳细起，膝胫酸疼，两耳绝声，四肢沉重，渐瘦劣，重成鬼气；及妇人血气不通，逆饭忧烦，常行无力，四肢不举，丈夫疝癖，两肋虚胀，变为水气，服之皆效验。此法出于传尸方，取猪胰一具，细切，与青蒿叶相和，以无灰酒一大升，微火温之，乘热内猪胰中，和蒿叶相共暖，使消尽。又取桂心一小两，别捣为末，内酒中。每日平旦空腹取一小盏服之，午时、夜间各再一服，甚验。忌热面、油腻等食。胆，大寒，主骨热劳极，伤寒及渴疾，小儿五疳，杀虫。齿，主小儿惊痫，烧灰服之。屎，主寒热，黄疸，湿痹，令人取端午日南行猪零合太一丹是也。焊猪汤，解诸毒虫魇。凡猪，骨细、少筋、多膏，大者有重百余斤，食物至寡，故人畜养之，甚易生息。《尔雅》曰“彘，五尺为豟”，郭璞注云：“《尸子》曰大豕为豟，今渔阳呼猪大者为豟是也。”又下野猪黄条，主金疮。又云大寒，有毒。一名豪猪，鬃间有毫如箭，能射人。陕、洛、江东诸山中并有之。肉亦甘美，多膏，皆不可多食，发风气，利大肠，令人虚羸。

【食疗　肉，味苦，微寒。压丹石，疗热闭血脉。虚人动风，不可久食。令人少子精，发宿瘆。主疗人肾虚。肉发痰，若患疟疾人切忌，食必再发。又云：江猪，平，肉酸，多食令人体重。今捕人作脯，多皆不识。但食，少有腥气。又，舌和五味煮，取汁饮，能健脾，补不足之气，令人能食。

圣惠方　治蛇入口并入七孔中：割母猪尾头，沥血滴口中，即出。又方治少阴病，下痢，咽痛，胸满，心烦：猪肤一斤，以水一斗，煮取五升，去滓，加白蜜一升，粉五合，熬香和匀相得，温分六服。

外台秘要　疗毒热病攻手足肿疼痛欲脱方：猪膏和羊屎，涂之亦佳。又方疗盲：猪胆一枚，微火上煎之，可丸如黍米大，内眼中食顷，良。又方治翳，如重者：取猪胆白皮曝干，合作小绳子如粗钗股大小，烧作灰，待冷，便以灰点翳上，不过三五度即差。

千金方　治被打头青肿：炙猪肉热拓之；又贴猪肝。

千金翼　老人令面光泽方：大猪蹄一具，洗净，理如食法，煮浆如胶，夜以涂面，晓以浆水洗面，皮急矣。又方治发薄不生：先以酢泔清净洗秃处，以生布揩令大热，腊月猪脂细研，入生铁煮沸三二度，傅之，遍生。又方治漏方：以腊月猪脂纸沾，取内疮孔中，日五夜三。又方治手足皴裂，血出疼痛，若冬月冒涉冻凌，面目手足瘃坏，及热疼痛皆治：取猪脑髓著热酒中以洗之，差。

肘后方　治毒攻手足肿，疼痛欲断：猪蹄一具，合葱煮去滓，内少许盐，以渍之。又方治卒肿病，身面皆洪大：生猪肝一具，细切，顿食之，勿与盐，乃可用苦酒，妙。又方疸病有五：有黄疸、谷疸、酒疸、黑疸、女劳疸。黄汗，身体四肢微肿，胸满不得汗，汗出如黄檗汁，由大汗出，卒入水所致：猪脂一斤，令温热，尽服之，日三，当下，下则稍愈。又方葛氏疥疮：猪膏煎芫花，涂。又方若女子阴中苦痒，搔之痛闷：取猪肝炙热内阴中，当有虫著肝出。又方疗手足皴裂，面出血痛方：以酒挼猪胰洗，并服。又方小便不通：猪胆大如鸡子者，内热酒中服。姚云亦疗大便不通。又方胞衣不出，腹满则杀人：

但多服脂，佳。**又方**小儿头生白秃，发不生：腊月猪屎，烧末傅之。

经验方 疗男子水脏虚惫，遗精，盗汗，往往夜梦鬼交：取獖猪肾一枚，以刀开去筋膜，入附子末一钱匕，以湿纸裹煨熟。空心稍热服之，便饮酒一盏，多亦甚妙。三五服效。

经验后方 定喘化涎：猪蹄甲四十九个，净洗控干，每个指甲内半夏、白矾各一字，入罐子内封闭，勿令烟出，火煅通赤，去火细研，入麝香一钱匕。人有上喘咳嗽，用糯米饮下，小儿半钱，至妙。**又方**阴痿羸瘦，精髓虚弱，四肢少力：猪肾一对，去脂膜切，枸杞叶半斤，用豉汁二大盏半相和，煮作羹，入盐、椒、葱，空腹食之。

梅师方 蜈蚣入耳：以猪脂肉炙令香，掩耳自出。**又方**蚁子入耳：以猪、羊脂炙令香，安耳孔，自出。**又方**治产后虚劳，骨节疼痛，汗出不止：取猪肾造晞臛，以葱、豉、米，如法食之。**又方**治痈，诸疽发背，或发乳房，初起微赤，不急治之即杀人：母猪蹄两只，通草六分，以绵裹和煮作羹食之。**又方**治热病有䘌上下蚀人：猪胆一枚，苦酒一合，同煎三二沸，满口饮之，虫立死，即愈。

孙真人食忌云 不可常食猪肉。白猪，白蹄者不可食也。又云：腊月肪脂杀虫，可煎膏用之。

食医心镜 主脾胃气虚，食即汗出：猪肝一斤，薄起于瓦上，曝令熟干，捣筛为末，煮白粥，布绞取汁，和众手丸如梧桐子大。空心饮下五十丸，日五服。又主脾胃气冷，吃食呕逆，下赤白痢如面糊，腰脐切痛：猪肾一对研，著胡椒、橘皮、盐、酱、椒末等，搜面似常法，作馄饨熟煮，空腹吃两碗，立差。又主消渴，日夜饮水数斗，小便数，瘦弱：猪肚一枚，净洗，以水五升煮，令烂熟，取二升已来，去肚，着少豉，渴即饮之，肉亦可吃。又和米，着五味，煮粥食之，佳。又方，水气胀满浮肿：猪肝一具，煮作羹，任意下饭。又主上气咳嗽，胸隔妨满，气喘：猪肉细切作馄子，于猪肺中煎食之。又猪肪脂四两，煮百沸以来，切，和酱、醋食之。又治一切肺病咳嗽，脓血不止：猪胰一具，削薄竹筒盛，于煻火中炮令极熟，食上吃之。又理肿从足始，转上入腹：猪肝一具，细切，先布绞，更以醋洗，蒜齑食之，如食不尽三两，顿食亦可也。又理浮肿胀满，不下食，心闷：猪肝一具，洗切作脔，着葱白、豉、姜、椒，熟炙食之。又以熟水煮，单吃亦得。又煮猪脊一双切作生，以蒜齑食之。又理产后中风，血气，惊邪，忧悸，气逆：猪心一枚，切，于豉汁中煮，五味糁调和食之。又治小儿惊痫，发动无时：猪乳汁三合，以绵缠浸，令儿吮之，唯多尤佳。又理肝脏壅热，目赤磣痛，兼明目，补肝气：用猪肝一具，细起薄切，以水淘，漉出漉干，即以五味、酱、醋食之。又理狂病经久不差，或歌或笑，行走不休，发动无时：用猯猪肉一斤，煮令熟，细切作脍，和酱、醋食之；或羹、粥炒，任性服之。又补虚气乏，去惊痫：豆牙猪头一枚，治如食法，煮令极熟，停冷作脍，以五辣、醋食之。

范汪 疗鼠瘘、瘰疬：取腊月猪膏调涂之。

伤寒类要 疗小儿寒热及热气中人：猪后蹄烧灰末，以乳汁调一撮服之，效。**又方**疗男子、女人黄疸病，医不愈，耳目悉黄，食饮不消，胃中胀热，生黄衣，盖胃中有干屎使病尔：用煎猪脂一小升，温热顿服之，日三，燥屎下去乃愈。

千金髓 治胎孕九个月，将产消息：用猪肚一个，依常法着葱、五味，煮熟食之，食不尽再食，不与别人食。

子母秘录 疗吹奶，恶寒壮热：猪肪脂以冷水浸拓之，热即易，立效。

姚和众 小儿初生，猪胆一枚，以水七升，煎取四升，澄清浴儿，令永无疮疥。

谭氏小儿方 疗豌豆疮：取肉烂煮，取汁洗之，干脯亦得。

礼记云 豕望视而交接，腥不可食。又云：食豚去脑。

【**点评**】《说文》云："豕，彘也。竭其尾，故谓之豕。象毛足而后有尾。读与豨同。"《急就篇》"六畜蕃息豚豕猪"句，颜师古注："豕者，彘之总名。"小猪为豚，所谓"豚卵"，《本草图经》言"今云豚卵，当是猪子也"。《本草纲目》说法不同："豚卵，即牡猪外肾也。牡猪小者多犗去卵，故曰豚卵。"似当以李时珍所言为是。《本草经考注》注意到，《外台秘要》卷十五疗五癫方引《古今录验》莨菪子散，用猪卵一具，阴干百日。猪卵即是豚卵，亦即猪的外肾。

本条《名医别录》文云："凡猪肉味苦，主闭血脉，弱筋骨，虚人肌，不可久食，病人、金疮者尤甚。"从文义看，乃是指所有的猪肉皆味苦，且"不可久食"，故标点如上。其中"凡"训作"所有"，而不是"平凡"或"但凡"之意。陶弘景说"猪为用最多，惟肉不宜食，人有多食，皆能暴肥，此盖虚肥故也"，亦相吻合。

陶弘景注释提到"颈下膏谓之负革肪，入道家用"。按，《抱朴子内篇·金丹》云："其次有饵黄金法，虽不及金液，亦远不比他药也。或以豕负革肪及酒炼之，或以樗皮治之，或以荆酒磁石消之，或有可引为巾，或立令成水服之。"同篇有两仪子饵黄金法云："猪负革脂三斤，醇苦酒一斗，取黄金五两，置器中，煎之土炉。以金置肪中，百入百出，苦酒亦尔。食一斤，寿蔽天地，食半斤金，寿二千岁；五两，千二百岁。无多少，便可饵之。"

麋脂 味辛，温，无毒。主痈肿、恶疮、死肌，寒风湿痹，四肢拘缓不收，风头肿气，通腠理，柔皮肤。不可近阴，令痿。一名官脂。畏大黄。**臣禹锡等谨按，**孟诜云：麋肉，益气补中，治腰脚。不与雉肉同食。**谨按，**肉多无功用，所食亦微补五脏不足气，多食令人弱房，发脚气。骨，除虚劳至良。可煮骨作汁，酿酒饮之，令人肥白，美颜色。

角 味甘，无毒。主痹，止血，益气力。生南山山谷及淮海边。十月取。

陶隐居云：今海陵间最多，千百为群，多牝少牡。人言一牡辄交十余牝，交毕即死。其脂堕土中经年，人得之方好，名曰遁脂，酒服至良。寻麋性乃尔淫快，不应痿人阴。一方言"不可近阴，令阴不痿"，此乃有理。麋肉不可合虾及生菜、梅、李、果实食之，皆病人。其角刮取屑熬香，酒服之大益人事。出《彭祖传》中。**唐本注云：**麋茸，服之功力胜鹿茸，煮为胶亦胜白胶。言游牝毕即死者，此亦虚传，遍问山泽人，不闻游牝因致死者。**臣禹锡等谨按，**孟诜云：其角，补虚劳，填髓。理角法：可五寸截之，中破，炙令黄香后末，和酒空腹服三钱匕。若辛心痛，一服立差。常服之令人赤白如花，益阳道，不知何因与肉功不同尔。亦可煎作胶，与鹿角胶同功。茸，甚胜鹿茸，仙方甚重。又丈夫冷气及风，筋骨疼痛，作粉长服。又于浆水中研为泥，涂面令不皱，光华可爱。又常俗人以皮作靴熏脚气。**陈士良云：**麋，大热。**日华子云：**角，添精补髓，益血脉，暖腰膝，悦色，壮阳，疗风气，偏治丈夫胜鹿角。按《月令》，麋角属阴，夏至角解，盖一阴生也。治腰膝不仁，补一切血病也。

图经 文具第十七卷鹿茸条下。

【肘后方】 葛氏疗年少气盛，面主疱疮：涂麋脂即差。

经验方 治老人骨髓虚竭，补益麋茸煎：麋茸五两，去毛，涂酥炙微黄为末，以清酒二升，于银锅中慢火熬成膏，盛瓷器中。每服半匙，温水调下，空心食前服。

何君谟云 按《礼记·月令》"仲夏鹿角解，仲冬麋角解"，日华子谓"麋角夏至解"，误矣。疏曰：据熊氏云：鹿是山兽，夏至得阴气而解角；麋是泽兽，故冬至得阳气而解角。今以麋为阴兽，情淫而游泽，冬至阴方退故解角，从阴退之象。鹿是阳兽，情淫而游山，夏至得阴而解角，从阳退之象。

沈存中笔谈 麋茸利补阳，鹿茸利补阴，壮骨血，坚阳道，强骨髓。茄茸太嫩，长数寸，破之如朽木，端如玛瑙红玉者最善。

青麋 大鹿也，不如麑，似獐有毒。

【点评】《本草纲目》"集解"项李时珍说："麋，鹿属也。牡者有角。鹿喜山而属阳，故夏至解角；麋喜泽而属阴，故冬至解角。麋似鹿而色青黑，大如小牛，肉蹄，目下有二窍为夜目。故《淮南子》云：孕女见麋而子四目也。《博物志》云：南方麋千百为群，食泽草，践处成泥，名曰麋畯，人因耕获之。其鹿所息处，谓之鹿场也。今猎人多不分别，往往以麋为鹿。牡者犹可以角退为辨，牝者通目为麀鹿矣。"此即鹿科动物麋鹿 *Elaphurus davidianus*。

《汉书·五行志》刘向解《春秋》"严（庄）公十七年冬多麋"云："麋色青，近青祥也。麋之为言迷也，盖牝兽之淫者也。"此以麋鹿为淫兽，故陶弘景对黑字"不可近阴，令痿"提出疑惑，认为"寻麋性乃尔淫快，不应痿人阴"，于是说："一方言'不可近阴，令阴不痿'，此乃有理。"所谓"一方"，即是别传本的意思。此处隐约提示，陶弘景在编辑《本草经集注》"苞综诸经，研括烦省"过程中，手中有一份明确的"底本"，并注意与别本校勘，就本条而言，尽管陶弘景怀疑别传本的异文可能更加合理，但并没有随意改动。

黑盖子下引"何君谟云"，对《日华子本草》引《月令》说"麋角属阴，夏至角解"提出异议，此事《梦溪笔谈》辩论甚详，不烦录。何君谟当是宋人，年代略早于唐慎微者，"疏曰"以后的内容皆见于《礼记正义》。据"证类本草所出经史方书"列有"何君谟传"，即指此条；从本条内容来看，更似何君谟针对《嘉祐本草》所见《日华子本草》的错误言论加的按语，并非有一部书"何君谟传"。《本草纲目》之"引据古今医家书目", 亦据《证类本草》列有"何君谟传"。

驴屎 熬之, 主熨风肿瘘疮。

屎汁 主心腹卒痛, 诸疰忤。

尿 主癥癖, 胃反吐不止, 牙齿痛, 水毒。

牝驴尿 主燥水。

駮驴尿 主湿水, 一服五合良。燥水者画体成字, 湿水者不成字。

乳 主小儿热, 急黄等。多服使痢。**臣禹锡等谨按**, 蜀本云: 味甘, 性冷利, 疗消渴。驴色类多, 以乌者为胜。**萧炳**云: 驴乳主热黄, 小儿热, 惊邪, 赤痢。**日华子**云: 乳治小儿痫, 客忤, 天吊, 风疾。

尾下轴垢 主疟。水洗取汁, 和面如弹丸二枚, 作烧饼, 疟未发前食一枚, 至发时食一枚, 疗疟无久新, 发无期者。

今按, 陈藏器本草云: 驴黑者溺及乳, 并主蜘蛛咬, 以物盛浸之; 疮亦取驴溺处臭泥, 傅之亦佳。蚰蜒入耳, 取驴乳灌耳中, 当消成水。唐本先附。**臣禹锡等谨按**, 孟诜云: 肉, 主风狂, 忧愁不乐, 能安心气。又, 头焊去毛, 煮汁以渍曲酝酒, 去大风。又, 生脂和生椒熟捣, 绵裹塞耳中, 治积年耳聋。狂癫不能语、不识人者, 和酒服三升良。皮覆患疟人良。又, 和毛煎, 令作胶, 治一切风毒, 骨节痛呻吟不止者, 消和酒服良。又, 骨煮作汤, 浴渍身, 治历节风。又, 煮头汁, 令服三二升, 治多年消渴, 无不差者。又, 脂和乌梅为丸, 治多年疟, 未发时服三十丸。又, 头中一切风, 以毛一斤炒令黄, 投一斗酒中, 渍三日。空心细细饮, 使醉, 衣覆卧取汗。明日更依前服。忌陈仓米、麦面等。**日华子**云: 驴肉, 凉, 无毒。解心烦, 止风狂。酿酒, 治一切风。脂, 傅恶疮疥及风肿。头汁, 洗头风, 风屑。皮, 煎胶食, 治一切风并鼻洪, 吐血, 肠风血痢及崩中带下。

【**食疗云** 卒心痛, 绞结连腰脐者: 取驴乳三升, 热服之差。

外台秘要 治反胃。昔幼年经患此疾, 每服食饼及羹粥等, 须臾吐出。贞观中, 许奉御兄弟及柴、蒋等家, 时称名医, 奉敕令治。罄竭, 所患竟不能疗, 渐羸惫, 候绝朝夕。忽有一卫士云: 服驴小便极验。日服二合, 后食唯吐一半; 晡时又服二合, 人定时食粥吐, 即便定; 迄至今日午时奏知之。大内中五六人患反胃, 同服, 一时俱差。此药稍有毒, 服时不可过多。盛取尿及热服二合。病深, 七日以来服之, 良。后来疗人并差。**又方**断酒: 用驴驹衣烧灰, 酒服之。

千金方 治眼中瘜肉: 驴脂、石盐和匀, 注两眦头, 日夜三, 一月差。**又方**治身体手足肿: 以脂和盐傅之。

经验方　治饮酒过度，欲至穿肠：驴蹄硬处削下者，以水浓煮汁，冷饮之。襄州散将乐小蛮，得此方效。**又方**蝎螫：以驴耳垢傅之差。崔给事传。

食医心镜　主中风头眩，心肺浮热，手足无力，筋骨烦疼，言语似涩，一身动摇：乌驴头一枚，燖洗如法，蒸令极熟，细切，更于豉汁内煮，着五味调，点少酥食。又，主中风，手足不随，骨节烦疼，心躁，口面㖞斜：取乌驴皮一领，燖洗如法，蒸令极熟，切，于豉汁中煮，五味和再煮，空心食之。又，主风狂，忧愁不乐，能安心气：驴肉一斤，切，于豉汁内煮，五味和，腌腊食之。作粥及煮并得。

简要济众　治小儿解颅不合：驴蹄不计多少，烧灰研，以生油和傅于头骨缝上，以差为度。

广利方　治心热风痫：黑驴乳食上暖服三大合，日再服。

伤寒类要　治黄，百药不差：煮驴头熟，以姜齑啖之，并随多少饮汁。

衍义曰　驴肉食之动风，脂肥尤甚，屡试屡验。日华子以谓止风狂，治一切风，未可凭也。煎胶用皮者，取其发散皮肤之外也，仍须乌者。用乌之意，如用乌鸡子、乌蛇、乌鸦之类。其物虽治风，然更取其水色，盖以制其热则生风之义。

【点评】《本草纲目》"集解"项李时珍说："驴，长颊广额，磔耳修尾，夜鸣应更，性善驮负。有褐、黑、白三色，入药以黑者为良。"此即马科动物驴 *Equidae asinus*。

特别可以注意的是，《食疗本草》云："（皮）和毛煎，令作胶，治一切风毒，骨节痛呻吟不止者，消和酒服良。"这样煎成的驴皮胶仍以治风为主，并不谈论其补益作用；直到宋代《本草衍义》，也只是说"煎胶用皮者，取其发散皮肤之外也"，与后世所谓"驴皮阿胶"的神奇功效无关。

狐阴茎　味甘，有毒。主女子绝产，阴痒，小儿阴㿉卵肿。

五脏及肠　味苦，微寒，有毒。主蛊毒寒热，小儿惊痫。

雄狐屎　烧之辟恶。在木、石上者是。

陶隐居云：江东无狐，皆出北方及益州间。形似狸而黄，

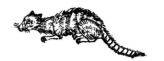

亦善能为魅。**唐本注**云：狐肉及肠，作臛食之，主疥疮久不差者。肠主牛疫。烧灰和水灌之乃胜獭。鼻尖似小狗，惟大尾，全不似狸。**臣禹锡等谨按**，阴癀通用药云：狐阴茎，微寒。**孟诜**云：狐补虚，煮炙食之。又主五脏邪气，患蛊毒寒热，宜多服之。**日华子**云：狐，暖，无毒。补虚劳，治恶疮疥，随脏而补。头、尾灰治牛疫，以水饮。心、肝生服治狐魅。雄狐尾烧辟恶。

图经曰 狐，旧不著所出州郡，陶隐居注云"江东无狐，皆出北方及益州"，今江南亦时有，京、洛尤多。形似黄狗，鼻尖尾大，北土作脍生食之，甚暖，去风，补虚劳。阴茎及五脏皆入药，肝烧灰以治风，今人作狐肝散用之。胆主暴亡，《续传信方》云：腊月收雄狐胆，若有人卒暴亡未移时者，温水微研，灌入喉即活。常须预备救人，移时即治无及矣。雄狐屎烧之辟恶，在木、石上者是也。崔元亮《海上方》治五种心痛云：肝心痛，则颜色苍苍如死灰状而喘息大，用野狐粪二升烧灰，姜黄三两，捣研为末。空腹酒下方寸匕，日再服，甚效。狐之类貒（音湍），似犬而矮，尖喙，黑足，褐色，与獾、貉三种而大抵相类，头、足小别。郭璞注《尔雅》云"貒一名獾"，乃是一物，然方书说其形差别也。貒肉主虚劳，行风气，利脏腑，杀虫。膏主上气咳逆，脂主尸疰，胞主吐蛊毒。獾肉主小儿疳瘦，啖之杀蛔虫。貉肉主元脏虚劣及女子虚惫，方书亦稀用之。

【唐本余 雄狐粪烧之去瘟疫病。狐鼻尖似狗而黄长，惟尾大，善为魅。雄狐粪在竹木间石上，尖头坚者是也。

食疗 肉，温，有小毒。主疮疥，补虚损及女子阴痒绝产，小儿癀卵肿，煮炙任食之，良。五脏邪气，服之便差。空心服之佳。肠肚，微寒，患疮疥久不差，作羹臛食之。小儿惊痫及大人见鬼，亦作羹臛食之，良。其狐魅状候，或叉手有礼见人，或于静处独语，或裸形见人，或祗揖无度，或多语，或紧合口，叉手坐，礼度过常，尿屎乱放，此之谓也。如马疫亦同，灌鼻中便差。头，烧，辟邪。

圣惠方 治恶刺：用狐唇杵，和盐封之。

千金方 恶刺：取狐屎灰，腊月膏和封孔上。**又方**治一切恶瘘中冷瘜肉：用正月狐粪，不限多少，干末，食前新汲水下一钱匕。

食医心镜 治惊痫，神情恍惚，语言错谬，歌笑无度，兼五脏积冷，蛊毒寒热：狐肉一片及五脏，治如食法，豉汁中煮，五味和作羹，或作粥，炙食并得。京中以羊骨汁、鲫鱼替豉汁。

衍义曰 狐今用肝治风，皮兼毛用为裘者，是也。此兽多疑，极审听，人智出之，以多疑审听而捕取，捕者多用罝。

【点评】《说文》"狐，祆兽也。鬼所乘之。有三德：其色中和，小前大后，死则丘首。"按，《礼记·檀弓》云："古之人有言曰：狐死正丘首，仁也。"孔颖达疏："所以正首而向丘者，丘是狐窟穴根本之处，虽狼狈而死，意犹向此丘。"《本草蒙筌》云："心多疑，渡河冰辄听；口善媚，礼北斗而灵。能为妖魅迷人，由古淫妇所化。其名阿紫，至今自称。"所描述的即是犬科动物赤狐 *Vulpes vulpes* 之类。

獭肝　味甘，有毒。主鬼疰蛊毒，却鱼鲠，止久嗽，烧服之。**臣禹锡等谨按，药性论云**：獭肝，君，味咸，微热，无毒。能治上气咳嗽，劳损疾，尸疰，瘦病。其骨治呕哕不止。**药对**云：獭肝，平。**孟诜**云：獭肝，主疰病。相染一门悉患者，以肝一具火炙末，以水和方寸匕服之，日再服。**谨按**，服之下水胀，但热毒风虚胀，服之即差。若是冷气虚胀，食益虚肿甚也。只治热不治冷，不可一概尔。**日华子**云：獭肝，治虚劳并传尸劳疾。

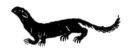

肉　疗疫气温病。及牛、马时行病，煮屎灌之亦良。

陶隐居云：獭有两种：有獱（音宾）獭，形大，头如马，身似蝙蝠，不入药用；此当取以鱼祭天者。其骨亦疗食鱼骨鲠。有牛马家，可取屎收之。多出溪岸边，其肉不可与兔肉杂食。**唐本注**云：《别录》云：獭四足，主手足皲裂。**今按**，陈藏器本草云：獭主鱼骨鲠不可出者，取足于项下爬之，亦煮汁食。皮毛，主水瘢病者，作褥及履屦著之，并煮汁服。屎主鱼脐疮，研傅之。亦主驴马虫颡，细研灌鼻中。**臣禹锡等谨按，日华子**云：獭肉，平，无毒。治水气胀满，热毒风。

图经曰　獭，旧不著所出州土，今江湖间多有之，北土人亦驯养以为玩。《广雅》一名水狗。然有两种：有獱（音宾），獱或作猵，音频。獭，形大，头如马，身似蝙蝠。《淮南子》云"养池鱼者，不畜獱獭"，许慎注云："猵獭类是也。"入药当以取鱼祭天者。其肉性寒，主骨蒸热劳，血脉不行，营卫虚满，及女子经络不通，血热，大小肠秘涩。然消阳气，不益男子，宜少食。五脏及肉皆寒，惟肝温。主传尸劳极，四肢寒疟，虚汗客热，亦主产劳。诸畜肝皆叶数定，惟此肝一月一叶，十二月十二叶，其间又有退叶。用之须见形乃可验，不尔多伪也。张仲景有治冷劳獭肝丸方。又主鬼疰，一门相染者，取肝一具火炙之，水服方寸匕，日再。崔氏治九十种蛊疰及传尸、骨蒸、伏连殗殜、诸鬼毒疠疫等獭肝丸。二方俱妙。肾，主益男子，足，主鱼骨鲠，项下爬，亦煮汁饮之。皮毛，主水瘢病。屎，主鱼脐疮。胆，主眼翳黑花，飞蝇上下，视物不明。亦入点药中。

【**食疗**　患咳嗽者，烧为灰，酒服之。肉，性寒，无毒。煮汁治时疫及牛、马疫，皆煮汁停冷灌之。又，若患寒热毒，风水虚胀，即取水獭一头，剥去皮，和五脏、骨、头、尾等，炙令干，杵末，水下方寸匕，日二服，十日差。

外台秘要 治鱼骨鲠：含水獭骨即下。

千金翼 治鬼魅：水服獭肝末，日三服，差。

经验后方 治折伤：水獭一个，用罐子内以泥固济，放干，烧灰细末。以黄米煮粥，于伤处摊，以水獭一钱末粥上糁，便用帛子裹系，立止疼痛。

肘后方 尸疰鬼疰病者，葛洪云是五尸之一疰，又挟诸鬼邪为害。其病变动，乃有三十六种至九十九种。大略使人寒热淋沥，沉沉默默，然不的知其所苦，而无处不恶。累年积月，渐就顿滞，以至于死。死后传以傍人，乃至灭门。觉如此候者，便宜急治：獭肝一具，阴干杵末，水服方寸匕，日三，未差再作。姚云神效。**又方** 治肠痔，大便常有血：烧獭肝，服一钱匕。**又方** 疗牛疫疾：獭屎二升，汤淋取汁灌之。

古今录验 疗重下下赤者：取獭赤粪下白者，取白粪烧末，清旦空腹以饮服一小杯，三旦饮之愈。

子母秘录 易产，令母带獭皮。

酉阳杂俎云 吴孙和宠邓夫人，尝醉舞，如意误伤邓颊，血流啼叫弥苦。命吴太医合药，曰：得白獭髓，杂玉与琥珀屑，当灭此痕。和以百金购得白獭合膏，琥珀太多，及差不减，左颊赤点如痣。

衍义曰 獭，四足俱短，头与身尾皆褊，毛色若故紫帛。大者身与尾长三尺余，食鱼，居水中，出水亦不死，亦能休于大木上，世谓之水獭。尝縻置大水瓮中，于其间旋转如风，水谓之成旋，垅起，四面高，中心凹下，观者骇目。皮，西戎将以饰毳服领袖，问之，云：垢不着，如风霾翳目，即就袖口拭目即出。又毛端果不着尘，亦一异也。又，本草序例言"獭胆分杯"，尝试之，不验。惟涂于盏唇，但使酒稍高于盏面。分杯之事，亦古今传误言也，不可不正之。肝，用之有验。

【点评】《说文》云："獭，如小狗也，水居食鱼。"《玉篇》云："獭如猫，居水食鱼也。"《本草经集注》说："獭有两种：有獱獭，形大，头如马，身似蝙蝠，不入药用。此当取以鱼祭天者。"《本草纲目》"集解"项说："獭状似青狐而小，毛色青黑，似狗，肤如伏翼，长尾四足，水居食鱼。能知水信为穴，乡人以占潦旱，如鹊巢知风也。"据李时珍所说，此即鼬科动物水獭

Lutra lutra。至于"獱獭"，扬雄《羽猎赋》云"蹈獱獭，据鼋鼍"，李善注引郭璞《三苍解诂》云"獱似狐，青色，居水中，食鱼"。或即同属动物滑獭*Lutra perspicillata*，体型较水獭为大。

"哽噎"指食物梗阻不能下咽，鱼骨尤其是鱼刺乃是"哽噎"的常见外因。"鲠"即特指鱼刺在喉。水獭食鱼，谓其"却鱼鲠"，卷19水禽鸬鹚食鱼，也说"主鲠及噎"，并有种种法术，皆属于交感巫术思维。

貒音湍肉、胞、膏　味甘，平，无毒。主上气乏气，咳逆。酒和三合服之，日二。又主马肺病，虫颡等病。

肉　主久水胀不差，垂死者，作羹膳食之，下水大效。

胞　干之，汤摩如鸡卵许，空腹服，吐诸蛊毒。

今按，陈藏器本草云：貒脂，主传尸鬼气疰忤，销于酒中服之。亦杀马漏脊虫疮，服丹石人食之良。一名獾豚，极肥也。（唐本先附。）　臣禹锡等谨按，孟诜云：貒，主服丹石，劳热，患赤白痢多时不差者，可煮肉，经宿露中，明日空腹和酱食之，一顿即差。又，瘦人可和五味煮食，令人长脂肉肥白。曾服丹石，可时时服之，丹石恶发热，服之妙。

【食疗　肉，平，味酸。骨，主上气咳嗽，炙末，酒和三合服之。日二，其嗽必差。

圣惠方　治十种水不差垂死：用貒肉半斤，切，粳米三合，水三升，葱、椒、姜、豉作粥食之。

食医心镜　主肺痿，上气气急：煎成貒猪膏，一合暖酒和服。

衍义曰　貒肥矮，毛微灰色，头连脊毛一道黑，嘴尖黑，尾短阔，蒸食之极美。貉形如小狐，毛黄褐色，野兽中貒肉最甘美，仍益瘦人。

鼹音偃鼠　味咸，无毒。主痈疽，诸瘘蚀恶疮，阴蜃烂疮。在土中行。五月取令干，燔之。

陶隐居云：俗中一名隐鼠，一名鼢（扶粉切）鼠。形如鼠，大而无尾，黑色，长鼻甚强，常穿耕地中行，讨掘即得。今诸山林中有兽大如水牛，形似猪，灰赤色，下脚像象，胸前、尾上皆白，有力而钝，亦名鼹鼠。人长取食之，肉亦似牛肉，多以作脯。其膏亦云主瘘。乃云此是鼠王，其精溺一滴落地，辄成一鼠，谷有鼠灾年则多出，恐非虚尔。今按，陈藏器本草云：鼹鼠肉主风，

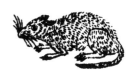

久食主疥疥痔瘘，膏堪摩诸恶疮。本经所说即是小于鼠，在地中行者。陶亦云形如鼠，尾黑，常穿耕地中，讨掘即得。如经所言，乃是今之鼢鼠小口尖者；其鼹鼠是兽，非鼠之俦，大如牛，前脚短，皮入鞍鞯用，《庄子》云"饮河满腹者"。又，隐鼠，阴穿地而行，见日月光则死，于深山林木下土中有之，主大瘘疮。陶又云此是鼠王，其溺精一滴成一鼠。灾年则多，是处皆有，又能土中行。今博访山人，无精溺成鼠事，亦不能土中行。此是人妄说，陶闻而记尔。既小鼢鼠亦是鼹鼠，即是有二鼹鼠，物异名同尔。**臣禹锡等谨按，蜀本**云：行土中，又五六月取，燔之，必是鼢鼠，非鼹鼠也。又其皮作腰带鞓，其形既大，岂可行于土中，并得而燔也。盖一名隐鼠。隐、鼹相近而误之耳。**陈士良**云：鼹鼠，寒。

图经曰 鼹（音偃）鼠，旧不著所出州土，云在土中行者，今处处田垅间多有之。一名鼢（扶粉切）鼠。《尔雅》鼠属，鼢鼠是其一。郭璞云"地中行者，化为鹑者"，皆为此也。其形类鼠而肥，多膏，色黑，口鼻尖大，常穿地行。旱岁则为田害。肉，性寒。主风热久积，血脉不行，结成疮疖，食之可消去。小儿食之，亦杀蛔虫。兽类中亦有一种名鼹鼠，似牛而鼠首，足黑色，大者千斤，多伏于水，又能堰水放沫，出沧州及胡中。彼人取其肉食之，皮可作鞍鞯用，是二物一名也。又，虫鱼部载牡鼠云"微温，疗踒折"，而近世医方用其肉，主骨蒸劳极，四肢羸瘦，杀虫。亦主小儿疳瘦，去其骨，以酒熬入药。脂，主汤火疮，腊日取活鼠，以油煎为膏，疗汤火疮，灭瘢疵，极良。粪，主伤寒劳复。张仲景《伤寒论》及古今名方多用之。陶隐居云"其屎两头尖尖"耳。

衍义曰 鼹鼠，鼢鼠也。其毛色如鼠，今京畿田中甚多。脚绝短，但能行，尾长寸许，目极小，项尤短。兼易掘取，或安竹弓射之，用以饲鹰。陶不合更引"今诸山林中，大如水牛，形似猪，灰赤色"者也。设使是鼠，则孰能见其溺精成鼠也。陶如此轻信，但真醇之士，不以无稽之言为妄矣。今经云"在土中行"，则鼢鼠无疑。

【点评】鼹鼠指代的物种，诸家意见甚不统一。按照陶弘景的描述，鼹鼠有如下特征：形如鼠、无尾、主要在地下活动；而《本草衍义》所说的特征有：毛色如鼠、脚极短，尾甚短，目小。综合起来，鼹鼠显然就是鼹科的麝鼹 *Scaptochirus moschatus*、大缺齿鼹 *Mogera robusta* 之类。但奇怪的是，《本草图经》所绘鼹鼠图例却有尾巴。再看苏颂的描述："其形类鼠而肥，多膏，色黑，口鼻尖大，常穿地行。旱岁则为田害。"此当是仓鼠科的中华鼢鼠 *Myospalax fmithi* 之类。

鼺音嬴鼠 主堕胎，令产易。生山都平谷。

陶隐居云：鼺是鼯鼠，一名飞生。状如蝙蝠，大如鸱鸢，毛紫色暗，夜行飞生。人取其皮毛以与产妇持之，令儿易生。又有水马，生海中，是鱼虾类，状如马形，亦主易产。**今按**，陈藏器本草云：陶云有水马，生海中，主产。按，水马，妇人临产带之，不尔，临时烧末饮服，亦可手持之。出南海，形如马，长五六寸，虾类也。《南州异物志》云：妇人难产割裂而出者，手握此虫，如羊之产也。生物中羊产最易。**臣禹锡等谨按，难产通用药**云：鼺鼠，微温。

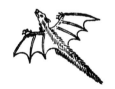

图经曰　鼺（音羸）鼠出山都平谷，即飞生鸟也，今湖岭间山中多有之。状如蝙蝠，大如鸱鸢，毛紫色暗，夜行飞生。南人见之，多以为怪。捕取其皮毛以与产妇，临蓐持之，令儿易生。此但云执之，而《小品方》乃入服药，其方：取飞生一枚，槐子、故弩箭羽各十四枚，合捣，丸桐子大，以酒服二丸，令易产也。又有一种水马，生南海中。头如马形，长五六寸，虾类也。陈藏器云："妇人将产带之，不尔，临时烧末饮服，亦可手持之。"《异鱼图》云：渔人布网罟，此鱼多缀网上，收之暴干，以雌雄各一为对。主难产及血气药亦用之。

衍义曰　鼺鼠经中不言性味，惟是于难产通用药中云"鼺鼠，微温"。毛赤黑色，长尾，人捕得，取皮为暖帽。但向下飞则可，亦不能致远。今关西山中甚有，毛极密，人谓之飞生者是也。注中又引水马，首如马，身如虾，背伛偻，身有竹节纹，长二三寸，今谓之海马。

【**点评**】鼺鼠即鼯鼠，如《本草衍义》所说，为鼯鼠科动物鼯鼠 *Petaurista petaurista* 之类。其前后肢之间有飞膜，可滑行，故又名飞鼠。

野猪黄　味辛、甘，平，无毒。主金疮，止血生肉。疗癫痫，水研如枣核，日二服，效。唐本先附。

臣禹锡等谨按，孟诜云：野猪，主补肌肤，令人虚肥。胆中有黄，研如水服之，治痓病。其肉尚胜诸猪，雌者肉美。其冬月在林中食橡子，肉色赤，补五脏风气。其膏，练令精细，以二匙和一盏酒服，日三服，令妇人多乳。服十日，可供三四孩子。齿，作灰服，主蛇毒。胆，治恶热气。**日华子云**：野猪，主肠风泻血，炙食，不过十顿。胆中黄，治鬼疰，痫疾及恶毒风，小儿疳气，客忤，天吊。脂，悦色，并除风肿毒疮疥癣。腊月陈者佳。外肾和皮，烧作灰，不用绝过为末，饮下，治崩中带下，并肠风泻血及血痢。

【**食疗**　三岁胆中有黄，和水服之，主鬼疰痫病。又，其肉主癫痫，补肌肤，令人虚肥，雌者肉美。肉色赤者，补人五脏，不发风虚气也。其肉胜家猪也。又胆，治恶热毒邪气，内不发病，减药力，与家猪不同。脂，主妇人无乳者，服之即乳下。本来无乳者，服之亦有。青蹄者不可食。

食医心镜 主久痔，野鸡下血不止，肛边痛：猪肉二斤，切，著五味炙，空心食。作羹亦得。

衍义曰 野猪黄在胆中，治小儿诸痫疾。京西界野猪甚多，形如家猪，但腹小脚长，毛色褐，作群行，猎人惟敢射最后者；射中前奔者，则群猪散走伤人。肉色赤如马肉，其味甘，肉复软，微动风。黄不常有，间得之，世亦少用。食之尚胜家猪。

豺皮 性热。主冷痹，脚气，熟之以缠病上，即差。唐本先附。

臣禹锡等谨按，孟诜云：主疳痢，腹中诸疮，煮汁饮之，或烧灰和酒服之。其灰傅䶂齿疮。肉，酸，不可食，消人脂肉，损人神情。**日华子**云：有毒。炙裹软脚骨，食之能瘦人。

【食疗云】 寒。头骨烧灰，和酒灌解槽牛马，便驯良，即更附人也。

圣惠方 治噎病：用狼喉结曝干杵末，入半钱于饭内，食之妙。

外台秘要云 治瘰疬，狼屎灰傅上。

子母秘录 小儿夜啼：狼屎中骨烧作末，服如黍米许即定。

抱朴子云 狼寿八百岁，满三百岁，则善变人形。

【点评】《说文》云："豺，狼属。"此即犬科动物豺 Cuon alpinus。

豺狼并称，只是豺的体型通常较狼为小，《本草纲目》"释名"说："《埤雅》云：豺，犲也。俗名体瘦如豺是矣。"本条黑盖子引用医方，除《食疗本草》未注明外，其余四条都是有关狼的条文。《本草纲目》单列狼条，"发明"项说："古人多食狼肉，以膏煎和饮食，故《内则》食狼去肠，《周礼》兽人冬献狼，取其膏聚也。诸方亦时用狼之屬、牙、皮、粪，而本草并不著其功用，止有陈藏器述狼筋疑似一说，可谓缺矣。今通据《饮膳正要》诸书补之云。"按，《说文》云："狼似犬，锐头，白颊，高前广后。"《本草拾遗》狼筋条提到狼："狼大如狗，苍色，鸣声诸孔皆涕。"《本草纲目》"集解"项说："狼，豺属也，处处有之。北方尤多，喜食之，南人呼为毛狗是矣。其居有穴。

其形大如犬，而锐头尖喙，白颊骈胁，高前广后，不甚高，能食鸡鸭鼠物。其色杂黄黑，亦有苍灰色者。其声能大能小，能作儿啼以魅人，野俚尤恶其冬鸣。其肠直，故鸣则后窍皆沸，而粪为蜂烟，直上不斜。其性善顾而食庋践借。老则其胡如袋，所以跋胡疐尾，进退两患。其象上应奎星。"此即犬科动物狼 Canis lupus。

膃肭脐 味咸，无毒。主鬼气尸疰，梦与鬼交，鬼魅，狐魅，心腹痛，中恶邪气，宿血结块，痃癖羸瘦等。骨讷兽，似狐而大，长尾，生西戎。今附。

臣禹锡等谨按，药性论云：膃肭脐，君，大热。此是新罗国海内狗外肾也，连而取之。主治男子宿癥气块，积冷劳气，羸瘦，肾精衰损，多色成肾劳，瘦悴。**日华子**云：膃肭兽，热。补中益气，肾暖腰膝，助阳气，破癥结，疗惊狂痫疾及心腹疼，破宿血。

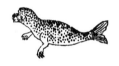

图经曰 膃肭脐出西戎，今东海傍亦有之，云是新罗国海狗肾。旧说是骨讷兽，似狐而大，长尾，其皮上自有肉黄毛，三茎共一穴。今沧州所图乃是鱼类，而豕首两足。其脐红紫色，上有紫斑点，全不相类，医家亦兼用此。云欲验其真，取置睡犬傍，其犬忽惊跳若狂者为佳。兼耐收蓄，置密器中，常湿润如新。采无时。《异鱼图》云：试膃肭脐者，于腊月冲风处，置盂水浸之，不冻者为真也。

【陈藏器云 如烂骨，从西蕃来。骨肭兽，似狐而大，长尾。脐似麝香，黄赤色。生突厥国，胡人呼为阿慈勃他你。

海药 谨按，《临海志》云：出东海水中。状若鹿形，头似狗，长尾。每遇日出，即浮在水面，昆仑家以弓矢而采之。取其外肾，阴干百日。其味甘，香美，大温，无毒。主五劳七伤，阴痿少力，肾气衰弱虚损，背膊劳闷，面黑精冷，最良。凡入诸药，先于银器中酒煎，后方合和诸药。不然，以好酒浸炙入药用亦得。

雷公云 凡使，先须细认，其伪者多。其海中有兽号曰水鸟龙，海人采得杀之，取肾将入诸处，在药中修合，恐有误。其物自殊，有一对，其有两重薄皮裹丸气肉核，皮上自有肉黄毛，三茎共一穴。年年癔湿，常如新。兼将于睡着犬，蹋足置于犬头，其犬蓦惊如狂，即是真也。若用，须酒浸一日后，以纸裹，微微火上炙令香，细剉单捣用也。

衍义曰 膃肭脐今出登、莱州。《药性论》以谓是海内狗外肾，日华子又谓之兽，今观其状，非狗非兽，亦非鱼也。但前即似兽，尾即鱼，其身有短密淡青白毛，腹胁下全白，仍相间于淡青。白毛上有深青黑点，久则色复淡。皮厚且韧，如牛皮，边将多取以饰鞍鞯。其脐治脐腹积冷，精衰，脾肾劳，极有功，不待别试也。似狐长尾之说，盖今人多不识。

【点评】腽肭脐今习称海狗肾。《海药本草》说"状若鹿形，头似狗，长尾"者，似海狗科动物海狗 *Callorhinus ursinus*。《本草图经》说"今沧州所图，乃是鱼类，而豕首两足，其脐红紫色，上有紫斑点"，《本草衍义》谓"前即似兽，尾即鱼，其身有短密淡青白毛，腹胁下全白，仍相间于淡青，白毛上有深青黑点，久则色复淡，皮厚且韧，如牛皮"者，应该是海豹科动物斑海豹 *Phoca largha*。

麂 音纪　味甘，平，无毒。主五痔病。炸出以姜、醋进之，大有效。又云：多食能动人痼疾。臣禹锡等谨按，日华子云：麂，凉，有毒。能堕胎及发疮疖痖。

头骨　为灰饮下，主飞尸。生东南山谷。今附。

图经曰　麂（音几），出东南山谷，今有山林处皆有，而均、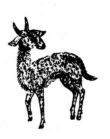房、湘、汉间尤多，实獐类也。谨按，《尔雅》"麖与几同，大麝，旄毛狗足"，释曰："麖亦獐也。旄毛，獶（音猱）长毛也。大獐，毛长狗足者名麖，南人往往食其肉，然坚韧，不及獐味美。"多食之，则动痼疾。其皮作履舄，胜于众皮。头亦入药用，采无时。又有一种类麖而更大，名麖（音京），不堪药用。《山海经》曰"女几之山，其兽多麖麖"是此。

【拾遗云】　味辛。主野鸡病。炸出作生，以姜、酢进食之，大有效。又云：多食能动人痼疾。头骨为灰，饮下之，主飞尸。生东南。

衍义曰　麂，獐之属，又小于獐，但口两边有长牙，好斗，则用其牙。皮为第一，无出其后者，然多牙伤痕。四方皆有，山深处则颇多，其声如击破钹。

【点评】麂为鹿科麂属动物，《本草纲目》"集解"项总结说："麂居大山中，似麖而小，牡者有短角，黧色豹脚，脚矮而力劲，善跳越。其行草莽，但循一径。皮极细腻，靴、袜珍之。或云亦好食蛇。《符瑞志》有银麂，白色，今施州山中出一种红麂，红色。"其中"似麢而小"者，当是小麂 *Muntiacus reevesi*，黧色为黑麂 *Muntiacus crinifrons*，较大名"麔"者为赤麂 *Muntiacus muntjak*。

野驼脂　无毒。主顽痹风瘙，恶疮毒肿死肌，筋皮挛缩，踠损筋骨，火炙摩之，取热气入肉。又以和米粉作煎饼食之，疗痔，勿令病人知。脂在两峰内。生塞北、河西。家驼为用亦可。今附。

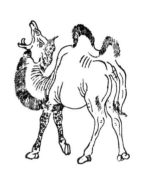

臣禹锡等谨按，日华子云：骆驼，温。治风下气，壮筋力，润皮肤。脂，疗一切风疾，顽痹，皮肤急及恶疮肿毒、漏烂，并和药傅之。野者弥良。

图经曰　野驼出塞北、河西，今惟西北蕃界有之。此中尽人家畜养生息者，入药不及野驼耳。其脂在两峰肉间。其性温。治风下气，壮力，润皮肤。人亦鲜食之。又六畜毛蹄甲，主鬼蛊毒，寒热，惊痫，癫痉狂走。骆驼毛尤良。陶隐居云："六畜谓马、牛、羊、猪、狗、鸡也。骡驴亦其类，毛蹄各出其身之品类中，所主疗不必尽同此矣。"苏恭云："骆驼毛蹄甲，主妇人赤白下最善。"

【外台秘要　治痔：取骆驼颔下毛，烧作灰，取半鸡子大，以酒和服之。

丹房镜源云　驼脂可柔金。

衍义曰　野驼生西北界等处，家生者峰、蹄最精，人多煮熟糟啖。粪为干末，搐鼻中，治鼻衄。此西番多用，尝进筑于彼，屡见之。

【猕猴　味酸，平，无毒。肉，主诸风劳，酿酒弥佳。头角，主瘴疟。作汤，治小儿则辟惊，鬼魅寒热。手，主小儿惊痫口噤。屎，主蜘蛛咬。肉为脯，主久疟。皮，主马疫气。此物数种者都名禺属，取色黄、尾长、面赤者是。人家养者，肉及屎并不主病，为其食息杂，违其本真也。唐慎微续添。

圣惠方　治鬼疟，进退不定：用猢狲头骨一枚，烧灰末，空心温酒调一钱匕，临发再服。

抱朴子云　猕猴寿八百岁，即变为猿，猿寿五百岁变为玃，玃寿一千岁变为蟾蜍。

【点评】猕猴为唐慎微新增，所谓"此物数种者都名禺属"，按，《说文》云："禺，母猴属，头似鬼。"《山海经·南山经》云："有兽焉，其状如禺而白耳，其名曰狌狌，食之善走。"郭璞注："禺似猕猴而大，赤目长尾。"此言"禺属"，即"猕猴之类"的意思，《本草纲目》称之为"寓类"。

败鼓皮　平。主中蛊毒。

陶隐居云：此用穿败者，烧作屑，水和服之。病人即唤蛊主姓名，仍往令其呼取蛊，便差。白襄荷亦然。自草部今移。

图经　文具牛黄条下。

【外台秘要云　治蛊：取败鼓皮广五寸、长一尺，蔷薇根五寸，如足拇指大（本元云莨菪根），剉，以水一升，酒三升，煮取二升，服之。当下蛊虫，即愈。

肘后方　治中蛊毒诸方。人有行蛊毒以病人者，若中之当服药，如知蛊主姓，便呼取以去也。凡诊法，中蛊状，令人心腹切痛，如有物咬。或吐下血，不即治之，蚀人五脏尽即死矣。欲知是蛊，当令病人吐水，沉者是，浮者非。亦有以虫、蛇合作蛊药，著饮食中，使人得瘕病。此一种一年死。治之各自有药。江南山间人有此，不可不信之。

梅师方　治卒中蛊毒，下血如鹅肝，昼夜不绝，脏腑坏败待死，知蛊姓名方：破鼓皮烧灰服，自呼名治之即去。又欲知蛊主姓名，取败鼓皮少许，烧末饮服，病人须臾自当呼蛊主姓名。

杨氏产乳　疗中蛊毒：取败破鼓皮烧作末，酒服方寸匕，须臾当呼蛊姓名，令本蛊主呼取蛊名，即差。《圣惠方》亦治小儿五种蛊毒。

衍义曰　败鼓皮，黄牛皮为胜。今不言是何皮，盖亦以驴、马皮为之者。唐韩退之所谓"牛溲马勃，败鼓之皮，俱收并蓄，待用无遗"者。今用处亦少，尤好煎胶。专用牛皮，始可入药。

六畜毛蹄甲　味咸，平，有毒。主鬼疰蛊毒，寒热惊痫，癫痓狂走。骆驼毛尤良。

陶隐居云：六畜，谓马、牛、羊、猪、狗、鸡也。骡、驴亦其类，骆驼，方家并少用。且马、牛、羊、鸡、猪、狗毛蹄，亦已各出其身之品类中，所主疗不必同此矣。唐本注云：骆驼毛蹄甲，主妇人赤白带下最善。

图经　文具野驼脂条下。

【点评】《左传·昭公二十五年》"为六畜、五牲、三牺，以奉五味"。杜预注："马、牛、羊、鸡、犬、豕。"骆驼显然不在六畜之列，其"骆驼毛尤良"一句，似当从刘甲本作《名医别录》文。

五种陈藏器余

诸血　味甘，平。主补人身血不足。或因患血枯，皮上肤起，面无颜色者，皆不足也，并生饮之。又解诸药毒、菌毒，止渴，除丹毒，去烦热，食筋令人多力。

果然肉　味咸，无毒。主疟瘴，寒热，煮食之，亦坐其皮为褥。似猴，人面，毛如苍鸭，肋边堪作褥。《南州异物志》云：交州有果然兽，其名自呼，如猿，白质黑文，尾长过其头，鼻孔向天，雨以尾塞鼻孔，毛温而细。《尔雅》"蜼，仰鼻而长尾"，郭注与此相似也。

【点评】《尔雅·释兽》"蜼，印鼻而长尾"，郭璞注："蜼似猕猴而大，黄黑色，尾长数尺，似獭，尾末有歧。鼻露向上，雨即自县于树，以尾塞鼻，或以两指。江东人亦取养之，为物健捷。"《广雅·释兽》亦云："狖，蜼也。"《本草纲目》"集解"项说："果然，仁兽也。出西南诸山中。居树上，状如猿，白面黑颊，多髯而毛彩斑斓，尾长于身，其末有歧，雨则以歧塞鼻也。喜群行，老者前，少者后。食相让，居相爱，生相聚，死相赴。柳子所谓仁让孝慈者是也。古者画蜼为宗彝，亦取其孝让而有智也。或云犹豫之犹，即狖也。其性多疑，见人则登树，上下不一，甚至奔触，破头折胫。故人以比心疑不决者，而俗呼骇愚为痴猵也。"从描述来看，"果然"即猴科的滇金丝猴 *Rhinopithecus bieti*。滇金丝猴毛色以灰黑为主，颈侧、腹面、臀部及四肢内侧白色，长尾；鼻骨退化，鼻梁微凹，鼻孔上翻，此即《本草拾遗》所说"鼻孔向天"。至于说尾末端分歧、下雨天将尾巴插入鼻孔，应该是附会之言。

猦兽　无毒。主五野鸡病。取其脂傅疮，亦食其血肉，亦坐其皮，积久野鸡病皆差也。似猴而大，毛长，黄赤色。生山南山谷中。人将其皮作鞍褥。

狼筋　如织络袋子，似筋胶所作，大小如鸭卵，人有犯盗者熏之，当脚挛缩，因之获贼也。或云是狼胜下筋，又云虫所作，未知孰是。狼大如狗，苍色，鸣声诸孔皆涕。

诸肉有毒　兽歧尾杀人。鹿豹文杀人。羊心有孔杀人。马蹄夜目，五月已后食之杀人。犬悬蹄肉，有毒杀人，不可食。米瓮中肉杀人。漏沾脯杀人。肉中有有星如米杀人。羊脯三月已后，有虫如马尾，有毒杀人。脯曝不燥，火烧不动，入腹不销，久置黍米瓮中，令人气闭。白马鞍下肉，食之损人五脏。马及鹿膳白不可食。乳酪及大酢和食，令人为血痢。驴、马、兔肉，妊娠不可食。乳酪煎鱼脍瓜和食，立患霍乱。猪、牛肉和食，令人患寸白虫。诸肉煮熟不敛水，食之成瘕。食兔肉食干姜，令人霍乱。市得野中脯，多有射罔毒。食诸肉过度，还饮肉汁即消，食脑立销。

重修政和经史证类备用本草卷第十九

己酉新增衍义

成　都　唐　慎　微　续　证　类

中卫大夫康州防御使句当龙德宫总辖修建明堂所医药

提举入内医官编类圣济经提举太医学_{臣曹孝忠}奉敕校勘

禽部三品总五十六种

　　五种神农本经_{白字}

　　一十种名医别录_{墨字}

　　二种唐本先附_{注云"唐附"}

　　一十三种新补

　　二十六种陈藏器余

　　　凡墨盖子已下并唐慎微续证类

　禽上

丹雄鸡_{白雄①鸡、乌雄②鸡、黑雌鸡、黄雌鸡等附}

白鹅膏_{毛、肉等附苍鹅续注}

鹜肪_{白鸭屎附}　　　　**鸀鶒**_{唐附}　　　　　**雁肪**

　禽中

雀卵_{脑、头、血、屎等附}　　**燕屎**_{石燕续注}　　**伏翼**_{即蝙蝠是也③，}

　　　　　　　　　　　　　　　　　　　　　　　_{自虫鱼部今移}

天鼠屎　　　　　**鹰屎白**　　　　　**雉肉**

---

① 雄：刘甲本作"雌"。

② 雄：刘甲本作"雌"。

③ 即蝙蝠是也：刘甲本无。

禽下

孔雀　　鸱尺脂切头　　鸂鶒新补

斑雏新补　　白鹤新补　　乌鸦新补

练鹊新补　　鸲鹆唐附　　雄鹊

鸬鹚屎头附①　　鹳骨　　白鸽新补

百劳新补　　䴔新补　　啄木鸟新补

慈鸦新补　　鹘嘲新补　　鹈鹕新补

鸳鸯新补

二十六种陈藏器余

鹬②　　鹖③　　阳乌

凤凰台　　䴔䴖　　巧妇鸟

英鸡　　鱼狗　　驼鸟矢

䴔䴖　　蒿雀　　鹖鸡

山菌子　　百舌鸟　　黄褐侯

鸑雉　　鸟目无毒　　䴙䴘膏

布谷脚脑骨　　蚊母鸟　　杜鹃

鸮目　　钩鹆　　姑获

鬼车　　诸鸟有毒

諸雞

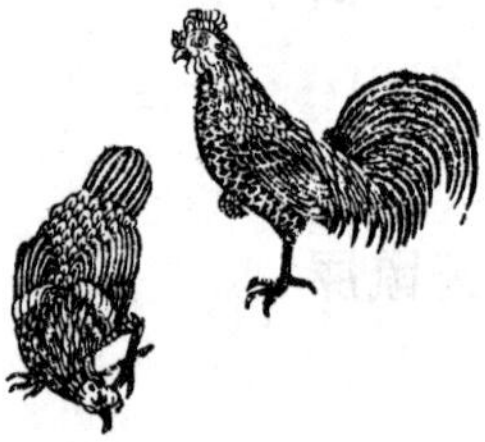

禽上

丹雄鸡　味甘，微温、微寒，无毒。主女人崩中漏下赤白沃，补虚，温中止血，久伤乏疮。通神，杀毒，辟不祥。臣禹锡等谨按，孟诜云：主患白虎，可铺饭于患处，使鸡食之，良。又取热粪封之取热，使伏于患人

① 鸬鹚屎头附：刘甲本置“鹳骨”条下。

② 鹬：其下原衍“猬”，据本书正文药名删。

③ 鹖：其下原衍“蝉”，据本书正文药名删。

床下。其肝入补肾方中；用冠血和天雄四分，桂心二分，太阳粉四分，丸服之，益阳气。日华子云：朱雄鸡冠血，疗白癜风。粪，治白虎风并傅风痛。

头　主杀鬼。东门上者尤良。

白雄鸡肉　味酸，微温。主下气，疗狂邪，安五脏，伤中消渴。臣禹锡等谨按，日华子云：白雄鸡调中，除邪，利小便，去丹毒。

乌雄鸡肉　微温。主补中止痛。

胆　微寒。主疗目不明，肌疮。臣禹锡等谨按，孟诜云：乌雄鸡，主心痛，除心腹恶气。又，虚弱人取一只，治如食法，五味汁和肉一器中，封口，重汤中煮之，使骨肉相去，即食之，甚补益。仍须空腹饱食之。肉须烂，生即反损。亦可五味腌经宿，炙食之，分作两顿。又，刺在肉中不出者，取尾二七枚烧作灰，以男子乳汁和封疮，刺当出。又，目泪出不止者，以三年冠血傅目睛上，日三度。日华子云：温，无毒。止肚痛，除风湿麻痹，补虚羸，安胎，治折伤并痈疽。生署竹木刺不出者。

心　主五邪。

血　主蹉折骨痛及痿痹。臣禹锡等谨按，蹉折通用药云：乌雄鸡血，平。

肪　主耳聋。臣禹锡等谨按，药对云：鸡肪，寒。

肠　主遗溺，小便数不禁。

肝及左翅毛　主起阴。

冠血　主乳难。

肫胵里黄皮　微寒。主泄利，小便利，遗溺，除热止烦。臣禹锡等谨按，日华子云：诸鸡肫胵，平，无毒。止泄精并尿血，崩中，带下，肠风，泻痢。此即是肫内黄皮。

屎白　微寒。主消渴，伤寒，寒热，破石淋及转筋，利小便，止遗溺，灭瘢痕。

黑雌鸡　主风寒湿痹，五缓六急，安胎。

血　无毒。主中恶腹痛及蹉折骨痛，乳难。臣禹锡等谨按，药性论云：黑雌鸡，味甘。安胎通用药云：乌雌鸡，温。中恶通用药云：乌雌鸡血，平。孟诜云：产后血不止，以鸡子三枚，醋半升，好酒二升，煎取一升，分为四服，如人行三二里，微暖进之。又，新产妇可取一只，理如食法，和五味炒熟香，即投二升酒中，封口经宿，取饮之，令人肥白。又，和乌油麻二升，熬令黄香，末之入酒，酒尽极效。日华子云：乌雌鸡，温，无毒。安心定志，除邪辟恶气，治血邪，破心中宿血及治痈疽，排脓补新血，补产后虚羸，益色助气。胆，治疣目、耳瘑疮，日三傅。肠，治遗尿并小便多。粪，治中风失音，痰逆，消渴，破石淋，利小肠，余沥，傅疮痍，灭瘢痕。炒服，治小儿客忤，蛊毒。翼，治小儿夜啼，安席下，勿令母知。窠中草，治头疮白秃，和白头翁草烧灰，猪脂傅。

翮羽　主下血闭。

黄雌鸡　味酸、甘，平。主伤中消渴，小便数不禁，肠澼泄利，补益五脏，续绝伤，疗劳益气。臣禹锡等谨按，日华子云：黄雌鸡，温，无毒。

肋骨，主小儿羸瘦，食不生肌。臣禹锡等谨按，孟诜云：黄雌鸡，主腹中水癖水肿。以一只理如食法，和赤小豆一升同煮，候豆烂，即出食之。其汁，日二夜一，每服四合。补丈夫阳气，治冷气，瘦著床者，渐渐食之，良。又，先患骨热者，不可食之。鸡子动风气，不可多食。又，光粉、诸石为末，和饭与鸡食之，后取鸡食之，甚补益。又，子醋煮熟，空腹食之，治久赤白痢。又，人热毒发，可取三颗鸡子白和蜜一合服之，差。**日华子**云：黄雌鸡，止劳劣，添髓补精，助阳气，暖小肠，止泄精，补水气。

鸡子　主除热火疮，痫痉。可作虎魄神物。臣禹锡等谨按，药对云：鸡子，平。

卵白　微寒。疗目热赤痛，除心下伏热，止烦满咳逆，小儿下泄，妇人产难，胞衣不出，醯渍之一宿，疗黄疸，破大烦热。

卵中白皮　主久咳结气，得麻黄、紫菀和服之，立已。

鸡白蠹　肥脂。生朝鲜平泽。

陶隐居云：鸡，比例甚多。又云：鸡子作虎魄用，欲矾卵黄白混杂煮作之，亦极相似，惟不拾芥尔。又煮白合银口含，须臾色如金。鸡又不可合葫蒜及李子食之。乌鸡肉不可合犬肝、犬肾食之。小儿食鸡肉好生蛔虫。又鸡不可合芥叶蒸食之。朝鲜乃在玄兔、乐浪，不应总是鸡所出。今云"白蠹"，不知是何物，别恐一种尔。**唐本注：**白鸡距及脑，主产难，烧灰酒服之。脑，主小儿惊痫。**今注：**鸡入药用，盖取朝鲜者良。**又按，**陈藏器本草云：鸡，主马咬疮及剥驴伤手，热鸡血及热浸之。黄雌鸡，温补益阳。白鸡，寒，利小便，去丹毒风。屎白，雄鸡三年者，能为鬼神所使。乌雌鸡，杀鬼物。卵白，解热烦。屎，炒服之，主虫咬毒。黄脚鸡，主白虎病，布饭病处，将鸡来食饭，亦可抱鸡来压之。雄鸡胁血涂白癜风、疬疡风。鸡子益气，多食令人有声。一枚以浊水搅煮两沸，合水服之，主产后痢。和蜡作煎饼，与小儿之，止痢。取二枚，破著器中，以白粉和如稀粥，顿服之，主妇人胎动，腰脐下血。又，取一枚打开，取白酽醋如白之半，搅调吞之，主产后血闭不下。又，取卵三枚，醋半升，酒二升，搅和，煮取二升，分四服，主产后血下不止。又，白虎病，取鸡子揩病处，咒愿送粪堆头，不过三度差。白虎是粪神，爱吃鸡子。鸡屎和黑豆炒，浸酒，主贼风，风痹，破血。**臣禹锡等谨按，**蜀本注云：凡鸡子及卵白等，以黄雌产者良；鸡胆、心、肝、肠、肪、肶胵及粪等，以乌雄为良；头以丹雄为良；翮以乌雄为良。**药性论**云：鸡子，使，味甘，微寒，无毒。能治目赤痛。黄，和常山末为丸，竹叶煎汤下，治久疟不差。治漆疮，涂之。醋煮，治产后虚及痢，主小儿发热。煎服，主痢，除烦热。炼之，主呕逆。屎，能破石淋，利小便。**日华子**云：鸡子，镇心，安五脏，止惊，安胎，治怀妊天行热疾狂走，男子阴囊湿痒。及开声喉。卵，醋煮，治久痢。和光粉炒干，止小儿疳痢及妇人阴疮。和豆淋酒服，治贼风麻痹。醋浸令坏，傅疵皯。作酒，止产后血运，并暖水脏，缩小便，止耳鸣。和蜡炒，治疳痢，耳鸣及耳聋。黄，炒取油和粉，傅头疮。壳，研摩障翳。

图经曰　诸鸡，本经云"鸡白蠹肥脂，出朝鲜平泽"，陶隐居云"朝鲜不应总是鸡所出，而云白蠹，不知何物，恐别是一种耳"，《开宝》注便谓"鸡入药用，盖取朝鲜者良"。今处处人家畜养甚多，不闻自朝鲜来也。鸡之类最多。丹雄鸡、白雄鸡、乌雄雌鸡，头、血、冠、肠、肝、胆、肶胵里黄、脂肪、羽翮、肋骨、卵黄白、屎白等并入药，古今方书用之尤多。其肉虽有小毒，而补虚羸最要，故食治中多用之。《素问》"心腹满，旦食则不能暮食，名为鼓胀，治之以鸡矢醴。一剂知，二剂已"。注云："今本草鸡矢利小便，微寒，并不治鼓胀。今方制法，当取用处，汤渍服之耳。"又，张仲景治转筋为病，其人臂脚直脉上下行微弦，转筋入腹，鸡屎白散主之。取鸡屎白为末，量方寸匕，以水六合和，温服，差。鸡子入药最多，而发煎方特奇。刘禹锡《传信方》云：乱发鸡子膏，主孩子热疮。鸡子五枚，去白取黄，乱发如鸡子许大，二味相和，于铁铫子中，炭火熬，初甚干，少顷即发焦，遂有液出，旋取，置一瓷碗中，以液尽为度。取涂热疮上，即以苦参末粉之。顷在武陵生子，蓐内便有热疮发于臀腿间，初涂以诸药及他药无益，日加剧，蔓延半身，状候至重，昼夜啼号，不乳不睡。因阅本草至发髪，本经云"合鸡子黄煎之，消为水，疗小儿惊热，下痢"。注云："俗中妪母为小儿作鸡子煎，用发杂熬，良久得汁，与小儿服，去痰热，主百病。用发，皆取久梳头乱者。"又检鸡子，本经云"疗火疮"，因是用之，果如神，立效。其壳亦主伤寒劳复，见《深师方》。取鸡子空壳碎之，熬令黄黑，捣筛，热汤和一合，服之，温卧，取汗出，愈。

【食疗云　治大人及小儿发热，可取卵三颗，白蜜一合，相和服之，立差。卵并不得和蒜食，令人短气。又，胞衣不出，生吞鸡子清一枚。治目赤痛，除心下伏热，烦满咳逆，动心气，不宜多食。乌雌鸡，温，味酸，无毒。主除风寒湿痹，治反胃，安胎及腹痛，踒折骨疼，乳痈。月蚀疮绕耳根，以乌雌鸡胆汁傅之，日三。以乌油麻一升，熬之令香，末，和酒服之，即饱热能食。鸡具五色者，食之致狂。肉和鱼肉汁食之，成心瘕。六指玄鸡、白头家鸡，及鸡死足爪不伸者，食并害人。鸡子和葱，食之气短。鸡子白共鳖同食损人。鸡子共獭肉同食，成遁尸注，药不能治。鸡、兔同食成泄痢。小儿五岁已下，未断乳者，勿与鸡肉食。

雷公云　鸡子，凡急切要用，勿便敲损，恐得二十一日满，在内成形，空打损后无用。若要用，先于温汤中试之，若动，是成形也，若不动，即敲损，取清者用，黄即去之。

内有自溃者，亦不用也。

圣惠方　主蛆蟮咬人方：以鸡屎傅之。

外台秘要　主天行，呕逆不下食，食即出：以鸡卵一枚，煮三五沸，出，以水浸之，外熟内热则吞之，良。

千金方　鼠瘘：以卵一枚，米下蒸半日，取出黄，熬令黑，先拭疮上汁令干，以药内疮孔中，三度即差。**又方**小儿惊啼：烧鸡屎白，米饮下。**又方**治小儿疟：烧鸡胫中黄皮为末，乳服之，男雄女雌。

肘后方　治心痛：以卵一个打破，头醋二合，和搅令匀，暖过顿服。**又方**肝风虚，转筋入腹：以屎白干末，热酒调下一钱匕服。**又方**自缢死定，安心神，徐缓解之，慎勿割绳断，抱取，心下犹温者：刺鸡冠血滴口中，即活，男雌女雄。**又方**以鸡屎白如枣大，酒半盏，和灌之及鼻中，佳。**又方**救死，或先病，或常居寝卧，奄忽而绝，皆是中恶：割雄鸡冠，取血涂其面，干后复涂，并以灰营死人一周。**又方**卒得嗽：乌鸡一枚，治如食法，以好酒渍之，半日出鸡，服酒。一云：苦酒一斗，煮白鸡，取三升，分三服，食鸡莫与盐食，良。**又方**治卒得浸淫疮转有汁，多起于心，不早治之，续身周匝则杀人：以冠血傅之差。

葛氏方　治卒干呕不息：破卵去白，吞黄数枚，差。**又方**蚰蜒入耳：小鸡一只去毛、足，以油煎令黄，筋穿作孔枕之。**又方**卒腹痛，下赤白痢，数日不绝：以卵一枚，取出黄去白，内胡粉令满壳，烧成屑，以酒服一钱匕。**又方**治小便不通：卵黄一枚服之，不过三。**又方**卒腹痛，安胎：乌鸡肝一具切过，酒五合服令尽。姚云：肝勿令入水中。**又方**中风，寒痉直，口噤，不知人：屎白一升，熬令黄极热，以酒三升和搅去滓服。**又方**被压柞堕坠、舟船车轹、马踏牛触，胸腹破陷，四肢摧折，气闷欲死：以乌鸡一只，合毛杵一千二百杵，好苦酒一升，相和得所。以新布拓病上，取药涂布，以干易。觉寒振欲吐，不可辄去药，须臾，复上。一鸡少，则再作。**又方**马咬人疮，有毒肿疼痛：以冠血著疮中三下。牡马用雌，牝马用雄。**又方**狐屎刺棘人，肿痛欲死：破鸡拓之差。**又方**食诸菜中毒，发狂，闷吐下欲死：屎末烧研，水服方寸匕。

经验方　治小儿疳痢，肚胀方：用鸡子一个，打破眼子如豆大，内巴豆一粒去皮，腻粉一钱，用五十重纸裹，于饭甑上蒸三度，放冷打破，取鸡子肉同巴粉一时研，入少麝，添面糊丸如米粒大。食后、夜卧温汤下二丸至三丸。

经验后方　主妇人产后口干舌缩渴不止：打鸡子一个，水一盏冲之，碟盖少时服。**又方**治齿痛不可忍：取鸡屎白烧末，绵裹安痛处咬，立差。**又方**治诸痈不消已成脓，惧针不得，欲令速决：取白鸡翅下第一毛，两边各一茎，烧灰研，水调服之。**又方**治因疮中风，腰脊反张，牙关口噤，四肢强直：鸡屎白一升，大豆五升，和炒令变色，乘热以酒沃之，微煮令豆味出，量性饮之，覆身出汗，慎勿触风。**又方**治蜈蚣咬人痛不止：烧鸡屎酒和服之，佳。又取鸡屎和醋傅之。

孙真人 家鸡合水鸡食作遁尸。又云：如小儿未断乳，食鸡生蛔虫。**又方**卒中五尸遁尸，其状腹胀，气急冲心，或磥块踊起，或牵腰脊者：以卵一枚，取白吞之，困者摇头令下。又云：鸡，味辛。补肺。主漆疮，鸡子黄傅之。

食医心镜 主脾胃气虚，肠滑下痢，以炙鸡散：黄雌鸡一只，治如食法，以炭炙之，槌了以盐、醋刷之，又炙令极，熬熟干燥，空腹食之。又云，主赤白痢，食不下：肥雌鸡一只，治如常法，细研为臛作面馄饨，空心食之。又云，主消渴，伤中，小便数：黄雌鸡一只，治如常，煮令熟，去鸡停冷，渴即饮之，肉亦可食，若和米及盐、豉作粥，及以五味作羹并得。又云，主小便数，虚冷：鸡肠一具，治如常，炒作臛，暖酒和饮之。又云，主风寒湿痹，五缓六急：乌鸡一只，治如食法，煮令极熟调作羹食之。又云，理狂邪癫痫，不欲眠卧，自贤自智，骄倨妄行不休，安五脏，下气：白雄鸡一只，煮令熟，五味调和作羹粥食之。又云，勿食暴鸡肉，杀人，发疽。

续十全方 主子死腹中不出：雄鸡粪二十一枚，水二升，煎取五合，下米作粥食，即出。

胜金方 主百虫入耳不出：以鸡冠血滴入耳内，即出。

集验方 主鳖瘕及心腹宿瘕，及卒得瘕：以白雌鸡屎，无多少，小便和之，于器中，火上熬令燥，末，服方寸匕，多服不限度。以膏熬饭饲弥佳。**又方**治遗屎：取雄鸡肠烧末，三指撮，朝服暮愈。**又方**治尿床：鸡肶胵一具，并肠服之。男雌女雄。**又方**治汤火烧疮：熟鸡子一十个，取黄炒取油，入十文腻粉搅匀，用鸡翎扫疮上，永除瘢痕。

古今录验 主肿大如斗：取鸡翅毛，其毛一孔生两毛者佳。左肿取左翅，右取右翅，双肿取两边翅，并烧灰研。饮服。**又方**治蛔虫攻心脐如刺，口吐清水：鸡子一枚，开头去黄，以好漆内壳中合和，仰头吞之，虫出。**又方**治茎中淋石：取屎白日中半干，熬令香，末，以路浆、饭饮服方寸匕。

兵部手集 主蛇、蝎、蜘蛛毒：卵，轻敲一小孔，合咬处，立差。

广济方 主咽喉塞，鼻中疮出及干呕头痛，食不下：生鸡子一颗，开头取白去黄，著米酢拌，煻火顿沸起，擎下沸定，更顿三度成。就热饮酢尽，不过一二差。

钱相公箧中方 主蜈蚣、蜘蛛毒：以鸡冠血傅之。

子母秘录 主妊娠得时疾，令胎不伤：以鸡子七枚内井中令极冷，破吞之。**又方**治小儿心腹胸胁烦满欲死：烧鸡子壳，末，酒服方寸匕。**又方**治小儿下血：雌鸡翅下血，服之。**又方**小儿头身诸疮：烧卵壳研，和猪脂傅之。**又方**儿头上疮，及白秃发不生，汁出者：鸡子七个去白皮，于铜器中熬，和油傅之。**又方**小儿鹅口不乳：烧鸡胜黄皮，末，乳和服。**又方**妊娠下血不止，名曰漏胎：鸡肝细剉，以酒一升，和服。

产宝 产后小便不禁：以屎烧作灰，空心酒服方寸匕。**又方**治妒乳及痈肿：鸡屎末，服方寸匕，须臾三服，愈。《梅师》亦治乳头破裂，方同。

杨氏产乳 妊娠不得食鸡子；干鲤鱼合食，则令儿患疮；妊娠不得鸡肉与糯米合食，令儿多寸白。

谭氏方 小儿卒惊，似有痛处，而不知疾状：取雄鸡冠血，临儿口上滴少许，差。**又方**小儿急丹胤不止：以鸡子白和赤小豆末傅之。

治痢 生鸡子一个，连纸一幅，乌梅十个有肉者。取鸡子白摊遍连纸，日干，拓作四重，包撮乌梅，安熨斗中，用白炭火烧烟欲尽，取出以盏碗盖覆候冷，研令极细，入水银粉少许，和匀。如大人患分为二服，小儿分三服，不拘赤白痢，空心井花水调服，如觉脏腑微有疏利，更不须再服。

衍义曰 丹雄鸡，今言赤鸡者是也，盖以毛色言之。巽为鸡、为风，鸡鸣于五更者，日将至巽位，感动其气而鸣也。体有风人故不可食。经所著其用甚备，产后血晕身痉直，带眼、口角与目外眵向上牵，急不知人：取子一枚，去壳，分清，以荆芥末二钱调服，遂安。仍依次调治。若无他疾，则不须。治甚敏捷，乌鸡子尤善。经、注皆不言鸡发风，今体有风人食之无不发作，为鸡为巽，信可验矣。食鸡者当审慎。

【点评】家鸡皆由雉科动物原鸡 *Gallus gallus* 驯化而来，大小、形态、毛色各异。所谓"丹雄鸡"，《本草衍义》说："今言赤鸡者是也，盖以毛色言之"，即家鸡之毛色红赤者。至于本草取丹雄鸡立条，《艺文类聚》卷91引《春秋说题辞》云："鸡为积阳，南方之象，火阳精，物炎上。故阳出鸡鸣，以类感也。"其正与《本草经》丹雄鸡"通神、杀毒、辟不祥"的功效相呼应。

所谓"膍胵里黄皮"，是鸡沙囊内壁的干燥品，又称"鸡肶皮"，今则称为"鸡内金"。《本草纲目》说："膍胵里黄皮，一名鸡内金。膍胵音脾鸱，鸡肶也。近人讳之，呼肶内黄皮为鸡内金。男用雌，女用雄。"《滇南本草》谓其有"宽中健脾，消食磨胃"之功。又有"鸡屎白"，指鸡粪之白色部分，禽类粪便多用其"屎白"，后文提到还有雁屎白、雀屎白、鹰屎白等。禽鸟排泄和排遗共享一个泄殖腔口，排泄物中白色部分主要是尿液中尿酸的结晶。

《嘉祐本草》引孟诜："用冠血和天雄四分，桂心二分，太阳粉四分，丸服之，益阳气。"据《云笈七签》卷71有炼太阳粉法云："石亭脂十斤、盐花五升、伏龙肝二斤、左味三斗。右石亭脂破如豆大，用盐花和左味煮之七日七夜，其脂以布袋盛之，悬勿令着铁，煮毒性尽出，研，和前伏龙肝令均入内釜中。先布盐花，安亭脂尽，上还将白盐为盖了，固济之，三日三夜文武火，依前法锻讫，寒之半日开。"

白鹅膏 主耳卒聋。以灌之。**臣禹锡等谨按，耳聋通用药**云：白鹅膏，微寒。

毛 主射工水毒。

肉 平。利五脏。

陶隐居云：东川多溪毒，养鹅以辟之，毛羽亦佳。中射工毒者饮血，又以涂身，鹅未必食射工，盖以威相制尔。乃言鹅不食生虫，今鹅子亦啖蚯蚓辈。**唐本注**云：鹅毛，主小儿惊痫极者，又烧灰主噎。**今按**，陈藏器本草云：鹅，主消渴。取煮鹅汁饮之。**臣禹锡等谨按，陈藏器**云：苍鹅食虫，白鹅不食虫。主射工，当以苍者良；主渴，以白者胜。**孟诜**云：脂，可合面脂。肉性冷，不可多食，令人易霍乱，与服丹石人相宜，亦发痼疾。**日华子**云：苍鹅，冷，有毒。发疮脓。粪可傅蛇虫咬毒。舍中养能辟虫、蛇。白鹅，凉，无毒。解五脏热，止渴。脂，润皮肤。尾罂治聤耳及聋，内之；亦疗手足皴。子，补中益气，不可多食。尾烧灰，酒服下，治噎。

【食疗 卵，温。补五脏，亦补中益气，多发痼疾。

肘后方 误吞环若指弧：烧鹅羽数枝，末，饮服之。

子母秘录 小儿鹅口不乳者：白鹅矢汁灌口中。

【点评】鹅是由鸿雁驯养而来的家禽，《尔雅·释鸟》"舒雁，鹅"，邢昺疏引李巡曰："野曰雁，家曰鹅"。《本草纲目》"集解"项李时珍说："江淮以南多畜之。有苍、白二色，及大而垂胡者。并绿眼黄喙红掌，善斗，其夜鸣应更。"鹅以白色为常见，亦有灰色者，称为灰鹅，但通常以白色者为贵重。如《名医别录》用白鹅膏，王羲之爱鹅的传说也脍炙人口，李白诗"山阴道士如相见，应写黄庭换白鹅"。

鹜音牧肪　味甘，无毒。主风虚寒热。臣禹锡等谨按，陈士良云：鹜肪，大寒。

衍义曰　鹜肪，陶隐居云"鹜即是鸭"，然有家鸭，有野鸭。陈藏器本草曰："《尸子》云，野鸭为凫，家鸭为鹜。"蜀本注云："《尔雅》云'野凫，鹜'，注云鸭也。"如此，则凫、鹜皆是鸭也。又云"本经用鹜肺，即家鸭也"。如此所说各不同，其义不定。又按唐王勃《滕王阁记》云"落霞与孤鹜齐飞"，则明知鹜为野鸭也。勃，唐之名儒，必有所据，故知鹜为野鸭明矣。

白鸭屎　名通。主杀石药毒，解结缚，散蓄热。

肉　补虚，除热，和脏腑，利水道。

陶隐居云：鹜即是鸭，鸭有家、有野。又，本经云"雁肪一名鹜肪"，其疗小异，此说则专是家鸭尔。黄雌鸭为补最胜。鸭卵不可合鳖肉食之。凡鸟自死，口不闭者，皆不可食，食之杀人。唐本注云：《别录》云：鸭肪主水肿；血主解诸毒；肉主小儿惊痫；头主水肿，通利小便。古方疗水用鸭头丸。今按，陈藏器本草云：《尸子》云"野鸭为凫，家鸭为鹜，不能飞翔，如庶人守耕稼而已"。臣禹锡等谨按，蜀本注云：《尔雅》云：野凫，鹜。注云：鸭也。本经用鹜肪，即家鸭也。野鸭与家鸭有相似者，有全别者，甚小，小者名刀鸭，味最重，食之补虚。孟诜云：野鸭，主补中益气，消食。九月已后即中食，全胜家者，虽寒不动气，消十二种虫，平胃气，调中轻身。又身上诸小热疮，多年不可者，但多食之，即差。又云：白鸭肉，补虚，消毒热，利水道，及小儿热惊痫，头生疮肿。又，和葱、豉作汁饮之，去卒烦热。又，粪主热毒，毒痢。又，取和鸡子白，封热肿毒上消。又，黑鸭，滑中发冷痢，下脚气，不可食之。子微寒，少食之，亦发气，令背膊闷。日华子云：野鸭，凉，无毒。补虚助力，和胃气，消食，治热毒风及恶疮疖，杀腹脏一切虫。九月后，立春前采。大补益病人，不可与木耳、胡桃、豉同食。家鸭，冷，微毒。补虚，消热毒，利小肠，止惊痫，解丹毒，止痢，绿头者佳。头治水肿，煮服。粪治热毒疮并肿毒，以鸡子调傅内消。卵治心腹胸膈热，多食发冷疾。

【食疗　项中热血，解野葛毒，饮之差。卵，小儿食之，脚软不行，爱倒。盐淹食之，即宜人。屎，可拓蚯蚓咬疮。

外台秘要　解金、银、铜、铁毒，取鸭屎汁解之。

百一方　卒大腹水病：取青雄鸭，以水五升，煮取一升，饮尽厚盖之取汗，佳。

又方　石药过剂者：白鸭屎末，和水调服之，差。

食医心镜　治十种水病不差，垂死：青头鸭一只，治如食法，细切和米并五味，煮令极熟作粥，空腹食之。又云，主水气胀满浮肿，小便涩少：白鸭一只，去毛、肠，汤洗，馈饭半升，以饭、姜、椒酿鸭腹中，缝定如法蒸，候熟食之。

孙真人　蛐蟮咬：以屎傅疮。又云：鸭肉合鳖食之害人。

【点评】《说文》鹜与凫转注，"鹜，舒凫也"，又"凫，舒凫，鹜也"。两者都是鸭，但孰为家鸭孰为野鸭，颇有不同意见。按陶弘景的意思，白鸭屎条"专是家鸭"，则鹜肪条便是野鸭，故《本草衍义》引王勃落霞孤鹜名句，结论说"故知鹜为野鸭明矣"；《本草拾遗》引《尸子》说法相反，认为"野鸭为凫，家鸭为鹜"。《本草纲目》同意后说，鹜条注别名"鸭"，凫条注别名"野鸭"。"集解"项李时珍说："案《格物论》云：鸭，雄者绿头文翅，雌者黄斑色。但有纯黑、纯白者，又有白而乌骨者，药食更佳。鸭皆雄喑雌鸣。重阳后乃肥腯味美。清明后生卵，则内陷不满。伏卵闻砻磨之声，则鷇而不成。无雌抱伏，则以牛屎妪而出之。此皆物理之不可晓者也。"此即家鸭，乃是由鸭科绿头野鸭 *Anas platyrhynchos* 和斑嘴鸭 *Anas poecilorhyncha* 驯养而来。

鹧鸪　味甘，温，无毒。主岭南野葛、菌毒、生金毒，及温瘴久，欲死不可差者，合毛熬酒渍之。生捣取汁服，最良。生江南。形似母鸡，鸣云"钩辀格磔"者是。

唐本注云：有鸟相似，不为此鸣者，则非也。**臣禹锡等谨按，孟诜**云：鹧鸪，能补五脏，益心力，聪明。此鸟出南方。不可与竹笋同食，令人小腹胀。自死者不可食。一言此鸟天地之神，每月取一只飨至尊，所以自死者不可食也。**日华子**云：微毒。疗蛊气瘴疾欲死者，酒服之。

图经曰　鹧鸪，出江南，今江西、闽、广、蜀、夔州郡皆有之。形似母鸡，臆前有白圆点，背间有紫赤毛，彼人亦呼为越雉，又谓之随阳之鸟。《南越志》云：鹧鸪虽东西徊翔①，然开翅之始，必先南鸁。崔豹《古令注》云"其名自呼"，此不然也。其鸣，若云"钩辀格磔"者是矣。亦有一种鸟酷相类，但不作此鸣，不可食之。彼土人食鹧鸪，云主野葛、生金、蛇、菌等毒，不可与竹笋同食。自死者亦禁食之。其脂膏手可以已瘴瘃，令不龟裂。

衍义曰 鹧鸪，郑谷所谓"相呼相应湘天阔"者，南方专充庖。然治瘴及菌毒，甚效。余悉如经。

【点评】鹧鸪是常见物种，《本草纲目》"集解"项李时珍说："鹧鸪性畏霜露，早晚稀出，夜栖以木叶蔽身。多对啼，今俗谓其鸣曰行不得哥也。"此即雉科动物鹧鸪 *Francolinus pintadeanus*。鹧鸪春天繁殖期叫声响亮，一鸟高鸣，其他鸟从不同方向遥相呼应，鸣声略似"xi－xi－xi－ga－ga"，在鸣叫"xi－xi－xi"时头向地低垂，鸣叫"ga－ga"时，才引颈吭鸣。文献所说"钩辀格磔"，或"行不得哥"，皆是对其鸣叫声的拟音。

雁肪 味甘，平，无毒。主风挛拘急偏枯，气不通利。久服长毛发须眉，益气不饥，轻身耐老。一名鹜肪。生江南池泽。取无时。

陶隐居云：《诗》云"大曰鸿，小曰雁"，今雁类亦有大小，皆同一形。又别有野鹅，大于雁，犹似家苍鹅，谓之鴽（音加）鹅。雁肪自不多，食其肉应亦好。鹜作木音，云是野鸭，今此一名鹜肪。则雁、鹜皆相类尔。此前又有鸭事注在前。夫雁乃住江湖，夏应产伏，皆往北，恐雁门北人不食此鸟故也。中原亦重之尔。虽采无时，以冬月为好。唐本注云：雁喉下白毛，疗小儿痫有效。夫雁为阳鸟，冬则南翔，夏则北徂，时当春夏，则孳（音兹）育于北，岂谓北人不食之乎？然雁与燕相反，燕来则雁往，燕往则雁来，故《礼》云"秋候雁来，春玄鸟至"。臣禹锡等谨按，吴氏云：雁肪，神农、岐伯、雷公：甘，无毒。杀诸石药毒。孟诜云：雁膏可合生发膏，仍治耳聋。骨灰和泔洗头长发。日华子云：凉，无毒。治风、麻痹。久服助气，壮筋骨。脂和豆黄作丸，补劳瘦，肥白人。其毛自落者，小儿带之疗惊痫。

【梅师方】 治灸疮肿痛：取雁屎白、人精相和研，傅疮。

孙真人 六月、七月勿食雁，伤神。

---

① 翔：底本作"翅"，据刘甲本改。《太平御览》引《南越志》亦作"翔"。

食医心镜 主风挛拘急偏枯，血气不通利：雁肪四两炼滤过，每日空心暖酒一杯，肪一匙头，饮之。

衍义曰 雁肪，人多不食者，谓其知阴阳之升降，分长少之行序。世或谓之天厌，亦道家之一说尔，食之则治诸风。唐本注曰"雁为阳鸟"，其义未尽。兹盖得中和之气，热则即北，寒则即南，以就和气。所以为礼币者，一以取其信，二取其和。

【点评】雁为水禽，经常鸿雁并称，《尔雅翼》卷十七云："鸿雁乃一物尔，初无其别，至诗注乃云：大曰鸿，小曰雁。"鸿为鸿鹄，一般认为是天鹅，雁即大雁。

《本草纲目》"集解"项李时珍说："雁状似鹅，亦有苍、白二色。今人以白而小者为雁，大者为鸿，苍者为野鹅，亦曰䴚鹅，《尔雅》谓之䴔鹅也。雁有四德：寒则自北而南，止于衡阳，热则自南而北，归于雁门，其信也；飞则有序，而前鸣后和，其礼也；失偶不再配，其节也；夜则群宿而一奴巡警，昼则衔芦以避缯缴，其智也。而捕者叆之为媒，以诱其类，是则一愚矣。南来时瘠瘦不可食，北向时乃肥，故宜取之。又汉、唐书，并载有五色雁云。"李时珍特以色白者为雁，所指当是鸭科雪雁 *Anser caerulescens*，而苍色之野鹅则是同科鸿雁 *Anser cygnoides*，中国家鹅即由鸿雁驯化而来。

《新修本草》说："雁与燕相反，燕来则雁往，燕往则雁来，故《礼》云'秋候雁来，春玄鸟至'。"这是描述大雁类与燕类迁徙的季节性相反。燕子在我国大部分地区是夏候鸟，越冬地在我国南方及其以南的热带地区；大雁在我国属于冬候鸟，春天繁殖地在西伯利亚地区，秋冬季则由北往南飞。故《新修本草》言大雁"冬则南翔，夏则北徂，时当春夏，则孳育于北"。许浑诗"陇雁北飞双燕回"，亦是此意。

禽中

雀卵 味酸，温，无毒。主下气，男子阴痿不起，强之令热，多精有子。

脑　主耳聋。**臣禹锡等谨按，耳聋通用药**云：雀脑，平。

头血　主雀盲。

雄雀屎　**臣禹锡等谨按，齿痛通用药**云：雄雀屎，温。疗目痛，决痈疖，女子带下，溺不利，除疝瘕。五月取之良。

陶隐居云：雀性利阴阳，故卵亦然。术云：雀卵和天雄丸服之，令茎大不衰。人患黄昏间目无所见，为之雀盲，其头血疗之。雄雀屎两头尖者是也，亦疗龋齿。雀肉不可合李子食之，亦忌合酱食之，妊身人尤禁之。**唐本注**云：《别录》云：雀屎，和男首子乳如薄泥，点目中，弩肉、赤脉贯瞳子上者即消，神效。以蜜和为丸饮服，主癥癖久痼冷病。或和少干姜服之，大肥悦人。**今按**，陈藏器本草云：雀肉起阳道，食之令人有子，冬月者良。腊月收雀屎，俗呼为青丹，主疹癖诸块，伏梁。和干姜、桂心、艾等为丸，入腹能烂疹癖。患痈苦不溃，以一枚傅之，立决。又急黄欲死，以两枚细研，水温服之。**臣禹锡等谨按，孟诜**云：其肉十月已后、正月已前食之，续五脏不足气，助阴道，益精髓，不可停息。粪和天雄、干姜为丸，令阴强。脑，涂冻疮。**日华子**云：雀，暖，无毒。壮阳，益气，暖腰膝，缩小便，治血崩，带下。粪，头尖及成梃者雄，右掩左者亦是。

图经曰　雀，旧不著所出州土，今处处有之。其肉大温，食之益阳，冬月者良。卵及脑、头血，皆入药。雄雀屎，腊月收之，俗呼为青丹，头尖者为雄屎。《素问》云："胸胁支满者，妨于食，病至则先闻臊臭，出清液，先唾血，四肢清，目眩，时时前后血。病名血枯，得之年少时，有所大脱血。若醉入房，中气竭肝伤，故月事衰少不来。治之以乌鲗骨、蘆茹，二物并合之，丸以雀卵，大如小豆，以五丸为后饭，饮鲍鱼汁，以利肠中及伤肝也。"饭后药先，谓之后饭。按，古本草乌鲗鱼骨、蘆茹等，并不治血枯，然经法用之，是攻其所生所起耳。今人亦取雀肉，以蛇床子熬膏，和合众药丸服，补下有效，谓之驿马丸。此法起于唐世，云明皇服之。又下有燕屎条，陶隐居云"有胡、越二种"，入药用胡燕也。胡洽治疰，青羊脂丸中用之。其窠亦入药，崔元亮《海上方》治湿瘑，取胡燕窠最宽大者，惟用其抱子处，余处不用，捣为末，以浆水煎甘草，入少许盐成汤，用洗疮。洗讫拭干，便以窠末贴上，三两遍便愈。若患恶刺，以醋和窠末如泥裹之，三两日易，便差。

【食疗　卵白，和天雄末、菟丝子末为丸，空心酒下五丸。主男子阴痿不起，女子带下，便溺不利。除疝瘕，决痈肿，续五脏气。

雷公云　雀苏，凡使，勿用雀儿粪。其雀儿口黄，未经淫者粪是苏。若底坐尖在上即曰雌，两头圆者是雄。阴人使雄，阳人使雌。凡采之，先去两畔有附子生者勿用，然后于钵中研如粉，煎甘草汤浸一宿，倾上清甘草水尽，焙干任用。

外台秘要 疗齿䘌痛有虫：取雄雀粪，以绵裹塞齿孔内，日一二易之。**又方**治咽喉闭塞、口噤：用雄雀粪细研，每服温水调灌半钱匕。

肘后方 疗目热生肤赤白膜：取雀屎细直者，以人乳和傅上，自消烂尽。

梅师方 治诸痈不消，已成脓，惧针不得破，令速决：取雀屎涂头上，即易之。雄雀屎佳，坚者为雄。

简要济众 妇人吹奶独胜散：白丁香半两，捣罗为散，每服一钱匕，温酒调下，无时服。

广利方 妊娠食雀肉，饮酒，令子心淫乱。又云：妊娠食雀肉及豆酱，令子面多䵟。

子母秘录 治小儿中风口噤，乳不下：雀屎白，水丸如麻子大，服二丸，即愈。**又方**治小儿冻疮：用雀儿脑髓涂之，立差。

衍义曰 雀卵，孟诜云"肉，十月已后正月已前食之"，此盖取其阴阳静定，未决泄之义。卵亦取第一番者。

【点评】《说文》"雀，依人小鸟也"，段玉裁注："今俗云麻雀者是也，其色褐，其鸣节节足足。"《本草纲目》"释名"云："雀，短尾小鸟也。故字从小，从隹。隹音锥，短尾也。栖宿檐瓦之间，驯近阶除之际，如宾客然，故曰瓦雀、宾雀，又谓之嘉宾也。俗呼老而斑者为麻雀，小而黄口者为黄雀。"《本草经集注》谓"雀性利阴阳，故卵亦然"，后世遂有雀性淫、壮阳等说法，如《本草便读》云："雀卵老而斑者为麻雀，小而黄者为黄雀。其性最淫，其卵系精血凝聚而成。"《备急千金要方》卷二十治阴痿方，用雄鸡肝、菟丝子，以雀卵和丸。此即文雀科麻雀属的几种禽鸟，分布最广泛者为树麻雀 *Passer montanus*。

燕屎 味辛，平，有毒。**主蛊毒鬼疰，逐不祥邪气，破五癃，利小便。**生高山平谷。

陶隐居云：燕有两种，有胡、有越。紫胸轻小者是越燕，不入药用；胸斑黑，声大者是胡燕。俗呼胡燕为夏候，其作窠喜长，人言有容一匹绢者，令家富。窠亦入药用，与屎同，多以作汤洗浴，疗小儿惊邪也。窠户有北向及尾倔求勿切色白者，皆是数百岁燕，食之延年。

凡燕肉不可食，令人入水为蛟所吞。亦不宜杀之。**唐本注云**：《别录》云：胡燕卵，主水浮肿。肉，出痔虫。越燕屎亦疗痔，杀虫，去目翳也。**今按**，陈藏器草云：燕屎，有毒。主疟，取方寸匕，令患者发日平旦，和酒一升，搅调。病人两手捧碗当鼻下承取气，慎勿入口，毒人。又，主蛊毒。取屎三合，熬令香，独头蒜十枚，去皮，和捣为丸，服三丸，如梧桐子，蛊当随痢下而出。**臣禹锡等谨按**，孟诜：石燕，在乳穴石洞中者，冬月采之，堪食；余者不中，只可治病。食如常法，取二十枚，投酒一斗中渍之，三日后取饮。每服一二盏，随性多少，甚益气力。**日华子云**：石燕，暖，无毒。壮阳，暖腰膝，添精补髓，益气，润皮肤，缩小便，御风寒，岚瘴，温疫气。

图经　文具雀卵条下。

【外台秘要　治蟨蝮尿疮，绕身匝即死：以燕巢中土、猪脂、苦酒和傅之。

肘后方　治卒大腹水病：取胡燕卵中黄，顿吞十枚。

葛氏方　卒得浸淫疮，有汁，多发于心，不早疗，周匝身则杀人：胡燕窠中土，水和傅之。**又方**若石淋者，取燕屎末，以冷水服五钱匕，旦服，至食时当尿石水。

贾相公牛经　牛有非时吃著杂虫，腹胀满：取燕子粪一合，以水浆二升相和，灌之，效。

【点评】《说文》云："燕，玄鸟也。籋口，布翄，枝尾。象形。"《本草经集注》谓："燕有两种，有胡、有越。紫胸轻小者是越燕，不入药用；胸斑黑，声大者是胡燕。俗呼胡燕为夏候，其作窠喜长，人言有容一疋绢者，令家富。"燕为燕科动物，以家燕 *Hirundo rustica* 为常见，即陶弘景所说的胡燕；所谓越燕，当是同属之金腰燕 *Hirundo daurica*。

燕又称"乙鸟"。《说文》："乙，玄鸟也。齐鲁谓之乙，取鸣自呼，象形。鳦，乙或从鸟。"梅尧臣诗："坛场祠乙鸟，桑柘响阴槖。"燕与人类生活接触较为密切，故附会传说亦多。《本草纲目》"集解"项说："燕大如雀而身长，籋口丰颔，布翅歧尾，背飞向宿。营巢避戊己日，春社来，秋社去。其来也，衔泥巢于屋宇之下；其去也，伏气蛰于窟穴之中。"

伏翼　味咸，平，无毒。**主目瞑**音冥**痒痛，疗淋，利水道，明目，**

夜视有精光。久服令人喜乐，媚好无忧。一名蝙蝠。
生太山川谷及人家屋间。立夏后采，阴干。苋实、云实
为之使。

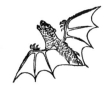

  陶隐居云：伏翼目及胆，术家用为洞视法，自非白色倒悬者，亦
不可服之也。**唐本注**云：伏翼，以其昼伏有翼尔。《李氏本草》云"即
天鼠也"。又云："西平山中别有天鼠，十一月、十二月取。主女人生子
余疾，带下病，无子。"《方言》一名仙鼠，在山孔中食诸乳石精汁，皆
千岁。头上有冠，淳白，大如鸠、鹊。食之令人肥健，长年。其大如鹑，未白者皆已百岁，
而并倒悬，其石孔中屎皆白，如大鼠屎，下条天鼠屎，当用此也。其屎灰，酒服方寸匕，主
子死腹中。其脑，主女子面疱，服之令人不忘也。**今按**，陈藏器本草云：伏翼，主蚊子。五
月五日取倒悬者晒干，和桂、薰陆香为末，烧之，蚊子去。取其血滴目，令人不睡，夜中见
物。自虫鱼部今移。 **臣禹锡等谨按**，**药性**论云：伏翼，微热，有毒。服用治五淋。**日华子**
云：蝙蝠，久服解愁。粪名夜明砂，炒服治瘰疬。

  图经曰 伏翼，蝙蝠也。出泰山川谷及人家屋间。立夏后采，阴干用。天鼠屎，即
伏翼屎也。出合浦山谷。十月、十二月取。苏恭引《方言》："伏翼一名仙鼠，故知一物。"
又云"仙鼠在山孔中，食诸乳石精汁，皆千岁，头上有冠，淳白，大如鸠、鹊。其大如鹑，
未白者，皆已百岁，而并倒悬其石乳中"。此仙经所谓肉芝者也。其屎皆白，如大鼠屎，入
药当用此。然今蝙蝠多生古屋中，白而大者，盖稀有。屎亦有白色者，料其出乳石处山中生
者，当应如此耳。《续传信方》疗马扑损痛不可忍者，仙鼠屎三两枚，细研，以热酒一升投
之，取其清酒服之，立可止痛，更三两服便差。

  【雷公曰 凡使，要重一斤者方采之。每修事，行拭去肉上毛，去爪、肠，即留翅
并肉、脚及嘴。然后用酒浸一宿，漉出，取黄精自然汁涂之，炙令干方用。每修事，重一斤
一个，用黄精自然汁五两为度。

  圣惠方 治小儿生十余月后，母又有妊，令儿精神不爽，身体萎瘁，名为魃病：用
伏翼烧为灰，细研，以粥饮调下半钱，日四五服，效。若炙令香，熟嚼之哺儿，亦效。

  百一方 治久咳嗽上气十年、二十年诸药治不差方：蝙蝠除翅、足，烧令焦，末，
饮服之。

  鬼遗方 治金疮出血，内漏：蝙蝠二枚，烧烟尽，末，以水调服方寸匕，令一日服
尽，当下如水，血消也。

  抱朴子 千岁蝙蝠色白如雪，集则倒悬，盖脑重也。得而阴干末服，令人寿千岁也。

  衍义曰 伏翼屎合疮药。白日亦能飞，但畏鸷鸟不敢出。此物善服气，故能寿。冬
月不食，亦可验矣。

【点评】伏翼为多种翼手目动物的通称，一般以蝙蝠科伏翼 *Pipistrellus abramus*、东方蝙蝠 *Vespertilio superans* 较为常见。如《新修本草》所说，伏翼之得名，"以其昼伏有翼尔"。因其有飞膜，能滑翔，自《尔雅》以来即归为鸟类，本草因之，亦列在禽鸟部类中。《本草纲目》"集解"项李时珍说："伏翼形似鼠，灰黑色，有薄肉翅，连合四足及尾如一。夏出冬蛰，日伏夜飞，食蚊蚋。自能生育，或云鸜虫化蝠，鼠亦化蝠，蝠又化魁蛤，恐不尽然。"

本条"生太山川谷"底本及刘甲本皆刻作白字，因为二本的上级版本各异，可以推测唐慎微最初依据的《嘉祐本草》"生太山川谷"即是白字。笔者著有《〈神农本草经〉研究》，认为产地资料原属于《本草经》，至《新修本草》始改为《名医别录》文，此处当属漏改，被《开宝本草》等依次继承下来。又可注意"主目瞑痒痛"一句，"痒痛"为黑字，刘甲本同，这就是《名医别录》"附经为说"的标准体例，即借用《本草经》原有语言框架加以补充，所添的文字依附于框架，并不能独立。所以尚志钧先生所辑《名医别录》伏翼条作："主痒痛，治淋，利水道"，显非附经为说者添补"痒痛"一词的本意。

天鼠屎 味辛，寒，无毒。**主面痈肿，皮肤洗洗时痛，腹中血气，破寒热积聚，除惊悸，去面黑皯。一名鼠法、一名石肝。**生合浦山谷。十月、十二月取。恶白敛、白薇。

陶隐居云：方家不复用，俗不识也。唐本注云：《李氏本草》云"即伏翼屎也"。伏翼条中不用屎，是此明矣。《方言》名仙鼠，伏翼条已论也。今注：一名夜明沙。

【简要济众 治五疟方：夜明沙捣为散，每服一大钱，用冷茶调下，立差。

家传验方 一岁至两岁小儿无辜：夜明沙熬，捣为散，任意拌饭并吃食与吃。三岁号干无辜。

【点评】天鼠屎即是蝙蝠粪，一名夜明沙。

《本草经》说伏翼"主目瞑，明目，夜视有精光"，当是基于交感巫术之联想，最初使用的是伏翼之全体，即《吴普本草》所言"立夏后阴干，治目冥，令人夜视有光"。《本草经》蝙蝠粪另立一条，称天鼠屎，用于"面痈肿，皮肤洗洗时痛，腹中血气"等，并不治眼疾。《本草纲目》说夜明沙"乃蚊蚋眼也"，谓其治目盲障翳。"发明"项李时珍说："夜明砂及蝙蝠，皆厥阴肝经血分药也，能活血消积。故所治目翳盲障，疟魅疳惊，淋带，瘰疬痈肿，皆厥阴之病也。按《类说》云：定海徐道亨患赤眼，食蟹遂成内障。五年忽梦一僧，以药水洗之，令服羊肝丸。求其方。僧曰：用洗净夜明砂、当归、蝉蜕、木贼去节各一两，为末。黑羊肝四两，水煮烂和丸梧子大。食后熟水下五十丸。如法服之，遂复明也。"

鹰屎白　主伤挞，灭瘢。

陶隐居云：止单用白，亦不能灭瘢，复应合诸药，僵蚕、衣鱼之属，以为膏也。**唐本注**云：鹰屎灰，酒服方寸匕，主恶酒。勿使饮人知。**今按**，陈藏器本草云：鹰肉，食之主邪魅、野狐魅。嘴及爪主五痔、狐魅，烧为末服之。**臣禹锡等谨按，灭瘢通用药**云：鹰屎白，平。**药性论**云：鹰屎，臣，微寒，有小毒。主中恶。又，头烧灰，和米饮服之，治五痔。又，眼睛和乳汁研之，夜三注眼中，三日见碧霄中物。忌烟熏。

【外台秘要　主食哽：雁、鹰屎烧末，服方寸匕。虎、狼、雕屎亦得。

衍义曰　鹰屎白兼他药用之，作溃虚积药，治小儿奶癖。黄鹰粪白一钱，蜜佗僧一两，舶上硫黄一分，丁香二十一个，上为末。每服一字，三岁已上半钱，用乳汁或白面汤调下，并不转泻。一复时取下青黑物后，服补药，醋石榴皮半两，炙黑色，伊祁一分，木香一分，麝香半钱，同为末。每服一字，温薄酒调下，并吃二服。凡小儿胁下硬如有物，乃是癖气，俗谓之奶脾，只服温脾化积气丸子药，不可取转，无不愈也。取之多失。

【点评】鹰屎白灭瘢，《刘涓子鬼遗方》云："鹰屎白一两，研，白蜜和涂瘢上，日三。"《证类本草》卷15"人精"条引《备急千金要方》去面上靥方云："人精和鹰屎白，傅之三日愈，白蜜亦得。"

雉肉　味酸，微寒，无毒。主补中益气力，止泄痢，除蚁瘘。

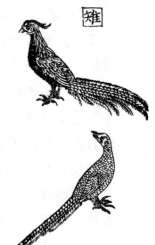

陶隐居云：雉虽非辰属，而正是离禽，丙午日不可食者，明王于火也。**唐本注云**：雉，温。主诸瘘疮。**臣禹锡等谨按，孟诜云**：山鸡，主五脏气，喘不得息者。食之发五痔；和荞麦面食之生肥虫；卵不与葱同食，生寸白虫。又，野鸡，久食令人瘦。又，九月至十二月食之，稍有补，他月即发五痔及诸疮疥。不与胡桃同食，菌子、木耳同食发五痔，立下血。**日华子云**：雉鸡，平，微毒。有痼疾人不宜食。秋冬益，春夏毒。

图经曰　雉，本经不载所出州土，今南北皆有之。多取以充庖厨。《周礼·庖人》"共六禽"，雉是其一，亦食品之贵，然有小毒，不宜常食。九月以后至十一月以前食之，即有补，它月则发五痔及诸疮疥。又不可与胡桃、菌蕈、木耳之类同食，亦发痔疾，立下血，须禁之。《尔雅》所载雉名尤众，今人鲜能尽识。江淮、伊洛间有一种，尾长而小者，为山鸡，人多畜之樊中，则所谓翟山雉者也。江南又有一种白而背有细黑文，名白鹇，亦堪畜养，彼人食其肉，亦雉之类也。其余不复用之。

【食疗云】　不与胡桃同食，即令人发头风，如在船车内，兼发心痛。亦不与豉同食。自死足爪不伸，食之杀人。

食医心镜　主消渴，饮水无度，小便多，口干渴：雉一只，细切，和盐、豉作羹食。又云，主脾胃气虚下痢，日夜不止，肠滑不下食：野鸡一只，如食法，细研，著橘皮、椒、葱、盐、酱，调和作馄饨熟煮。空心食之。又云，治消渴，舌焦口干，小便数：野鸡一只，以五味煮令极熟，取二升半已来，去肉取汁，渴饮之，肉亦可食。又云，治产后下痢，腰腹痛：野鸡一只，作馄饨食之。

衍义曰　雉，其飞若矢，一往而堕，故今人取其尾置船车上，意欲如此快速也。汉吕太后名雉，高祖字之曰野鸡，其实即鸡属也。食之，所损多，所益少。

【点评】雉种类甚多，《说文》言"雉有十四种"，《尔雅·释鸟》亦有鷷雉、鳪雉、鵗雉、鷩雉、秩秩、海雉、鸐、山雉、翰雉、鹎雉等多种，乃是雉科多种鸟类的总名。《本草图经》说"《尔雅》所载雉名尤众，今人鲜能尽识"，即是此意。《本草图经》又说："江淮、伊洛间有三种。尾长而小者为山鸡，人多畜之樊中，则所谓翟、山雉者也；江南又有一种，白而背有细黑文，名白鷳，亦堪畜养，彼人食其肉，亦雉之类也。其余不复用之。"其中尾长之山鸡，应该是长尾雉属的几种鸟类，如白冠长尾雉 Syrmaticus reevesii 之类；白鷳则为同科鸟类 Lophura nycthemera。

禽下

孔雀屎 微寒。主女子带下，小便不利。

陶隐居云：出广、益诸州。方家不见用。**唐本注**云：孔雀，交、广有，剑南元无。**臣禹锡等谨按，陈藏器**云：孔雀，味咸，无毒。**日华子**云：孔雀，凉，微毒。解药毒、蛊毒。血，治毒药，生饮良。粪，治崩中带下及可傅恶疮。

衍义曰 孔雀尾不可入目，昏翳人眼。

【点评】《本草纲目》"集解"项李时珍说："按《南方异物志》云：孔雀，交趾、雷、罗诸州甚多，生高山乔木之上。大如雁，高三四尺，不减于鹤。细颈隆背，头戴三毛，长寸许。数十群飞，栖游冈陵。晨则鸣声相和，其声曰都护。雌者尾短无金翠。雄者三年尾尚小，五年乃长二三尺。夏则脱毛，至春复生。自背至尾有圆文，五色金翠，相绕如钱。自爱其尾，山栖必先择置尾之地。雨则尾重不能高飞，南人因往捕之。或暗伺其过，生断其尾，以为方物。若回顾，则金翠顿减矣。山人养其雏为媒，或探其卵，鸡伏出之。饲以猪肠、生菜之属。闻人拍手歌舞，则舞。其性妒，见采服者必啄之。《北户录》云：孔雀不匹，以音影相接而孕。或雌鸣下风，雄鸣上风，亦孕。《冀越集》云：孔雀虽有雌雄，将乳时登木哀鸣，蛇至即交，故其血、胆犹伤人。《禽经》云孔见蛇则宛而跃者是矣。"此即雉科禽鸟绿孔雀 Pavo muticus。

鸬^{尺脂切}头 味咸，平，无毒。主头风眩颠倒，痫疾。

陶隐居云：即俗人呼为老鵰者。一名鸢。又有雕、鹗，并相似而大。虽不限雌雄，恐雄者当胜。今鵰头酒用之，当微炙，不用蠹虫者。

【食疗云】 头，烧灰，主头风目眩，以饮服之。肉，食之治癫痫疾。

千金方 治癫痫瘈疭：飞鵰头二枚，铅丹一斤，上二味末之，蜜丸。先食，服三丸，日三，瘦者稍加之。

【点评】《本草纲目》"集解"项李时珍说："鵰似鹰而稍小，其尾如舵，极善高翔，专捉鸡、雀。鵰类有数种。按《禽经》云：善搏者曰鹗，窃玄者曰雕，鵰曰鸠，骨曰鹘，了曰鹩，展曰鹯，夺曰鵰。又云：鹯生三子，一为鵰。鹘，小于鵰而最猛捷，能击鸠、鸽，亦名鹘子，一名笼脱。鹯，色青，向风展翅迅摇，搏捕鸟雀，鸣则大风，一名晨风。鹩，小于鹯，其脰上下，亦取鸟雀如攘掇也，一名鹩子。又《月令》：二月鹰化为鸠，七月鸠化为鹰。《列子》云：鹞为鹯，鹯为布谷，布谷复为鹞。皆指此属也。"按其所言，鵰主要指鹰科鸢属的猛禽，如黑鸢 *Milvus migrans*、鸢 *Milvus korschus* 之类，至于鹯、鹘、鹩等，或为隼科的禽鸟。

漓鹕 味甘，平，无毒。治惊邪。食之，主短狐。可养，亦辟之。今短狐处多有漓鹕，五色，尾有毛如船柁，小于鸭。《临海异物志》曰：漓鹕，水鸟，食短狐。在山泽中，无复毒气也。又杜台卿《淮赋》云"漓鹕寻邪而逐害"是也。新补。

【点评】漓鹕为水禽，《本草纲目》"释名"项说："按杜台卿《淮赋》云：漓鹕寻邪而逐害。此鸟专食短狐，乃溪中敇逐害物者。其游于溪也，左雄右雌，群伍不乱，似有式度者，故《说文》又作溪鶒。其形大于鸳鸯，而色多紫，亦好并游，在故之紫鸳鸯也。"这种紫鸳鸯大约是指鸭科凤头潜鸭 *Aythya fuligula*。

斑雉 味甘，平，无毒。主明目。多食其肉，益气，助阴阳。一名斑鸠。范方有斑雏丸。是处有之。春分则化为黄褐侯，秋分则化为斑雏。又有青雏，平，无毒。安五脏，助气虚损，排脓，治血，并一切疮疖痈瘘。又名黄褐鸟。_{新补。}

衍义曰 _{斑雏，斑鸠也。尝养之数年，并不见春秋分化。有有斑者，有无斑者，有灰色者，有小者，有大者。久病虚损，人食之补气。虽有此数色，其用即一也。}

【点评】《说文》："雏，祝鸠也。"《诗经·小雅》："翩翩者雏，载飞载下。"毛传："雏，夫不也。"即《尔雅》之鹘鸼。今通称斑鸠，为鸠鸽科斑鸠属多种禽鸟的总名。

白鹤 味咸，平，无毒。血主益气力，补劳乏，去风益肺。肫中砂石子，摩服治蛊毒邪。今鹤有玄有黄，有白有苍，取其白者为良，它者次之。《穆天子传》云：天子至巨蒐，二氏献白鹤之血，以饮天子。注云：血益人气力。_{新补。}

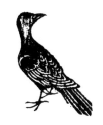

【点评】鹤乃鹤科禽鸟的通名，若说"取其白者为良"，似专指白鹤 Grus leucogeranus；但据《本草纲目》"集解"项李时珍说："鹤大于鹄，长三尺，高三尺余，喙长四寸。丹顶赤目，赤颊青脚、修颈凋尾，粗膝纤指。白羽黑翎，亦有灰色、苍色者。"此主要指丹顶鹤 Grus japonensis。

乌鸦 平，无毒。治瘦，咳嗽，骨蒸劳。腊月瓦缸泥煨烧为灰，饮下，治小儿痫及鬼魅。目睛注目中，通治目。_{新补[1]。}

图经 _{文具雄鹊条下。}

【圣惠方 _{治土蜂瘘：以鸦头烧灰，细研，傅之。}

练鹊 味甘，温、平，无毒。益气，治风疾。冬春间取，细剉，炒令香，袋盛于酒中浸，每朝取酒温服之。似鹦鹆小，黑褐色，食槐

---

① 新补：原脱，据本书目录补。

子者佳。新补①。

【点评】练鹊"似鸲鹆小，黑褐色"，《本草纲目》"集解"项李时珍补充说："其尾有长白毛如练带者是也。《禽经》云：冠鸟性勇，缨鸟性乐，带鸟性仁。张华云：带鸟，练鹊之类是也。今俗呼为拖白练。"此即鹟科寿带鸟 *Terpsiphone paradisi*。

鸲鹆肉　味甘，平，无毒。主五痔，止血。炙食，或为散饮服之。

唐本注云：鸟似鹝而有帻者是。**今按**，陈藏器本草云：鸲鹆主吃，取炙食之，小儿不过一枚差也。腊月得者，主老嗽。唐本先附。**臣禹锡等谨按**日华子云：治嗽及吃噫下气，炙食之，作妖可通灵。眼睛和乳点眼，甚明。

【**陈藏器云**　目睛和乳汁研，滴目瞳子，能见云外之物。五月五日取子，去舌端，能效人言。又可使取火。

食疗　寒。主五痔，止血。又食法：腊日采之，五味炙之，治老嗽。或作羹食之亦得，或捣为散，白蜜和丸并得。治上件病，取腊月腊日得者良，有效。非腊日得者，不堪用。

【点评】鸲鹆亦写作鸜鹆，俗名八哥，为椋鸟科八哥 *Acridotheres cristatellus* 之类，能够模仿人言。《开宝本草》引陈藏器谓"鸲鹆主吃"，乃是治疗口吃病的意思，应该是因为鸲鹆善效人言，附会而来。

雄鹊肉　味甘，寒，无毒。主石淋，消结热。可烧作灰，以石投中散解者，是雄也。

陶隐居云：五月五日鹊脑，入术家用。一名飞驳乌。鸟之雌雄难别，旧云其翼左覆右是雄，右覆左是雌。又烧毛作屑内水中，沉者是雄，浮者是雌。今云投石，恐止是鹊也，余鸟未必尔。**今按**，陈藏器本草云：雄鹊子，下石淋，烧作灰淋取汁饮之，石即下。**臣禹锡等谨**

---

① 新补：原脱，据本书目录补。

按，日华子云：雄鹊，凉。主消渴疾。巢，多年者，疗癫狂鬼魅及蛊毒等，烧之，仍呼祟物名号，亦傅瘘疮，良。

图经曰　雄鹊，旧不著所出州土，今在处有之。肉，主风，大小肠涩，四肢烦热，胸膈痰结，妇人不可食。经云"烧作灰，以石投中散解者，是雄也"，陶隐居云："乌之雌雄难别。旧云翼左复右是雄，右复左是雌。又烧毛作屑内水，沉者是雄，浮者是雌。今云投石，恐止是鹊如此，余鸟未必尔。"鹊一名飞驳乌。又，乌鸦今人多用，而本经不著，古方有用其翅羽者。葛洪《肘后方》疗从高堕下，瘀血枨心，面青短气者，以乌翅羽七枚，得右翅最良，烧末酒服之，当吐血便愈。近世方家多用乌鸦之全者，以治急风。其法：腊月捕取，翅羽、嘴、足全者，泥缶固济，大火烧煅入药，乌犀丸中用之。

【点评】《本草纲目》"集解"项李时珍说："鹊，乌属也。大如鸦而长尾，尖觜黑爪，绿背白腹，尾翮黑白驳杂，上下飞鸣，以音感而孕，以视而抱。季冬始巢，开户背太岁向太乙。知来岁风多，巢必卑下。故曰乾鹊知来，狌狌知往。段成式云：鹊有隐巢木如梁，令鸷乌不见。人若见之，主富贵也。鹊至秋则毛缛头秃。《淮南子》云：鹊矢中猬。猬即反而受啄，火胜金也。"此即鸦科禽鸟喜鹊 Pica pica，毛色黑白驳杂，黑色而有紫色、蓝绿色光泽，故称"飞驳乌"。

鸬鹚屎　一名蜀水花。去面黑䵟黶志。
头　微寒。主鲠及噎，烧服之。

陶隐居云：溪谷间甚多见之，当自取其屎，择用白处，市卖不可信。骨亦主鱼鲠。此鸟不卵生，口吐其雏，独为一异。臣禹锡等谨按，陈藏器云：鸬鹚，本功外，主易产，临时令产妇执之。此鸟胎生，仍从口出，如兔吐儿，二物产同，其疗亦一。又其类有二种，头细身长顶上白者名鱼蚨。杜台卿《淮赋》云："鸬鹚吐雏于八九，鹪鹩衔翼而低昂。"药性论云：蜀水花亦可单用，鸬鹚乌粪是。有毒，能去面上䵟疱。日华子云：冷，微毒。疗面瘢疵及汤火疮痕。和脂油调傅丁疮。

图经曰　鸬鹚屎，本经不载所出州土，今水乡皆有之。此鸟胎生，从口中吐雏，如兔子类，故杜台卿《淮赋》云"鸬鹚吐雏于八九，鹪鹩衔而低昂"是也。产妇临蓐令执之，则易生。

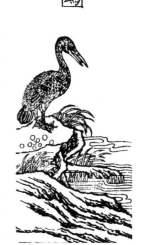

鸬鹚

其屎多在山石上，紫色如花，就石上刮取用之。南人用治小儿疳蛔，干碾为末，炙猪肉点与啖，有奇功。本经名蜀水花，而唐面膏方，有使鸬鹚屎，又使蜀水花者，安得一物而两用，未知其的。别有一种似鸬鹚，而头细、背长，项上有白者名白鹣，不堪药用。

【圣惠方】 治鼻面酒皶疱：用鸬鹚粪一合研，以腊月猪脂和，每夜傅之。

外台秘要 治鱼骨鲠：口称鸬鹚则下。**又方** 治断酒：鸬鹚粪灰，水服方寸匕。

孙真人 治噎欲发时，衔鸬鹚嘴，遂下。《外台秘要》同。

衍义曰 鸬鹚，陶隐居云"此鸟不卵生，口吐其雏"。今人谓之水老鸦，巢于大木，群集，宿处有常，久则木枯，以其粪毒也。怀妊者不敢食，为其口吐其雏。陈藏器复云"使易产，临时令产妇执之"，与陶相戾。尝官于澧州，公宇后有大木一株，其上有三四十巢。日夕观之，既能交合，兼有卵壳布地，其色碧。岂得雏吐口中，是全未考寻，可见当日听人之误言也。

> **【点评】** 鸬鹚为鸬鹚科大型水禽普通鸬鹚 Phalacrocorax carbo，形态以《本草纲目》"集解"项描述最完备："鸬鹚，处处水乡有之。似鹢而小，色黑。亦如鸦，而长喙微曲，善没水取鱼。日集洲渚，夜巢林木，久则粪毒多令木枯也。南方渔舟往往縻畜数十，令其捕鱼。杜甫诗：家家养乌鬼，顿顿食黄鱼。或谓即此。"

鹳骨 味甘，无毒。主鬼蛊诸疰毒，五尸心腹疾。

陶隐居云：鹳亦有两种，似鹄而巢树者为白鹳，黑色曲颈者为乌鹳，今宜用白者。**今按**，陈藏器本草云：鹳脚骨及嘴，主喉痹飞尸，蛇虺咬，及小儿闪癖，大腹痞满，并煮汁服之，亦烧为黑灰饮服。有小毒。杀树木，秃人毛发，沐汤中下少许，发尽脱，亦更不生。人探巢取鹳子，六十里旱，能群飞激云，云散雨歇。其巢中以泥为池，含水满池中，养鱼及蛇，以哺其子。**臣禹锡等谨按**，药性论云：鹳骨，大寒。亦可单用，治尸疰、鬼疰，腹痛，炙令黄，末，空心暖酒服方寸匕。

衍义曰 鹳，头无丹，项无乌带，身如鹤者。兼不善唳，但以啄相击而鸣，作池养鱼蛇以哺子之事，岂可垂示后世。此禽多在楼殿吻土作窠，日夕人观之，故知其未审耳。礜石条中亦著。

> **【点评】** 王之涣《登鹳雀楼》脍炙人口，《本草纲目》"集解"项云："鹳似鹤而顶不丹，长颈赤喙，色灰白，翅尾俱黑。多巢于高木。其飞也，奋于层霄，旋绕如阵，仰天号鸣，必主有雨。"

据李时珍所说，此即鹳科白鹳 *Ciconia ciconia*，至于《本草经集注》说黑色曲颈之乌鹳，即《本草拾遗》之阳乌，为同科黑鹳 *Ciconia nigra*。

白鸽　味咸，平，无毒。

肉　主解诸药毒，及人、马久患疥。

屎　主马疥，一作犬疥。鸠类也。鸽、鸠类翔集屋间，人患疥食之，立愈。马患疥入鬃尾者，取屎炒令黄，捣为末，和草饲之。又云：鹁鸽，暖，无毒。调精益气，治恶疮疥并风瘙，解一切药毒。病者食之虽益人，缘恐食多减药力。白癜，疬疡风，炒，酒服。傅驴、马疥疮亦可。新补。

【圣惠方　主头极痒，不痛，生疮：用白鸽屎五合，以好醋和如稀膏，煮三两沸，日三二上傅之。又方治白秃：以粪捣细，罗为散，先以醋、米泔洗了傅之，立差。

外台秘要　《救急》治盅：以白鸽毛、粪烧灰，以饮和服之。

食医心镜　治消渴，饮水不知足：白花鸽一只，切作小脔，以土苏煎，含之咽汁。

衍义曰　白鸽，其毛羽色于禽中品第最多。野鸽粪一两，炒微焦，麝香别研，吴白术各一分，赤芍药、青木香各半两，柴胡三分，延胡索一两，炒赤色去薄皮，七物同为末，温无灰酒空心调一钱服，治带下排脓。候脓尽即止后服，仍以他药补血脏。

【点评】《本草纲目》"集解"项李时珍说："处处人家畜之，亦有野鸽。名品虽多，大要毛羽不过青、白、皂、绿、鹊斑数色。眼目有大小，黄、赤、绿色而已。亦与鸠为匹偶。"所谓"与鸠为匹偶"，《说文》云"鸽，鸠属"。《急就篇》云"鸠鸽鹑鹧中网死"。颜师古注："鸽似鹑鸠而色青白，其鸣声鸽鸽，因以名云。"此即鸠鸽科动物野鸽 *Columba livia*，及驯养的家鸽。

百劳　平，有毒。毛，主小儿继病。继病，母有娠乳儿，儿有病如疟痢，他日亦相继腹大，或差或发。他人相近，亦能相继。北人未识此病。怀妊者取毛带之。又取其踯枝鞭小儿，令速语。郑《礼》注云："鹏，博劳也。"新补。

【**楚词云**】 左见兮鸣鵙。言具鸣恶也。

白泽图云 屋间斗,不祥。

月令云 鵙始鸣。郑云:博劳也。

【点评】百劳为伯劳科禽鸟红尾伯劳 *Lanius cristatus*、虎纹伯劳 *Lanius tigrinus* 之类。此言"小儿继病",从解释来看,与伏翼条黑盖子下引《圣惠方》提到的"魃病"相似,故《本草纲目》伯劳条"发明"项李时珍说:"案《淮南子》云'男子种兰,美而不芳,继子得食,肥而不泽,情不相与往来也'。盖情在腹中之子故也。继病亦作魃病,魃乃小鬼之名,谓儿羸瘦如魃鬼也,大抵亦丁奚疳病。"

鹑 补五脏,益中续气,实筋骨,耐寒温,消结热。小豆和生姜煮食之,止泻痢。酥煎,偏令人下焦肥。与猪肉同食之,令人生小黑子。又不可和菌子食之,令人发痔。四月已前未堪食,是虾蟆化为也。新补。

【**杨文公谈苑**】 至道二年夏秋间,京师鬻鹑者积于市门,皆以大车载而入,鹑才直二文。是时雨水绝,无蛙声,人有得于水次者,半为鹑,半为蛙。《列子·天瑞篇》曰"蛙变为鹑",张湛注云:"事见《墨子》。"斯不谬矣。又,田鼠亦为鹑,盖物之变,非一揆也。

月令云 田鼠化为鴑。《素问》云:鴑,鹑也。

衍义曰 鹑有雌雄,从卵生,何言化也,其说甚容易。尝于田野屡得其卵,初生谓之罗鹑,至初秋谓之早秋,中秋已后谓之白唐。然一物四名,当悉书之。小儿患疳及下痢五色,旦旦食之,有效。

【点评】《本草纲目》"集解"项李时珍说:"鹑大如鸡雏,头细而无尾,毛有斑点,甚肥。雄者足高,雌者足卑。其性畏寒,其在田野,夜则群飞,昼则草伏。"此即雉科动物鹌鹑 *Coturnix coturnix*。

啄木鸟 平,无毒。主痔瘘,及牙齿疳蜃蚛牙。烧为末,内牙齿孔中，不过三数。此鸟有大有小，有褐有斑，褐者是雌，斑者是雄，穿木食蠹。《尔雅》云：鴷，斫木。《荆楚岁时记》云：野人以五月五日得啄木货之，主齿痛。《古今异传》云：本雷公采药吏，化为此鸟。《淮南子》云斫木愈龋，信哉。又有青黑者，黑者头上有红毛，生山中，土人呼为山啄木，大如鹊。新补。

【姚大夫 治瘘有头出脓水不止：以啄木一只烧灰，酒下二钱匕。

深师方 治蛀牙有孔，疼处以啄木鸟舌尖绵裹，于痛处咬之。

【点评】啄木鸟是啄木鸟科禽鸟，种类甚多。因为能够啄食隐藏在树皮乃至树干中的昆虫，于是比附出治疗龋齿的功效，此即《本草纲目》"发明"项李时珍说"皆取制虫之义也"。

慈鸦 味酸、咸，平，无毒。补劳治瘦，助气，止咳嗽。骨蒸羸弱者，和五味淹炙食之，良。慈鸦似乌而小，多群飞作鸦鸦声者是。北土极多，不作膻臭也。今谓之寒鸦。新补。

【食疗 主瘦病，咳嗽，骨蒸者，可和五味淹炙食之，良。其大鸦不中食，肉涩，只能治病，不宜常食也。以目睛汁注眼中，则夜见神鬼。又，神通目法中亦要用此物。又，《北帝摄鬼录》中，亦用慈鸦卵。

【点评】《本草纲目》谓乌分四种："小而纯黑，小嘴反哺者，慈乌也；似慈乌而大嘴，腹下白，不反哺者，雅乌也；似鸦乌而大，白项者，燕乌也；似鸦乌而小，赤嘴穴居者，山乌也。"其中白项者为白颈鸦 Corvus torquatus，赤嘴之山乌为红嘴山鸦 Pyrrhocorax pyrrhocorax，雅乌为大嘴乌鸦 Corvus macrorhynchos，乌鸦即大嘴乌鸦或秃鼻乌鸦，白颈鸦通常也归在"乌鸦"概念中。根据《本草纲目》的观点，慈乌较小通体纯黑，嘴亦小，而乌鸦（雅乌）较大，腹下白，嘴亦大，原动物当是寒鸦 Corvus monedula 的黑色型，通体除头侧有白纹外，均为黑色。

鹘嘲 味咸，平，无毒。助气益脾胃，主头风目眩。煮炙食之，顿尽一枚，至验。今江东俚人呼头风为瘴头，先从两项边筋起，直上入头，目眩头闷者是。大都此疾是下俚所患。其鸟南北总有，似鹊，尾短，黄色。在深林间，飞翔不远。北人名鹳鹆。《尔雅》云：鸤鸠似鹊，鹛鹆似鹊，尾短多声。《东京赋》云"鹛嘲春鸣"，或呼为骨雕。新补。

【点评】《说文》云："鹛，鹛鹆也。"《尔雅·释鸟》云"鹛鸠，鹛鹆"，郭璞注"似山鹊而小，短尾，青黑色，多声，今江东亦呼为鹛鹆"。《本草纲目》描述说："其目似鹊，其形似鹭。鹭，山鹊也，其声啁嘲，其尾屈促，其羽如缦缕，故有诸名。""集解"项又云："此鸟春来秋去，好食桑椹，易醉而性淫。"此似鸠鸽科禽鸟斑鸠之类，如灰斑鸠 *Streptopelia decaocto*、火斑鸠 *Streptopelia tranquebarica*、红翅绿鸠 *Treron sieboldii* 等；若言"其羽如缦缕"，则更像山斑鸠 *Streptopelia orientalis*。

鹈鹕嘴　味咸，平，无毒。主赤白久痢成疳者，烧为黑末，服一方寸匕。鸟大如苍鹅。颐下有皮袋，容二升物，展缩由袋，中盛水以养鱼。一名逃河。身是水沫，惟胸前有两块肉，如拳。云昔为人，窃肉入河，化为此鸟，今犹有肉，因名逃河。《诗》云"维鹈在梁，不濡其咮"，郑云："鹈鹕。咮，喙也。"言爱其嘴。新补。

【点评】《本草纲目》"集解"项李时珍说："鹈鹕处处有之，水鸟也。似鹗而甚大，灰色如苍鹅。喙长尺余，直而且广，口中正赤，颌下胡大如数升囊。好群飞，沉水食鱼，亦能竭小水取鱼。"此即鹈鹕科涉禽，如斑嘴鹈鹕 *Pelecanus philippensis* 之类。

鸳鸯　味咸，平，小毒。肉，主诸瘘疥癣病，以酒浸，炙令热，傅疮上，冷更易。食其肉，令人患大风。新补。

【食疗】其肉，主瘘疮，以清酒炙食之，食之则令人美丽。又，主夫妇不和，作羹臛，私与食之，即立相怜爱也。

食医心镜 主五痔瘘疮：鸳鸯一只，治如食法，煮令极熟，细细切，以五味、醋食之，羹亦妙。

荆楚记云 邓木鸟，主齿痛，鸯是也。

【点评】《古今注》云："鸳鸯水鸟，凫类，雌雄未常相离。人得其一，则一者相思死，故谓之匹鸟。"鸳鸯为鸭科涉禽鸳鸯 *Aix galericulata*，古今品种应该没有大的变化。

二十六种陈藏器余

鶎 猬注苏云"如蚌鶎"。按，鶎如鹑，嘴长，色苍，在泥涂间作鶎鶎声，人取食之，如鹑，无别余功。苏恭云"如蚌鶎之相持也"，新注云："取用补虚，甚暖。"村民云：田鸡所化，亦鹌鹑同类也。

鷃 蝉注陶云"雀、鷃、蜩、范"。按，鷃是小鸟，如鹑之类，一名鴽。郑注《礼记》以鷃为鴽。又云：鴽，鷃母也。《庄子》云斥鷃，人食之，无别功用也。

阳乌 鹳注陶云"阳乌是鹳"。按，二物殊不似，阳乌身黑，颈长白，殊小，鹳嘴。主恶虫咬作疮者，烧为末，酒下。亦名阳鸦。出建州。

凤凰台 味辛，平，无毒。主劳损，积血，利血脉，安神。《异志》云：惊邪，癫痫，鸡痫，发热狂走，水磨服之。此凤凰脚下物，如白石也。凤虽灵鸟，时或来仪，候其栖止处，掘土二三尺取之。状如圆石，白似卵。然凤鸟非梧桐不栖，非竹实不食，不知栖息那复近地，得台入土，正是物有自然之理，不可识者。今有凤处未必有竹，有竹处未必有凤，恐是诸国麟凤洲有之。如汉时所贡续弦胶，即煎凤髓所造，有亦曷足怪乎。今鸡亦有白台，如卵硬，中有白无黄，云是牡鸡所生，名为父公台。本经鸡白囊，囊字似台，后人写之误耳。书记云"诸天国食凤卵"，如此土人食鸡卵也。

鸐鸆鸟 　主溪毒、砂虱、水弩、射工、蜮、短狐、虾须等病。将鸟来病人边，则能唼人身，讫以物承之，当有砂石出也。其砂即是"含沙射人"砂，是此虫之箭也。亦可烧屎及毛作灰服之；亦可笼以近人，令鸟气相吸。山中水毒处，即生此鸟，当为食毒虫所致。已前数病，大略相似，俱是山水间虫，含沙射影。亦有无水处患者。防之发，夜卧常以手摩身体，觉辣痛处，熟视，当有赤点如针头，急捻之，以芋叶入肉刮，却视有细沙石，以蒜封疮头上，不尔，少即寒热，疮渐深也。其虾须疮，桂岭独多，著者十活一二。唯有早觉者，当用芋草及大芋、甘蔗等叶，屈角入肉钩之，深尽根，蒜封可差。须臾即根入至骨。其根拔出如虾须，疮号虾须疮，有如丁肿，最恶，著[1]人幽隐处。自余六病，或如疟及天行初著寒热，亦有疮出者，亦有无疮者，要当出得砂石，迟缓易疗，不比虾须。鸐鸆鸟，如鸭而大，眼赤嘴斑，好生山溪中。

【点评】《史记·司马相如列传》云："驾鹅鸐鸆"。《史记正义》云："鸐鸆，郭云：似鸭而大，长颈赤目，紫绀色。辟水毒，生子在深谷涧中。若时有雨，鸣。雌者生子，善斗。江东呼为烛玉。"循其所说，此种鸐鸆或是鸦科红嘴山鸦 *Pyrrhocorax pyrrhocorax* 之类。至于《本草纲目》所言的鸐鸆别是一种，"集解"项李时珍说："案《三辅黄图》及《事类合璧》，并以今人所呼白鹤子者为鸐鸆，谓其鸟洁白如玉也。与陈氏似鸭紫绀之说不同。白鹤子状白如鹭，长喙高脚，但头无丝耳。姿标如鹤，故得鹤名。林栖水食，近水处极多。人捕食之，味不甚佳。"李时珍说的这种鸐鸆，状如白鹭头上无丝，结合金陵本图例，应该是鹭科与小白鹭 *Egretta garzetta* 同属的大白鹭 *Egretta alba*。

巧妇鸟 　主妇人巧，吞其卵。小于雀，在林薮间为窠，窠如小囊

---

① 著：底本作"者"，据文义改。

袋。亦取其窠烧，女人多以熏手令巧。《尔雅》云"桃，虫雊"，注云：桃雀也，俗呼为巧妇鸟也。

英鸡　味甘，温，无毒。主益阳道，补虚损，令人肥健悦泽，能食，不患冷，常有实气，而不发也。出泽州有石英处，常食碎石英，体热无毛，飞翔不远。人食之，取其英之功也。如雉，尾短，腹下毛赤，肠中常有碎石瑛。凡鸟食之，石入肠，必致销烂，终不出。今人以末石瑛饲鸡，取其卵而食，则不如英鸡。

鱼狗　味咸，平，无毒。主鲠及鱼骨入肉，不可出，痛甚者，烧令黑为末，顿服之。煮取汁饮亦佳。今之翠鸟也，有大小，小者是名鱼狗，大者名翠。取其尾为饰。亦有斑白者，俱能水上取鱼，故曰鱼狗。《尔雅》云"鴗，天狗"，注曰：小鸟青似翠，食鱼，江东呼为鱼狗。穴土为窠。

【点评】《本草纲目》"集解"项李时珍说："鱼狗，处处水涯有之。大如燕，喙尖而长，足红而短，背毛翠色带碧，翅毛黑色扬青，可饰女人首物，亦翡翠之类。"此即翠鸟科普通翠鸟 Alcedo atthis，用其翠绿色的羽毛点缀首饰，称为"点翠"。文同咏翡翠诗云："清晨有珍禽，翩翩下鱼梁。其形不盈握，毛羽鲜且光。天人裁碧霞，为尔缝衣裳。晶荧炫我目，非世之青黄。爱之坐良久，常恐瞥尔翔。忽然投清漪，得食如针铓。如是者三四，厌饫已一肮。既饱且自嬉，翻身度回塘。飞鸣逐佳匹，相和音琅琅。是晓兔与雁，狼藉岛屿旁。满腹酿腥秽，纷纷晒晴阳。鹙鸧最粗恶，嘴大脚胫长。入水捕蛇鳝，淤泥亦衔将。想其见尔时，一啄亦尔伤。其心肯谓尔，被体凝华章。劝尔慎所止，好丑难同乡。清溪多纤鲜，亦足充尔肠。江海深且阔，所获未可量。尔当事澡刷，帝圃参鸾凰。"

驼鸟屎　无毒。主人中铁刀入肉，食之立销。鸟如驼，生西夷，好食铁。永徽中，吐火罗献鸟，高七尺，如驼，鼓翅行，能食铁也。

鸬鹚　水鸟，人家养之，厌火灾。似鸭，绿衣，驯扰不去。出南方池泽。《尔雅》云："鹥_{鹥音坚也}，鸬鹚。畜之厌火灾。"《博物志》云："鸬鹚巢于高树，生子穴中，衔其母翅飞下。"

蒿雀　味甘，温，无毒。食之益阳道。取其脑涂冻疮，手足不皲。似雀，青黑，在蒿间，塞外弥多。食之美于诸雀。塞北突厥雀，如雀，身赤，从北来，当有贼下，边人候之。食其肉，极热，益人也。

鹖鸡　味甘，无毒。食肉，令人勇健。出上党。魏武帝赋云：鹖鸡，猛气，其斗终无负，期于必死。今人以歇_{曷、渴二音}为冠，像此也。

山菌子　味甘，平，无毒。主野鸡病，杀虫。煮炙食之。生江东山林间，如小鸡，无尾。

百舌鸟　主虫咬，炙食之。亦主小儿久不语。又取其窠及粪，涂虫咬处。今之莺，一名反舌也。

黄褐侯　味甘，平，无毒。主蚁瘘恶疮。五味淹炙食之，极美。如鸠，作绿褐色，声如小儿吹竽。

鷩雉　主火灾。天竺法真《登罗山疏》云：《山海经》曰，鷩雉养之穰火灾，如雉五色。

鸟目　无毒。生吞之，令人见诸魅。或以目睛研注目中，夜见鬼也。肉及卵食之，令人昏忘。毛把之亦然，未必昏，为其臭膻。

鹅_{扶黎反}鹅_{天黎反}膏　主耳聋，滴耳中。又，主刀剑令不锈，以膏涂之。水鸟也，如鸠，鸭脚连尾，不能陆行，常在水中，人至即沉，或击之便起。《尔雅》注云："膏，主堪莹剑。"《续英华诗》云"马衔苜蓿叶，剑莹鹅鹅膏"是也。

布谷脚、脑、骨　令人夫妻相爱。五月五日收带之各一，男左女右。云置水中，自能相随。又江东呼为郭公。北人云：拨谷一名获谷，似鹞，长尾。《尔雅》云"鸤，鸠"，注云：今之布谷也，牝牡飞鸣，以翼相拂。《礼记》云"鸣鸠拂其羽"，郑注云：飞且翼相击。

蚊母鸟翅　主作扇，蚊即去矣。鸟大如鸡，黑色，生南方池泽茹蘆中，其声如人呕吐，每口中吐出蚊一二升。《尔雅》云"鹬，蚊母"，注云：常说常吐蚊。蚊虽是恶水中虫羽化所生，然亦有蚊母吐之，犹如塞北有蚊母草，岭南有虻母草，江东有蚊母鸟，此三物异类而同功也。

杜鹃　初鸣先闻者，主离别。学其声，令人吐血。于厕溷上闻者不祥。厌之法，当为狗声以应之，俗作此说。按，《荆楚岁时记》亦云有此言，乃复古今相会。鸟小似鹞，鸣呼不已。《蜀王本纪》云：杜宇为望帝，淫其臣鳖灵妻，乃亡去，蜀人谓之望帝。《异苑》云：杜鹃先鸣者，则人不敢学其声，有人山行，见一群，聊学之，呕血便殒。《楚词》云：鹈鴂鸣而草木不芳。人云口出血声始止，故有呕血之事也。

鸮目　无毒。吞之，令人夜中见物。又食其肉，主鼠瘘。古人重其炙，固当肥美。《内则》云"鹊鸮睟"，其一名枭，一名鸺，吴人呼为鬽魂，恶声鸟也。贾谊云"鹏似鸮"，其实一物，入室主人当去。此鸟盛午不见物，夜则飞行，常入人家捕鼠。《周礼》"硩蔟氏掌覆妖鸟之巢"，注云：恶鸣之鸟，若鸮鬽也。

钩鹆　入城城空，入宅宅空，怪鸟也。常在一处则无，若闻其声如笑者，宜速去之。鸟似鸡，有角，夜飞昼伏。《尔雅》云"鹱，鹈欺"，注云：江东人呼谓之钩鹆音革。北土有训胡，二物相似，抑亦有其类。训胡声呼其名，两目如猫儿，大于鸲鹆，乃云作笑声，当有人死。又有鸺鹠，亦是其类，微小而黄，夜能入人家，拾人手爪，知人吉凶。张司空云：鸺鹠夜鸣，人剪爪弃露地，鸟拾之，知吉凶，鸣则有殃。《五行书》云：除手爪，埋之户内，恐此鸟得之也。《尔雅》云"鹱，鹈欺"，人获之者，于嗉中犹有爪甲。《庄子》云：鸱鸮夜撮，蚤察毫厘，昼则瞑目不见丘[1]山，言殊性也。

---

① 丘：底本作"立"，据刘甲本改。

姑获　能收人魂魄。今人一云乳母鸟，言产妇死变化作之，能取人之子，以为己子，胸前有两乳。《玄中记》云：姑获，一名天帝少女，一名隐飞，一名夜行游女。好取人小儿养之。有小子之家，则血点其衣以为志。今时人小儿衣，不欲夜露者为此也。时人亦名鬼鸟。《荆楚岁时记》云：姑获，一名钩星。衣毛为鸟，脱毛为女。《左传》云"鸟鸣于亳"，杜注云：嘻嘻_{音希}是也。《周礼·庭氏》以救日之弓，救月之矢射之，即此鸟也。

鬼车　晦暝则飞鸣，能入人室，收人魂气，一名鬼鸟。此鸟昔有十首，一首为犬所噬，今犹余九首，其一常下血，滴人家则凶，夜闻其飞鸣，则搣狗耳，犹言其畏狗也。亦名九头鸟。《荆楚岁时记》云：姑获夜鸣，闻则搣耳，乃非姑获也，鬼车鸟耳。二鸟相似，故有此同。《白泽图》云：苍鹒，昔孔子与子夏所见，故歌之。其图九首。

诸鸟有毒　凡鸟自死目不闭者勿食。鸭目白者杀人。鸟三足四距杀人。鸟六指不可食。鸟死足不伸不可食。白鸟玄首，玄鸟白首不可食。卵有八字不可食。妇人妊娠食雀脑，令子雀目。凡鸟飞投人，其口中必有物，拔毛放之吉也。

【点评】以上关于鸟类食用的禁忌，末句"凡鸟飞投人，其口中必有物，拔毛放之吉也"，则与食用无关。《千金食治》作："鸟飞投人不肯去者，口中必有物，开看无者，拔一毛放之，大吉。"意思较为完整。

重修政和经史证类备用本草卷第二十

己酉新增衍义

成　都　唐　慎　微　续　证　类

中卫大夫康州防御使句当龙德宫总辖修建明堂所医药

提举入内医官编类圣济经提举太医学臣曹孝忠奉敕校勘

虫鱼部上品总五十种

一十种神农本经白字

六种名医别录墨字

一种唐本先附注云"唐附"

二种今附皆医家尝用有效，注云"今附"

八种食疗余

二十三种陈藏器余

凡墨盖子已下并唐慎微续证类

石蜜	**蜂子**大黄蜂、土蜂附	**蜜蜡**白蜡附
牡蛎	**龟甲**	秦龟蠵蟕续注
真珠今附	玳瑁鼊鼊附 今附	**桑螵蛸**
石决明	**海蛤**	**文蛤**
魁蛤	**蠡**音礼**鱼**	鮧音夷鱼
鲫鱼唐附	鳝音善鱼	鲍鱼
鲤鱼胆肉、骨、齿附		

八种食疗余

时鱼	黄赖鱼	比目鱼
鲚鱼	鯸鮧鱼	鯮鱼
黄鱼	鲂鱼	

1183

二十三种陈藏器余

鲟鱼	鳎鮧鱼	文鳐鱼
牛鱼	海豚鱼	杜父鱼
海鹞鱼	鲍鱼	鞘鱼
鳣鱼肝	石鮅鱼	鱼鲊
鱼脂	鲙	昌侯鱼
鯇鱼	鲵鱼	鱼虎
鮇鱼	鲵鱼	诸鱼有毒
水龟	疟龟	

上品

石蜜 味甘，平，微温，无毒。**主心腹邪气，诸惊痫痓，安五脏诸不足，益气补中，止痛解毒，除众病，和百药，**养脾气，除心烦，食饮不下，止肠澼，肌中疼痛，口疮，明耳目。**久服强志轻身，不饥不老，延年神仙。一名石饴。**生武都山谷、河源山谷及诸山石中。色白如膏者良。

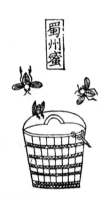

陶隐居云：石蜜即崖蜜也，高山岩石间作之，色青赤，味小酸，食之心烦。其蜂黑色似虻。又木蜜，呼为食蜜，悬树枝作之，色青白。树空及人家养作之者，亦白而浓厚味美。凡蜂作蜜，皆须人小便以酿诸花，乃得和熟，状似作饴须糵也。又有土蜜，于土中作之，色青白，味酸。今出晋安檀崖者多土蜜，云最胜；出东阳临海诸处多木蜜；出於潜、怀安诸县多崖蜜。亦有杂木及人家养者，例皆被添，殆无淳者，必须亲自看取之，乃无杂尔。且又多被煎煮。其江南向西诸蜜，皆是木蜜，添杂最多，不可为药用。道家丸饵，莫不须之；仙方亦单炼服之，致长生不老也。**唐本注云：**上蜜出氐、羌中并胜。前说者，陶以未见，故以南土为证尔。今京下白蜜如凝酥，甘美耐久，全不用江南者。说者今自有以水牛乳煎沙糖作者，亦名石蜜。此既蜂作，宜去"石"字；后条蜡蜜，宜单称尔。**今按，**陈藏器本草云：蜜，主牙齿疳䘌，唇口疮，目肤赤障，杀虫。**臣禹锡等谨按，**陈藏器云：按寻常蜜亦有木中作者，亦有土中作者。北方地燥，多在土中；南方地湿，多在木中。各随土地所有而生，其蜜一也。崖蜜别是一蜂，如陶所说出南方岩岭间，生悬崖上，蜂大如虻，房著岩窟，以长竿刺令蜜出，承取之，多者至三四石，味酸色绿，入药用胜于凡蜜。苏恭是荆襄间人，地无崖险，不知之者，应未博闻。今云石蜜，正是岩蜜也，宜改为"岩"字。甘蔗石蜜别出本经。张司空云："远方山郡幽僻处出蜜，所著巉岩石壁，非攀缘所及。惟于山顶，篮舆自悬挂下，遂得采取。蜂去，余蜡著石，鸟雀群飞来啄之尽。至春蜂归如故，人亦占护其处。"宣州有黄连蜜，色黄，味苦，主目热，蜂衔黄连花作之。西京有梨花蜜，色白如凝脂，亦梨花作之，各逐所出。

药性论云：白蜜，君。治卒心痛及赤白痢，水作蜜浆，顿服一碗止。又生姜汁、蜜各一合，水和顿服之。又常服，面如花红，神仙方中甚贵。治口疮，浸大青叶含之。

图经曰 蜜本经作石蜜，苏恭云当去"石"字生武都山谷、河源山谷及诸山中，今川蜀、江南、岭南皆有之。蜡，白蜡，生武都山谷，出于蜜房木石间，今处处有之，而宣、歙、唐、邓、伊洛间尤多。石蜜即崖蜜也。其蜂黑色，似虻，作房于岩崖高峻处，或石窟中，人不可到。但以长竿刺令蜜出，以物承之，多者至三四石，味酸，色绿，入药胜于它蜜。张司空云："远方山郡幽僻僻处出蜜，所著绝岩石壁，非攀缘所及，惟于山顶篮舆，自垂挂下，遂得采取。蜂去，余蜡著石，有鸟如雀，群飞来，啄之殆尽，至春蜂归如旧，人亦占护其处，谓之蜜塞。其鸟谓之灵雀，其蜜即今之石蜜也。"食蜜有两种，一种在山林木上作房，一种人家作窠槛收养之，其蜂甚小而微黄，蜜皆浓厚而味美。又近世宣州有黄连蜜，色黄，味小苦。雍、洛间有梨花蜜，如凝脂。亳州太清宫有桧花蜜，色小赤。南京柘城县有何首乌蜜，色更赤。并以蜂采其花作之，各随其花色，而性之温凉亦相近也。蜡，蜜脾底也，初时香嫩，重煮治乃成。药家应用白蜡，更须煎炼，水中烊十数过即白。古人荒岁多食蜡以度饥。欲啖当合大枣咀嚼，即易烂也。刘禹锡《传信方》云：甘少府治脚转筋，兼暴风，通身水冷如瘫缓者。取蜡半斤，以旧帛绵绢，并得约阔五六寸，看所患大小加减阔狭，先销蜡涂于帛上，看冷热，但不过烧人，便承热缠脚，仍须当脚心便著袜裹脚，待冷即便易之，亦治心躁惊悸。如觉是风毒，兼裹两手心。

【食疗】 微温。主心腹邪气，诸惊痫，补五脏不足气。益中止痛，解毒。能除众病，和百药，养脾气，除心烦闷，不能饮食。治心肚痛，血刺腹痛及赤白痢，则生捣地黄汁，和蜜一大匙服，即下。又，长服之，面如花色，仙方中甚贵此物。若觉热，四肢不和，服蜜浆一碗，甚良。又能止肠澼，除口疮，明耳目，久服不饥。又，点目中热膜。家养白蜜为上，木蜜次之，崖蜜更次。又，治癣，可取白蜜一斤，生姜二斤捣取汁。先秤铜铛，令知斤两，即下蜜于铛中消之；又秤，知斤两，下姜汁于蜜中，微火煎，令姜汁尽；秤蜜，斤两在即休，药已成矣。患三十年癣者，平旦服枣许大一丸，一日三服，酒饮任下。忌生冷、醋、滑臭物。功用甚多，世人众委，不能一一具之。

雷公云 凡炼蜜一斤，只得十二两半，或一分是数。若火少、火过，并用不得。

外台秘要 比岁有病天行斑发疮头面及身，须臾周匝，状如火疮，皆戴白浆，随决随生。不即疗，数日必死。差后疮瘢黯，一岁方灭，此恶毒之气。世人云，建武中，南阳击虏，仍呼为虏疮。诸医参详疗之方：取好蜜通摩疮上，以蜜煎升麻，数数拭之。**又方**阴头生疮：以蜜煎甘草涂之，差。

肘后方 丹者，恶毒之疮，五色无常：蜜和干姜末傅之。

葛氏方 目生珠管：以蜜涂目中，仰卧半日，乃可洗之。生蜜佳。**又方**食诸鱼骨鲠、杂物鲠：以好蜜匕抄，稍稍服之，令下。**又方**误吞钱：炼服二升，即出矣。**又方**汤火灼已成疮：白蜜涂之，以竹中自膜贴上，日三度。

梅师方 治年少发白：拔去白发，以白蜜涂毛孔中，即生黑者。发不生，取梧桐子捣汁涂上，必生黑者。**又方**肛门主肺，肺热即肛塞肿缩生疮：白蜜一升，猪胆一枚相和，微火煎令可丸，丸长三寸作挺，涂油内下部，卧令后重，须臾通泄。**又方**治中热油烧外痛：以白蜜涂之。

孙真人食忌云 七月勿食生蜜，若食则暴下，发霍乱。**又方**治面䵟：取白蜜和茯苓末涂之，七日便差矣。

食医心镜 主噎不下食：取崖蜜舍，微微咽下。《广利方》同。

伤寒类要 阳明病，自汗者，若小便自利，此为津液内竭，虽尔，不可攻之，当须自欲大便，宜蜜煎导以通之：取蜜七合，于铜器中微火煎可丸，捻作一挺，如指许大，得令以内谷道中，须臾必通矣。

产书 治产后渴：蜜不计多少炼过，熟水温调服，即止。

衍义曰 石蜜，《嘉祐本草》石蜜收虫鱼部中，又见果部。新书取苏恭说，直将"石"字不用。石蜜既自有本条，煎炼亦自有法，今人谓之乳糖，则虫部石蜜自是差误，不当更言"石蜜"也。本经以谓"白如膏者良"，由是知"石蜜"字，乃"白蜜"字无疑。去古既远，亦文字传写之误。故今人尚言白沙蜜，盖经久则陈白而沙，新收者惟稀而黄。次条蜜蜡故须别立目，盖是蜜之房，攻治亦别。至如白蜡，又附于蜜蜡之下，此又误矣。本草是续上文叙蜜蜡之用，及注所出州土，不当更分之为二。何者，白蜡本条中盖不言性味，止是言其色白尔。既有黄白二色，今止言白蜡，是取蜡之精英者，在黄蜡直置而不言。黄则蜡陈，白则蜡新，亦是蜜取陈，蜡取新也。唐注云"除蜜字为佳"，今详之，"蜜"字不可除，除之即不显蜡自何处来。山蜜多石中，或古木中，有经三二年，或一得而取之，气味醇厚。人家窠槛中蓄养者，则一岁春秋二取之。取之既数，则蜜居房中日少，气味不足，所以不逮陈白者日月足也。虽收之，才过夏亦酸坏。若宠于井中近水处，则免。汤火伤，涂之痛止。仍捣薤白相和，虽无毒，多食亦生诸风。

【点评】《证类本草》中以"石蜜"为正名者两条：一见于卷

20 虫鱼部上品，出自《本草经》；一见于卷 23 果部中品，出自《新修本草》。前者是蜂蜜，后者已注明"乳糖也"。蜂蜜为何称作"石蜜"，异说纷纭，从《本草经》说石蜜"一名石饴"，"产地"项提到"生诸山石中"来看，"石"字既非苏敬说为衍文，也非寇宗奭说为"白"字的讹写，恐怕还是陶弘景说"石蜜即崖蜜也"为得体。

《本草经》谓石蜜"和百药"，与大枣条"和百药"意思相同，都是调和诸药，缓和药性之意。《本草从新》有论云："生性凉，能清热；熟性温，能补中；甘而和，故能解毒；柔而滑，故能润燥；甘缓以去急，故止心腹肌肉疮疡诸痛；甘缓可以和中，故能调营卫，通三焦，安五脏，和百药。"

蜂子 味甘，平、微寒，无毒。主风头，除蛊毒，补虚羸，伤中，心腹痛，大人、小儿腹中五虫口吐出者，面目黄。久服令人光泽，好颜色，不老，轻身，益气。

大黄蜂子 主心腹胀满痛，干呕，轻身益气。

土蜂子 主痈肿，嗌音益，喉也痛。一名蜚零。生武都山谷。畏黄芩、芍药、牡蛎。

陶隐居云：前直云蜂子，即应是蜜蜂子也，取其未成头足时炒食之。又酒渍以傅面，令面悦白。黄蜂则人家屋上者及傤（音侯）瓠蜂也。**今按**，陈藏器本草云：蜂子，主丹毒，风疹，腹内留热，大小便涩，去浮血，妇人带下，下乳汁，此即蜜房中白如蛹者。其穴居者名土蜂，最大，螫人至死，其子亦大白，功用同蜜蜂子也。**臣禹锡等谨按，陈藏器**云：按土蜂赤黑色，烧末油和傅蜘蛛咬疮。此物能食蜘蛛，亦取其相伏也。**日华子云**：树蜂、土蜂、蜜蜂，凉，有毒。利大小便，治妇人带下病等。又有食之者，须以冬瓜及苦荬、生姜、紫苏，以制其毒也。

图经曰 蜂，本经有蜂子、黄蜂、土蜂，而土蜂下云"生武都山谷"，今处处皆有之。蜂子即蜜蜂子也，在蜜脾中，如蛹而白色。大黄蜂子即人家屋上作房及大木间傤（音

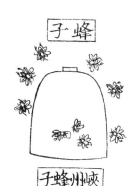

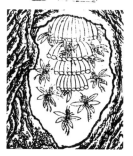

候）蜦（音娄）蜂子也，岭南人亦作馔食之。蜂并黄色，比蜜蜂更大。土蜂子，即穴土居者，其蜂最大，螫人或至死。凡用蜂子，并取头足未成者佳。谨按，《岭表录异》载宣、歙人取蜂子法：大蜂结房于山林间，大如巨钟，其中数百层，土人采时，须以草衣蔽体，以捍其毒螫，复以烟火熏散蜂母，乃敢攀缘崖木，断其蒂。一房蜂子或五六斗至一石，以盐炒暴干，寄入京洛，以为方物。然房中蜂子，三分之一翅足已成，则不堪用。详此木上作房，盖颗蜦类也。而今宣城蜂子乃掘地取之，似土蜂也。故郭璞注《尔雅》土蜂云："今江东呼大蜂在地中作房者为土蜂，啖其子，即马蜂。荆、巴间呼为蟺（音惮）。"又注木蜂云："似土蜂而小，在木上作房，江东人亦呼木蜂，人食其子。"然则二蜂子皆可食久矣。大抵蜂类皆同科，其性效不相远矣。

【礼记曰】 爵、鷃、蜩、范。注云：蜩，蝉也。范，蜂也。

【点评】《说文》"蜂，飞虫之螫人者"。《本草经》所称"蜂子"，当指蜜蜂的幼虫体。李时珍《本草纲目》蜜蜂条"集解"项说："其蜂有三种：一种在林木或土穴中作房，为野蜂；一种人家以器收养者，为家蜂，并小而微黄，蜜皆浓美；一种在山岩高峻处作房，即石蜜也，其蜂黑色似牛虻。三者皆群居有王。王大于众蜂，而色青苍。皆一日两衙，应潮上下。凡蜂之雄者尾锐，雌者尾歧，相交则黄退。嗅花则以须代鼻，采花则以股抱之。按王元之《蜂记》云：蜂王无毒。窠之始营，必造一台，大如桃李。王居台上，生子于中。王之子尽复为王，岁分其族而去。其分也，或铺如扇，或圆如罂，拥其王而去。王之所在，蜂不敢螫。若失其王，则众溃而死。其酿蜜如脾，谓之蜜脾。"根据《本草纲目》所说，蜜蜂群居，采花蜜为生，有分群现象，其中家养者当是蜜蜂科中华蜜蜂 Apis cerana、意大利蜂 Apis mellifera 之类，野生者当为排蜂 Apis dorsata 之类。

《本草图经》说："本经有蜂子、黄蜂、土蜂，而土蜂下云'生武都山谷'，今处处皆有之。"其实这是苏颂对《本草经》体例的错误理解。如本书卷19丹雄鸡条，包括了白雄鸡、乌雄鸡、黑雌鸡、黄雌鸡等，最末为"鸡白蠹"，此后则言"生朝鲜平泽"。根据陶弘景注："朝鲜乃在玄菟、乐浪，不应总是鸡所出。"这是指诸鸡"生朝鲜平泽"，而非特指鸡白蠹的产地。同样的道理，"一名蜚零"因为接续在土蜂子之后，《本草纲目》将其作为土蜂的别名，恐怕也有问题。《本草经考注》认为"蜚零"急呼为"蜂"，乃是"蜂类之总称"，其说可参。

蜜蜡 味甘，微温，无毒。主下痢脓血，补中，续绝伤，金疮，益气，不饥，耐老。

白蜡 疗久泄澼后重见白脓，补绝伤，利小儿。久服轻身不饥。生武都山谷，生于蜜房、木石间。恶芫花、齐蛤。

陶隐居云：此蜜蜡尔，生于蜜中，故谓蜜蜡。蜂皆先以此为蜜跖（音只），煎蜜亦得之。初时极香软，人更煮炼，或加少醋、酒，便黄赤，以作烛色为好。今药家皆应用白蜡，但取削之，于夏月日暴百日许，自然白。卒用之，亦可烊内水中十余过，亦白。俗方惟以合疗下丸，而仙经断谷最为要用。今人但嚼食方寸者，亦一日不饥也。**唐本注**云：除"蜜"字为佳，蜜已见石蜜条中也。**臣禹锡等谨按，药性论**云：白蜡，使，味甘，平，无毒。主妊孕妇人胎动，漏下血不绝，欲死。以蜡如鸡子大，煎消三五沸，美酒半斤投之，服之差。主白发，镊去，消蜡点孔中，即生黑者。和松脂、杏人、枣肉、茯苓等分合成，食后服五十丸，便不饥，功用甚多。又云：主下痢脓血。

图经 文具石蜜条下。

【葛氏方】 治犬咬人重发，疗之：火炙蜡，灌入疮中。**又方**治狐尿刺人肿痛：用热蜡着疮中，又烟熏之令汁出，即便愈。

千金翼 疗伐指：以蜡、松胶相和，火炙笼伐指，即差。

经验方 湖南押衙颜思退传，头风掣疼：蜡二斤，盐半斤相和，于鏒罗中熔令相入，捏作一兜鍪，势可合脑大小。搭头至额，头痛立止。

集验方 治雀目如神：黄蜡不以多少，器内熔成汁，取出，入蛤粉相和得所成球。每用以刀子切下二钱，以猪肝二两批开，掺药在内，麻绳扎定，水一碗，同入铫子内煮熟，取出乘热熏眼。至温冷，并肝食之。日二，以平安为度。

姚和众 治小儿脚冻，如有疮，即浓煎蜡，涂之。

衍义 文具石蜜条下。

【点评】 蜜蜡即蜂蜡，由工蜂腹部的4对蜡腺分泌出来的一种脂肪性物质，主要用来修筑巢脾和蜂房封盖，收采的蜜蜡略呈黄色，故又称"黄蜡"。蜡梅科植物蜡梅 *Chimonanthus praecox*，因其花色似蜜蜡而得名，宋代诗人舒岳祥《蜡梅咏》有句说："蜜蜂数日不出衙，将谓冻蛰无生涯。今朝起看后园树，总将蜜蜡衔为花。香作蜜香色蜡色，花瓣分明是蜂翼。不是案头干死萤，不是营营蝇止棘。朝阳熠熠泛崇光，黄露溶溶蜜满房。"

白蜡为《名医别录》附载，别是一种。按，据《本草品汇精要》云："一种蜡树，即冬青树也。高及丈，时畜蜡虫于上，食其津液，日渐成膏，缠积枝干。于白露前采之，如法煎炼，遂成白蜡。其质坚莹，非蜜房中取蜡烊制之精华者也。"此即所谓"虫白蜡"，为蚧科白蜡虫 *Ericerus pela* 的雄虫，栖息在木犀科白腊树 *Fraxinus chinensis* 上，所分泌的蜡质，搜集精致而成。

牡蛎 味咸，平、微寒，无毒。**主伤寒寒热，温疟洒洒，惊恚怒气，除拘缓鼠瘘，女子带下赤白**，除留热在关节荣卫，虚热去来不定，烦满，止汗，心痛气结，止渴，除老血，涩大小肠，止大小便，疗泄精，喉痹咳嗽，心胁下痞热。**久服强骨节，杀邪鬼，延年。一名蛎蛤**、一名牡蛤。生东海池泽。采无时。贝母为之使，得甘草、牛膝、远志、蛇床良，恶麻黄、吴茱萸、辛夷。

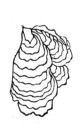

陶隐居云：是百岁雕所化。以十一月采为好。去肉，二百日成。今出东海，永嘉、晋安皆好。道家方以左顾者为雄，故名牡蛎，右顾则牝蛎尔。生著石，皆以口在上，举以腹向南视之，口邪向东则是；或云以尖头左顾者，未详孰是。例以大者为好。又，出广州南海亦如此，但多右顾，不用尔。丹方以泥釜，皆除其甲口，止取朏朏如粉处尔。俗用亦如之。彼海人皆以泥煮盐釜，耐水火而不破漏。**今按**，陈藏器本草云：牡蛎捣为粉，粉身，主大人、小儿盗汗；和麻黄根、蛇床子、干姜为粉，去阴汗。肉煮食，主虚损，妇人血气，调中，解丹毒。肉于姜、醋中生食之，主丹毒，酒后烦热，止渴。天生万物皆有牝牡。惟蛎是咸水结成，块然不动，阴阳之道，何从而生？经言"牡"者，应是雄者。**臣禹锡等谨按**，蜀本云：又有蟹（音樟蛎），形短，不入药用。图经云：海中蚌属，以牡者良。今莱州昌阳县海中多有，二月、三月采之。**药性论**云：牡蛎，君。主治女子崩中，止盗汗，除风热，止痛，治温疟。又和杜仲服止盗汗。末蜜丸，服三十丸，令人面光白，永不值时气。主鬼交精出，病人虚而多热，加用之，并地黄、小草。**孟诜**云：牡蛎火上炙令沸，去壳食之甚美，令人细肌肤，美颜色。又，药家比来取左顾者，若食之即不拣左右也，可长服之。海族之中惟此物最贵，北人不识，不能表其味尔。**段成式酉阳杂俎**云：牡蛎言牡，非谓雄也。

图经曰　牡蛎生东海池泽，今海傍皆有之，而南海、闽中及通、泰间尤多。此物附石而生，块礵相连如房，故名蛎房（读如阿房之房），一名蚝山，晋安人呼为蚝莆。初生海边才如拳石，四面渐长，有一二丈者，崭岩如山。每一房内有蚝肉一块，肉之大小随房所生，大房如马蹄，小者如人指面。每潮来，则诸房皆开，有小虫入，则合之以充腹。海人取之，皆凿房以烈火逼开之，挑取其肉，而其壳左顾者雄，右顾者则牝蛎耳。或曰以尖头为左顾。大抵以大者为贵。十一月采左顾者入药。南人以其肉当食品，其味尤美好，更有益，兼令人细肌肤，美颜色，海族之最可贵者也。

【海药云　按，《广州记》云：出南海水中。主男子遗精，虚劳乏损，补肾正气，止盗汗，去烦热，治伤热疾，能补养安神，治孩子惊痫。久服身轻。用之，炙令微黄色，熟后研令极细，入丸散中用。

雷公云　有石牡蛎、石鱼蛎、真海牡蛎。石牡蛎者，头边背大，小甲沙石，真似牡蛎，只是圆如龟壳。海牡蛎使得，只是丈夫不得服，令人无髭。真牡蛎，火煅白炮，并用盐试之，随手走起可认真是。万年珀号曰盐，用之妙。凡修事，先用二十个，东流水、盐一两，煮一伏时，后入火中烧令通赤，然后入钵中研如粉用也。

肘后方　大病差后小劳便鼻衄：牡蛎十分，石膏五分，捣末。酒服方寸匕，日三四，亦可蜜丸如梧子大，服之。

经验方　治一切渴：大牡蛎不计多少，于腊日、端午日，黄泥裹煅通赤，放冷取出，为末。用活鲫鱼煎汤调下一钱匕，小儿服半钱匕，只两服差。又方治一切丈夫、妇人瘰疬经效：牡蛎用炭一秤，煅通赤取出，于湿地上用纸衬，出火毒一宿，取四两，玄参三两，都捣罗为末，以面糊丸如梧桐子。早晚食后、临卧各三十丸，酒服。药将服尽，疬子亦除根本。又方除盗汗及阴汗：牡蛎为末，有汗处粉之。

胜金方　治甲疽，弩肉裹甲，脓血疼痛不差：牡蛎头厚处，生研为末，每服二钱，研殿花酒调下。如痈盛已溃者，以末傅之，仍更服药，并一日三服。

初虞世　治瘰疬发颈项，破、未破，甚效如神：牡蛎四两，甘草二两，为末。每服一大钱，食后腊茶同点，日二。又方治水癥偏大，上下不定疼痛：牡蛎不限多少，盐泥固济，炭三斤，煅令火尽，冷取二两，干姜一两炮，又为细末，用冷水调稀稠得所，涂病处，小便大利即愈。

集验方　治痈，一切肿未成脓，拔毒：牡蛎白者为细末，水调，涂，干更涂。

伤寒类要　疗髓疽，日眶深，嗜卧：牡蛎、泽泻主之。

衍义曰　牡蛎须烧为粉用，兼以麻黄根等分同捣，研为极细末，粉盗汗及阴汗。本方使生者，则自从本方。左顾，经中本不言，止从陶隐居说。其《酉阳杂俎》已言"牡蛎言牡，非为雄也"，且如牡丹，岂可更有牝丹也？今则合于地，人面向午位，以牡蛎顶向子，视之口，牝口在左者为左顾。此物本无目，如此，焉得更有顾盼也。

【点评】郭璞《江赋》云"玄蛎魂螺而碨磊"。李善注："《临海水土物志》曰：蛎，长七尺。《南越志》曰：蛎，形如马蹄。碨磊、磈磊，不平之貌。"唐代《岭表录异》记牡蛎形态最详："蚝即牡蛎也。其初生海岛边如拳石，四面渐长，有高一二丈者，巉岩如山。每一房内，蚝肉一片，随其所生，前后大小不等。每潮来，诸蚝皆开房，伺虫蚁入即合之。"

关于牡蛎，令古人最为纠结的是此物的雄雌。《广雅·释兽》云："牡，雄也。"因此《本草拾遗》提出疑问："天生万物皆有牝牡。惟蛎是咸水结成，块然不动，阴阳之道，何从而生？经言牡者，应是雄者。"换言之，既有牡蛎，则应该有与之匹配的"牝蛎"。故《本草纲目》"释名"项李时珍解释说："蛤蚌之属，皆有胎生、卵生。独此化生，纯雄无雌，故得牡名。曰蛎曰蚝，言其粗大也。"按，牡蛎多数雌雄异体，小部分雌雄同体，同一个个体在不同年份或不同的环境条件下，表现出不同的性别，其牡蛎之名或许由此而来。入药的牡蛎主要来自牡蛎科长牡蛎 *Ostrea gigas*、大连湾牡蛎 *Ostrea talienwhanensis* 或近江牡蛎 *Ostrea rivularis* 的贝壳。

龟甲　味咸、甘，平，有毒。主漏下赤白，破癥瘕痎 音皆 疟，五痔阴蚀，湿痹四肢重弱，小儿囟 音信 不合，头疮难燥，女子阴疮，及惊恚气，心腹痛，不可久立，骨中寒热，伤寒劳复，或肌体寒热欲死，以作汤，良。久服轻身不饥。益气资智，亦使人能食。一名神屋。生南海池泽及湖水中。采无时。勿令中湿，中湿即有毒。恶沙参、蜚蠊。

　　陶隐居云：此用水中神龟，长一尺二寸者为善。厌可以供卜，壳可以充药，亦入仙方。用之当炙。生龟溺甚疗久嗽，亦断疟。肉作羹臛，大补而多神灵，不可轻杀。书家载之甚多，此不具说也。**唐本注**云：龟，取以酿酒。主大风缓急，四肢拘挛，或久瘫缓不收摄，皆差。**臣禹锡等谨按**，蜀本注图经云：江、河、湖水龟也。湖州、江州、交州者，皆骨白而厚，色分明，并堪卜，其入药者得便堪用。今所在皆有，肉亦堪酿酒也。**萧炳**云：壳主风脚弱，炙之、末，酒服。**药性论**云：龟甲，畏狗胆，无毒。烧灰治小儿头疮不燥。骨带入山令人不迷。血治脱肛，灰亦治脱肛。**日华子**云：卜龟小者，腹下可卜。钻遍者，名败龟，治血麻痹，入药酥炙用，又名败将。

　　图经　文具秦龟条下。

　　【食疗云　温，味酸。主除温瘴气，风痹，身肿，蹉折。又，骨带入山林中，令人不迷路。其食之法，一如鳖法也。其中黑色者，常啖蛇，不中食之。其壳亦不堪用。其甲能主女人漏下赤白，崩中，小儿囟不合，破癥瘕，痎疟，疗五痔，阴蚀，湿痒，女子阴隐疮，及骨节中寒热，煮汁浴渍之良。又，已前都用水中龟，不用啖蛇龟。五月五日取头干末服之，亦令人长远入山不迷。又方：卜师处钻了者，涂酥炙，细罗，酒下二钱，疗风疾。

　　肘后方　治卒得咳嗽：生龟三枚，治如食法，去肠，以水五升，煮取三升以渍曲，酿米四升如常法，熟饮二升，令尽此，则永断。

　　经验方　治产后产前痢：败龟一枚，用米醋炙，捣为末，米饮调下。

　　孙真人云　治小儿龟背：以龟尿摩胸背上，差。

　　孙真人食忌　十二月勿食龟肉，损命，不可辄食，杀人。

　　子母秘录　令子易产：烧龟甲末，酒服方寸匕。

　　抱朴子云　千岁灵龟五色具焉，其雄额上两骨起似角，以羊血浴之，乃剔取其甲，炙捣，服方寸匕，日三，尽一具。

　　衍义　文具秦龟条下。

　　【点评】陶弘景在秦龟条所说："龟类虽多，入药正有两种尔。"其一是药材龟甲的来源。本条陶说："此用水中神龟，长一尺二寸者为善。厌可以供卜，壳可以充药，亦入仙方。"其一即秦龟，"山中龟不入水者"。《本草纲目》水龟条"集解"说："甲虫三百六十，而神龟为之长。龟形象离，其神在坎。上隆而文以法天，下平而理以法地。背阴向阳，蛇头龙颈。外骨内肉，肠属于首，能运任脉。广肩大腰，卵生思抱，其息以耳。雌雄尾交，亦与蛇匹。或云大腰无雄者，谬也。今人视其底甲，以辨雌雄。龟以春夏出蛰脱甲，秋冬藏穴导引，故灵而多寿。《南越志》云：神龟，大如拳而色如金，上甲两边如锯齿，爪至利，能缘树食蝉。《抱朴子》云：千岁灵龟，五色具焉，如玉如石，变化莫测，或大或小，或游于莲叶之上，或伏于蓍丛之下。张世南《质龟论》云：龟老则神，年至八百，反大如钱。夏则游于香荷，冬则藏于藕节。其息有黑气如煤烟，在荷心，状甚分明。人见此气，勿辄惊动，但潜含油管噀之，即不能遁形矣。云：龟闻铁声则伏，被蚊叮则死。香油抹眼，则入水不沉。老桑煮之则易烂。皆物理制伏之妙也。"秦龟条说："山中常龟，鹿喜食之。其大而可卜者，曰灵龟，年至百岁能变化者，曰筮龟。或伏于蓍草之下，或游于卷耳、苓叶之上。《抱朴子》所谓山中巳日称时君者为龟，即此也。其蟕蠵或以为山龟，或云生海水中，其说不定。按《山海经》蟕龟生深泽中。应劭注《汉书》云：灵蟕，大龟也。雌曰蟕蠵，雄曰玳瑁。观此则秦龟是山龟，蟕蠵是泽龟，与《尔雅》山龟、泽龟、水龟相合。盖一种二类，故其占卜、入药、饰器、功用尤同耳。"因此《本草纲目》以抄录文献为主，发明不多。但大致可以确定，秦龟指陆龟科的某些种类，如缅甸陆龟 *Indotestudo elongata*、凹甲陆龟 *Manouria impressa* 等；而水龟主要是龟科的乌龟 *Chinemys reevesii*。

陶弘景注释说："厌可以供卜，壳可以充药。"所言"厌"，疑当通"厣"，《广韵》云"厣，蟹腹下厣"，此应指龟的腹甲。从出土实物来看，商周甲骨主要使用龟的腹甲，与陶说相合。根据陶说，"壳"则入药用，但"壳"究竟是专门指背甲，还是全甲，比较含混。《抱朴子内篇·仙药》云："千岁灵龟，五色具焉，其雄额上两骨起似角，以羊血浴之，乃剔取其甲，火炙捣服方寸匕，日三，尽一具，寿千岁。"所说称龟甲为"一具"，应该是包括背甲与腹甲。郑金生老师考证，朱丹溪《本草衍义补遗》以"败龟板"取代"龟甲"立条目，尤其强调腹甲补阴之功，此后遂以腹甲为用，对背甲弃而不用。

秦龟　味苦，无毒。主除湿痹气，身重，四肢关节不可动摇。生山之阴土中。二月、八月取。

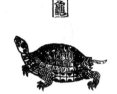

陶隐居云：此即山中龟不入水者。形大小无定，方药不甚用。龟类虽多，入药正有两种尔。又有䳋龟，小狭长尾，乃言疗蛇毒，以其食蛇故也。用以卜则吉凶正反。带秦龟前臑（乃到切）骨，令人入山不迷。广州有蟕（子夷切）蠵（以规切），其血甚疗俚人毒箭伤。**唐本注**：䳋龟腹折，见蛇则呷而食之。荆楚之间谓之呷蛇龟也。秦龟即蟕蠵是，更无别也。**今按**，陈藏器本草云：龟溺，主耳聋，滴耳中差。**臣禹锡等谨按**，蜀本图经云：今江南、岭南并有。冬月藏土中，春夏秋al游溪谷。今据《尔雅》，摄龟"即小龟也，腹下曲折，能自开闭，好食蛇，江东呼为陵龟"，即夹蛇龟也。又灵龟出涪陵郡，大甲可以卜，似玳瑁，即蟕蠵龟也。一名灵蠵，能鸣，今苏言"秦龟即蟕蠵"，非为通论。且陶注"蟕蠵但疗箭毒"，则与本经主治不同。又陶注"秦龟即山中龟不入水者"，而云秦龟，应以地名为别故也。**陈藏器云**：苏云"秦龟即是蟕蠵"，按蟕蠵生海水中，生山阴者非蟕蠵矣。今秦龟是山中大龟，如碑下者。食草根、竹笋，深山谷有之，卜人取以占山泽。《汉书》十朋有山龟，即是此也。揭取甲，亦如蟕蠵，堪饰器物。**陈士良云**：䳋龟腹下横折，秦人呼蟕蠵，山龟是也。肉寒，有毒。主筋脉。凡扑损，便取血作酒食，肉生研厚涂，立效。**日华子**：蟕蠵，平，微毒。治中刀箭闷绝，刺血饮便差。皮甲名龞皮，治血疾，若无生血，煎汁代之，亦可宝装饰物。**又云**：夹蛇龟，小黑，中心折者无用，不可食。肉可生捣署傅蛇毒。

图经曰　秦龟，山中龟，不入水者是也，生山之阴土中。或云秦以地称，云生山之阴者是，秦地山阴也。今处处有之。龟甲，水中神龟也，生南海池泽及湖水中，今江湖间并皆有之。山中龟，其形大小无定，大者有如碑趺，食草根、竹萌，冬月藏土中，至春而出，游山谷中。今市肆间人或畜养为玩，至冬而埋土穴中。然药中稀用，卜人亦取以占山泽，揭取其甲，亦堪饰器物。《尔雅》所谓山龟者，岂是此欤。水中龟，其骨白而厚，色至分明，所以供卜人及入药用，以长一尺二寸为善。《尔雅》亦有水龟。又一种䳋龟，小狭长尾，腹下有横折，见蛇则呷而食之，江东人谓之陵龟，即《尔雅》所谓小龟也，亦入药用，能疗蛇毒。又一种蟕（子夷切）蠵（以规切），大甲，可以卜，即《尔雅》所谓灵龟也。陶、苏以此为秦龟。按《岭表录异》云："蟕蠵，俗谓之兹夷，盖山龟之大者，人立背上，可负而行。潮、循间甚多，乡人取壳，以生得全者为贵。初用木楔其肉，龟被楚毒，鸣吼如牛，声动山谷。工人以其甲通明黄色者煮拍，陷玳瑁为器，今所谓龟筒者是也。"据此乃别是一种山龟，未必是此秦龟也。其入药亦以生脱者为上。凡龟之类甚多，而时人罕复遍识，盖近世货币所不用，而知卜术者亦稀，惟医方时用龟甲，故尔弗贵矣。方书中又多用败龟，取钻灼之多者，一名漏天机。一说入药须用神龟，神龟底壳当心前一处四方透明如琥珀色者是矣。其头方，壳圆，脚短者为阳龟；形长，头尖，脚长者为阴龟。阴人用阳，阳人用阴。今医家亦不复如此分别也。又药中用龟尿，最难得。孙光宪《北梦琐言》载其说云："道士陈钊言，龟之性妒，而与蛇交，或雌蛇至，有相趁斗噬，力小者或至毙。采时取雄龟，于瓷碗中，或小盘中置之，于后以鉴照，龟既见鉴中影，往往淫发而失尿，急以物收取。又以纸炷火上熁热，以点其尻，亦致失尿，然不及鉴照之快也。"

【陈藏器】 蟕蠵，秦龟注陶云"广州有蟕蠵，其血主俚人毒箭"。按，蟕蠵，人被毒箭伤，烦闷欲死者，刮取血傅伤处，此是焦铜及螫汁毒。南人多养用之，似龟，生海边。有甲文，堪为物饰。

海药云 谨按，正经云"生在广州山谷"。其壳，味带苦，治妇人赤白漏下，破积瘕，顽风冷痹，关节气壅，或经卜者更妙。凡甲炙令黄，然后入药中。

抱朴子 蠳龟啖蛇，南人皆带蠳龟之尾以辟蛇。蛇中人，刮此物以傅之，其疮亦使愈。

衍义曰 秦龟即生于秦者。秦地山中多老龟，极大而寿。龟甲即非止秦地有，四方皆有之，但取秦地所出，大者为胜。今河北独流钓台甚多。取龟筒治疗，亦入众药。止此二种，各逐本条，以其灵于物，方家故用以补心，然甚有验。

【点评】 按照陶弘景的意见，秦龟"山中龟不入水者"，即是陆龟。本条内提到蟕蠵，《本草拾遗》说"觜蟕似龟，生海边，有甲文，堪为物饰"，当似指海龟。通常根据蟕蠵水生形似玳瑁的特征，将其推定为海龟科的蟕蠵 *Caretta caretta*。

真珠 寒，无毒。主手足皮肤逆胪，镇心。绵裹塞耳，主聋。傅面令人润泽好颜色。粉点目中，主肤翳障膜。今附。

臣禹锡等谨按，药性论云：真珠，君。治眼中翳障白膜，七宝散用磨翳障，亦能坠痰。**日华子**云：真珠子，安心，明目，驻颜色也。

图经曰 真珠，本经不载所出州土，今出廉州，北海亦有之，生于珠牡俗谓之珠母。珠牡，蚌类也。按《岭表录异》："廉州边海中有洲岛，岛上有大池，谓之珠池。每岁刺史亲监珠户入池采老蚌，割取珠以充贡。池虽在海上，而人疑其底与海通，池水乃淡，此不可测也。土人采小蚌肉作脯食之，往往得细珠如米者。乃知此池之蚌，随大小皆有珠矣。"而今取珠牡，云得之海傍，不必是珠池中也。其北海珠蚌，种类小别。人取其肉，或有得珠者，但不常有，其珠亦不甚光莹，药中不堪用。又蚌属中有一种似江珧者，其腹亦有珠，皆不及南海者奇而且多。入药须用新完未经钻缀者为佳。

【**海药云**　谨按正经云"生南海，石决明产出也"。主明目，除面䵟，止泄，合知母疗烦热，消渴。以左缠根，治儿子麸豆疮入眼。蜀中西路女瓜亦出真珠，是蚌蛤产，光白甚好，不及舶上彩耀。欲穿须得金刚钻也。为药须久研如粉面，方堪服饵，研之不细，伤人脏腑。

雷公云　须取新净者，以绢袋盛之，然后用地榆、五花皮、五方草三味各四两，细剉了，又以牡蛎约重四五斤已来，先置于平底铛中，以物四向揭令稳，然后著真珠于上了，方下剉了三件药，笼之，以浆水煮三日夜。勿令火歇，日满出之，用甘草汤淘之，令净后，于白中捣令细，以绢罗重重筛过，却更研二万下了，用。凡使，要不伤破及钻透者，方可用也。

外台秘要　疗子死腹中方：真珠二两，为末，酒调服尽，立出。

千金方　治儿胞衣不出：苦酒服真珠末一两。**又方**难产：取真珠末一两，和酒服之，立出。

肘后方　卒忤停尸不能言：真珠末以鸡冠血和丸小豆大，以三四粒内口中。**又方**主镇安魂魄，珠蜜方：炼真珠如大豆，以蜜一蚬壳和，一服与一豆许，日三，大宜小儿矣。

抱朴子　真珠径寸已上可服，服之可以长久。酪浆渍之，皆化如水银。亦可以浮石、水蜂窠、鲎化，包彤蛇黄合之，可以引长三四尺，丸服之，绝谷得长生。

衍义曰　真珠小儿惊热药中多用。河北塘泺中，亦有围及寸者，色多微红，珠母与廉州珠母不相类，但清水急流处，其色光白，水浊及不流处，其色暗。余如经。

【**点评**】真珠即珍珠，有海水、淡水两种，《海药本草》引正经"生南海，石决明产出也"，此为海水珠；又说"蜀中西路女瓜亦出真珠，是蚌蛤产，光白甚好，不及舶上彩耀"，则是淡水珠。海水珍珠主要出自珍珠贝科的马氏珍珠贝 *Pinctada martensii*、长耳珍珠贝 *Pinctada chemnitzi*，鲍科多种鲍鱼等；淡水珍珠主要出自蚌科的三角帆蚌 *Hyriopsis cumingii*、褶纹冠蚌 *Cristaria plicata*、背角无齿蚌 *Anodonta woodiana* 等。

至于《海药本草》所引"正经"云云，似指石决明条《名医别录》谓"生南海"。陶弘景注："又云是鳆鱼甲，附石生，大者如手，明耀五色，内亦含珠。"

玳瑁　寒，无毒。主解岭南百药毒。俚人刺其血饮，以解诸药毒。大如帽，似龟，甲中有文。生岭南海畔山水间。今附。

臣禹锡等谨按，陈士良云：玳瑁，身似龟，首觜如鹦鹉。肉，平。主诸风毒，行气血，去胸膈中风痰，镇心脾，逐邪热，利大小肠，通happy人经脉。甲壳亦似肉，同疗心风邪，解烦热。日

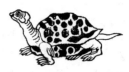

华子云：破癥结，消痈毒，止惊痫等疾。

图经曰　玳瑁生岭南山水间，今亦出广南。盖龟类也，惟腹、背甲皆有红点斑文，其大者有如盘。入药须生者乃灵，带之亦可以辟蛊毒，凡遇饮食有毒，则必自摇动，死者则不能，神矣。昔唐嗣薛王之镇南海，海人有献生玳瑁者，王令揭取上甲二小片，系于左臂，欲以辟毒。玳瑁甚被楚毒，复养于使宅后池，伺其揭处复生，还遣送旧处，并无伤矣。今人多用杂龟筒作器皿，皆杀取之，又经煮拍，生者殊不易得。顷有自岭表罢官，得生玳瑁畜养且久，携以北归，北人多有识者。又有一种龟蠵，亦玳瑁之类也，其形如笠，四足缦胡无指，其甲有黑珠，文采亦好，但薄而色浅，不任作器，惟堪贴饰耳。今人谓之蠵皮，不入药用。

【陈藏器云　大如扇，似龟，甲有文，余许同。

杨氏产乳　疗中蛊毒：生玳瑁以水磨如浓饮，服一盏即解。

衍义曰　玳瑁治心经风热，生者入药，盖性味全也。既入汤火中，即不堪用，为器物者矣，与生熟犀其义同。

〔点评〕 玳瑁是海龟科动物 *Eretmochelys imbricata*，背甲棕红色，有光泽，有浅黄色云斑；腹甲黄色，有褐斑。头及四肢背面的盾片均为黑色，盾缘色淡。玳瑁的盾片角质半透明，花纹美丽，常用来作装饰品，如古诗《孔雀东南飞》中说"足下蹑丝履，头上玳瑁光"。

桑螵蛸　味咸、甘，平，无毒。主伤中，疝瘕，阴痿，益精生子，女子血闭腰痛，通五淋，利小便水道。又疗男子虚损，五脏气微，梦寐失精，遗溺。久服益气养神。一名蚀肬音尤。生桑枝上，螳螂子也。二月、三月采蒸之，当火炙，不尔令人泄。得龙骨，疗泄精。畏

旋覆花。

　　陶隐居云：俗呼螳螂为蚚（音石）螂，逢树便产，以桑上者为好，是兼得桑皮之津气。市人恐非真，皆令合枝断取之尔，伪者亦以胶著桑枝之上也。**臣禹锡等谨按，蜀本图经云**；此物多在小桑树上，丛荆棘间，并螳螂卵也，三月、四月中，一枝出小螳螂数百枚。以热浆水浸之一伏时，焙干，于柳木灰中炮令黄色用之。**药性论**云：桑螵蛸，臣，畏戴椹。主男子肾衰，漏精，精自出，患虚冷者能止之。止小便利，火炮令热，空心食之。虚而小便利，加而用之。

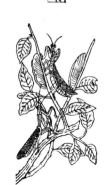

　　图经云　桑螵蛸，螳螂子也。本经不载所出州土，今在处有之。螳螂逢木便产，一枚出子百数，多在小木荆棘间。桑上者兼得桑皮之津气，故以为佳，而市之货者，多非真，须连枝折之为验，然伪者亦能以胶著桑枝上，入药不宜也。三月、四月采，蒸过收之，亦火炙，不尔则令人泄。一法，采得便以热浆水浸一伏时，焙干，更于柳木灰中，炮令黄用之。《尔雅》云"莫貃（户各切），螳蜋，蚔"，郭璞云："螳蜋，有斧虫，江东呼为石蜋。"又云："不过，蜴（丁郎切）蠰息详切。"蜴蠰，螳蜋别名也。其子蜱（音神）蛸（音萧），一名蟗（普莫切）蟦（音焦），蜴蠰卵也。古今方漏精及主风药中多用之。

　　【雷公云】　凡使，勿用诸杂树上生者，螺螺不入药中用。凡采觅，须桑树东畔枝上者，采得去核子，用沸浆水浸淘七遍，令水遍沸，于瓷锅中熬令干用。勿乱别修事，却无效也。

　　经验方　治底耳方：用桑螵蛸一个，慢火炙，及八分熟，存性细研，入麝香一字为末。掺在耳内，每用半字，如神效。如有脓，先用绵包子拈去，次后掺药末入在耳内。

　　产书　治妊娠小便数不禁：桑螵蛸十二枚，捣为散，分作两服，米饮下。《杨氏产乳》同。**又方**疗小便不通及胞转：桑螵蛸捣末，米饮服方寸匕，日三。

　　衍义曰　桑螵蛸自采者真，市中所售者，恐不得尽皆桑上者。蜀本图经浸炮之法，不若略蒸过为佳。邻家有一男子，小便日数十次，如稠米泔色，亦白，心神恍惚，瘦瘁食减，以女劳得之。今服此桑螵蛸散，未终一剂而愈。安神魂，定心志，治健忘，小便数，补心气。桑螵蛸、远志、菖蒲、龙骨、人参、茯神、当归、龟甲醋炙，已上各一两，为末。夜卧，人参汤调下二钱。如无桑上者，即用余者，仍须以炙桑白皮佐之，量多少，可也。盖桑白皮行水，意以接螵蛸就肾经，用桑螵蛸之意如此。然治男女虚损，益精，阴痿，梦失精，遗溺，疝瘕，小便白浊，肾衰不可阙也。

　　【点评】《本草纲目》"释名"云："蜴螂，两臂如斧，当辙不避，故得当郎之名。俗呼为刀螂，兖人谓之拒斧，又呼不过也。代人谓之天马，因其首如骧马也。燕赵之间谓之蚀肬。肬即疣子，小肉赘也。今人病优者，往往捕此食之，其来有自矣。其子房名螵蛸者，其状轻飘如绡也。村人每炙焦饲小儿，云止夜尿，则蟗蟭、致神之名，盖取诸此。《酉阳杂俎》谓之野狐鼻涕，象形也。又扬雄《方言》云：螳螂或谓之髦，或谓之蚟蚟。齐兖以东谓之敷常。螵蛸亦名夷冒。"桑螵蛸为螳螂目多种昆虫所产卵鞘，一般认为以螳螂科中华绿螳螂 *Paratenodera sinensis*、南方刀螂 *Tenodera aridifolia* 为主流。

《本草经》谓桑螵蛸主"阳萎，益精生子"，《本经逢原》称为"肝肾命门药"，故《本草图经》说"古今方漏精"多用之。如《本草纲目》引《外台秘要》治遗精白浊，盗汗虚劳方，"桑螵蛸炙、白龙骨等分，为细末。每服二钱，空心用盐汤送下"。

石决明　味咸，平，无毒。主目障翳痛，青盲。久服益精轻身。生南海。

陶隐居云：俗云是紫贝，定小异，亦难得。又云是鳆（步角切）鱼甲，附石生，大者如手，明耀五色，内亦含珠。人今皆水渍紫贝以熨眼，颇能明。此一种，本亦附见在决明条，甲既是异类，今为副品也。**唐本注**云：此物是鳆鱼甲也，附石生，状如蛤，惟一片无对，七孔者良。今俗用者，紫贝全别，非此类也。**今注：**石决明生广州海畔。壳大者如手，小者如三两指，其肉，南人皆啖之，亦取其壳，以水渍洗眼，七孔、九孔者良，十孔已上者不佳，谓是紫贝及鳆鱼甲，并误矣。**臣禹锡等谨按，蜀本**云：石决明，寒。又注云：鳆鱼，主咳嗽，啖之明目。又图经云：今出莱州即墨县南海内。三月、四月采之。**日华子**云：石决明，凉，明目。壳磨障翳。亦名九孔螺也。

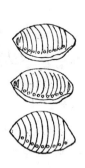

图经曰　石决明生南海，今岭南州郡及莱州皆有之。旧说或以为紫贝，或以鳆鱼甲。按，紫贝即今人砑螺，古人用以为货币者，殊非此类。鳆鱼，王莽所食者，一边著石，光明可爱，自是一种，与决明相近耳。决明壳大如手，小者三两指，海人亦啖其肉，亦取其壳，渍水洗眼，七孔、九孔者良，十孔者不佳。采无时。

【海药云　主青盲、内障，肝肺风热，骨蒸劳极，并良。凡用先以面裹熟煨，然后磨去其外黑处，并粗皮了，烂捣之，细罗，于乳钵中再研如面，方堪用也。

雷公云　凡使，即是真珠母也。先去上粗皮，用盐并东流水于大瓷器中煮一伏时了，漉出拭干，捣为末，研如粉，却入锅子中，再用五花皮、地榆、阿胶三件，更用东流水于瓷器中，如此淘之三度，待干，再研一万匝，方入药中用。凡修事五两，以盐半分，取则第二度煮，用地榆、五花皮、阿胶各十两。服之十两，永不得食山桃，令人丧目也。

胜金方　治小肠五淋：石决明去粗皮甲，捣研细。上件药，如有软硬物淋，即添朽木细末，熟水调下二钱匕服。

衍义曰　石决明，经云“味咸”，即是肉也。人采肉以供馔，及干致都下，北人遂为珍味。肉与壳两可用，方家宜审用之。然皆治目。壳研，水飞，点磨外障翳，登、莱州甚多。

【点评】石决明是鲍鱼科多种鲍鱼的壳，所谓“孔”，指壳上通透的呼水孔口，能符合七孔、九孔者，主要有皱纹盘鲍 *Haliotis discus*、杂色鲍 *Haliotis diversicolor*。因为其“主目障翳痛，青盲”，故附录在决明子条。陶弘景著《本草经集注》，将其移出，安置在虫鱼部。陶说“此一种本亦附见在决明条，甲既是异类，今为副品也”，即此条不单独计数的意思。

海蛤　味苦、咸，平，无毒。主咳逆上气，喘息烦满，胸痛寒热，疗阴痿。**一名魁蛤。**生东海。蜀漆为之使，畏狗胆、甘遂、芫花。

滄州海蛤

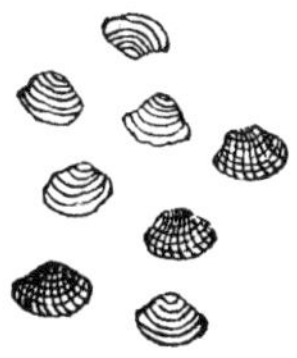

唐本注云：此物以细如巨胜，润泽光净者好，有粗如半杏仁者，不入药用。亦谓为豚耳蛤，粗恶不堪也。**今按，**别本注云：雁腹中出者极光润，主十二水满急痛，利膀胱、大小肠。粗者如半片郁李仁，不任用，亦名豚耳。**臣禹锡等谨按，蜀本**图经云：今莱州即墨县南海沙湍中，四月、五月采，淘沙取之。当以半天河煮五十刻，然后以枸杞子汁和，篁竹筒盛，蒸一伏时。勿用游波虫骨，似海蛤而面上无光，误食之令人狂眩，用醋蜜解之即愈。**吴氏**云：海蛤，神农：苦；岐伯：甘；扁鹊：咸。大节头有文，文如磨齿。采无时。**萧炳**云：止消渴，润五脏，治服丹石人有疮。**药性论**云：海蚧亦曰海蛤，臣。亦名紫薇。味咸，有小毒。能治水气浮肿，下小便，治嗽逆上气。主治项下瘤瘿。**日华子**云：治呕逆，阴痿，胸胁胀急，腰痛，五痔，妇人崩中带下病。此即鲜蛤子，雁食后粪中出，有文彩者为文蛤，无文彩者为海蛤。乡人又多将海岸边烂蛤壳，被风涛打磨莹滑者伪作之。

图经曰 海蛤、文蛤并生东海，今登、莱、沧州皆有之。陶隐居以细如巨胜，润泽光净者为海蛤，云"经雁食之，从粪中出过数多，故有光泽也"；以大而有紫斑文者为文蛤。陈藏器以为海蛤是海中烂壳，久为风波涛洗，自然圆净，此有大小，而久远者为佳，不必雁腹中出也；文蛤是未烂时壳，犹有文理者，此乃新旧不同，正一物而二名也。然海蛤难得真烂久者，海人多以它蛤壳经风涛摩荡莹滑者伪作之，殊无力。又有一种游波骨，极类海蛤，但少莹泽，误食之令人狂眩，用醋、蜜解之则愈。本经海蛤一名魁蛤，又别有魁蛤条，云"形正圆，两头空，表有文"，乃别是一种也。按《说文》曰"千岁燕化为海蛤，魁蛤即是伏翼所化，故一名伏老"。并采无时。张仲景《伤寒论》曰：病在阳，应以汗解，反以冷水潠之，若水灌之，其热被却，不得去，弥更益烦，皮上粟起，意欲水，反不渴者，文蛤散主之。文蛤五两，一味捣筛，以沸汤和一方寸匕服，汤用五合。此方医家多用，殊效。

【雷公云 凡使，勿用游波蕈骨，其虫骨真似海蛤，只是无面上光。其虫骨误饵之，令人狂走，拟投水。时人为之犯鬼心狂，并不是缘曾误饵。此虫骨若服着，只以醋解之，立差。凡修事一两，于浆水中煮一伏时后，却以地骨皮、柏叶二味，又煮一伏时后出，于东流水中淘三遍，拭干，细捣研如粉，然后用。凡一两，用地骨皮二两，并细剉，以东流水淘取用之。

衍义曰 海蛤、文蛤，陈藏器所说是。今海中无雁，岂有食蛤粪出者。若蛤壳中有肉时，尚可食，肉既无，焉得更有粪中过数多者。必为其皆无廉稜，乃有是说。殊不知风浪日夕淘汰，故如是。治伤寒汗不溜，搐却手脚，海蛤、川乌头各一两，川山甲二两，为末，酒糊和丸，大一寸许，担褊置所患足心下。擘葱白盖药，以帛缠定，于暖室中，取热水浸脚至膝上，久则水温，又添热水，候遍身汗出为度。凡一二日一次浸脚，以知为度。

【点评】诸家对海蛤的来历争论不休，《说文》谓蛤类有三，其中海蛤"百岁燕所化也"，这可能是陶弘景说海蛤"从雁屎中得之"的张本。此说显然不妥，海蛤乃是海滩上各种贝类的碎壳，大小形状不一，并不特指某一品种。因为长期海浪冲刷，边角钝圆，遂传说是从海鸟的粪便中淘洗而得。《本草纲目》"集解"项李时珍的观点可为定论："按沈存中《笔谈》云：海蛤即海边沙泥中得之。大者如棋子，小者如油麻粒，黄白色，或黄赤相杂。盖非一类，乃诸蛤之壳，为海水砻砺，日久光莹，都无旧质。蛤类至多，不能分别其为何蛤，故通谓之海蛤也。"

《本草图经》引《伤寒论》治"意欲饮水反不渴者，渴欲饮水不止者"，用文蛤散。据《医宗金鉴》卷三云："渴欲饮水，水入则吐，小便不利者，五苓散证也。渴欲饮水，水入则消，口干舌燥者白虎人参汤证也。渴欲饮水而不吐水，非水邪盛也；不口干舌燥，非热邪盛也。惟引饮不止，故以文蛤一味，不寒不温，不清不利，专意于生津止渴也。或云：文蛤即今吴人所食花蛤，性寒味咸，利水胜热，然屡试而不效。尝考五倍子亦名文蛤，按法制之名百药煎，大能生津止渴，故尝用之，屡试屡验也。"异说备参。

文蛤　味咸，平，无毒。**主恶疮，蚀五痔**，咳逆胸痹，腰痛胁急，鼠瘘大孔出血，崩中漏下。生东海。表有文，取无时。

陶隐居云：海蛤至滑泽，云从雁屎中得之，二三十过方为良。今人多取相挼，令磨荡似之尔。文蛤小大而有紫斑。此既异类而同条，若别之，则数多，今以为附见，而在副品限也。凡有四物如此。唐本注云：文蛤，大者圆三寸，小者圆五六分。若今妇人以置燕脂者，殊非海蛤之类也。夫天地间物，无非天地间用，岂其数为正副耶？今按，陈藏器本草云：海蛤，主水癊。取二两先研三日，汉防己、枣肉、杏人二两，葶苈子六两，熬研成脂为丸，一服十九，利下水。臣禹锡等谨按，蜀本图经云：背上有斑文者，今出莱州掖县南海中，三月中旬采。萧炳云：出密州。陈藏器云：按，海蛤是海中烂壳，久在泥沙，风波淘漉，自然圆净，有大有小，以小者久远为佳，亦非一一从雁腹中出也。文蛤是未烂时壳，犹有文者。此乃新旧为名，二物元同一类。假如雁食蛤壳，岂择文与不文。苏恭此言殊为未达，至如烂蚬蚌壳，亦有所主，与生不同。陶云副品，正其宜矣。《说文》曰"千岁燕化为海蛤，一名伏老，伏翼化为"，今亦生子滋长也。

图经　文具海蛤条下。

【千金翼　治急疳蚀口鼻，数日尽，欲死：烧文蛤灰，腊月脂和，涂之。

衍义　文具海蛤条下。

【点评】海蛤是海滩上各种贝类的碎壳，文蛤则特指一种贝类。《本草纲目》"集解"项说："按沈存中《笔谈》云：文蛤即今吴人所食花蛤也。其形一头小，一头大，壳有花斑的便是。"

此即帘蛤科文蛤 *Meretrix meretrix*，或同科小眼花帘蛤 *Ruditapes variegatus*，后者贝壳表面有明显的花纹。

陶弘景言"此既异类而同条，若别之，则数多，今以为附见，而在副品限也"。盖《本草经》收载药物365种，以应365日，为了满足此要求，有少数药物被合并计数。如此拘泥于数字，所以《新修本草》嘲笑说："夫天地间物，无非天地间用，岂限其数为正副耶。"

魁蛤　味甘，平，无毒。主痿痹，泄痢便脓血。一名魁陆、一名活东。生东海。正圆两头空，表有文，取无时。

陶隐居云：形似纺軖（音狂），小狭长，外有纵横文理，云是老蝙蝠化为，用之至少。而本经"海蛤一名魁蛤"，与此为异也。**臣禹锡等谨按**，蜀本图经云：形圆长，似大腹槟榔，两头有孔，今出莱州。

图经　文具海蛤条下。

【食疗　寒。润五脏，治消渴，开关节。服丹石人食之，使人免有疮肿及热毒所生也。

【点评】《本草经》海蛤一名魁蛤，《名医别录》另立魁蛤条，陶弘景说："形似纺軖，小狭长，外有纵横文理，云是老蝙蝠化为，用之至少。"所谓"纺軖"，本义是纺车，《说文》云："軖，纺车也。"《农书》卷20云："軖必以休，以承軖轴。"軖轴即缫轮上的转轴，故"纺軖"疑当为一种橄榄球形的物件，《蜀本草》说"形圆长，似大腹槟榔，两头有孔"，大约也是如此。此当是魁蛤科的多种贝类。

蠡音礼鱼　味甘，寒，无毒。主湿痹，面目浮肿，下大水，疗五痔。有疮者不可食，令人瘢音盤白。一名鲖音铜鱼。生九江池泽。取无时。

陶隐居云：今皆作鳢字，旧言是公蛎蛇所变，然亦有相生者。至难死，犹有蛇性。合小豆白煮以疗肿满，甚效。**唐本注云**：《别录》云：肠及肝，主久败疮中虫。诸鱼灰，并主

哽噎也。**臣禹锡等谨按，孟诜云：** 鳢鱼，下大小便，拥塞气。又，作
鲙，与脚气、风气人食之，效。又，以大者洗去泥，开肚，以胡椒末半
两，切大蒜三两颗，内鱼腹中缝合，并和小豆一升煮之。临熟下萝卜三
五颗如指大，切葱一握，煮熟。空腹服之，并豆等强饱，尽食之。至夜
即泄气无限，三五日更一顿，下一切恶气。又，十二月作酱良也。**日华
子云：** 鳢鱼肠，以五味炙贴痔瘘及蚛䏶，良久虫出，即去之。诸鱼中惟
此胆甘，可食。

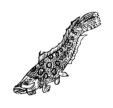

图经曰　蠡（通作鳢字）鱼生九江池泽，今处处有之。陶隐
居以为公蛎蛇所变，至难死，犹有蛇性。谨按，《尔雅》"鳢，鲩"，郭
璞注云："鳢，鲖（音同）也。"释者曰："鳢，鲩也。"《诗·小雅》云："鱼丽于罶，鲂
鳢。"《毛传》云："鳢，鲩也。"《正义》云："诸本或作鳢，鲤（音重）也。"陆机谓鲩即
鳢鱼也，似鳢，狭而厚，今京东人犹呼鲤鱼，其实一类也。据上所说，则似今俗间所谓黑鳢
鱼者，亦至难死，形近蛇类，浙中人多食之。然本经著鳢鱼主湿痹下水，而黑鳢鱼主妇人妊
娠。《千金方》有安胎单用黑鳢鱼汤方，而本经不言有此功用，恐是漏落耳。肝肠亦入药，
诸鱼胆苦，惟此胆味甘可食为异也。又下鲍鱼条，据陶、苏之说，乃似今汉、沔间所作淡干
鱼，味辛而臭者。苏又引《李当之本草》，亦言胸中湿者良。其以暴鱼不以盐，外虽干而鱼
肥，故中湿也，中湿则弥臭矣。一说鲍鱼自是一种，形似小鳙鱼，生海中，气最臭，秦始皇
取置车中者是也。此说虽辨，亦无的据。《素问》治血枯雀卵丸，饮鲍鱼汁，以利肠中。

【**外台秘要**　疗患肠痔，每大便常有血：鳢鱼鲙，姜齑食之佳。任性多少，差。忌
冷毒物。**又方**疗痔：鳢鱼肠三具，炙令香，以绵裹，内谷道中，一食顷虫当出，鱼肠数易
之，尽三枚，差。

食医心镜　治十种水气病不差垂死：鳢鱼一头，重一斤已上，上熟取汁，和冬瓜、
葱白作羹食之。**又方**治野鸡病，下血不止，肠疼痛：鳢鱼一头，如食法作鲙，蒜齑食之。

灵苑方　治急喉闭，逡巡不救者：蠡鱼胆，腊月收，阴干为末，每服少许，点患
处，药至即差，病深则水调灌之。

衍义曰　蠡鱼今人谓之黑鲤鱼。道家以谓头有星为厌，世有知之者，往往不敢食。
又发故疾，亦须忌尔。今用之疗病，亦止取其一端耳。

【**点评**】蠡鱼通常写作鳢鱼，即鳢科乌鳢 *Ophiocephalus argus*，
俗名黑鱼、乌棒，为常见淡水鱼种。乌鳢皮有斑状花纹，故传说
与蛇有渊源，一名蛇皮鱼。因为与"鲤鱼"音同，方书有时混
淆。可注意的是，《日华子本草》说"诸鱼中惟此胆甘，可食"，

但淡水鱼胆汁含有毒性物质，有可能发生免疫性肝肾损害，甚至危及生命，必须引起注意。

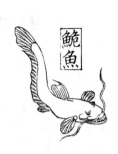

鮧音夷，又音题**鱼**　味甘，无毒。主百病。

陶隐居云：此是鳀（音题）也，今人皆呼慈音，即是鮧（乃兼切）鱼，作臛食之，云补。又有鱯鱼，相似而大；又有鮠（五回切）鱼，亦相似，黄而美，益人。其合鹿肉，及赤目、赤须、无鳃者，食之并杀人。又有人鱼，似鳀而有四足，声如小儿，食之疗瘕疾，其膏燃之不消耗，始皇骊山冢中用之，谓之人膏也。荆州、临沮、青溪至多此鱼。**唐本注云：**鮧鱼，一名鮠鱼，一名鳀鱼。主水浮肿，利小便也。**臣禹锡等谨按，**蜀本图经云：有三种，口腹俱大者名鱯（音护），背青而口小者名鮧，口小背黄腹白者名鮠，一名河豚。三鱼并堪为臛，美而且补。**陈士良云：**鮧鱼，暖。

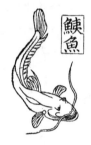

图经曰　鮧（音夷，又音题）鱼旧不著所出州土，今江浙多有之。大首方口，背青黑，无鳞，多涎。其类有三：陶隐居云"即鳀（音题）鱼也"，鳀即鮧（乃兼切）鱼也；又有鱯（音护）鱼，相似而大；鮠（五回切）鱼亦相似，色黄而美。三种形性皆相类，而小不同也。鮧亦名鳀，《诗·小雅》云"鱼丽于罶，鳣鲔"，《传》云："鳀，鮧也。"《尔雅·释鱼》"鳀，鮧"，郭璞注云："今鳀，额白鱼。鮧别名鳀，江东通呼鮧为鮧是也。"今江浙多食之，不可与牛肝合食，令人患风多噎。涎，主三消。取生鱼涎，溲黄连末作丸，饭后乌梅煎饮下五七丸，渴便顿减。鱯，四季不可食，又不可与野猪肉合食，令人吐泻。鮠，秦人呼为鳠鱼，能动痼疾，不可与野鸡、野猪肉合食，令人患癞。此三鱼大抵寒而有毒，非食品之佳味也。

【食疗】　鮧鱼、鱯，大约相似。主诸补益。无鳞，有毒，勿多食。赤目、赤须者，并杀人也。

千金翼　治刺伤中毒：水烧鱼目灰涂之。

衍义曰　鮧鱼形少类獭，有四足，腹重坠如囊，身微紫色。尝剖之，中有三小蟹，又有四五小石块，如指面许小鱼五七枚，然无鳞，与鮧、鮠相类，今未见用者。

【点评】鮧鱼即鲶科鲶鱼 *Silurus asotus*，为常见淡水鱼品种。

鲫鱼　主诸疮，烧以酱汁和涂之，或取猪脂煎用，又主肠痈。

头灰　**臣禹锡等谨按，**药对云：头，温。主小儿头疮，口疮，重舌，目翳。一名鲋音父鱼。合莼作羹，主胃弱不下食；作鲙，主久赤白痢。唐本先附。

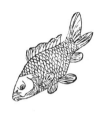

臣禹锡等谨按，蜀本云：鲫鱼，味甘，温。止下痢，多食亦不宜人。又注云：形亦似鲤，色黑而体促，肚大而脊隆，所在池泽皆有之。**孟诜云**：鲫鱼，平胃气，调中，益五脏，和莼作羹食，良。又鲫鱼与鳊，其状颇同，味则有殊。鳊是节化，鲫是稷米化之，其鱼腹上尚有米色。宽大者是鲫，背高腹狭小者是鳊，其功不及鲫。鱼子调中，益肝气尔。**日华子云**：鲫鱼，平，无毒。温中下气，补不足。作鲙，疗肠澼，水谷不调及赤白痢。烧灰以傅恶疮良。又，酿白矾烧灰，治肠风血痢。头烧灰疗嗽。又云：子不宜与猪肉同食。

图经曰 鲫鱼本经不载所出州土，今所在池泽皆有之。似鲤鱼，色黑而体促，肚大而脊隆，亦有大者至重二三斤。性温，无毒，诸鱼中最可食。或云稷米所化，故其腹尚有米色。又有一种背高腹狭小者，名鳊鱼，功用亦与鲫同，但力差劣耳。又黔州有一种重唇石鲫鱼，亦其类也。

【陈藏器云 头主咳嗽，烧为末服之。肉主虚羸，五味熟煮食之。鲙亦主赤白痢及五野鸡病。

食疗 食之平胃气，调中，益五脏，和莼作羹良。作鲙食之，断暴下痢。和蒜食之，有少热；和姜、酱食之，有少冷。又，夏月热痢可食之，多益。冬月中则不治也。骨烧为灰，傅蟨疮上，三五度，差。谨按，其子调中，益肝气。凡鱼生子，皆粘在草上及土中。寒冬月水过后，亦不腐坏。每到五月三伏时，雨中便化为鱼。食鲫鱼不得食沙糖，令人成疳虫。丹石热毒发者，取茭首和鲫鱼作羹，食一两顿即差。

圣惠方 治小儿脑疳鼻痒，毛发作穗，面黄羸瘦，益脑：用鲫鱼胆滴于鼻中，连三五日，甚效。

外台秘要 治患肠痔，大便常有血：食鲫鱼羹及随意任作饱食。孙真人同。

千金方 小儿头无发：烧鲫鱼末，酱汁和傅之。

梅师方 鲫鱼不可合猪肝食。

孙真人 治牙齿疼：取鲫鱼内盐花于肚中，烧作灰末，傅之即差。**又方**主恶核肿不散：取鲜鲫鱼杵傅之。**又方**主脚气及上气：取鲫鱼一尺长者作鲙，食一两顿，差。

食医心镜 治脾胃气冷，不能下食，虚弱无力，鹘突羹：鲫鱼半斤细切，起作鲙，沸豉汁热投之，著胡椒、干姜、莳萝、橘皮等末，空心食之。

集验方 热病差后百日食五辛者，必目暗：鲫鱼作臛熏之。

子母秘录 治小儿面上忽生疮，黄水出：鲫鱼头烧末，和酱清汁傅，日易之。又方小儿丹：鲫鱼肉细切五合，小豆捣屑二合，和，更杵如泥，和水傅之。

杨氏产乳 疗妊娠时行伤寒：鲫鱼一头烧作灰，酒服方寸匕，汗出，差。《伤寒类要》同。又方中风寒热，腹中绞痛：以干鲫鱼一头烧作末，三指撮，以苦酒服之，温覆取汗，良。

衍义曰 鲫鱼开其腹，内药烧之，治齿。

【点评】《本草纲目》"集解"项李时珍说："鲫喜偎泥，不食杂物，故能补胃。冬月肉厚子多，其味尤美。郦道元《水经注》云：蕲州广齐青林湖鲫鱼，大二尺，食之肥美，辟寒暑。东方朔《神异经》云：南方湖中多鲫鱼，长数尺，食之宜暑而辟风寒。《吕氏春秋》云：鱼之美者，有洞庭之鲋。观此，则鲫为佳品，自古尚矣。"此即鲤科鲫鱼 *Carassius auratus*，为常见淡水鱼种类。

鳝音善鱼 味甘，大温，无毒。主补中，益血，疗沈音审唇。五月五日取头骨烧之，止痢。

陶隐居云：鳝是荇苓根化作之，又云是人发所化，今其腹中自有子，不必尽是变化也。性热，作臛食之亦补，而时行病起，食之多复，又喜令人霍乱。凡此水族鱼虾之类甚多，其有名者，已注在前条，虽皆可食，而甚损人，故不入药用。又有食之反能致病者，今条注如后说：凡鱼头有白色如连珠至脊上者，腹中无胆者，头中无鳃者，并杀人。鱼汁不可合鸬鹚肉食之。鲫鱼不可合猴、雉肉食之。鳅（音秋）鳝不可合白犬血食之。鲤鱼子不可合猪肝食之，鲫鱼亦尔。青鱼鲊不可合生胡荽及生葵并麦酱食之。虾无须及腹下通黑及煮之反白，皆不可食。生虾鲙不可合鸡肉食之，亦损人。又有鮡（音脯）鮧（音粃）亦益人，尾有毒，疗齿痛。又有鮢（呜郎切）鯢（乙八切）鱼，至能醒酒。鯸（音候）鲐鱼有毒，不可食。**唐本注云**：《别录》云：干鳝头，主消渴，食不消，去冷气，除痞疹。其穿鱼绳，主竹木屑入目不出。穿鲍鱼绳，亦主眯目，去刺，煮汁洗之大良也。**今按**，陈藏器本草云：鳝鱼主湿痹气，补虚损，妇人产后淋沥，血气不调，羸瘦，止血，除腹中冷气肠鸣也。**臣禹锡等谨按**，蜀本图经云：似鳗鲡鱼而细长，亦似蛇而无鳞，有青黄二色，生水岸泥窟中，所在皆有之。**孟诜云**：鳝鱼，补五脏，逐十二风邪。患恶气人，常作臛，空腹饱食，便以衣盖卧少顷，当汗出如白胶，汗从腰脚中出，候汗尽，暖五木汤浴，须慎风一日，更三五日一服。并治湿风。

【陈藏器云 血主癣及痿，断取血涂之。夏月于浅水中作窟如蛇，冬蛰夏出，宜臛食之。《证俗》音鳝鱼，音善字，或作鳝，诸书皆以鳝为鳝，本经以鳝为鼍，仍足鱼字，殊为误也。《风土记》云："鳝鱼夏出冬蛰，亦以气养和实时节也。"《颜氏家训》云："《后汉书》鹳雀衔三鳝鱼，音善，多假借作鳝。《魏武四时食制》鳝，鳝鱼，大如五斗，躯长一丈，即鳝鱼也。若如此长大，鹳雀不能胜一，况三头乎。"是鳝鱼明矣，今宜作鳝字。作臛当重煮之，不可以桑薪煮之，亦蛇类也。

圣惠方 治妇人乳结硬疼：用鳝鱼皮烧灰末，空心暖酒调二钱匕。

衍义曰 鳝鱼腹下黄，世谓之黄鳝。此尤动风气，多食令人霍乱，屡见之。向在京师，邻舍一郎官，因食黄鳝，遂致霍乱吐利，几至委顿。又有白鳝，稍粗大，色白。二者皆亡鳞，大者长尺余，其形类蛇，但不能陆行，然皆动风。江陵府西有湖曰西湖，每岁夏秋沮河水涨，即湖水满溢，冬即复涸。土人于干土下撅得之，每及二三尺，则有往来鳝行之路，中有泥水，水涸又下，水至复出。

【点评】《说文》"鳝，鱼也"，段玉裁注："今人所食之黄鳝也。"此即合鳃鱼科鳝鱼 *Monopterus albus*，因为形状似蛇，所以有诸般传说。

鲍鱼 味辛、臭，温，无毒。主坠堕，骽吐猥切蹶音厥，踠折，瘀血，血痹在四肢不散者，女子崩中血不止。勿令中咸。

陶隐居云：所谓"鲍鱼之肆"，言其臭也，俗人呼为鮑（音裹）鱼，字似鲍，又言盐鲍之以成故也。作药当用少盐臭者，不知正何种鱼尔。乃言穿贯者亦入药，方家自少用之。今此鲍鱼乃是鳙（音慵）鱼，长尺许，合完淡干之，而都无臭气，要自疗漏血，不知何者是真？唐本注云：此说云味辛，又言"勿令中咸"，此是鲠（居懭切）鱼，非鲍鱼也。鱼去肠肚，绳穿，淡暴使干，故辛而不咸。《李当之本草》亦言"胸中湿者良"，鲍鱼肥者，胸中便湿。又云"穿贯绳者"，弥更不惑。鲍鱼破开，盐裹不暴，味咸不辛，又完淹令湿，非独胸中。且鲠鱼亦臭，臭与鲍别。鲍、鲠二鱼，杂鱼并用。鲍似尸臭，以无盐也；鲠臭差微，有盐故也。鲠鱼，沔州、复州作之，余处皆不识尔。今注：今考其实，止血须淡干，勿令中咸；入别方药用，则以盐裹之尔。臣禹锡等谨按，蜀本图经注云：十月后，取鱼去肠，绳穿淡干之。凡鱼皆堪食，不的取一色也。据陶注"作药当用少盐，不知正何种鱼尔"，又据本经云"勿令中咸"，是知入药当少以盐鲍成之。有盐则中咸而不臭，盐少则味辛而臭矣。古人云"与不善人居，如入鲍鱼之肆"，谓恶人之行如鲍鱼之臭也。考其实，则今荆楚淡鱼，颇臭而微辛，方家亦少用。旧云沔州、复州作之，余皆不出。审陶注及《图经》与本经，即所在皆可作之也。又据鳀鱼有口小背黄腹白者为鲍鱼，而疗治与鳀鱼同。补益，主百病。今《图经》既不的取一色，可淡干，此之为是也。

图经　文具蠡鱼条下。

【子母秘录】　妊娠中风寒热，腹中绞痛，不可针灸：干鱼一枚烧末，酒服方寸匕，取汗。

【点评】《释名》云："鲍鱼，鲍，腐也，埋藏奄使腐臭也。"鲍鱼是一种鱼的制成品，按照本草的意见，特指不加盐，腐臭气味明显的一类。这也与"入鲍鱼之肆，久而不闻其臭"，秦始皇死于沙丘，车载鲍鱼以掩盖尸臭相合。

至于今言鲍鱼，乃指单壳类软体动物鲍科多种鲍类，古称"鳆鱼"，直到《本草纲目》都看不到将"鳆鱼"称作"鲍鱼"的痕迹，应该是较为晚近的称呼，来历待考。其壳即石决明，故苏东坡《鳆鱼行》说："分送羹材作眼明，却取细书防老读"。

鲤鱼胆　味苦，寒，无毒。主目热赤痛，青盲，明目。久服强悍，益志气。

肉　味甘，主咳逆上气，黄疸，止渴。生者，主水肿脚满，下气。臣禹锡等谨按，大腹水肿通用药云：鲤鱼，寒。药对云：平。陈士良云：无毒。

骨　主女子带下赤白。

齿　主石淋。生九江池泽。取无时。

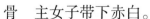

陶隐居云：鲤鱼，最为鱼之主，形既可爱，又能神变，乃至飞越山湖，所以琴高乘之。山上水中有鲤不可食。又鲤鲊不可合小豆藿食之。其子合猪肝食之，亦能害人尔。**唐本注云：**鲤鱼骨，主阴蚀，哽不出。血，主小儿丹肿及疮。皮，主瘾疹。脑，主诸痫。肠，主小儿肌疮。**今按，**陈藏器本草云：鲤鱼肉，主安胎，胎动。怀妊身肿，煮为汤食之。破冷气痃癖，气块横关伏梁，作鲙以浓蒜齑食之。胆，主耳聋，滴耳中。目为灰，研傅刺疮，中风水疼肿，汁出即愈。诸目并得。**臣禹锡等谨按，**药性论云：鲤鱼胆亦可单用，味大苦。点眼治赤肿翳痛。小儿热肿涂之。蜀漆为使。鱼烧灰末，治咳嗽，糯米煮粥。**孟诜云：**鲤鱼白煮食之，疗水肿脚满，下气，腹有宿瘕不可食。又修理，可去脊上两筋及黑血，毒故也。又，天行病后不可食，再发即死。其在沙石中者，毒多在脑中，不得食头。**日华子云：**鲤鱼，凉，有毒。

肉治咳嗽，疗脚气，破冷气，痃癖。怀妊人胎不安，用绢裹鳞和鱼煮羹，熟后去鳞食之，验。脂治小儿痫疾惊忤。胆治障翳等。脑髓治暴聋，煮粥服良。诸溪涧中者，头内有毒。不计大小，并三十六鳞也。

图经曰 鲤鱼生九江池泽，今处处有之。即赤鲤鱼也。其脊中鳞一道，每鳞上皆有小黑点，从头数至尾，无大小皆三十六鳞。古语云"五尺之鲤与一寸之鲤，大小虽殊，而鳞之数等"是也。又，崔豹《古今注》释鲤鱼有三种。兖州人谓赤鲤为玄驹，谓白鲤为白骥，黄鲤为黄雉。盖诸鱼中，此为最佳，又能神变，故多贵之。今人食品中以为上味。其胆、肉、骨、齿皆入药，古今方书并用之。胡洽治中风脚弱，短气腹满，有鲤鱼汤方最胜。脂、血、目睛、脑髓亦单使治疾，惟子不可与肝同食。又，齿主石淋，《古今录验》著其方云：鲤鱼齿一升筛末，以三岁苦酒和，分三服。宿不食，旦服一分，日中服一分，暮服一分，差。赤鲤鱼鳞亦入药，唐方多用治产妇腹痛，烧灰酒调服之，兼治血气，杂诸药用之。

【陈藏器云 鲤鱼，从脊当中数至尾，无大小皆有三十六鳞，亦其成数也。

食疗 胆，主除目中赤及热毒痛，点之良。肉，白煮食之，疗水肿脚满，下气。腹中有宿瘕不可食，害人。久服天门冬人，亦不可食。刺在肉中，中风水肿痛者，烧鲤鱼眼睛作灰，内疮中，汁出即可。谨按，鱼血，主小儿丹毒，涂之即差。鱼鳞，烧，烟绝，研，酒下方寸，破产妇滞血。脂，主诸痫，食之良。肠，主小儿腹中疮。鲤鱼鲊，不得和豆藿叶食之，成瘦。其鱼子，不得合猪肝食之。凡修理，可去脊上两筋及黑血，毒故也。炙鲤鱼切忌烟，不得令熏着眼，损人眼光，三两日内必见验也。又，天行病后不可食，再发即死。其在砂石中者，有毒多在脑中，不得食头。

圣惠方 治水气，利小便，除浮肿：用鲤鱼一头，重一斤者，治如食法修事，食之。

外台秘要 《古今录》疗鱼鲠骨横喉中，六七日不出：取鲤鱼鳞、皮合烧作屑，以水服之，则出，未出更服。**又方**疗水病肿：鲤鱼一头极大者，去头尾及骨，唯取肉，以水二斗，赤小豆一大升，和鱼肉煮，可取二升已上汁，生布绞去滓，顿服尽，如不能尽，分为二服，后服温令暖，服讫当下利，利尽即差。**又方**疗瘘：鲤鱼肠切作五段，火上炙之，洗疮拭干，以肠封之，冷则易，自暮至旦，干止。觉痒，开看虫出，差。**又方**凡肿已溃、未溃者：烧鲤鱼作灰，酢和涂之一切肿上，以差为度。**又方**疗卒淋：鲤鱼齿烧灰，酒服方寸匕。

千金方 治暴痢：小鲤鱼一枚，烧为末，米饮服之。大人、小儿俱服得。**又方**小儿咽肿喉痹：以鲤鱼胆二七枚，和灶底土，以涂咽喉，立差。

肘后方 疗雀目：鲤鱼胆及脑傅之，燥痛即明。

食医心镜　主上气咳嗽，胸膈妨满，气喘：鲤鱼一头切作鲙，以姜、醋食之，蒜齑亦得。又方主肺咳嗽，气喘促：鲤鱼一头重四两，去鳞，纸裹火炮，去刺研，煮粥，空腹吃之。

子母秘录　疗妊娠伤寒：鲤鱼一头烧末，酒服方寸匕，令汗出。兼治乳无汁。

产书　下乳汁：烧鲤鱼一头研为末，酒调下一钱匕。

礼记　食鱼去乙。鱼目旁有骨名乙，如象乙字，食之令人鲠。

衍义曰　鲤鱼至阴之物也，其鳞故三十六。阴极则阳复，所以《素问》曰"鱼热中"，王叔和曰"热即生风，食之所以多发风热"，诸家所解并不言。日华子云"鲤鱼凉"，今不取，直取《素问》为正。万一风家更使食鱼，则是贻祸无穷矣。

【点评】鲤鱼即鲤科淡水鱼类鲤 Cyprinus carpio，体呈纺锤形，略侧扁，背苍黑，腹淡黄，尾鳍橙红色，口边有须两对。《本草经》以"鲤鱼胆"立条，旨在强调其胆"久服强悍，益志气"的神奇功效。但淡水鱼胆汁中含有毒性成分，可能引起免疫性肝肾损伤，甚至可以危及生命。临床以生吞鲤鱼胆出现中毒最为常见，除了鲤鱼是常用食材的缘故，也与《本草经》以来鼓吹鲤鱼胆的"明目"作用有关。

《食疗本草》说："又修理，可去脊上两筋及黑血，毒故也。"至今处理鲤鱼食材也习惯把背脊上的鱼筋剔除。鱼筋又叫作"腥线"，据说去除以后可以避免土腥气。事实上，这是鱼的侧线，属于感觉器官，用来感受振动波和水流速度。

八种食疗余

时鱼　平。补虚劳，稍发疳痼。

黄赖鱼　一名鮆鱼。醒酒。亦无鳞，不益人也。

【点评】《诗经·鱼丽》云："鱼丽于罶，鲿鲨。"陆玑疏云："今江东呼黄鲿鱼，尾微黄，大者长尺七八寸许。"《食疗本草》

写作"黄赖鱼"，疑为"黄颡鱼"之讹，《本草纲目》径以黄颡鱼为正名，"集解"项描述说："黄颡，无鳞鱼也。身尾俱似小鲇，腹下黄，背上青黄，腮下有二横骨，两须，有胃。群游作声如轧轧。性最难死。陆玑云：鱼身燕头，骨正黄。鱼之有力能飞跃者。陆佃云：其胆春夏近上，秋冬近下，亦一异也。"此即鲿科黄颡鱼 *Pelteobagrus fulvidraco*。

比目鱼　平。补虚，益气力，多食稍动气。

【点评】比目鱼是古代对鲽形目鱼类的泛称。鲽形目的鱼体型侧扁，成鱼身体左右不对称，两眼位于头的一侧，或左或右。所谓"比目"，乃是两眼相并的意思，可见最初的命名者了解物种的真实情况。但文献往往误会此鱼只有一只眼睛，需要两条鱼骈联才能游走。如左思《吴都赋》云："罩两鰡"；李善注引刘逵云："鰡，左右鰡。一目，所谓比目鱼也，云须两鱼并合乃能游。若单行落魄着物，为人所得，故曰两鰡。"

鯇鱼　发疥，不可多食。

鮐鮧鱼　有毒，不可食之。其肝毒煞人，缘腹中无胆，头中无腮，故知害人。若中此毒及鲈鱼毒者，便到芦根煮汁饮，解之。又此鱼行水之次，或自触着物，即自怒气胀，浮于水上，为鸦鹄所食。

【孙真人食忌　鮐鮧鱼，勿食肝，杀人。

【点评】《证类本草》三条涉及河豚，出自《食疗本草》的鮐鮧鱼，《本草拾遗》的鯸鱼肝及子，以及《开宝本草》新增的河豚条。详河豚条评注。

鯮鱼　平。补五脏，益筋骨，和脾胃，多食宜人。作鲊尤佳，暴干甚香美。不毒，亦不发病。

黄鱼　平，有毒。发诸气病，不可多食。亦发疮疥，动风。不宜和荞麦同食，令人失音也。

鲂鱼　调胃气，利五脏。和芥子酱食之，助肺气，去胃家风。消谷不化者，作鲙食，助脾气，令人能食。患疳痢者，不得食。作羹臛食，宜人。其功与鲫鱼同。

二十三种陈藏器余

鲟鱼　味甘，平，无毒。主益气补虚，令人肥健。生江中，背如龙，长一二丈，鼻上肉作脯名鹿头，一名鹿肉，补虚下气。子如小豆，食之肥美，杀腹内小虫。

【食疗】有毒。主血淋，可煮汁饮之。其味虽美，而发诸药毒。鲊，世人虽重，尤不益人，服丹石人不可食，令人少气，发一切疮疥，动风气。不与干笋同食，发瘫缓风。小儿不与食，结癥瘕及嗽。大人久食，令人卒心痛，并使人卒患腰痛。

鳠鮧 上逐下题鱼白　主竹木入肉，经久不出者，取白傅疮上，四边肉烂即出刺。一名鳔 毗眇切。

【海药云】谨按，《广州记》云：生南海，无毒。主月蚀疮，阴疮，瘘疮，并烧灰用。

经验方　治呕血：鳔胶长八寸，阔二寸，炙令黄，刮二钱已来，用甘蔗节三十五个，取自然汁调下。

文鳐 余招反鱼　无毒。妇人临月带之，令易产。亦可临时烧为黑末，酒下一钱匕。出南海。大者长尺许，有翅与尾齐。一名飞鱼，群飞水上，海人候之，当有大风。《吴都赋》云"文鳐夜飞而触网"是也。

【点评】文鳐鱼是飞鱼科的鱼类，胸鳍特别发达，向后伸达尾基，状如鸟翅，薄如蝉翼，可以作滑翔之用。

牛鱼　无毒。主六畜疾疫，作干脯捣为末，以水灌之，即鼻中黄涕出。亦可置病牛处，令其气相熏。生东海。头如牛也。

海豚鱼 味咸，无毒。肉主飞尸、蛊毒、瘴疟，作脯食之，一如水牛肉，味小腥耳。皮中肪，摩恶疮，疥癣，痔瘘，犬马病疥，杀虫。生大海中，候风潮出，形如豚，鼻中声，脑上有孔，喷水直上，百数为群。人先取得其子，系著水中，母自来就而取之。其子如蠡鱼子，数万为群，常随母而行。亦有江豚，状如豚，鼻中为声，出没水上，海中舟人候之，知大风雨。又中有曲脂，堪摩病，及樗博即明照，读书及作即暗，俗言懒妇化为此也。

【点评】此即海豚科体型较小的短吻真海豚 *Delphinus delphis* 之类。海豚是哺乳动物，用肺呼吸，其呼吸孔位于头顶，当露出水面换气时，如鲸鱼一样，呼吸孔中的水会随着呼气动作喷射出来。此即《本草拾遗》所说"脑上有孔，喷水直上"。

杜父鱼 主小儿差颓。差颓核大小也，取鱼擘开，口咬之七下。生溪涧下，背有刺，大头阔口，长二三寸，色黑，班如吹砂而短也。

【点评】《历代本草药用动物名实图考》释杜父鱼为塘鳢科黄鲦鱼 *Hypseleotris swinhonis*。《本草拾遗》谓杜父鱼"主小儿差颓"；《诸病源候论》卷49解释"差癫"说："阴核偏肿大，亦由啼怒，气击于下所致。其偏肿者，气偏乘虚而行，故偏结肿也。"

海鹞鱼齿 无毒。主瘴疟，烧令黑，末服二钱匕。鱼似鹞，有肉翅，能飞上石头。一名石蛎，一名邵阳鱼。齿如石版。生东海。

鮠鱼 一作鮋并音五禾反，鲶属。又，五回反。味甘，平，无毒，不腥。主膀胱水下，开胃。作鲙白如雪。隋朝吴都进鮠鱼干鲙，取快日曝干瓶盛，临食以布裹，水浸良久，洒去水，如初鲙无异。鱼生海中。大如石首。

图经 文具鳜鱼条下。

【点评】鮠鱼亦作鮰鱼，《本草纲目》"集解"项李时珍说："鮠生江淮间，无鳞鱼，亦鲟属也。头尾身鬐俱似鲟状，惟鼻短尔。口亦在颔下，骨不柔脆，腹似鮎鱼，背有肉鬐。郭璞云鳡鱼似鮎而大，白色者，是矣。"此即鳠科长吻鮠 Leiocassis longirostris，亦名鮰鱼，俗称江团。

江团味道鲜美，苏轼诗说："粉红石首仍无骨，雪白河豚不药人。寄语天公与河伯，何妨乞与水精鳞。"据《菽园杂记》说："鮠鱼字一作鮰，味美而子有毒，不减河鲀子，食之能杀人。"此疑是与河豚混为一谈矣。

鮹鱼　味甘，平，无毒。主五野鸡痔下血，瘀血在腹。似马鞭，尾有两歧，如鞭鞘，故名之。出江湖。

鳣鱼肝　无毒。主恶疮疥癣。勿以盐炙食。郭注《尔雅》云"鳣鱼长二三丈"，《颜氏家训》曰："鳣鱼纯灰色，无文。古书云：有多用鳣鱼字为鳝，既长二三丈，则非鳝鱼明矣。"本经又以鳝为鼍，此误深矣。今明鳣鱼体有三行甲，上龙门化为龙也。

石鲅音必鱼　味甘，平，有小毒。主疮疥癣。出南海方山涧中。长一寸，背里腹下赤。南人取之作鲊。

鱼鲊　味甘，平，无毒。主癣，和柳叶捣碎，热炙傅之。又主马病疮，取酸臭者，和糁及屋上尘傅之。病似疥而大。凡鲊皆发疮疥，可合杀虫疮药用之。

鱼脂　主牛疥、狗病疮，涂之立愈。脂是和灰泥船者，腥臭为佳。又主癥，取铜器盛二升，作大火炷，脂上燃之，令暖彻，于癥上熨之，以纸籍腹上，昼夜勿息火，良。

鲙　味甘，温。蒜齑食之，温补，去冷气湿痹，除膀胱水，喉中气结，心下酸水，腹内伏梁，冷痃，结癖，疝气，补腰脚，起阳道。鲫鱼鲙，主肠澼，水谷不调，下利，小儿、大人丹毒，风眩。鲤鱼鲙，主冷气，气块结在心腹，并宜蒜齑进之。鱼鲙以菰菜为羹，吴人谓之金齑玉鲙，开胃口，利大小肠。食鲙不欲近夜，食不销，兼饮冷水，腹内为虫。时行病起食鲙，令人胃弱。又不可同乳酪食之，令人霍乱。凡羹以蔓菁煮之，蔓菁去鱼腥。又，万物脑能销毒，所以餐鲙，食鱼头羹也。

【点评】"鲙"特指用鱼肉细切制作的肴馔，白居易《轻肥》诗有句"果擘洞庭橘，鲙切天池鳞"。

昌侯鱼　味甘，平，无毒。腹中子有毒，令人痢下。食其肉肥健益气力。生南海。如鲫鱼，身正圆，无硬骨，作炙食之至美，一名昌鼠也。

鲩鱼　无毒。主喉闭，飞尸。取胆和暖水搅服之。鲩音惠似鲤，生江湖间，内喉中飞尸上。此胆至苦。

鯸鲐鱼肝及子　有大毒。入口烂舌，入腹烂肠。肉小毒，人亦食之，煮之不可近铛，当以物悬之。一名鹕夷鱼。以物触之即嗔，腹如气球，亦名嗔鱼。腹白，背有赤道如印鱼，目得合，与诸鱼不同。江海中并有之，海中者大毒，江中者次之，人欲收其肝、子毒人，则当反被其噬，为此人皆不录。唯有橄榄木及鱼茗木解之，次用芦根、乌蓝草根汁解之，此物毒疾，非药所及。橄榄、鱼茗已出木部。

【点评】此即河豚鱼，详见卷二十一评注。

鱼虎　有毒。背上刺著人如蛇咬，皮如猬有刺，头如虎也。生南海，亦有变为虎者。

鯁鱼音拱、鲲鱼①、鳅鱼鰌同音、鼠尾鱼、地青鱼、鯆魮鱼鯆，普胡反；魮，音毗、邵阳鱼　尾刺人者，有大毒。三刺中之者死，二刺者困，一刺者可以救。候人溺处钉之，令人阴肿痛，拔去即愈。海人被其刺

---

①　鲲鱼：底本作小字"鲲子"两字。从文义来看，本条乃是指鯁鱼、鲲鱼、鳅鱼等尾刺人有毒，故据刘甲本改。

毒，煮鱼篝竹及海獭皮解之。已上鱼并生南海。总有肉翅，尾长二尺，刺在尾中，逢物以尾拨之。食其肉而去其刺。其鲋鮧鱼，已在本经鲴①鱼注中。

鲵鱼　鳗鲡注陶云"鳗鲡能上树"，苏云"鲵鱼能上树，非鳗鲡也"。按，鲵鱼一名王鲔，在山溪中，似鲇，有四脚，长尾，能上树。天旱则含水上山，叶覆身，鸟来饮水，因而取之。伊、洛间亦有，声如小儿啼，故曰鲵鱼。一名鳎鱼，一名人鱼。膏燃烛不灭，秦始皇冢中用之。陶注鲇鱼条云人鱼，即鲵鱼也。

诸鱼有毒者　鱼目有睫杀人；目得开合杀人；逆鳃杀人；脑中白连珠杀人；无鳃杀人；二目不同杀人；连鳞者杀人；白鬐杀人；腹下丹字杀人；鱼师大者有毒，食之杀人。

水龟　无毒。主难产，产妇戴之，亦可临时烧末酒下。出南海，如龟，长二三尺，两目在侧傍。

疟龟　无毒。主老疟发无时者，亦名瘤疟，下俚人呼为妖疟。烧作灰，饮服一二钱匕，当微利，取头烧服弥佳。亦候发时煮为沸汤，坐中浸身；亦悬安病人卧处。生高山石下，身偏头大，嘴如鹗鸟，亦呼为鹗龟。

---

① 鲴：同"鳝"。

重修政和经史证类备用本草卷第二十一

成　都　唐　慎　微　续　证　类

中卫大夫康州防御使句当龙德宫总辖修建明堂所医药

提举入内医官编类圣济经提举太医学_{臣曹孝忠}奉敕校勘

虫鱼中品总五十六种

一十六种神农本经_{白字}

三种名医别录_{墨字}

二种唐本先附_{注云"唐附"}

七种今附_{皆医家尝用有效，注云"今附"}

二种新补

一种新定

二种唐慎微续添_{墨盖子下是}

二种海药余

二十一种陈藏器余

凡墨盖子巳下并唐慎微续证类

猬皮	**露蜂房**_{土蜂房续注}	**鳖甲**_{肉附}
蟹_{截、蛫蛑、蟚蜞①、爪等附}	**蚱**_{音笮又音侧}**蝉**_{蝉蜕续注}	**【蝉花**_{续添}
蛴螬	**乌贼鱼骨**_{肉附}	原蚕蛾_{屎附蚕布纸续注}
蚕退_{新定}	**【缘桑螺**_{续添}	**白僵蚕**_{蚕蛹子续注}
鳗_{音谩}**鲡**_{音黎}**鱼**_{鳅鱼、海鳗续注}		**鮀**_{音驼}**鱼甲**_{肉附鼋续注}
樗_{丑如切}**鸡**	**蛄**_{音阔}**蝓**_{音俞}	蜗牛

---

① 截、蛫蛑、蟚蜞：刘甲本无。

石龙子①

蚍蠊音廉

白鱼今附

河豚今附②

鲻鱼今附

鲨新补

木虻

蠦音柘虫

鳜居卫切鱼今附

石首鱼今附

紫贝唐附

蜚虻

鲛鱼皮唐附

青鱼眼、头、胆附 今附

嘉鱼今附

鲈鱼新补

二种海药余

郎君子　　　　　海蚕

二十一种陈藏器余

鼋　　　　　　海马　　　　　　齐蛤

柘虫屎　　　　蚱蜢　　　　　　寄居虫

蚰蜒　　　　　负蠜　　　　　　蠼螋

蛊虫　　　　　土虫　　　　　　鳙鱼

予脂　　　　　砂挼子　　　　　蛔虫

蠹蟲　　　　　灰药　　　　　　吉丁虫

腆颗虫　　　　鼹鼠　　　　　　诸虫有毒

中品

蝟皮

　　蝟皮　味苦，平，无毒。主五痔，阴蚀，下血赤白五色，血汁不止，阴肿痛引腰背。酒煮杀之。又疗腹痛疝积，亦烧为灰，酒服之。生楚山川谷田野。取无时，勿使中湿。得酒良，畏桔梗、麦门冬。

　　陶隐居云：田野中时有此兽，人犯近，便藏头足，毛刺人，不可得捉。能跳入虎耳中，而见鹊便自仰腹受啄，物有相制，不可思议尔。

其脂烊铁注中，内少水银，则柔如铅锡矣。唐本注云：蝟极狞钝，大者如小豚，小者犹瓜大。

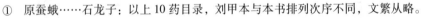

①　原蚕蛾……石龙子：以上 10 药目录，刘甲本与本书排列次序不同，文繁从略。

②　河豚今附：刘甲本列在"青鱼"条前。

或恶鹊声，故反腹令啄，欲掩取之，犹蚌鹬（音聿）尔。虎耳不受鸡卵，且去地三尺，猬何能跳之而入。野俗鄙说，遂为雅记，深可怪也。**今按**，陈藏器本草云：猬脂主耳聋，可注耳中。皮及肉主反胃，炙黄食之。骨食之令人瘦，诸节渐缩小。肉食之主瘘。**臣禹锡等谨按，蜀本**注云：勿用山枳鼠皮，正相似，但山枳毛端有两歧为别。又有虎鼠皮亦相类，但以味酸为别。又有山獚皮类兔皮，颇相似，其色褐，其味甚苦，亦不堪用。图经云：状如猫、豚，脚短刺，尾长寸余，苍白色，取去肉火干良也。**药性论**云：猬皮，臣，味甘，有小毒。主肠风泻血，痔病有头，多年不差者，炙末，白饮下方寸匕。烧末吹，主鼻衄。甚解一切药力。**孟诜**云：猬，食之肥下焦，理胃气。其脂可煮五金八石，皮烧灰酒服治胃逆。又，煮汁服止反胃。又，可五味淹，炙食之。不得食骨，令人瘦小。**日华子**云：开胃气，止血、汗、肚胀痛，疝气。脂治肠风泻血。作猪蹄者妙，鼠脚者次。

图经曰　猬皮生楚山川谷田野，今在处山林中皆有之。状类猫、豚，脚短多刺，尾长寸余，人触近便藏头足，外皆刺，不可向尔。惟见鹊则反腹受啄，或云恶鹊声，故欲掩取之，犹蚌鹬（音聿）也。此类亦多，惟苍白色，脚似猪蹄者佳，鼠脚者次。其毛端有两歧者名山枳鼠，肉味酸者名虎鼠，味苦而皮褐色类兔皮者名山獚，凡此皆不堪用，尤宜细识耳。采无时，勿使中湿。肉与脂皆中用，惟骨不可食，误食之，则令人瘦劣。

【食疗云　猬肉可食，以五味汁淹，炙食之，良。不得食其骨也。其骨能瘦人，使人缩小也。谨按，主下焦弱，理胃气。令人能食。其皮可烧灰，和酒服。及炙令黄，煮汁饮之，主胃逆。细剉，炒令黑，入丸中治肠风，鼠奶痔，效。主肠风，痔瘘。可煮五金八石。与桔梗、麦门冬反恶。又有一种，村人谓之豪猪，取其肚烧干，和肚屎用之，捣末细罗，每朝空心温酒调二钱匕。有患水病鼓胀者，服此豪猪肚一个便消，差。此猪多食苦参，不理冷胀，只理热风水胀。形状样似猬鼠。

圣惠方　治鼻衄塞鼻散：用猬皮一大枚，烧末，研。用半钱，绵裹塞鼻。

外台秘要　治五痔：猬皮方三指大，切，熏黄如枣大，熟艾，上三味，穿地作坑，调和取便熏之，取口中熏黄烟气出为佳。火气稍尽即停，三日将息，更熏之，三度永差。勿犯风冷，羹臛将补，慎忌鸡、猪、鱼、生冷，二十日后补之。

千金翼　治蛊毒下血：猬皮烧末，水服方寸匕，当吐蛊毒。

肘后方　治肠痔大便血：烧猬皮傅之。

简要济众　治肠痔，下部如虫啮：猬皮烧末，生油和傅之，佳。

子母秘录　小儿卒惊啼，状如物刺：烧猬皮三寸为末，乳头饮儿，饮服亦得。

丹房镜源云　猬皮脂伏雄黄。

衍义曰　猬皮取干皮兼刺用。刺作刷，治纸帛绝佳。此物兼治胃逆，开胃气有功，从"虫"、从"胃"有理焉。胆治鹰食病。世有养者，去而复来，久亦不去。当缩身藏足之时，人溺之，即开。合穿山甲等分，烧存性，治痔。入肉豆蔻一半，末之，空肚热米饮调二钱服。隐居所说跳入虎耳及仰腹受啄之事，唐本注见摈，亦当然。

【点评】《本草纲目》"集解"项李时珍说："猬之头、嘴似鼠，刺毛似豪猪，蜷缩则形如芡房及栗房，攒毛外刺，尿之即开。《炙毂子》云：刺端分两头者为猬，如棘针者为蚱。与蜀说不同。《广韵》云：似猬而赤尾者，名暨居。"此即猬科普通刺猬 *Erinaceus europaeus*、短刺猬 *Hemichianus dauricus* 之类。

露蜂房　味苦，咸，平，有毒。主惊痫瘈疭，寒热邪气，癫疾，鬼精蛊毒，肠痔，火熬之良。又疗蜂毒，毒肿。**一名蜂肠、一名百穿、一名蜂勒**音窦。生牂柯山谷。七月七日采，阴干。恶干姜、丹参、黄芩、芍药、牡蛎。

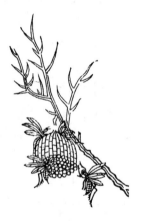

蜀州露蜂房

陶隐居云：此蜂房多在树腹中及地中，今此曰露蜂，当用人家屋间及树枝间苞裹者。乃远举牂柯，未解所以。**唐本注**云：此蜂房，用树上悬得风露者。其蜂黄黑色，长寸许，螫马、牛、人，乃至欲死者，用此皆有效，非人家屋下小小蜂房也。《别录》云：乱发、蛇皮三味，合烧灰，酒服方寸匕，日二。主诸恶疽，附骨痈，根在脏腑，历节肿出丁肿，恶脉诸毒皆差。又水煮露蜂房，一服五合汁，下乳石，热毒壅闷服之，小便中即下石末，大效。灰之酒服，主阴痿。水煮洗狐尿刺疮。服之，疗上气，赤白痢，遗尿失禁也。**臣禹锡等谨按**，蜀本图经云：树上大黄蜂窠也。大者如瓮，小者如桶。今所在有，十一月、十二月采。**药性论**云：土蜂房亦可单用，不入服食，能治痈肿不消，用醋水调涂，干即便易。**日华子**云：露蜂房，微毒。治牙齿疼，痢疾，乳痈，蜂叮，恶疮，即煎洗入药并炙用。

图经曰　露蜂房生牂柯山谷，今处处山林中皆有之。此木上大黄蜂窠也，大者如瓮，小者如桶，其蜂黑色，长寸许，螫牛、马及人乃至欲死者，用此尤效。人家屋间亦往往有之，但小而力慢，不堪用，不若山林中得风露气者佳。古今方书治牙齿汤多用之。七月七日采，又云十一月、十二月采者佳。亦解蛊毒，又主乳石发动，头痛，烦热口干，便旋赤少者，取十二分炙，以水二升，煮取八合，分温再服，当利小便，诸恶毒随便出。又疗热病后毒气冲目，用半大两，水二升，同煎一升，重滤，洗目三四过。又，瘰疬成瘘作孔者，取二枚炙末，腊月猪脂和涂孔上，差。

【雷公云　凡使，其窠有四件：一名革蜂窠，二名石蜂窠，三名独蜂窠，四名草蜂窠是也。大者一丈二丈围，在大树膊者，内窠小膈六百二十个，围大者有一千二百四十个蜂。其窠粘木蒂，是七姑木汁，盖是牛粪沫，隔是叶蕊。石蜂窠，只在人家屋上，大小如拳，色苍黑，内有青色蜂二十一个，不然只有十四个。其盖是石垢，粘处是七姑木汁，隔是竹蚘。次有独蜂窠，大小只如鹅卵大，皮厚苍黄色，是小蜂肉并蜂翅，盛向里只有一个蜂，大如小石燕子许，人、马若遭螫着立亡。凡使革蜂窠，先须以鸦豆枕等同拌蒸，从巳至未出，去鸦豆枕了，晒干用之。

千金方　蜂螫人：用蜂房末，猪膏和傅之。《杨氏产乳》：蜂房煎汤洗亦得。**又方**崩中，漏下青黄赤白，使人无子：蜂房末三指撮，酒服之，大神效。**又方**卒痫：蜂房大者一枚，水三升，煮令浓赤，以浴小儿，日三四，佳。

外台秘要　治眼瞖：煮蜂房、细辛各等分，含之即差。

肘后方　治苦鼻中外查瘤，脓水血出：蜂房，火炙焦末，酒服方寸匕，日三。**又方**治风瘘：蜂房一枚，炙令黄赤色为末，每用一钱，腊月猪脂匀调傅疮上。

经验方　解药毒上攻，如圣散：蜂房、甘草等分，用麸炒令黄色，去麸为末，水二碗，煎至八分，一碗令温，临卧顿服。明日取下恶物。

梅师方　治风瘾疹方：以水煮蜂房，取二升入芒消傅上，日五度，即差。

食医心镜　小儿喉痹肿痛：蜂房烧灰，以乳汁和一钱匕服。

简要济众　治妇人乳痈汁不出，内结成脓肿，名妒乳，方：蜂房烧灰，研，每服二钱，水一中盏，煎至六分，去滓温服。**又方**小儿重舌：蜂房烧灰，细研，酒和为膏，傅儿舌下，日三四次用之。

胜金方　治小儿咳嗽：蜂房二两净洗，去蜂粪及泥土，以快火烧为灰。每服一字，饭饮下。

广利方　治头痛，烦热口干，小便赤少：蜂房十二分炙，水二升，煎取八合，分为二服。当利小便，诸恶石毒随小便出。**又方**治热病后毒气冲目痛：蜂房半两，水二升，煮取一升，重滤洗目，日三四度。治赤白瞖。

集验方　治风气客于皮肤，瘙痒不已：蜂房炙过，蝉蜕等分，为末，酒调一钱匕，日三二服。

子母秘录　小儿赤白痢：蜂房烧末，饮服。**又方**小儿大小便不通：蜂房烧末，酒服三钱，日再服。**又方**小儿脐风湿肿久不差：烧末傅之。

衍义曰　露蜂房有两种，一种小而其色淡黄，窠长六七寸至一尺者，阔二三寸，如蜜脾下垂，一边是房，多在丛木郁翳之中，世谓之牛舌蜂。又一种或在高木上，或屋之下，外作固，如三四斗许，小者亦一二斗，中有窠，如瓠之状，由此得名。蜂色赤黄，其形大于诸蜂，世谓之元（本音犯圣祖讳，今改为元）瓠蜂。蜀本图经言十一月、十二月采者，应避生息之时也。今人用露蜂房，兼用此两种。

【点评】蜂房即是蜂巢，但何以名"露"蜂房，陶弘景亦觉得费解，推测"当用人家屋间及树枝间苞裹者"；蜂房各处皆有，《本草经》却记载产地为牂柯山谷，亦表示"未解所以"。《新修本草》认为"露"是风霜雨露之意，所以主张"用树上悬得风露者"，而"非人家屋下小小蜂房也"；并说这种蜂"黄黑色，长寸许，蛋马牛人，乃至欲死者"。据此《蜀本草》明确说："树上大黄蜂窠也，大者如瓮，小者如桶。"此即通常说的"马蜂窝"，应该是马蜂科黄星长脚黄蜂 *Polistes mandarinus*，以及胡蜂科大胡蜂 *Vespa crabro*、黑尾胡蜂 *Vespa ducalis* 之类的蜂房。

鳖甲　味咸，平，无毒。主心腹癥瘕，坚积，寒热，去痞，息肉，阴蚀，痔，恶肉，疗温疟，血瘕，腰痛，小儿胁下坚。

肉　味甘，主伤中，益气，补不足。生丹阳池泽。取无时。恶矾石。

陶隐居云：生取甲，剔去肉为好，不用煮脱者。今看有连厌及干岩便好，若上有甲，两边骨出，已被煮也。用之当炙。夏月剉鳖，以赤苋包置湿地，则变化生鳖。人有裹鳖甲屑，经五月，皆能变成鳖子。此其肉亦不足食，多作癥瘕。其甲陷者，及合鳖子食之，杀人。不可合苋菜食之。其厌下有如王字形者，亦不可食。唐本注云：鳖头烧为灰，主小儿诸疾，又主产后阴脱下坠，尸疰，心腹痛。今按，陈藏器本草云：鳖，主热气湿痹，腹中激热。细擘，五味煮食之，当微泄。膏，脱人毛发，拔去涂孔中即不生。若欲重生者，以白犬乳汁涂拔处，当出黑毛也。颔下有软骨如龟形，食之令人患水病。臣禹锡等谨按，蜀本云：以绿色仍重七两已上者，置醋五升于中，缓火逼之令尽，然后去裙捣入。药性论云：鳖甲，使，恶理石。能主宿食，癥块痃癖气，冷瘕，劳瘦，下气，除骨热，骨节间劳热，结实拥塞。治妇人漏下五色羸瘦者，但烧甲令黄色，末，清酒服之方寸匕。日二服。又方，诃犁勒皮、干姜末等分为丸，空心下三十丸，再服。治癥癖病，又治痃癖气，可醋炙黄，末，牛乳一合，散一匙调，可朝朝服之。又和琥珀、大黄作散，酒服二钱匕，少时恶血即下。若妇人小肠中血下尽，即休服。又曰[1]，头血涂脱肛。**孟诜云**：鳖，主妇人漏下，羸瘦。中春食之美，夏月有少腥气。其甲，岳州昌江者为上。赤足不可食，杀人。**日华子云**：鳖，益气调中，妇人带下，治血瘕腰痛。鳖甲，去血气，破癥结恶血，堕胎，消疮肿，并扑损瘀血，疟疾，肠痈。头，烧灰疗脱肛。

图经曰 鳖生丹阳池泽，今处处有之，以岳州、沅江其甲有九肋者为胜。取无时。仍生取甲，剔去肉为好，不用煮脱者。但看有连厌及干岩便真，若上两边骨出，是已被煮也。古今治瘕癖虚劳方中用之最多。妇人漏下五色羸瘦者，烧甲令黄色。筛末，酒服方寸匕，日二。又合诃犁勒皮、干姜，三物等分为丸，空腹三十丸，治癖最良。又醋炙令黄，捣末，以牛乳一合，调一匙，朝旦服之，主痃气。其肉食之亦益人，补虚，去血热，但不可久食，则损人，以其性冷耳。当胸前有软骨谓之丑，食当去之。不可与苋菜同食，令生鳖瘕，久则难治。又其头、足不能缩及独目者，并大毒，不可食，食之杀人。其头烧灰，主脱肛。南人养鱼池中多畜鳖，云令鱼不随雾起。鳖之类，三足者为能奴来切，大寒而有毒，主折伤，止痛，化血，生捣其肉及血傅之。道家云可辟诸厌秽死气，画像亦能止之。无裙而头足不缩者名渼，食之令人昏塞，误中其毒，以黄芪、吴蓝煎服之，立解。其壳亦主传尸劳及女子经闭。其最大者为鼋，江中或有阔一二丈者，南人亦捕而食之。云其肉有五色而白多，卵大如鸡鸭子，一产一二百枚，人亦掘取，以盐淹可食。其甲亦主五脏邪气，妇人血热。又，下有鮀（音驼）甲条云“生南海池泽”，今江湖极多，即鼍也。形似守宫、陵鲤辈，而长一二丈，背、尾俱有鳞甲，善攻碕岸，夜则鸣吼，舟人甚畏之。南人食其肉，云色白如鸡，但发冷气痼疾。其皮亦中冒鼓。皮及骨烧灰，研末，米饮服，主肠风痔疾。甚者入红鸡冠花末，白矾灰末，和之，空腹服便差。今医方鲜有用鼋、鮀甲者。

【雷公曰 凡使，要绿色、九肋、多裙、重七两者为上。治气、破块消癥、定心药中用之。每个鳖甲，以六一泥固济瓶子底了，干，于大火以物撑于中，与头醋下火煎之，尽三升醋为度，仍去裙并肋骨了，方炙干，然入药中用。又治劳去热药中用，依前泥，用童子小便煮昼夜，尽小便一斗二升为度，后去裙留骨，于石上捶，石臼中捣成粉了，以鸡胵皮裹之，取东流水三两斗，盆盛，阁于盆上一宿，至明任用，力有万倍也。

圣惠方 治久患劳疟瘴等：方用鳖甲三两，涂酥炙令黄，去裙为末，临发时温酒调下二钱匕。**又方**治小儿尸疰劳瘦，或时寒热方：用鳖头一枚，烧灰杵末，新汲水下半

---

① 曰：底本作"白"，据刘甲本改。

钱匕。

千金方 妊娠勿食鳖肉，令子项短。**又方** 治脱肛历年不愈：死鳖头一枚，烧令烟绝，杵末，以傅肛上，手按捺之。

千金翼 治丈夫阴头痈，师所不能医：鳖甲一枚，烧令末之，以鸡子白和傅之，良。

肘后方 治笃病新起，早劳食饮多，致复欲死：烧鳖甲，服方寸匕。**又方** 治老疟：炙鳖甲杵末，服方寸匕，至时令三服尽，用火炙，无不断。**又方** 卒腰痛不得俯仰：鳖甲一枚捣末，服方寸匕。**又方** 治人心孔昏塞，多忘喜误：丙午日取鳖甲，着衣带上。**又方** 石淋者：取鳖甲杵末，以酒服方寸匕，日二三，下石子，差。

梅师方 鳖目凹陷者煞人，不可食。**又方** 难产：取鳖甲烧末，服方寸匕，立出。

孙真人 鳖腹下成五字，食之作瘕。鳖肉合芥子作恶疾。

伤寒类要 治沈唇紧方：鳖甲及头烧灰作末，以傅之。

子母秘录 治小儿痫：鳖甲炙令黄，捣为末，取一钱乳服。亦可蜜丸如小豆大，服。

杨氏产乳 疗上气急满，坐卧不得方：鳖甲一大两炙令黄，细捣为散，取灯心一握，水二升，煎取五合。食前服一钱匕，食后蜜水服一钱匕。

姚和众 小儿因痢脱肛：鳖头、甲烧灰末，取粉扑之。

左传云 三足谓之能，不可食也。

衍义曰 鳖甲九肋者佳，煮熟者不如生得者，仍以醯醋炙黄色用。经中不言治劳，惟蜀本《药性论》云"治劳瘦，除骨热"，后人遂用之。然甚有据，亦不可过剂。头血涂脱肛，又烧头灰，亦治。

【**点评**】此即鳖科中华鳖 *Trionyx sinensis*，其背甲腹甲无角质盾片，外覆柔软皮肤，故云"肉里甲"。《药性论》已言其"除骨热，骨节间劳热，结实拥塞"之效，后世更沿此发挥，为滋阴潜阳、软坚散结常用之品。《本经逢原》云："凡骨蒸劳热自汗皆用之，为其能滋肝经之火也。"代表方剂如《温病条辨》之青蒿鳖甲汤。

蟹 味咸，寒，有毒。主胸中邪气热结痛，㖞僻，面肿。败漆，烧之致鼠。解结散血，愈漆疮，养筋益气。

爪 主破胞，堕胎。生伊洛池泽诸水中。取无时。杀莨菪毒、漆毒。

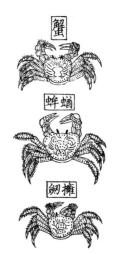

陶隐居云：蟹类甚多，蝤（音道）蟽（音谋）、拥剑、彭螖（音越）皆是，并不入药。惟蟹最多有用，仙方以化漆为水，服之长生。以黑犬血灌之三日，烧之，诸鼠毕至。未被霜甚有毒，云食水莨（音建）所为，人中之，不即疗多死。目相向者亦杀人，服冬瓜汁、紫苏汁及大黄丸皆得差。海边又有彭蚎、拥剑，似彭螖而大，似蟹而小，不可食。蔡谟初渡江，不识而啖之，几死，叹曰："读《尔雅》不熟，为《劝学》者所误。"**今按**，陈藏器本草云：蟹脚中髓及脑并壳中黄，并能续断绝筋骨。取碎之微熬内疮中，筋即连也。八月腹内有芒，食之无毒，其芒是稻芒，长寸许，向东输海神，开腹中犹有海水。本经云"伊洛水中"者，石蟹，形段不同。其黄傅久疽疮，无不差者。**臣禹锡等谨按**，陈藏器云：蟺蟽，主小儿闪癖，煮食之。大者长尺余，两螯至强，八月能与虎斗，虎不如也。随大潮退壳，一退一长。拥剑，一名桀步，一螯极小，以大者斗，小者食，别无功。彭蚎有小毒，膏主湿癣疽疮，不差者涂之。食其肉，能令人吐下至困。蔡谟渡江，误食者。彭螖如小蟹，无毛，海人食之，别无功。**孟诜云**：蟹，主散诸热。治胃气，理经脉，消食。八月输芒后食好，未输时为长未成。就醋食之，利肢节，去五脏中烦闷气。其物虽形状恶，食甚宜人。**日华子云**：螃蟹，凉，微毒。治产后肚痛，血不下，并酒服。筋骨折伤，生捣，炒署，良。脚爪，破宿血，止产后血闭、肚痛，酒及醋汤煎服，良。又云：蝤蛑，冷，无毒。解热气，治小儿痞气。

图经曰 蟹生伊洛池泽诸水中，今淮海、京东、河北陂泽中多有之，伊洛乃反难得也。八足二螯，大者箱角两出，足节屈曲，行则旁横。今人以为食品之佳味，独螯独目及两目相向者，皆有大毒，不可食。其黄能化漆为水，故涂搭疮用之。黄并肉熬末，以内金疮中，筋断亦可续。黄并螯烧烟，可以集鼠于庭。爪入药最多，胡洽疗孕妇僵仆，胎转上抢心困笃，有蟹爪汤之类是也。经云"取无时"，俗传蟹八月一日，取稻芒两枚，长一二寸许，东行输送其长，故今南方捕得蟹，差早则有衔稻芒者，此后方可食之。以前时长未成就，其毒尤猛也。蟹之类甚多，六足者名蛫（音跪），四足者名北，皆有大毒，不可食。误食之，急以豉汁可解。阔壳而多黄者名蟳，生南海中，其螯最锐，断物如芟刈焉，食之行风气。扁而最大，后足阔者，为蝤蛑，岭南人谓之拨棹子，以后脚形如棹也。一名蟳。随潮退过，一退一长。其大者如升，小者如盏碟。两螯无毛，所以异于蟹。其力至强，能与虎斗，往往虎不能胜。主小儿闪癖，煮与食之良。一螯大，一螯小者，名拥剑，又名桀步，常以大螯斗，小螯食物，一名执火，以其螯赤故也。其最小者名彭螖（音滑），吴人语讹为彭越。《尔雅》云"螖蠌（音泽），小者蟧（力刀切）"，郭璞云："即彭螖也，似蟹而小。"其膏可以涂癣，食之令人吐下至困。彭蚎亦其类也，蔡谟渡江误食者，是此也。

【食疗云】 蟹，足斑、目赤不可食，杀人。又堪治胃气，消食。又，八月前，每个蟹腹内有稻谷一颗，用输海神。待输芒后，过八月方食即好。经霜更美，未经霜时有毒。又，盐淹之作钡（音写），有气味，和酢食之，利肢节，去五脏中烦闷气。其物虽恶形容，食之甚益人。爪，能安胎。

百一方 疥疮：杵蟹傅之亦效。又方金疮方：续筋多取蟹黄及脑并足中肉熬末，内疮中。

孙真人 十二月勿食蟹，伤神。

简要济众 小儿解颅不合：生蟹足骨半两，焙干，白敛半两，为末，用乳汁和，贴骨缝上，以差为度。

杨氏产乳 妊娠人不得食螃蟹，令儿横生也。

荀卿云 蟹，六跪而二螯，非蛇、鳝之穴，无所寄托。凡食鳝毒，可食蟹解之，鳝畏蟹。蟹，鳝类也。类聚相解其效速于他耳。

沈存中笔谈 关中无螃蟹，士人恶其形状，以为怪物。秦州人家，收得一干蟹，有病疟者，则借去悬门上，往往遂差。不但人不识，鬼亦不识。

衍义曰 蟹，伊洛绝少，今多自京师来，京师亦自河北置之。今河北沿边沧、瀛州等处所出甚多，徐州亦有，但不及河北者。小儿解胪，以螯并白及烂捣，涂腮上，胪合。此物极动风，体有风疾人，不可食，屡见其事。河北人取之，当八九月蟹浪之时，直于塘泺岸上，伺其出水而拾之。又，夜则以灯火照捕。始得之时，黄与白满壳，凡收藏十数日，不死亦不食。此物每至夏末秋初，则如蝉蜕解。当日名蟹之意，必取此义。

【点评】本草所言蟹主要指淡水河蟹，以弓蟹科的中华绒螯蟹 *Eriocheir sinensis* 为主流。《本草图经》除蟹以外，还绘有拥剑与蟳蛑。所谓"一螯大，一螯小者，名拥剑，又名桀步。常以大螯斗，小螯食物。一名执火，以其螯赤故也"。这种拥剑当是束腹蟹科的中华束腰蟹 *Somanniathelphusa sinensis*，两螯甚不对称。"扁而最大，后足阔者，为蟳蛑，岭南人谓之拨棹子，以后脚形如棹也。一名蟳。随潮退过，一退一长。其大者如升，小者如盏碟。两螯无毛，所以异于蟹。其力至强，能与虎斗，往往虎不能胜"。蟳蛑是海蟹，为梭子蟹科日本蟳 *Charybdis japonica*、三疣梭子蟹 *Portunus trituberculatus* 之类。

蚱音笮，又音侧**蝉**　味咸、甘，寒，无毒。主小儿惊痫，夜啼，癫病，寒热，惊悸，妇人乳难，胞衣不出，又堕胎。生杨柳上。五月采，蒸干之，勿令蠹。

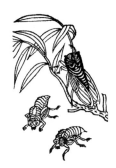

陶隐居云：蚱字音作笮，即是哑（乌下切）蝉。哑蝉，雌蝉也，不能鸣者。蝉类甚多。《庄子》云"蟪蛄不知春秋"，则是今四月、五月小紫青色者；而《离骚》云"蟪蛄鸣兮啾啾，岁暮兮不自聊"，此乃寒螀尔，九月、十月中，鸣甚凄急。又，二月中便鸣者名蟧（音宁）母，似寒螀而小；七月、八月鸣者名蛁（音雕）蟟（音辽），色青，今此云生杨柳树上是。《诗》云"鸣蜩嘒嘒"者，形大而黑，伛偻丈夫，止是掇此。昔人啖之，故《礼》有雀、鷃（音晏）、蜩、范，范有冠，蝉有绥，亦谓此蜩。此蜩复五月便鸣。俗云五月不鸣，婴儿多灾，今其疗亦专主小儿也。**唐本注**云：《别录》云：壳名枯蝉，一名伏蜟（音育），主小儿痫，女人生子不出。灰服之，主久痢。又云蚱者，鸣蝉也，主小儿痫，绝不能言。今云哑蝉，哑蝉则雌蝉也，极乖体用。按诸虫兽，以雄者为良也。**臣禹锡等谨按**，蜀本图经云：此鸣蝉也，六月、七月收，蒸干之。陶云是哑蝉，不能鸣者，雌蝉也。二说既相矛盾。今据《玉篇》云"蚱者，蝉声也"，如此则非哑蝉明矣。且蝉类甚多，有蟪蛄、寒螀之名。又《尔雅》云"蝒，马蜩"，"蜺，寒蜩"，皆蝉也。按《礼记》云"仲夏之月，蝉始鸣"，本经云"五月采"，即是此也，其余不入药用。**药性论**云：蚱蝉，使，味酸。主治小儿惊哭不止，杀疳虫，去壮热，治肠中幽幽作声。又云：蝉蜕，使，主治小儿浑身壮热，惊痫，兼能止渴。

图经曰　蚱（音笮，又音侧）蝉，本经不载所出州土，但云生杨柳上，今在处有之。陶隐居以为哑蝉，苏恭以为鸣蝉，二说不同。按，字书解蚱字云"蝉声也"，《月令》"仲夏之月，蝉始鸣"，言五月始有此蝉鸣也。而本经亦云"五月采"，正与《月令》所记始鸣者同时，如此苏说得之矣。蝉类甚多，《尔雅》云"蝒，马蜩"，郭璞注云："蜩中最大者为马蝉。"今夏中所鸣者，比众蝉最大。陶又引《诗》"鸣蜩嘒嘒"，云是形大而黑，昔人所啖者。又礼冠之饰附蝉者，亦黑而大，皆此类也。然则《尔雅》所谓马蜩，诗人所谓鸣蜩，《月令》礼家所谓蝉，本草所谓蚱蝉，其实一种。蝉类虽众，而为时用者，独此一种耳。又医方多用蝉壳，亦此蝉所蜕壳也，又名枯蝉。本生于土中，云是蜣螂所转丸，久而化成此虫，至夏便登木而蜕。采得当蒸熟，令勿蠹。今蜀中有一种蝉，其蜕壳头上有一角如花冠状，谓之蝉花，西人有赍至都下者，医工云入药最奇。

【陈藏器　蟪蛄、寒螀、蛁蟟、宁母、蜩、范并蝉，注：陶云"蟪蛄，四月、五月鸣，小小紫色者。而《离骚》云蟪蛄鸣兮啾啾，此乃寒螀耳。二月鸣者名宁母，似寒螀而小。七月鸣者名蛁蟟，色青。《诗》曰鸣蜩嘒嘒，形大而黑，古人食之。古礼云雀、鷃、蜩、范，范有冠，蝉有緌。"按，蜩已上五虫，并蝉属也。本经云"蝼蛄，一名蟪蛄"，本功外，其脑煮汁服，主产后胞不出，自有正传。然蟪蛄非蝼蛄，二物名字参错耳。《字林》云："蝭，蟪蛄也；蝘，蝭属也。"《草木疏》云："蝭，一名蜻蟧。青、徐间谓之蟪蜇，楚人名之蟪蛄，秦、燕谓之蚗蛂。"郭璞注云："俗呼之为蝭，宋、卫谓之蜩蟷，楚谓之蟪蛄，关东谓之蛥蚷。"陶又注桑螵蛸云"俗呼螳螂为蜻蟧"，螳螂即非蝭类，陶误也。蜻蟧退皮研，一钱匕，井花水服，主呀病。寒螀、蜩、范，《月令》谓蜕也。宁母亦小蝭。《礼》注云："蜩，蝭也；范，蜂也。"已有本经。自蜩已上，并无别功也。

圣惠方 治风头旋：用蝉壳一两，微炒为末。非时温酒下一钱匕。

集验方 治风气客皮肤，瘙痒不已：蝉蜕、薄荷叶等分，为末，酒调一钱匕，日三服。

御药院 治头风目眩：蝉蜕末，熟汤下。

衍义曰 蚱蝉，夏月身与声皆大者是。始终一般声，仍皆乘昏夜方出土中，升高处，背壳坼蝉出。所以皆夜出者，一以长人，二畏日炙干其壳而不能蜕也。至时寒则坠地，小儿蓄之，虽数日亦不须食。古人以谓饮风露，信有之。盖不粪而溺，亦可见矣。西川有蝉花，乃是蝉在壳中不出而化为花，自顶中出。又，壳治目昏翳。又，水煎壳汁，治小儿出疮疹不决，甚良。

【点评】蝉的种类甚多，《本草纲目》"集解"项说："蝉，诸蜩总名也。皆自蛴蟧、腹蜟变而为蝉，亦有转丸化成者，皆三十日而死。俱方首广额，两翼六足，以胁而鸣，吸风饮露，溺而不粪。古人食之，夜以火取，谓之耀蝉。《尔雅》《淮南子》、扬雄《方言》、陆玑《草木疏》、陈藏器本草诸书所载，往往混乱不一。今考定于左，庶不误用也。夏月始鸣，大而色黑者，蚱蝉也，又曰蝒，曰马蜩，《豳诗》五月鸣蜩者是也。头上有花冠，曰螗蜩，曰蝘，曰胡蝉，《荡诗》如蜩如螗者是也。具五色者，曰蜋蜩，见《夏小正》。并可入药用。小而有文者，曰螓，曰麦蚻。小而色青绿者，曰茅蜩，曰茅蜇。秋月鸣而色青紫者，曰蟪蛄，曰蛥蟧，曰蜻蚏，曰蟪螉，曰蛥蚗，音舌决。小而色青赤者，曰寒蝉，曰寒蜩，曰寒螀，曰蜺。未得秋风，则喑不能鸣，谓之哑蝉，亦曰喑蝉。二三月鸣，而小于寒螀者，曰蟪母。并不入药。"以上诸种，应该都是蝉科昆虫，《本草图经》《本草纲目》

皆以大而色黑者为蚱蝉，应该指黑蝉 *Cryptotympana pustulata*。

按照《本草经》的原意，蚱蝉当以蝉成虫全体入药，后世则主要使用若虫羽化后留下的壳。《名医别录》云："壳名枯蝉，一名伏蜟。"伏蜟亦作"复蜟""蝮蜟"。《论衡·道虚》云："万物变化，无复还者。复育化为蝉，羽翼既成，不能复化为复育。"则作"复育"，指禅的若虫。

蝉花　味甘，寒，无毒。主小儿天吊，惊痫瘈疭、夜啼心悸。所在皆有，七月采。生苦竹林者良，花出土上。

图经　文具蚱蝉条下。

【雷公云　凡使，要白花全者，收得后，于屋下东角悬干，去甲土后，用浆水煮一日，至夜焙干，碾细用之。

衍义　蝉花，文具蚱蝉条下。

【点评】蚱蝉条《本草图经》云："今蜀中有一种蝉，其蜕壳头上有一角如花冠状，谓之蝉花，西人有赍至都下者，医工云入药最奇。"《本草衍义》云："西川有蝉花，乃是蝉在壳中不出，而化为花，自顶中出。"蝉花与冬虫夏草情况类似，为蝉的若虫感染蝉拟青霉菌后，形成的虫生真菌。蝉花形状与蝉蜕相似，从头部长出树枝状孢梗束，因此得名。

蛴螬　味咸，微温、微寒，有毒。主恶血，血瘀痹气，破折血在胁下坚满痛，月闭，目中淫肤，青翳白膜，疗吐血在胸腹不去及破骨蹉折，血结，金疮内塞，产后中寒，下乳汁。一名蟦扶文切蛴、一名坚音肥齐、一名敦齐。生河内平泽及人家积粪草中。取无时，反行者良。蜚蠊为之使，恶附子。

陶隐居云：大者如足大指，以背行，乃快于脚。杂猪蹄作羹，与乳母不能别之。《诗》云"领如蝤蛴"，今此别之名以"蛴"字在下，恐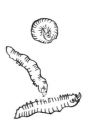

此云"蛴螬"倒尔。**唐本注**云：此虫有在粪聚，或在腐木中。其在腐柳树中者，内外洁白；土粪中者，皮黄内黑黯。形色既异，土木又殊，当以木中者为胜。采虽无时，亦宜取冬月为佳。按《尔雅》一名蝎（音曷），一名蛣蜮，一名蜰蛴。**今按**，陈藏器本草云：蛴螬，主赤白游疹。以物发疹破，碎蛴螬取汁涂之。**臣禹锡等谨按，蜀本**注云：今据《尔雅》"蟦，蛴螬"，注云："在粪土中"。本经亦云"一名蟦蛴"，又云"生积粪草中"，则此外恐非也。今诸朽树中蠹虫，俗通谓之蝎，莫知其主疗，惟桑树中者，近方用之，治眼得效。又《尔雅》"蝎，蛣蜮"，又"蝎，桑蠹"，注云："即蛣蜮也"。又据有名未用存用未识部虫类中，有桑蠹一条云"味甘，无毒。主心暴痛，金疮肉生不足"，即此是也。苏云"当以木中者为胜"，今独谓其不然者，谓生出既殊，主疗亦别。虽有毒、无毒易见，而相使、相恶难知。又蝎不共号蛴螬，蟦不兼名蛣蜮，凡以处疗，当自审之也。**药性论**云：蛴螬，臣。汁，主滴目中，去翳障。主血止痛。**日华子**云：蛴螬虫，治胸下坚满，障翳瘀膜，治风疹。桑、柳树内收者佳，余处即不中。粪土中者，可傅恶疮。

图经曰　蛴螬生河内平泽及人家积粪草中，今处处有之。大者有如足大指，以背行反快于脚，采无时。反行者良。此《尔雅》所谓"蟦，蛴螬"，郭璞云："在粪土中者是也。"而诸朽木中蠹虫，形亦相似，但洁白于粪土中者，即《尔雅》所云"蜰蛴，蝎"。又云"蝎，蛣蜮"，又"蝎，桑虫"，郭云："在木中虽通名蝎，所在异者是此也。"苏恭以谓入药当用木中者，乃与本经云"生积粪草中"相戾矣。有名未用中自有桑虫条，桑虫即蛣蜮也，与此主疗殊别。今医家与蓐妇下乳药用之，乃是掘粪土中者，其效殊速，乃知苏说未可据也。张仲景治杂病方，大䗪虫丸中用蛴螬，以其主胁下坚满也。《续传信方》治喉痹，取虫汁点在喉中，下即喉开也。

【陈藏器】　本经云"生粪土中"，陶云"能背行者"，苏云"在腐木中，柳木中者皮白，粪中者皮黄，以木中者为胜"。按，蛴螬居粪土中，身短足长，背有毛筋。但从水，入秋蜕为蝉，飞空饮露，能鸣高洁。蝎在朽木中，食木心，穿如锥刀，一名蠹，身长足短，口黑无毛，节慢。至春羽化为天牛，两角状如水牛，色黑背有白点，上下缘木，飞腾不遥。二虫出处既殊，形质又别，苏乃混其状，总名蛴螬，异乎蔡谟彭蜞，几为所误。苏敬此注，乃千虑一失矣。《尔雅》云"蜰蛴，蜰蛴，蝎"，郭注云："蛴螬在粪土中，蝎在木中，桑蠹是也。饰通名蝎，所在异也。"又云"啮桑"，注云："似蝎牛，长角，有白点，喜啮桑树作孔也。"

雷公云　凡使，桑树、柏树中者妙。凡收得后阴干，干后与糯米同炒，待米焦黑为度，然后去米，取之。去口畔并身上肉毛并黑尘了，作三四截，碾成粉用之。

外台秘要　《删繁》丹走皮中浸淫名火丹，方：取蛴螬末傅之。

千金方　治稻麦芒入眼：取蛴螬，以新布覆目上，持蛴螬从布上摩之，其芒出着布上，良也。

百一方 诸竹木刺在肉中不出：蛴螬碎之傅刺上，立出。

子母秘录 治痈疽，痔漏，恶疮及小儿丹：末蛴螬傅上。

治口疮 截头箸，翻过拭疮，效。

衍义曰 蛴螬，此虫诸腐木根下有之。枸木津甘，故根下多有此虫，其木身未有完者。亦有生于粪土中者，虽肥大，但腹中黑，不若木中者，虽瘦而稍白。生研，水绞汁，滤清饮，下奶。

【点评】诸家关于蛴螬的议论，涉及若干种类昆虫的幼虫，名实各异。《名医别录》说蛴螬生粪土中，这是描述其粪食性。又说"反行者良"，陶弘景补充说"以背行，乃駃（快）于脚"，此说亦见于《博物志》："蛴螬以背行，快于足用。"按，花金龟科的幼虫脚细弱，主要靠背部的肌肉和刚毛行动，即所谓的"背行"。由此知这种蛴螬应该是花金龟科如白星花金龟 *Protaetia brevitarsis* 之类。至于《新修本草》说在木中者，应是指植食性的蛴螬，恐是鳃金龟科的幼虫，如东北大黑鳃金龟 *Holotrichia diomphalia*、暗黑鳃金龟 *Holotrichia parallela* 之类。而《本草拾遗》云："按蛴螬居粪土中，身短足长，背有毛筋。但从水入秋，蜕为蝉，飞空饮露，能鸣高洁。"其说源于《论衡·无形篇》："蛴螬化为复育，复育转而为蝉，蝉生两翼，不类蛴螬。"此古人观察谬误，蝉的若虫形状与蛴螬相差甚远。

乌贼鱼骨 味咸，微温，无毒。主女子漏下赤白经汁，血闭，阴蚀肿痛，寒热，癥瘕，无子，惊气入腹，腹痛环脐，阴中寒肿，令[①]人有子。又止疮多脓汁不燥。

肉 味酸，平，主益气强志。生东海池泽。取无时。恶白敛、白及、附子。

陶隐居云：此是鹢（音剥）乌所化作，今其口脚具存，犹相似尔。用其骨亦炙之。其

---

① 寒肿，令：底本作白字，据刘甲本改。

鱼腹中有墨，今作好墨用之。**唐本注**云：此鱼骨，疗牛、马目中障翳，亦疗人目中翳，用之良也。**今按**，陈藏器本草云：乌贼鱼骨，主小儿痢下，细研为末，饮下之。亦主妇人血瘕，杀小虫并水中虫，投骨于井中，虫死。腹中墨，主血刺心痛，醋摩服之。海人云，昔秦王东游，弃算袋于海，化为此鱼。其形一如算袋，两带极长，墨犹在腹也。**臣禹锡等谨按**，**蜀本**图经云：鶖乌所化也，今目口尚在背上，骨厚三四分，今出越州。苏恭引《音义》云：无“鶖”字，言是“鹎”字。乃以《尔雅》中鹎鶋一名雅乌，小而多群，腹下白者为之。图经又云“背上骨厚三四分”，则非小乌也。今据《尔雅》中自有“鸧，乌鶖”，是水鸟，似鹍，短颈，腹翅紫白，背上绿色。名字既与图经相符，则鶖乌所化明矣。**药性论**云：乌贼鱼骨，使，有小毒。止妇人漏血，主耳聋。**孟诜**云：乌贼骨，主目中一切浮翳。细研和蜜点之。又，骨末治眼中热泪。**日华子**云：乌贼鱼，通月经。骨疗血崩，杀虫。心痛甚者，炒其墨，醋调服也。又名缆鱼，须脚悉在眼前，风波稍急，即以须粘石为缆。

雷州烏賊魚

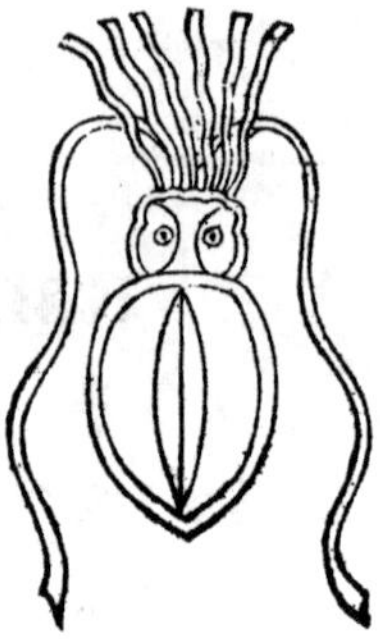

图经曰　乌贼鱼出东海池泽，今近海州郡皆有之。云是鶖（音剥）乌所化，今其口脚犹存，颇相似，故名乌鲗。能吸波噀墨以溷水，所以自卫，使水匿不能为人所害。又云，性嗜乌，每暴水上，有飞乌过，谓其已死，便啄其腹，则卷取而食之，以此得名，言为乌之贼害也。形若革囊，口在腹下，八足聚生口傍。只一骨，厚三四分，似小舟轻虚而白。又有两须如带，可以自缆，故别名缆鱼。《南越志》云：“乌贼有碇，遇风便虬前一须下碇而住。”碇，亦缆之义也。腹中血及胆正如墨，中以书也。世谓乌贼怀墨而知礼，故俗谓是海若白事小吏。其肉食之益人，取无时。其无骨者名柔鱼。又更有章举、石距二物，与此相类而差大，味更珍好，食品所贵重，然不入药用，故略焉。

【食疗云　骨，主小儿、大人下痢，炙令黄，去皮细研成粉，粥中调服之良。其骨能销目中一切浮翳。细研和蜜点之，妙。又，点马眼热泪甚良。久食之，主绝嗣无子，益精。其鱼腹中有墨一片，堪用书字。

雷公云　凡使，勿用沙鱼骨，缘真相似，只是上文横，不入药中用。凡使，要上文顺，浑用血卤作水浸，并煮一伏时了，漉出。于屋下掘一地坑，可盛得前件乌贼鱼骨多少，先烧坑子，去炭灰了，盛药一宿，至明取出用之，其效倍多。

圣惠方　治伤寒热毒气攻眼，生赤白翳：用乌贼鱼骨一两，不用大皮，杵末，入龙脑少许令细，日三四度，取少许点之。

外台秘要　治疬疡风及三年：酢磨乌贼鱼骨，先布磨肉赤，即傅之。

千金方　治妇人小户嫁痛：乌贼骨烧末，酒下方寸匕，日三服。又方治丈夫阴头痈，师不能治：乌贼骨末粉傅之，良。

经验方 治疳眼：乌贼鱼骨、牡蛎并等分，为末糊丸如皂子大。每服用猪子肝一具，药一丸，清米泔内煮，肝熟为度，和肝食，用煮肝泔水下，三两服。

子母秘录 治小儿重舌：烧乌贼鱼骨和鸡子黄，傅之喉及舌上。

南越记 乌贼鱼自浮于水上，乌见以为死，往啄之，乃卷取入水，故谓乌贼。今鸦乌化为之也。

素问云 乌贼鱼，主女子血枯。

丹房镜源 乌贼鱼骨，淡盐。

衍义曰 乌贼鱼干置四方，人炙食之。又取骨镂为钿。研细，水飞，澄下，比去水，日干之，熟蜜和得所，点目中翳，缓取效。

【点评】《说文》云："鲗，乌鲗，鱼名。"此为乌贼科多种乌贼，如金乌贼 *Sepia esculenta*、曼氏无针乌贼 *sepiella maindroni*、针乌贼 *Sepia andreana* 之类。乌贼骨入药甚早，《黄帝内经》有四乌贼骨一藘茹丸，治疗血枯经闭。乌贼骨粉有吸附作用，可以吸附局部创伤面的血液和渗出黏液，《名医别录》言"止疮多脓汁不燥"，《本草纲目》引申"研末傅小儿疳疮，痘疮臭烂，丈夫阴疮，汤火伤，跌伤出血"，皆是如此。又能吸附胃蛋白酶，所含碳酸钙可以中和胃酸，有利于溃疡愈合。

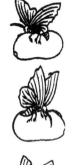

原蚕蛾 雄者，有小毒。主益精气，强阴道，交接不倦，亦止精。**臣禹锡等谨按，阴痿通用药**云：原蚕蛾，热。**蜀本**云：原蚕蛾，味咸，温。

屎 温，无毒。主肠鸣，热中消渴，风痹瘾疹。

陶隐居云：原蚕是重养者，俗呼为魏蚕。道家用其蛾止精，其翁茧入术用。屎名蚕沙，多入诸方用，不但熨风而已也。**今按**，陈藏器本草云：原蚕屎，一名蚕沙，净收，取晒干，炒令黄，袋盛浸酒，去风，缓诸节不随，皮肤顽痹，腹内宿冷，冷血瘀血，腰脚疼冷。炒令热，袋盛热熨之，主偏风，筋骨瘫缓，手足不随及腰脚软，皮肤顽痹。**臣禹锡等谨按**，日华子云：晚蚕蛾，壮阳事，止泄精，尿血，暖水藏。又，蚕蛾，平。治暴风，金疮，冻疮，汤火疮并灭瘢瘕，入药炒用。又云：蚕布纸，平。治吐血，鼻洪，肠风泻血，崩中带下，赤白痢，傅丁肿疮。入药烧用。又云：蚕沙，治风痹顽疾不仁，肠鸣。

图经曰　原蚕蛾，本经不载所出州土，今东南州郡多养此蚕处皆有之。此是重养者，俗呼为晚蚕。北人不甚复养，恶其损桑。而《周礼》禁原蚕者，郑康成注云"为其伤马"，伤马亦其一事耳。《淮南子》曰："原蚕一岁再登，非不利也，然王法禁之者，为其残桑是也。"人既稀养，市中货者亦多早蛾，不可用也。至于用蚕沙、蚕退，亦须用晚出者。惟白僵蚕不著早晚，但用白而条直者。凡用蚕，并须食桑蚕，不用食柘者。蚕蛾，益阳方中多用之。今方治小儿撮口及发噤者，取二枚炙黄，研末，蜜和，涂口唇内，便差。蚕沙、蚕退，并入治风及妇入药中用。蚕退，医家多用初出蚕壳在纸上者。一说蚕眠时所退皮，用之更有效。

【圣惠方　治风瘙瘾疹遍身痒成疮：用蚕沙一升，水二斗，煮取一斗二升，去滓，温热得所以洗之。宜避风。

千金方　治妇人始觉妊娠，转女为男法：取原蚕屎一枚，井花水服之，日三服。

斗门方　始渴疾：用晚蚕沙，焙干为末，冷水下二钱，不过数服。

胜金方　治刀斧伤，止血生肌，天蛾散：晚蚕蛾为末，掺匀绢裹之，随手疮合血止。一切金疮亦治。

简要济众　小儿撮口及发噤方：晚蚕蛾二枚，炙令黄，为末，蜜和，傅儿口唇内。

子母秘录云　倒产难生：原蚕子烧末，饮服三钱。

小儿宫气方　治小儿口疮及风疳疮等：晚蚕蛾细研，贴疮上，妙。

衍义曰　原蚕蛾有原复敏速之义，此则第二番蛾也，白僵蚕条中已具。屎，饲牛代谷。又以三升醇酒，拌蚕屎五斗，用甑蒸热，于暖室中铺于油单上，令患风冷气闭及近感瘫风人，就所患一边卧，看温热，厚盖覆，汗出为度。若虚人须常在左右，防大热昏冒。仍令头面在外，不得壅覆。未全愈，间，再作。

【点评】《本草纲目》"释名"说："按郑玄注《周礼》云：原，再也。谓再养者。"蚕的发生次数，每年可有一二次乃至更多，称为一化性蚕、二化性蚕等，原蚕蛾为二化性蚕。原蚕蛾被认为是强壮阳事重要之品，《名医别录》言"主益精气，强阴道，交接不倦"。《千金食治》称作"原蚕雄蛾"，功效略同。

蚕退　主血风病，益妇人。一名马鸣退。近世医家多用蚕退纸，而东方诸医用蚕欲老眠起所蜕皮，虽二者之用各殊，然东人所用者为正。用之当微炒，和诸药可作丸、散服。新定。

【集验方】 治缠喉风及喉痹，牙宣，牙痛，口疮并小走马疳：蚕退纸不计多少，烧成灰存性。上炼蜜和，丸如鸡头大，含化咽津。牙宣，牙痛，揩龈上。口疮，干傅患处。小儿走马疳，入麝香少许，贴患处佳。

百一方 凡狂发欲走，或自高贵称神，皆应备。诸火灸，乃得永差耳。若或悲泣呻吟者，此为邪祟，以蚕纸作灰，酒水任下，差。疗风癫也。

衍义曰 蚕退治妇人血风。此则眠起时所蜕皮是也。其蚕退纸，谓之蚕连，亦烧灰用之，治妇人血露。

【缘桑螺】 主人患脱肛。烧末，和猪膏傅之，脱肛立缩。此螺全似蜗牛黄，小雨后好缘桑叶。

范汪 脱肛：缘桑树螺烧之，以猪脂和，傅之立缩，亦可末傅之。

白僵蚕 味咸、辛，平，无毒。主小儿惊痫夜啼，去三虫，灭黑䵟，令人面色好，男子阴疡音亦病，女子崩中赤白，产后余痛，灭诸疮瘢痕。生颖川平泽。四月取自死者，勿令中湿，湿有毒，不可用。

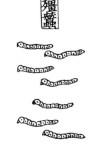

陶隐居云：人家养蚕时，有合箔皆僵者，即暴燥都不坏。今见小白色，似有盐度者好。末以涂马齿，即不能食草，以桑叶拭去乃还食，此明蚕即马类也。唐本注云：《别录》云：末之，封丁肿，根当自出，极效。此白[1]僵死蚕，皆白色，陶云似有盐度，此误矣。臣禹锡等谨按，蜀本图经云：用僵死白色者，再生一生俱用，今所在有之。药性论云：白僵蚕，恶桑螵蛸、桔梗、茯苓、茯神、萆薢，有小毒。治口噤发汗，主妇人崩中，下血不止。与衣中白鱼、鹰屎白等分，治疮灭瘢。日华子云：僵蚕，治中风失音，并一切风疾，小儿客忤，男子阴痒痛，女子带下。入药除绵丝并子尽，匀炒用。又云：蚕蛹子，食，治风及劳瘦。又研，傅蚕瘑，恶疮等。

图经曰 白僵蚕生颖川平泽，今所在养蚕处皆有之。用自僵死白色而条直者为佳。四月取，勿令中湿，湿则有毒，不可用。用时仍去绵丝及子，炒过。今医家用治中风急喉痹欲死者，捣筛细末，生姜自然汁调灌之，下喉立愈。又合衣鱼、鹰屎白等分为末，面膏和涂

———————

① 白：底本皆作"白"字，据文义，当作"自"，与《名医别录》说"四月取自死者"相呼应，《本草图经》亦说"用自僵死白色而条直者为佳"。

疮瘢疵，便灭。

【雷公云 凡使，先须以糯米泔浸一日，待蚕桑涎出如蜗牛涎浮于水面上，然后漉出，微火焙干，以布净拭蚕上黄肉毛并黑口甲了，单捣筛如粉用也。

外台秘要 治瘰疬：白僵蚕为散，水服五分匕。日三，十日差。

千金方 治大风半身不遂：蚕沙两硕，熟蒸，作直袋三只，各受七斗，热盛一袋着患处，如冷即取余袋一依前法数数换，一日不禁，差。又须羊肚酿粳米、葱白、姜、豉、椒等，烂煮热吃，日食一枚，十日即止。

肘后方 治背疮弥验：以针挑四畔，白僵蚕为散，水和傅之，即拔出根。

经验后方 下奶药：白僵蚕末两钱，酒调下，少顷，以脂麻茶一钱热投之，梳头数十遍，奶汁如泉。

斗门方 治卒头痛：白僵蚕碾为末去丝，以熟水下二钱匕，立差。

博济方 治喉闭，如圣散子：白僵蚕、天南星刮皮等分，并生为末。每服一字，以生姜汁下，如咽喉大段开不得，即以小竹筒子擘口灌之，涎出后，用大姜一块，略炙过，含之。小可，只傅唇上。立差。

胜金方 治风痰：白僵蚕七个，直者细研，以姜汁一茶脚，温水调灌之。**又方**治风痔忽生，痔头肿痛，又忽自消，发歇不定者是也：白僵蚕二两，洗剉，令微黄为末，乌梅肉为丸如梧桐子大，每服姜蜜汤下五丸，空心服之。

杨氏产乳 疗野火丹，从背上两胁起：用僵蚕二七枚，和慎火草捣涂之。

圣惠方 治风遍身瘾疹，疼痛成疮：用白僵蚕焙令黄色，细研为末。用酒服之，立差。**又方**主偏正头疼并夹脑风，连两太阳穴疼痛：以白僵蚕细研为末，用葱茶调服方寸匕。

小儿宫气方 主小儿口疮通白者，及风疳疮蚀透者：以白僵蚕炒令黄色，拭去蚕上黄肉、毛，为末，用蜜和傅之，立效。**又方**治小儿撮口及发噤者：以白僵蚕二枚为末，用蜜和傅于小儿唇口内，即差。

斗门方 主黑䵟，令人面色好：用白僵蚕并黑牵牛、细辛等分为末，如澡豆用之。又浴小儿胎秽，良。**又方**治刀斧所伤及一切金疮：以白僵蚕不以多少，炒令黄色，细研为末，傅之立愈。**又方**治中风急喉痹欲死者：用白僵蚕以火焙干令黄色，捣筛为末，用生姜自然汁调灌喉中，效。

千金方 治妇人崩中，下血不止：以衣中白鱼、僵蚕等分，为末，以井花水服之，日三服，差。**又方**主中风失音并一切风疾，及小儿客忤，男子阴痒痛，女子带下：以白僵蚕七枚为末，用酒调方寸匕，立效。

衍义曰 白僵蚕，然蚕有两三番，惟头番僵蚕最佳，大而无蛆。治小儿惊风，白僵蚕、蝎稍等分，天雄尖、附子尖共一钱，微炮过，为细末。每服一字或半钱，以生姜温水调，灌之。其蚕蛾，则第二番者，以其敏于生育。

【点评】所谓白僵蚕，据陶弘景说："人家养蚕时，有合箔皆僵者，即暴燥都不坏。"《本草纲目》"释名"项说："蚕病风死，其色自白，故曰白殭。死而不朽曰殭。"此为蚕蛾科家蚕 *Bombyx mori* 的幼虫感染白僵菌 *Beauveria bassiana* 的死体。

《本草经》谓白僵蚕"主小儿惊痫夜啼"，用治小儿急慢惊风，如《寿世保元》之千金散，抽搐热盛者，以白僵蚕与蝉蜕、钩藤、菊花共享。单用如《小儿宫气方》，以僵蚕为末，治小儿撮口及口噤。

鳗音鳗鲡音黎鱼　味甘，有毒。主五痔，疮瘘，杀诸虫。

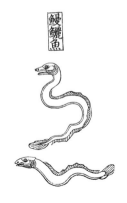

陶隐居云：能缘树食藤花，形似鳝，取作臛食之。炙以熏诸木竹，辟蛀虫。膏，疗诸瘘疮。又有鳅（音秋），亦相似而短也。唐本注云：此膏又疗耳中有虫痛者。鲵鱼有四脚能缘树，陶云鳗鲡，便是谬证也。臣禹锡等谨按，孟诜云：杀诸虫毒，干末空腹食之，三五度差。又，熏下部，痔虫尽死。患诸疮瘘及瘰疬风，长食之甚验。腰肾间湿风痹，常如水洗者，可取五味、米煮，空腹食之，甚补益。湿脚气人服之良。又，诸草石药毒，食之，诸毒不能为害。五色者，其功最胜。兼女人带下百病，一切风，五色者出歙州，头似蝮蛇，背有五色文者是也。陈士良云：鳗鲡鱼，寒。陈藏器云：鳅鱼，短小，常在泥中。主狗及牛瘦，取一二枚以竹筒从口及鼻生灌之，立肥也。日华子云：海鳗，平，有毒，治皮肤恶疮疥，疳䘌，痔瘘。又名慈鳗、狗鱼。又云：鳗鱼，平，微毒。治劳补不足，杀传尸疰气，杀虫毒，恶疮，暖腰膝，起阳，疗妇人产户疮虫痒。

图经曰 鳗（音谩）鲡（音黎）鱼本经不载所出州土，今在处有之。似鳝而腹大，青黄色，云是蛟蜃之类，善攻碕岸，使辄颓陁，近江河居人酷畏之。此鱼虽有毒，而能补五脏虚损，久病罢瘵，人可和五味，以米煮食之。患诸疮痔漏及有风者长食。歙州出一种，背有五色文，其功最胜。出海中者名海鳗，相类而大，功用亦同。海人又名慈鳗，又名猵狗鱼。

【食疗云】 杀虫毒，干烧炙之令香，食之，三五度即差，长服尤良。又，压诸草石药毒，不能损伤人。又，五色者，其功最胜也。又，疗妇人带下百病，一切风瘙如虫行。其江海中难得五色者，出歙州溪泽潭中，头似蝮蛇，背有五色文者是也。又，烧之熏毡中，断蛀虫。置其骨干箱衣中，断白鱼、诸虫咬衣服。又，烧之熏舍屋，免竹木生蛀蚛。

圣惠方 治诸虫心痛，多吐，四肢不和，冷气上攻，心腹满闷：用鳗鲡鱼淡炙令熟，令患人三五度食之。又方 治蚊虫：以鳗鲡鱼干者，于室烧之，即蚊子化为水矣。又方 治骨蒸劳瘦及肠风下虫：以鱼二斤，治如食法，切作段子入铛内，以酒二盏煮，入盐、醋中食之。

外台秘要 《必效》：治瘔心痛：取鳗鲡鱼淡炙令熟，与患人食之，一二枚永差，饱食弥佳。

经验方 治恶疮：用蛇鱼骨杵末，入诸色膏药中相和合，傅上，纸花子贴之。

食医心镜 主五痔瘘疮杀虫方：鳗鲡鱼一头，治如食法，切作片，炙，着椒、盐、酱调和食之。

集验方 治颈项及面上白驳浸淫渐长，有似癣，但无疮，可治：鳗鲡鱼脂傅之。先拭剥上，刮使燥痛，后以鱼脂傅之，一度便愈，甚者不过三度。

稽神录 有人多得劳疾，相因染死者数人。取病者于棺中钉之，弃于水，永绝传染之病。流之于江，金山有人异之，引岸开视之，见一女子，犹活。因取置渔舍，多得鳗鲡鱼食之，病愈。遂为渔人之妻。

衍义曰 鳗鲡鱼生剖晒干，取少许，火上微炙，俟油出，涂白剥风，以指擦之，即时色转。凡如此五七次用，即愈，仍先于白处微微擦动。

【点评】此即鳗鲡科鳗鲡 *Anguilla japonica*，鱼体细长，呈蛇形，故又称蛇鱼。陶弘景注释说"（鳗鲡）能缘树食藤花"，则是与隐鳃鲵科的大鲵 *Andrias davidianus* 混为一谈了。

鮀音驼**鱼甲** **味辛，微温，有毒。主心腹癥瘕，伏坚积聚，寒热，女子崩中，下血五色，小腹阴中相引痛，疮疥死肌，五邪涕泣时惊，腰中重痛，小儿气癃眦溃。**

肉 主少气吸吸，足不立地。生南海池泽。取无时。蜀漆为之使，畏狗胆、芫花、甘遂。

陶隐居云：鮀，即今鼍甲也，用之当炙。皮可以贯鼓，肉至补益。于物难死，沸汤沃口入腹良久乃剥尔。鼍肉亦补，食之如鼍法。此等老者多能变化为邪魅，自非急勿食之。**今按**，陈藏器本草云：主恶疮，腹内癥瘕。甲更佳，炙，浸酒服之，口内涎有毒也。**臣禹锡等谨按**，**蜀本图经**云：生湖畔土窟中，形似守宫而大，长丈余，背尾俱有鳞甲，今江南诸州皆有之。**药性论**云：鼍甲，臣，味甘，平，有小毒。主百邪鬼魅，治妇人带下，除腹内血积聚伏坚相引结痛。**孟诜**云：鼍，疗惊恐及小腹气疼。**日华子**云：鼍，治齿，疳䘌宣露。甲用同功，入药炙。又云：鼍甲，臣，平，无毒。主五脏邪气，杀百虫毒，消百药毒，续人筋骨。又，脂涂铁烧之便明，淮南王方术内用之。**陈藏器**云：鼍甲功用同鳖甲，炙烧浸酒。主瘰疬，杀虫风，瘘疮，风顽疥瘙。肉，主湿气，邪气，诸蛊。张鼎云：膏，摩风及恶疮。

图经　文具鳖甲条下。

【陈藏器】　按，鮀鱼合作"鼍"字，本经作鲍鱼之别名，已出本经。今以"鼍"为"鮀"，非也，宜改为"鼍"字。肉至美，食之主恶疮，腹内癥瘕。甲，炙浸酒服之。口内涎有毒。长一丈者，能吐气成雾致雨，力至猛，能攻陷江岸。性嗜睡，恒目闭，形如龙，大长者，自啮其尾，极难死，声甚可畏。人于穴中掘之，百人掘亦须百人牵，一人掘亦须一人牵，不然终不可出。梁周兴嗣常食其肉，后为鼍所喷，便为恶疮。此物灵强，不可食。既是龙类，宜去其鱼。

肘后方　治五尸：鼍肝一具，熟煮切食尽，亦用蒜齑食之。

【点评】《说文》云："鼍，水虫，似蜥易，长大。"《诗经·灵台》"鼍鼓逢逢，矇瞍奏公"，陆玑疏云："鼍形似水蜥蜴，四足，长丈余，生卵大如鹅卵，甲如铠甲，皮坚可冒鼓。"《本草纲目》"集解"项李时珍说："鼍穴极深，渔人以篾缆系饵探之，候其吞钩，徐徐引出。性能横飞，不能上腾。其声如鼓，夜鸣应更，谓之鼍鼓，亦曰鼍更，俚人听之以占雨。其枕莹净，胜于鱼枕。生卵甚多至百，亦自食之。南人珍其肉，以为嫁娶之敬。陆佃云：鼍身具十二生肖肉，惟蛇肉在尾最毒也。"此即鼍科动物扬子鳄 *Alligator sinensis*。扬子鳄分布于长江流域，在古代为常见爬行动物。早期文献言其似蜥易、如守宫，已经抓住了其主要特征。

樗^{丑如切}鸡　味苦，平，有小毒。主心腹邪气，阴痿，益精强志，生子好色，补中轻身。又疗腰痛，下气，强阴多精，不可近目。生河内川谷樗树上。七月采，暴干。

陶隐居云：形似寒螀而小，今出梁州，方用至稀，惟合大麝香丸用之。樗树似漆而臭，今以此树上为好，亦如芜菁、亭长，必以芫、葛上为良矣。**唐本注云：**此物有二种，以五色具者为雄，良；青黑质白斑者是雌，不入药用。今出歧州，河内无此物也。

图经曰　樗鸡生河内川谷樗木上，今近都皆有之。形似寒螀而小，七月采，暴干。谨按《尔雅》云"翰（音翰），天鸡"，郭璞注云："小虫，黑身赤头。一名莎鸡，又曰樗鸡。"李巡曰："一名酸鸡。"《广雅》谓之樗鸡。苏恭云："五色具者为雄，良；青黑质白斑者是雌，不入药。"然今所谓莎鸡者，亦生樗木上，六月后出飞，而振羽索索作声，人或畜之樊中。但头方腹大，翅羽外青内红，而身不黑，头不赤，此殊不类，盖别一种而同名也。今在樗木上者，人呼为红娘子，头、翅皆赤，乃如旧说，然不名樗鸡，疑即是此，盖古今称不同耳。古方大麝香丸用之，近人少用，故亦鲜别。

衍义曰　樗鸡，东、西京界尤多。形类蚕蛾，但头、足微黑，翅两重，外一重灰色，下一重深红，五色皆具，腹大，此即樗鸡也。今人又用之行瘀血、血闭。

【点评】樗树指苦木科臭椿 Ailanthus altissima，樗鸡生樗树上，综合《新修本草》以来的观点，樗鸡当为樗鸡科斑衣蜡蝉 Lycorma delicatula 之类；至于《本草图经》说"今在樗木上者，人呼为红娘子，头、翅皆赤，乃如旧说，然不名樗鸡，疑即是此，盖古今称不同耳"，此则是蝉科红娘子 Huechys sanguinea。

蛞^{音阔}蝓^{音俞}　味咸，寒，无毒。主贼风^{喝口乖切}僻，轶^{益音}筋及脱肛，惊痫挛缩。一名陵蠡、一名土蜗、一名附蜗。生太山池泽及阴地沙石垣下。八月取。

陶隐居云：蛞蝓无壳，不应有蜗名，其附蜗者，复名蜗牛。生池泽沙石，则应是今山蜗。或当言其头形类犹似蜗牛虫者。俗名蜗牛者，

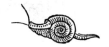

作瓜字，则蜗字亦音瓜。《庄子》所云"战于蜗角"也。蛞蝓入三十六禽限，又是四种角虫之类，荧室星之精矣，方家殆无复用乎。**唐本注**云：三十六禽。亥上有三豕，㺄，豪猪，亦名薍猪，毛如猬，簪摇而射人。其肚合屎干烧为灰，主黄疸。猪之类也，陶谓为蝓，误极大矣。又《山海经》云：㺄，彘身人面，音如婴儿，食人兽。《尔雅》云"㺄乌八切㺄，类猫（音枢），迅走食人"，并非蛞蝓也。蛞蝓乃无壳蜗蠡也。**臣禹锡等谨按**，蜀本注云：此即蜗牛也。而新附自有蜗牛一条，虽数字不同，而主疗与此无别，是后人误剩出之。亦如《别录》草部已有鸡肠，而新附又有繁蒌在菜部。按，《尔雅》云"附蠃，蝓蝓"，注云："蜗牛也。"而《玉篇》蝓字下注亦云："蠡蝓，蜗牛也"，此则一物明矣。形似小螺，白色，生池泽草树间，头有四角，行则出，惊之则缩，首尾俱能藏入壳中。而苏注云"无壳蜗牛"，非也。今据本经一名陵蠡，又有土蜗之名，且蜗、蠡者，皆蠃壳之属也。陶云"若无壳则不合有蜗名"是也。又据今下湿处有一种虫，大于蜗牛，无壳而有角，云是蜗牛之老者。

图经曰 蛞（音阔）蝓（音俞）生泰山池泽及阴地沙石垣下。蜗牛，本经不载所出州土，今并处处有之。陶隐居注云："蜗牛，形如蛞蝓，但背负壳耳。则《庄子》所谓战于蜗角是也。"又云："俗名蜗牛者，作瓜字形，故蜗字亦音瓜。本经蛞蝓，一名附蜗，蛞蝓无壳，不应有蜗名，或以其头形类犹似蜗牛，故以名之。"或云："都是一物有二名，如鸡肠、繁蒌之比。"谨按，郭璞注"《尔雅》蚹蠃，蝓蝓"，蜗牛也。字书解蝓字亦云"蠡蝓，蜗牛也"。如此是一物明矣。然今下湿处，有种大于蜗牛，亦有角而无壳，相传云是蜗牛之老者。若然，本一物，而久蜕壳者为异耳。并八月采。方书蜗牛涎主消渴，崔元亮《海上方》著其法云：取蜗牛十四枚，以水三合，浸之瓷瓯中，以器覆之一宿，其虫自沿器上取水饮，不过三剂已。凡用蜗牛，以形圆而大者为胜。久雨晴，竹林池沼间多有出者，其城墙阴处有一种扁而小者，无力，不堪用。蜗牛入婴孺药为最胜，其壳亦堪用。韦丹主一切疳，取旧死壳七枚，皮薄色黄白者真，净洗，不得小有尘滓，漉干，内酥干壳中，以瓷盏盛之，纸糊盏面，置炊饭上蒸之。下馈时，即坐甑中，装饭又蒸，饭熟即已。取出细研如水淀，渐渐与吃，令一日尽，为佳。

衍义曰 蛞蝓、蜗牛，二物矣。蛞蝓，其身肉止一段，蜗牛，背上别有肉，以负壳行，显然异矣。若为一物，经中焉得分为二条也。其治疗亦大同小异，故知别类。又谓蛞蝓是蜗牛之老者，甚无谓。蛞蝓有二角，蜗牛四角，兼背有附壳肉，岂得一物也。

【点评】《本草经集注》中蛞蝓与蜗牛为两条，蛞蝓属于《本草经》，蜗牛为《名医别录》添附。从陶弘景的注释"蛞蝓无壳"来看，已经揭示了两种动物的区别；《新修本草》谓"蛞蝓乃无壳蜗蠡"，也是同样的观点。蛞蝓是蛞蝓科的生物如黄蛞蝓 *Li-*

max flavus、野蛞蝓 Agriolimax agrestis 之类；而蜗牛是巴蜗牛科同型巴蜗牛 Bradybaena similaris、条华蜗牛 Cathaica fasciola 之类。但多数本草学者没有深考物种，对此纠结不清。如《本草纲目》"集解"项李时珍说："按《尔雅》无蛞蝓，止云'蚹蠃，蜬蝓'，郭注云蜗牛也。《别录》无蜬蝓，止云'蛞蝓一名附蜗'。据此则蜬蝓是蚹蠃，蛞蝓是附蜗。盖一类二种，如蛤蟆与蛙。"

蜗牛　味咸，寒。主贼风㖞僻，踠跌，大肠下脱肛，筋急及惊痫。

陶隐居云：蜗牛，字是力戈反，而俗呼为瓜牛。生山中及人家，头形如蛞蝓，但背负壳尔，前以注说之。海边又一种，正相似，火炙壳便走出，食之益颜色，名为寄居。方家既不复用，人无取者，未详何者是也。**今注**：蜗牛条，唐本编在田中螺之后。今详，陶隐居云"形似蛞蝓而背负壳"，唐本注①云"蛞蝓乃无壳蜗蠡"，即二种，当近似一物，主疗颇同，今移附蛞蝓之下。**臣禹锡等谨按，药性论**云：蜗牛亦可单用，一名蠡牛，有小毒，能治大肠脱肛，生研取服，止消渴。**日华子**云：冷，有毒。治惊痫等。入药炒用，此即负壳蜒蚰也。

图经　文具蛞蝓条下。

【圣惠方　治齿䘌并有虫：用蜗牛壳二十枚，烧灰细研，每用揩齿，良。又方治蜈蚣咬方：用蜗牛捺取汁，滴入咬处。又方治大肠久积虚冷，每因大便脱肛收不得：用蜗牛一两烧灰，猪脂和傅之，立缩。

集验方　治发背：以蜗牛一百个，活者，以一升净瓶入蜗牛，用新汲水一盏，浸瓶中封系，自晚至明，取出蜗牛放之，其水如涎。将真蛤粉不以多少，旋调傅，以鸡翎扫之疮上。日可十余度，其热痛止，疮便愈。

小儿宫气方　治小儿一切疳疾：取蜗牛壳七个，净洗不得有尘土，令干，向酥蜜中，瓷合盛却用纸糊，于饭甑内蒸之。下馈即安之，至饭熟取出，细研，渐渐吃，一日食尽之。

衍义　文具蛞蝓条下。

石龙子　味咸，寒，有小毒。主五癃邪结气，破石淋下血，利小便水道。一名蜥（音锡）蜴（音亦）、一名山龙子、一名守宫、一名石

---

① 唐本注：底本作白字标题，其实是《开宝本草》"今注"中引用《新修本草》，故据刘甲本改。

蝎。生平阳川谷及荆山石间。五月取，著石上令干。

恶硫黄、斑猫、芫青。

陶隐居云：其类有四种：一大形，纯黄色，为蛇医母，亦名蛇舅母，不入药；次似蛇医，小形长尾，见人不动，名龙子；次有小形而五色，尾青碧可爱，名蜥蜴，并不螫人；一种喜缘篱壁，名蝘（音偃）蜓（音电），形小而黑，乃言螫人必死，而未常闻中人。按，东方朔云"是非守宫，则蜥蜴"，如此蝘蜓名守宫矣。以朱饲之，满三斤，杀。干末，以涂女子身，有交接事便脱，不尔如赤志，故谓守宫。今此一名守宫，犹如野葛、鬼臼之义也，殊难分别。**唐本注**云：

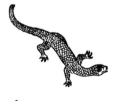

此言四种者，蛇师生山谷，头大尾短小，青黄或白斑者是。蝘蜓似蛇师，不生山谷，在人家屋壁间，荆楚及江淮人名蝘蜓，河济之间名守宫，亦名荣螈（音元），又名蝎虎，以其常在屋壁，故名守宫，亦名

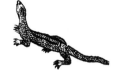

壁宫，未必如术饲朱点妇人也，此皆假释尔。其名龙子及五色者，并名蜥蜴，以五色者为雄而良，色不备者为雌，劣尔。形皆细长，尾与身相类，似蛇著四足，去足便直蛇形也。蛇医则不然。按《尔雅》亦互言之，并非真说。又云朱饲满三斤，殊为谬矣。**臣禹锡等谨按，蜀本**图经云：长者一尺，今出山南襄州、安州、申州。以三月、四月、八月、九月采，去腹中物，火干之。

图经曰 石龙子生平阳川谷及荆山山间，今处处有之。一名蜥（音锡）蜴（音亦）。谨按，《尔雅》云"蝾螈，蜥蜴"；"蜥蜴，蝘蜓"；"蝘蜓，守宫也"。疏释曰："《诗·小雅·正月》云'胡为虺蜴'，蜴为此也。四者一物，形状相类而四名也。《字林》云：蝾螈，蛇医也。《说文》云：在草曰蜥蜴，在壁曰蝘蜓。《方言》云：秦、晋、西夏谓之守宫，或谓之蠦（音卢）𧍪（音廛），或谓之刺易，南阳人呼蝘蜓。其在泽中者，谓之易蜥，楚谓之蛇医，或谓之蝾螈。又东方朔云：非守宫，即蜥蜴。"按此诸文，即是在草泽中者名蝾螈、蜥蜴，在壁者名蝘蜓、守宫也。然则入药当用草泽者，以五色具者为雄而良，色不具者为雌，力劣耳。五月取，著石上令干。

衍义曰 石龙子，蜥蜴也，今人但呼为蝎蜥，大者长七八寸，身有金碧色。仁庙朝，有一蜥蜴在右掖门西浚沟庙中，此真是蜥蜴也，郑状元有诗。有樵者于涧下行，见一蜥蜴自石罅中出，饮水讫而入。良久，凡百十次，尚不已。樵者疑，不免翻石视之，有冰雹一二升。樵人讶而去，行方三五里，大雨至，良久风雹暴作。今之州县依法用此祈雨。经云"治五癃，破石淋，利水道"，亦此义乎。

【点评】石龙子包括石龙子科、蝾螈科、壁虎科的多种动物，今则以石龙子科石龙子 *Eumeces chinensis*、蓝尾石龙子 *Eumeces*

elegans 为正。其中蓝尾石龙子，当即陶弘景所言"尾青碧可爱"者。

木虻音萌 味苦，平，有毒。主目赤痛，眦伤泪出，瘀血，血闭，寒热酸嘶音西，无子。一名魂常。生汉中川泽，五月取。

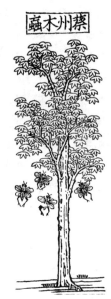

陶隐居云：此虻不咬血，状似虻而小，近道草中不见有，市人亦少有卖者，方家所用，惟是蜚虻也。**唐本注**云：虻有数种，并能咬血，商、浙（音昔）已南，江岭间大有。木虻长大绿色，殆如次蝉，啮牛马，或至顿仆；蜚虻状如蜜蜂，黄黑色，今俗用多以此也；又一种小虻，名鹿虻，大如蝇，啮牛马亦猛，市人采卖之。三种体以疗血为本，余疗虽小有异同，用之不为嫌。何有木虻而不咬血？木虻倍大蜚虻，陶云"似虻而小"者，未识之矣。**臣禹锡等谨按，陈藏器**云：木虻，陶云"此虻不咬血，似虻而小"，苏云"江岭已南有木虻，长大绿一作艳色者，何有虻而不咬血，陶误耳"。按，木虻从木叶中出，卷叶如子，形圆著叶上，破中初出如白蛆，渐大羽化，坼破便飞，即能啮物。塞北亦有，岭南极多，如古度花成蚁耳。本经既出木虻，又出蜚虻，明知木虻是叶内之虻，飞虻是已飞之虫。飞是羽化，亦犹在蛹，如蚕之与蛾尔。既是一物，不合二出，应功用不同，后人异注尔。

图经曰 木虻生汉中川泽，蜚虻生江夏川谷，今并处处有之，而襄、汉近地尤多。虻有数种，皆能咬牛马血。木虻最大而绿色，几若蜩蝉；蜚虻状如蜜蜂，黄色，医方所用虻虫，即此也；又有一种小虻，名鹿虻，大如蝇，啮牛马亦猛。三种大抵同体，俱能治血，而方家相承，只用蜚虻，它不复用。并五月采，腹有血者良。人伺其咬啮牛马时腹红者，掩取干之用，入药须去翅足也。《淮南子》曰"虻散积血，斫木愈龋疒主切"，此以类推之者也。然今本草不著斫木之治病，亦漏脱耳。

【肘后方 葛氏云，蛇螫人九窍皆血出方：取虻虫初食牛马血腹满者三七枚，烧服之。

杨氏产乳 疗母困笃恐不济，去胎方：虻虫十枚，上捣为末，酒服之，即下。

衍义曰 木虻大小有三种。蜚虻，今人多用之，大如蜜蜂，腹凹褊，微黄绿色，雄、霸州、顺安军、沿塘泺界河甚多。以其惟食牛马等血，故治瘀血，血闭。

【点评】《说文》云："虻，啮人飞虫。"《本草经》收载有木虻，又有蜚虻，诸家对此莫衷一是。陶弘景以吸血与否来区分两种虻。谓木虻："此虻不啖血，状似虻而小，近道草中不见有，市人亦少有卖者，方家所用，惟是蜚虻也。"又说蜚虻："此即今啖牛马血者，伺其腹满掩取之，方家皆呼为虻虫矣。"虻是虻科昆虫，雌体吸血，雄体较小，以吸食植物的汁液为食。按照陶弘景的意见分析，木虻应该是雄体的虻，或许正是其吸食植物的特性，而得名"木虻"。

《新修本草》对此不以为然，苏敬认为虻皆吸血，而以大小为区别：木虻最大，如蝉；蜚虻次之，如蜜蜂；小虻亦名鹿虻，最小，如蝇。《本草拾遗》又有不同看法，陈说："本经既出木虻，又出蜚虻，明知木虻是叶内之虻，飞虻是已飞之虫。飞是羽化，亦犹在蛹，如蚕之与蛾尔。"按，虻为完全变态的昆虫，经历卵、幼虫、蛹、成虫四个阶段，陈藏器认为木虻是处于幼虫至蛹阶段的虻，而蜚虻是虻的成虫。

诸说如上，其中陶弘景的看法可能更符合《本草经》的原义。虻指虻科多种昆虫，木虻是其雄体，蜚虻是其雌体。后来《新修本草》的观点成为主流，木虻、蜚虻则以个体大小为区别，从理论上讲，应该都是吸血的雌体。木虻较大，或许是雁虻 *Tabanus pleskei*；蜚虻为常见的华虻 *Tabanus mandarinus*、复带虻 *Atylotus bivittateinus* 之类；小虻为鹿虻 *Tabanus chrysurus* 之类。

元稹《虫豸诗·虻》，前有小序云："巴山谷间，春秋常雨，自五六月至八九月，雨则多虻。道路群飞，噬马牛血及蹄角，旦暮尤极繁多，人常用日中时趣程；逮雪霜而后尽。其啮人痛剧，浮蟆而不能毒留肌，故无疗术。"诗云："阴深山有瘴，湿垫草多虻。众噬锥刀毒，群飞风雨声。汗粘疮痏痛，日曝苦辛行。饱尔蛆残腹，安知天地情。千山溪沸石，六月火烧云。自顾生无类，那堪毒有群。搏牛皮若截，噬马血成文。蹄角尚如此，肌肤安可云。辛螫终非久，炎凉本递兴。秋风自天落，夏蘖与霜澄。

一镜开潭面，千锋露石棱。气平虫豸死，云路好攀登。"

蜚虻 味苦，微寒，有毒。**主逐瘀血，破下血积，坚痞癥瘕，寒热，通利血脉及九窍**，女子月水不通，积聚，除贼血在胸腹五脏者，及喉痹结塞。生江夏川谷。五月取，腹有血者良。

陶隐居云：此即今啖牛马血者，伺其腹满掩取干之，方家皆呼为虻虫矣。**唐本注**云：三虻俱食牛马，非独此也。但得即堪用，何假血充然始掩取。如以义求，应如养鹰，饥则为用，若伺其饱，何能除疾尔。**臣禹锡等谨按**，药性论云：虻虫，使，一名蜚虻，恶麻黄。**日华子**云：破癥结，消积脓，坠胎。入丸散，除去翅足，炒用。

图经 文具木虻条下。

衍义 文具木虻条下。

【**点评**】《本草经》将木虻与蜚虻分为两条，从陶弘景开始，即为名实争论不休。虽然蜚虻"方家皆呼为虻虫"，而后世所说的虻虫，应该也包括木虻。

蜚蠊 音廉 味咸，寒，有毒。**主血瘀癥坚，寒热，破积聚，喉咽闭，内寒无子**，通利血脉。生晋阳川泽及人家屋间，立秋采。

陶隐居云：形亦似䗪虫而轻小能飞，本在草中，八月、九月知寒，多入人家屋里逃尔。有两三种，以作廉姜气者为真，南人亦啖之。**唐本注**云：此虫味辛辣而臭，汉中人食之，言下气，名曰石姜，一名卢蜰（音肥），一名负盘。《别录》云：形似蚕蛾，腹下赤，二月、八月采，此即南人谓之滑虫者也。**臣禹锡等谨按**，蜀本图经云：金州、房州等山人啖之，谓之石姜，多在林树间百十为聚。尔雅云：蜚，蠦蜰。注云：蜰即负盘，臭虫。

图经 文具木虻条下。

【**点评**】《尔雅·释虫》"蜚蠦，蜰"，郭璞注："蜰即负盘，臭虫。"蜚蠊载于《本草经》，陶弘景谓其"形亦似䗪虫而轻小，能飞"。因为蜚蠊的形状与䗪虫相似，故《广雅·释虫》云："飞䗪，飞蠊也。"《本草纲目》"集解"项李时珍说："今人家壁间、灶下极多，甚者聚至千百。身似蚕蛾，腹背俱赤，两翅能飞，喜灯火光，其气甚臭，其屎尤甚。罗愿云：此物好以清旦食稻花，日出则散也。水中一种酷似之。"此为蜚蠊科美洲大蠊 *Periplane-ta americana*、东方蜚蠊 *Blatta orientalis*、德国小蠊 *Blattella germanica* 之类。

本条"图经"处注明："文具木虻条下。"而检核木虻条《本草图经》文，所谈论的是蜚虻，并没有提到蜚蠊，属于误注。由此提示，凡《本草图经》后标注"文具某条下"者，应该是唐慎微编辑《证类本草》时添注，非《本草图经》原书体例。

蘆_{音拓}**虫** 味咸，寒，有毒。**主心腹寒热洗洗，血积癥瘕，破坚，下血闭，生子大良。**一名地鳖、一名土鳖。生河东川泽及沙中、人家墙壁下土中湿处。十月暴干。畏皂荚、昌蒲。

陶隐居云：形扁扁如鳖，故名土鳖，而有甲不能飞，小有臭气，今人家亦有之。**唐本注**云：此物好生鼠壤土中及屋壁下，状似鼠妇，而大者寸余，形少似鳖，无甲，但有鳞也。**臣禹锡等谨按**，药性论云：蘆虫，使，畏屋游，味苦、咸。治月水不通，破留血积聚。

图经曰 蘆虫生河东川泽及沙中、人家墙壁下土中湿处，状似鼠妇，而大者寸余，形扁如鳖，但有鳞而无甲，故一名土鳖。今小儿多捕以负物为戏。十月取，暴干。张仲景治杂病方，主久癥积结，有大黄蘆虫丸。又大鳖甲丸中，并治妇人药，并用蘆虫，以其有破坚积下血之功也。

衍义曰 蘆虫今人谓之簸箕虫，为其像形也。乳脉不行，研一枚，水半合，滤清，服，勿使服药人知。

【点评】诸家对蘆虫描述清楚，其为鳖蠊科中华地鳖 *Eupolyphaga sinensis*、冀地鳖 *Polyphaga plancyi* 之类。需说明者，《本草图经》所绘蘆虫，略具鳖形，可能是受"状似鼠妇"的影响，足数多，与真实物种 3 对足不符。按，鼠妇为潮虫科鼠妇 *Porcellio scaber* 之类，胸肢变成的步足有 7 对。此属于图绘者错误描绘，未必真实物种如此。

鲛鱼皮　主蛊气，蛊疰方用之。即装刀靶^{音霸}，鳍^{音鹊}鱼皮也。

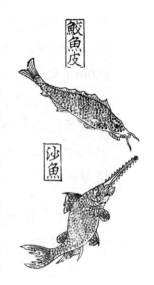

唐本注云：出南海，形似鳖，无脚而有尾。今按，陈藏器本草云：一名沙鱼，一名鳆鱼。皮主食鱼中毒，烧末服之。唐本先附。臣禹锡等谨按，蜀本图经云：圆广尺余，尾长尺许，惟无足，背皮粗错。日华子云：鲛鱼，平，微毒。

图经曰　鲛鱼皮旧不著所出州土，苏恭云"出南海，形似鳖，无脚而有尾"，《山海经》云"鲛，沙鱼，其皮可以饰剑"是也。今南人但谓之沙鱼，然有二种：其最大而长喙如锯者，谓之胡沙，性善而肉美；小而皮粗者曰白沙，肉强而有小毒。二种彼人皆盐为修脯，其皮刮治去沙，剟为脍，皆食品之美者，食之益人。然皆不类鳖，盖其种类之别耳。胡洽治五尸鬼疰，百毒恶气等，鲛鱼皮散主之。鲛鱼皮炙、朱砂、雄黄、金牙、椒、天雄、细辛、鬼臼、麝香、干姜、鸡舌香、桂心、莽草各一两，贝母半两，蜈蚣炙、蝎虿炙各二枚，凡十六物，治，下筛，温清酒服半钱匕，日三，渐增至五分匕，亦可带之。中用蜈蚣、蝎虿，皆此品类中，故并载方。

【陈藏器云】　皮主食鱼中毒，烧末服之。鳆鱼皮是装刀靶者，正是沙鱼也。石决明，又名鳆鱼甲，一边著石，光明可爱，此虫族，非鱼类，乃是同名耳。沙鱼，一名鲛鱼，子随母行，惊即从口入母腹也。其鱼状貌非一，皮上有沙，堪揩木，如木贼也。

食疗云　平。补五脏。作鲙食之，亚于鲫鱼。作鲊鲔食之并同。又，如有大患喉闭，取胆汁和白矾灰，丸之如豆颗，绵裹内喉中，良久吐恶涎沫，即喉咙开。腊月取之。

海药　谨按，《名医别录》云：生南海。味甘、咸，无毒。主心气鬼疰，蛊毒，吐血，皮上有真珠斑。

衍义曰　鲛鱼、沙鱼皮一等，形稍异，今人取皮饰鞍、剑。余如经。

【点评】《说文》云："鲛，海鱼也，皮可饰刀。"《淮南子·说山训》称"一渊不两鲛"。高诱注："鲛，鱼之长，其皮有珠，今世以为刀剑之口是也。一说鱼二千斤为鲛。"此即鲨鱼，而《说文》又有鲹字，也释为鲨鱼。《说文》云："鲹，鲹鱼也，出乐浪潘国。"徐锴《说文系传》云："今沙鱼，皮有珠纹，可饰刀剑靶，皮亦可食。"桂馥《说文义证》云："鲨，海中所产，以其皮如沙得名。哆口无鳞，胎生，其类尤多。大者伐之盈舟。"

《本草纲目》"集解"项李时珍说："古曰鲛，今曰沙，是一类而有数种也，东南近海诸郡皆有之。形并似鱼，青目赤颊，背上有鬣，腹下有翅，味并肥美，南人珍之。大者尾长数尺，能伤人。皮皆有沙，如真珠斑。其背有珠文如鹿而坚强者，曰鹿沙，亦曰白沙，云能变鹿也。背有斑文如虎而坚强者，曰虎沙，亦曰胡沙，云虎鱼所化也。鼻前有骨如斧斤，能击物坏舟者，曰锯沙，又曰挺额鱼，亦曰鳝鲗，谓鼻骨如镨斧也。沈怀远《南越志》云：环雷鱼，鲗鱼也。长丈许。腹内有两洞，腹贮水养子。一腹容二子。子朝从口中出，暮还入腹。鳞皮有珠，可饰刀剑，治骨角。"如李时珍所说，包括虎鲨目、六鳃鲨目、鼠鲨目、角鲨目在内的多种鱼类，皆属于"鲨鱼"的范畴。

至于《新修本草》说鲛鱼"出南海，形似鳖，无脚而有尾"，可能是某种鳐类，身体庞大扁平，胸鳍异常宽大，一直延伸到头部，故云"似鳖无脚"，尾鳍退化成鞭状，此即"有尾"。《蜀本草》说"圆广尺余，尾长尺许，惟无足，背皮粗错"，也是此类。《本草图经》所描述者，才是今天所谓的鲨鱼。

《本草图经》分别绘有鲛鱼与沙鱼。从图可见，沙鱼有长喙如锯齿，此当是苏颂所说的"胡沙"，所绘鲛鱼则是"白沙"。胡沙特征显著，因长喙如锯，故又称锯鲨。王禹偁诗《仲咸借予海鱼图观罢有诗因和》有云："鳎鲊脚多垂似带，锯鲨齿密利如刀。"其亦名剑鲨，《山堂肆考》卷224云："有剑鲨，长嘴如剑，对排牙棘，人不敢近。"此当是锯鲨科日本锯鲨 *Pristiophorus japonicus*。

白鱼　味甘，平，无毒。主胃气，开胃下食，去水气，令人肥健。大者六七尺，色白头昂，生江湖中。今附。

臣禹锡等谨按，孟诜云：白鱼，主肝家不足气。不堪多食，泥人心。虽不发病，终养虿所食。新者好，久食令人心腹诸病。可煮炙，于葱、醋中一两沸食。犹少调五脏气，理经脉。

日华子云： 助血脉，补肝明目。患疮疖人不可食，甚发脓。灸疮不发，作脍食之良。

【食疗云】 和豉作羹，一两顿而已。新鲜者好食，若经宿者不堪食，令人腹冷生诸疾。或淹，或糟藏，犹可食。又可炙了，于葱、醋中重煮食之。调五脏，助脾气，能消食，理十二经络，舒展不相及气。时人好作饼，炙食之，犹少动气，久亦不损人也。

鳜居卫切鱼　味甘，平，无毒。主腹内恶血，益气力，令人肥健，去腹内小虫。背有黑点，味尤重。昔仙人刘凭常食石桂鱼。今此鱼犹有桂名，恐是此也。生江溪间。今附。

臣禹锡等谨按，日华子云：微毒。益气，治肠风泻血。又名鳜豚、水豚。

【食疗云】 平。补劳，益脾胃，稍有毒。

胜金方　治小儿、大人一切骨鲠，或竹木签刺喉中不下方：于腊月中取鳜鱼胆，悬北檐下令干，每有骨鲠，即取一皂子许，以酒煎化温温呷。若得逆便吐，骨随顽涎出；若未吐，更吃温酒，但以吐为妙，酒即随性量力也；若更未出，煎一块子，无不出者。此药应是鲠在脏腑中日久，痛黄瘦甚者，服之皆出。若卒求鳜鱼不得，蠡鱼、鲩鱼、鲫鱼俱可。腊月收之甚佳。

【点评】唐诗"西塞山前白鹭飞，桃花流水鳜鱼肥"，脍炙人口。《本草纲目》"集解"项李时珍说："鳜生江湖中，扁形阔腹，大口细鳞。有黑斑，其条斑色明者为雄，稍晦者为雌，皆有鬐鬣刺人。厚皮紧肉，肉中无细刺。有肚能嚼亦噉小鱼。夏月居石穴，冬月偎泥裤，鱼之沉下者也。小者味佳，至三五斤者不美。李鹏飞《延寿书》云：鳜，鬐刺凡十二，以应十二月。误鲠害人，惟橄榄核磨水可解，盖鱼畏橄榄故也。"此即鮨科鳜鱼 Siniperca chuatsi。

青鱼　味甘，平，无毒。
肉　主脚气湿痹。作鲊与服石人相反。
眼睛　主能夜视。
头中枕　蒸取干，代琥珀，用之摩服，主心腹痛。
胆　主目暗，滴汁目中，并涂恶疮。生于江湖之间。今附。

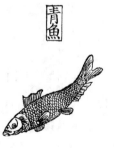

臣禹锡等谨按，萧炳云：疗卒气。研服，止腹痛。可白煮吃，治脚气脚弱。日华子云：作"鲭"字。平，微毒。治脚软，烦懑，益气力。枕用醋摩，治水气、血气心痛。不可同葵、蒜食之。服术人亦勿啖也。

图经曰　青鱼生江湖间，今亦出南方，北地或时有之。似鲤鳀而背正青色，南人多以作鲊。古作"鲭"字，所谓五侯鲭鲊是也。头中枕，蒸令气通，暴干，状如琥珀；云"可以代琥珀"，非也。荆楚间取此鱼枕煮拍作器皿甚佳。胆与目睛并入药用。取无时。古今方书多用。其胆滴汁目中，主目昏暗，又可涂恶疮，余亦稀用。

【食疗云　主脚气烦闷。又，和韭白煮食之，治脚气脚弱，烦闷，益心力也。又，头中有枕，取之蒸令气通，曝干，状如琥珀。此物疗卒心痛，平水气，以水研服之良。又，胆、眼睛，益人眼，取汁注目中，主目暗。亦涂热疮，良。

海药云　青鱼，南方人以为酒器，梳篦也。

孙真人云　治喉闭及骨哽方：以腊月取青鱼胆阴干，如患此及着骨哽，即以胆少许，口中含咽津，即便愈。

河豚 音屯　味甘，温，无毒。主补虚，去湿气，理腰脚，去痔疾，杀虫。江河淮皆有。今附。

臣禹锡等谨按，日华子云：河豚，有毒。又云：胡夷鱼，凉，有毒。煮和秃菜食，良。毒以芦根及橄榄等解之。肝有大毒。又名鯸鱼、规鱼、吹肚鱼也。

【陈藏器云　如鲶鱼，口尖，一名鲵鱼也。

衍义曰　河豚经言无毒，此鱼实有大毒。味虽珍，然修治不如法，食之杀人，不可不慎也。厚生者不食亦好。苏子美云"河豚于此时，贵不数鱼虾"，此即诗家鄙讽之言，未足全信也。然此物多怒，触之则怒气满腹，翻浮水上，渔人就以物撩之，遂为人获。橄榄并芦根汁解其毒。

【点评】河鲀指鲀科东方鲀属的多种鱼类，如暗纹东方鲀 *Takifugu obscurus*、星点东方鲀 *Takifugu niphobles*、铅点东方鲀 *Takifugu alboplumbeus* 等。《证类本草》与河鲀有关的条目有三，一为见于《食疗本草》之鯸鲐鱼，谓其："有毒，不可食之。其肝毒煞人。缘腹中无胆，头中无鳃，故知害人。若中此毒及鲈鱼毒者，便剉芦根煮汁饮解之。又此鱼行水之次，或自触着物，即自怒气胀，浮于水上，为鸦鹆所食。"一为载于《本草拾遗》的鲵鱼肝及子，有云："有大毒。入口烂舌，入腹烂肠。肉小毒。

人亦食之，煮之不可近铛，当以物悬之。一名鹕夷鱼。以物触之即嗔，腹如气球，亦名嗔鱼。腹白，背有赤道如印鱼，目得合，与诸鱼不同。"一为《开宝本草》新增的河豚，即本条。《食疗本草》与《本草拾遗》记载的鯸鲐或鯸鱼，显然就是今天所说的河鲀。至于《开宝本草》言无毒的河豚，依作者的原义，或许另是一种无毒的淡水鱼类。但《嘉祐本草》《本草衍义》以来，皆把有毒河鲀的数据附在此条下，所以《本草纲目》以河鲀立条，而合并鯸鲐与鯸鱼，亦无可厚非。

石首鱼　味甘，无毒。头中有石如棋子，主下石淋，磨石服之，亦烧为灰末服，和莼菜作羹，开胃益气。候干食之，名为鲞音想，炙食之，主消瓜成水，亦主卒腹胀，食不消，暴下痢。初出水能鸣，夜视有光。又野鸭头中有石，云是此鱼所化。生东海。今附。

臣禹锡等谨按，陈士良云：石首鱼，平。日华子云：取脑中枕，烧为末，饮下，治淋也。

【食疗　作干鲞，消宿食，主中恶，不堪鲜食。

【**点评**】《本草纲目》"集解"项李时珍说："生东南海中。其形如白鱼，扁身弱骨，细鳞黄色如金。首有白石二枚，莹洁如玉。至秋化为冠凫，即野鸭有冠者也。腹中白鳔可作胶。《临海异物志》云：小者名蹝水，其次名春来。田九成《游览志》云：每岁四月，来自海洋，绵亘数里，其声如雷。海人以竹筒探水底，闻其声乃下网，截流取之。泼以淡水，皆围围无力。初水来者甚佳，二水三水来者，鱼渐小而味渐减矣。"此即石首鱼科大黄鱼 *Pseudosciaena crocea*、小黄鱼 *Psendosciaena polyactis* 之类，所谓"头中有石"，是指其内耳球状囊内的矢耳石。

嘉鱼　味甘，温，无毒。食之令人肥健悦泽。此乳穴中小鱼，常食乳水，所以益人。能久食之，力强于乳，有似英鸡，功用同乳。今附。

【陈藏器】 《吴都赋》云"嘉鱼出于丙穴"，李善注云："丙日出穴。"今则不然，丙者，向阳穴也。阳穴多生此鱼，鱼复何能择丙日耶？此注误矣。新注云："治肾虚消渴及劳损羸瘦，皆煮食之。"又，《抱朴子》云：鹤知夜半，燕知戊巳，岂鱼不知丙日也。

食疗云 微温。常于崖石下孔中吃乳石沫，甚补益。微有毒。其味甚珍美也。

鲻鱼 味甘，平，无毒。主开胃，通利五脏。久食令人肥健。此鱼食泥，与百药无忌。似鲤身圆，头扁骨软。生江海浅水中。今附。

紫贝 明目，去热毒。

唐本注云：形似贝，圆，大二三寸。出东海及南海上，紫斑而骨白。
（唐本先附。）臣禹锡等谨按，陈士良云：紫贝，平，无毒。

图经曰 紫贝本经不载所出州土，苏恭注云"出东海及南海上"，今南海多有之。即砑螺也，形似贝而圆，大二三寸，儋振夷黎采以为货币，北人惟画家用砑物。谨按，郭璞注《尔雅》云："余贴（直其切），黄白文。谓以黄为质，白为文点。余泉，白黄文。谓以白为质，黄为文点。今紫贝则以紫为质，黑为文点也。"贝之类极多，古人以为宝货，而此紫贝尤为世所贵重。汉文帝时，南越王献紫贝五百是也。后世以多见贱，而药中亦稀使之。又车螯之紫者，海人亦谓之紫贝。车螯，近世治痈疽方中多用，其壳烧煅为灰，傅疮。南海、北海皆有之，采无时。人亦食其肉，云味咸，平，无毒。似蛤蜊，而肉坚硬不及。亦可解酒毒。北中者壳粗，不堪用也。

衍义曰 紫贝大二三寸，背上深紫有点，但黑。本经以此烧存性，入点眼药。

鲈鱼 平。补五脏，益筋骨，和肠胃，治水气。多食宜人，作鲊犹良。又暴干，甚香美。虽有小毒，不至发病。一云，多食发痃癖及疮肿，不可与乳酪同食。

【食疗云】 平。主安胎，补中。作鲙尤佳。

衍义曰 鲈鱼益肝肾，补五脏，和肠胃，食之宜人。不甚发病，宜然张翰思之也。

鲨 平，微毒。治痔，杀虫，多食发嗽并疮癣。壳入香，发众香气。尾，烧焦，治肠风泻血并崩中带下及产后痢。脂，烧，集鼠。已上二种新补。见孟诜、日华子。

【陈藏器】 味辛，无毒。主五野鸡病，杀虫，发嗽。壳发众香，尾灰断产后痢，膏烧集鼠矣。生南海。大小皆牝、牡相随，牝无目，得牡始行，牡去牝死。以骨及尾，尾长二尺，烧为黑灰，米饮下，大主产后痢。先服生地黄、蜜等煎讫，然后服尾，无不断也。

二种海药余

郎君子　谨按，《异志》云：生南海。有雄雌，青碧色，状似杏仁。欲验真假，先于口内含令热，然后放醋中，雄雌相趁，逡巡便合，即下其卵如粟粒状，真也。主妇人难产，手把便生，极有验也。乃是人间难得之物。

【点评】《本草纲目》海马条"发明"项李时珍说："海马雌雄成对，其性温暖，有交感之义，故难产及阳虚房中方术多用之，如蛤蚧、郎君子之功也。虾亦壮阳，性应同之。"

海蚕沙　谨按，《南州记》云：生南海山石间。其蚕形大如拇指，沙甚白，如玉粉状，每有节。味咸，大温，无毒。主虚劳冷气，诸风不遂。久服令人光泽，补虚赢，轻身延年不老。难得真者，多只被人以水搜葛粉、石灰，以梳齿隐成，此即非也，纵服无益，反损人，慎服之。

【点评】本条说海蚕沙因为珍稀难得，便多赝伪品，市场上"难得真者，多只被人以水搜葛粉、石灰，以梳齿隐成，此即非也"。此处描述后世伪造冬虫夏草，采用"模压成型"。

二十一种陈藏器余

鼋　鳝鱼注陶云"鼋肉，补。此老者能变化为魅"。按，鼋甲功用同鳖甲，炙浸酒，主瘰疬，杀虫，逐风恶疮瘘，风顽疥瘙。肉，主湿气，诸邪气蛊，消百药毒。张鼎云：膏涂铁，摩之便明，膏摩风及恶疮。子如鸡卵，正圆，煮之白不凝。今时人谓藏卵为鼋子，似此非为木石杌也。至难死，剔其肉尽，头犹咬物，可以张鸢鸟。

【食疗云】 微温。主五脏邪气，杀百虫蛊毒，消百药毒，续筋。又，膏涂铁，摩之便明。淮南术方中有用处。

【点评】 鼋体型庞大，《本草纲目》"释名"说："《说文》云鼋，大鳖也。甲虫惟鼋最大，故字从元。元者，大也。"此即龟鳖科亚洲鼋 Pelochelys cantorii。本条正文云："今时人谓藏卵为鼋子，似此非为木石杌也"，意思不详。检《南部新书》云："湖州岁贡黄鼋子，连蒂木瓜。李景先自和牧谪为司马，戏湖守苏特曰：使君贵郡有三黄鼋子，五蒂木瓜。特颇衔之。"此处"鼋子"似为一句骂人的恶言，待考。

海马　谨按，《异志》云：生西海，大小如守宫虫，形若马形，其色黄褐。性温，平，无毒。主妇人难产，带之于身，神验。

图经云　生南海。头如马形，虾类也。妇人将产带之，或烧末饮服，亦可手持之。《异鱼图》云：收之暴干，以雌雄为对。主难产及血气。

【点评】 陶弘景《本草经集注》鼺鼠条云："又有水马，生海中。是鱼虾类，状如马形，亦主易产。"《本草拾遗》补充说："按水马，妇人临产带之，不尔，临时烧末饮服，亦可手持之。出南海，形如马，长五、六寸，虾类也。《南州异物志》云：妇人难产割裂而出者，手握此虫，如羊之产也。"此处又单列海马条，所引《本草图经》云云，乃是从鼺鼠条摘出。《本草纲目》"集解"项说："按《圣济总录》云：海马，雌者黄色，雄者青色。又徐表《南方异物志》云：海中有鱼，状如马头，其喙垂下，或黄或黑。海人捕得，不以啖食，暴干说之，以备产患。即此也。又《抱朴子》云：水马合赤斑蜘蛛，同冯夷水仙丸服之，可居水中。今水仙丸无所考矣。"此即海龙科多种海马，如克氏海马 Hippocampus kelloggi、三斑海马 Hippocampus trimaculatus、日本海马 Hippocampus japonicus 等。

齐蛤　远志注陶云"远志畏齐蛤"，苏云"《药录》下卷有蛤，而不言功状"。注又云："蜡畏齐蛤。"按，齐蛤如蛤，两头尖小，生海水中。无别功用，海人食之。

柘虫屎　詹糖注陶云"詹糖伪者，以柘虫屎为之"。按，即今之柘木虫，在木间食木，注为屎。其屎破血，不香，詹糖烧之香也，既不相似，不堪为类。

蚱蜢　石蟹注陶云"石蟹如蚱蜢形长小，两股如石蟹"。在草头能飞，蠮螉之类，无别功。与蚯蚓交，在土中得之，堪为媚药。入《拾遗记》。

【点评】按，石蟹并不见于《本草经集注》，本条陈藏器所引，疑是石斛条陶弘景注释："今用石斛出始兴，生石上，细实，桑灰汤沃之，色如金，形似蚱蜢髀者为佳。"陈藏器见误本，以讹传讹。所谓"与蚯蚓交，在土中得之，堪为媚药"，即后文所说"蠮螉、蚯蚓二物异类同穴，为雄雌，令人相爱"，可互参。

寄居虫　蜗牛注陶云"海边大有，似蜗牛，火炙壳便走出，食之益颜色"。按，寄居在壳间，而非螺也。候螺、蛤开，当自出食，螺、蛤欲合，已还壳中，亦名寄生，无别功用。海族多被其寄。又，南海一种似蜘蛛，入螺壳中，负壳而走，一名辟，亦呼寄居，无别功用也。

蚰_{音拙}蟱　蜘蛛注陶云"悬网状如鱼罾者，亦名蚰蟱"。按，蚰蟱在孔穴中及草木稠密处，作网如蚕丝为幕络者，就中开一门出入，形段小，似蜘蛛而斑小。主丁肿出根，作膏涂之。陶云"罾网"，此正蜘蛛也，非为蚰蟱。此物族类非一也。

负蠜　葵注苏云"戎人重薰渠，犹巴人重负蠜"。按，飞廉一名负盘，蜀人食之，辛辣也，已出本经。《左传》云"蜚不为灾"，杜注云："蜚，负蠜也。"如蝗虫。又夜行一名负盘，即蠜盘虫也。名字及虫相似，终非一物也。_{蠜音烦，蠮螉也。}

蠼螋　鸡肠注陶云“鸡肠草，主蠼螋溺”。按，蠼螋能溺人影，令发疮，如热沸而大，绕腰匝，不可疗。虫如小蜈蚣，色青黑，长足，山蠼螋溺毒，更猛。诸方中大有主法，其虫无能，惟扁豆叶傅，即差。

蛊虫　败鼓皮注陶云“服败鼓皮，即唤蛊主姓名”。按古人愚质，造蛊图富，皆取百虫瓮中盛，经年间开之，必有一虫尽食诸虫，即此名为蛊。能隐形，似鬼神，与人作祸，然终是虫鬼，咬人至死者。或从人诸窍中出，信候取之，曝干。有患蛊人，烧为黑灰，服少许立愈。亦是其类自相伏耳。新注云：凡蛊虫疗蛊，是知蛊名，即可治之。如蛇蛊用蜈蚣蛊虫，蜈蚣蛊用虾蟆蛊虫，蛤蟆蛊病复用蛇蛊虫。是互相能伏者，可取治之。

土虫　蚰蜒并马陆注陶云“今有一细黄虫，状如蜈蚣，俗呼为土虫”。按土虫无足，如一条衣带，长四五寸，身扁似韭叶，背上有黄黑襇，头如铲子，行处有白涎，生湿地，有毒，鸡吃即死。陶云如蜈蚣者，正是蚰蜒，非土虫也。苏云“马陆如蚰蜒”。按，蚰蜒色正黄不斑，大者如钗股，其足无数，正是陶呼为土虫者。此虫好脂油香，能入耳及诸窍中，以驴乳灌之，化为水，苏云似马陆，误也。

鳙鱼　鲍鱼注陶云“鱼是臭者”。按，鳙鱼，岭南人作鲍鱼，刘元绍云“其臭如尸”，正与陶公相背。海人食之，所谓海上有逐臭之夫也。其鱼以格额，目旁有骨名乙。《礼》云“鱼去乙”，郑云：“东海鰫鱼也。”只食之，别无功用也。

予脂　有毒。主风肿，痈毒，瘾疹，赤瘙瘑疥，痔瘘，皮肤顽痹，踠跌折伤，肉损瘀血，以脂涂上，炙手及热摩之，即透。生岭南，蛇头鳖身。《广州记》云：予，蛇头鳖身，亦水宿，亦树栖，俗谓之予膏，主蛭刺。以铜及瓦器盛之，浸出；唯鸡卵盛之不漏。摩理毒肿大验，其透物甚于醍醐也。

砂挼子　有毒。杀飞禽走兽，合射罔用之。人亦生取置枕，令夫妻相好。生砂石中，作旋孔，有虫子如大豆，背有刺，能倒行，一名倒行狗子。性好睡，亦呼为睡虫，是处有之。

蛔虫汁　大寒。主目肤赤热痛。取大者净洗，断之，令汁滴目中，三十年肤赤亦差。

蟲蝓　蚯蚓二物异类同穴，为雄雌，令人相爱。五月五日收取，夫妻带之。蟲蝓如蝗虫，东人呼为酢艋，有毒，有黑斑者，候交时取之。

【点评】此以蟲蝓立条，首句"蚯蚓二物异类同穴"，推考原句应该是"蟲蝓、蚯蚓二物异类同穴"，则正文加标点如上。《证类本草》将《本草拾遗》内容作为"陈藏器余"添补在每卷之末，此处将"蟲蝓"截取为标题，比较草率，致使正文欠通顺。

灰药　令人喜好相爱。出岭南陶家，如青灰。彼人以竹筒盛之，云是蛷蛷，音蛔，虫也。所作，以灰拭物皆可。喜损小儿、鸡、犬等，不置家中，未知此事虚实。

吉丁虫　功用同前，人取带之。甲虫背正绿，有翅在甲下。出岭南宾、澄州也。

腆颗虫一作颗　功用同前，人取带之。似屎盘，褐色，身扁。出岭南，人重之也。

鼹鼠　有毒。食人及牛、马等皮肤成疮，至死不觉。此虫极细，不可卒见。《尔雅》云"有虫毒"，食人至尽不知。《左传》曰"食郊牛角"者也。《博物志》云："食人死肤，令人患恶疮，多是此虫食。"主之法，当以狸膏摩之及食狸肉。凡正月食鼠残，多为鼠瘘，小孔下血者，是此病也。

诸虫有毒　不可食者。鳖目白杀人。腹下有卜字及五字不可食，额下有骨如鳖不利人。虾煮白食之，腹中生虫。蟹腹下有毛，两目相向，腹中有骨，不利人。鳖肉共鸡肉食，成瘕疾也。

重修政和经史证类备用本草卷第二十二

己酉新增衍义

成 都 唐 慎 微 续 证 类

中卫大夫康州防御使句当龙德宫总辖修建明堂所医药

提举入内医官编类圣济经提举太医学臣曹孝忠奉敕校勘

虫部下品总八十一①种

一十八种神农本经白字

一十二种名医别录②墨字

二种唐本先附注云："唐附"

五种今附皆医家尝用有效，注云："今附"

八种新分条

三十六种陈藏器余

凡墨盖子已下并唐慎微续证类

虾音遐蟆音麻	牡鼠肉、粪附	马刀
蛤蜊音梨	蚬音显	蛾平咸切蜂音进
蚌	车螯	蚶
蛏	淡菜已上八种元附马刀条下，今新分条	虾
蚺蛇胆膏附	蛇蜕	蜘蛛

① 八十一：刘甲本作"八十"。因刘甲本无虾条，故总数为80种。

② 一十二种名医别录：刘甲本作"一十一种名医别录"，因刘甲本无虾条，故少一种。其实本卷《名医别录》只有10种。目录中虾、乌蛇脱文献出处小字注，误为《名医别录》药。按本卷正文虾条末有小字注"新见孟诜"，此表明虾条从孟诜《食疗》中分出；又本卷正文乌蛇条末注有"今附"小字，说明乌蛇为《开宝本草》新增药。由于目录中虾、乌蛇均无文献出处小字注，故误把虾、乌蛇当作《名医别录》药，使10种变为12种。

蝮蛇胆肉附　　　白颈蚯蚓　　　蠮音喥螉乌红切

葛上亭长　　　　蜈蚣　　　　　蛤蚧今附

水蛭音质　　　　斑猫　　　　　田中螺

贝子　　　　　　石蚕　　　　　雀瓮

白花蛇今附　　　乌蛇　　　　　金蛇银蛇、金星鳝等附 今附

蟒螂　　　　　　五灵脂今附　　蝎今附

蝼音娄蛄音姑　　马陆　　　　　鼀音蛙

鲮鲤甲今人谓之穿山甲　芫菁　　　地胆

珂唐附　　　　　蜻蛉　　　　　鼠妇湿生虫也

萤火　　　　　　甲香唐附　　　衣鱼

三十六种陈藏器余

海螺　　　　　　海月　　　　　青蚨

豉虫　　　　　　乌烂死蚕　　　蚕卤汁

壁钱　　　　　　针线袋　　　　故锦灰

故绯帛　　　　　赦日线　　　　苟印

溪鬼虫　　　　　赤翅蜂　　　　独脚蜂

蜡音蛇　　　　　盘蝥虫　　　　蝰蛸

山蛩虫　　　　　溪狗　　　　　水黾

飞生虫　　　　　芦中虫　　　　蓼螺

蛇婆　　　　　　朱鳖　　　　　担罗

青腰虫　　　　　虱　　　　　　苟杞①上虫

大红虾鲊　　　　木蠹　　　　　留师蜜

蓝蛇　　　　　　两头蛇　　　　活师

---

① 杞：底本作"枸"，据刘甲本改。

下品

蝦蟇

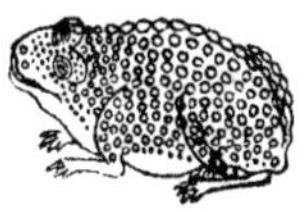

虾音遐**蟆**音麻 **味辛，寒，有毒。主邪气，破癥坚血，痈肿，阴疮，服之不患热病，**疗阴蚀疽疠音赖恶疮，猘犬伤疮。能合玉石。一名蟾十占切蜍常余切、一名䗇音秋、一名去甫、一名苦蠪音龙，又音笼。生江湖池泽。五月五日取，阴干，东行者良。

陶隐居云：此是腹大、皮上多痱（蒲罪切）磊（来罪切）者。其皮汁甚有毒，犬啮之，口皆肿。人得温病斑出困者，生食一两枚，无不差者。五月五日取东行者五枚，反缚著密室中闭之，明旦视自解者，取为术用，能使人缚亦自解。烧灰傅疮立验。其肪涂玉则刻之如蜡，故云能合玉石。但肪不可多得，取肥者，剉，煎膏以涂玉，亦软滑易截。古玉器有奇特非雕琢人功者，多是昆吾刀及虾蟆肪所刻也。**唐本注**云：《别录》云：脑，主明目，疗青盲也。**臣禹锡等谨按，蜀本**图经云：今所在池泽皆有。取日干及火干之。一法，刳去皮、爪，酒浸一宿，又用黄精自然汁浸一宿，涂酥炙干用之。**萧炳**云：腹下有丹书八字者，以足画地，真蟾蜍也。**药性论**云：虾蟆，亦可单用。主辟百邪鬼魅，涂痈肿及治热结肿。又云：蟾蜍，臣。能杀疳虫，治鼠漏恶疮。端午日取眉脂，以朱砂、麝香为丸，如麻子大，小孩子疳瘦者，空心一丸。如脑疳，以奶汁调，滴鼻中。烧灰，傅一切有虫恶痒滋胤疮。**陈藏器**云：虾蟆、蟾蜍，二物各别，陶将蟾蜍功状注虾蟆条中，遂使混然。采取无别，今药家所卖，亦以蟾蜍当虾蟆。且虾蟆背有黑点，身小，能跳接百虫，解作呷呷声，在陂泽间，举动极急。本经书功，即是此也。蟾蜍身大，背黑无点，多痱磊，不能跳，不解作声，行动迟缓，在人家湿处。本功外，主温病身斑者，取一枚生捣，绞取汁服之。亦烧末服，主狂犬咬发狂欲死。作鲙食之，频食数顿。矢主恶疮，谓之土槟榔，出下湿地处，往往有之。术家以肪软玉，及五月五日收取，即是此也。又有青蛙、蛙蛤、蝼蝈、长肱、石榜、蠼子之类，或在水田中，或在沟渠侧，未见别功，故不具载。《周礼·掌蝈氏》"去蛙黾焚牡菊，灰洒之则死"。牡菊，无花菊也。本经云"虾蟆一名蟾蜍"，误矣。**日华子**云：虾蟆，冷，无毒。治犬咬及热狂，贴恶疮，解烦热，色斑者是。又云：蟾，凉，微毒。破癥结，治疳气，小儿面黄，癖气。烧灰油调傅恶疮，入药并炙用。又名蟾蜍。眉酥治蚛牙。和牛酥摩傅腰眼并阴囊，治腰肾冷并助阳气。以吴茱萸苗汁调炒粪，傅恶疮、丁肿，杂虫咬；油调傅瘰疬、痔瘘疮。

图经曰 虾蟆生江湖，今处处有之。腹大形小，皮上多黑斑点，能跳接百虫食之，时作呷呷声，在陂泽间，举动极急，五月五日取，阴干，东行者良。本经云"一名蟾蜍"，以为一物，似非的也。谨按，《尔雅》"鼀（起据切）黽，蟾蜍"，郭璞注云："似虾蟆，居陆地。"又科斗注云："虾蟆子也。"是非一物明矣。且蟾蜍形大，背上多痱磊，行极迟缓，不能跳跃，亦不解鸣，多在人家下湿处。其腹下有丹书八字者，真蟾蜍也。陶隐居所谓"能解犬毒及温病斑生，生食之"，并用蟾蜍也。本经云"主邪气，破坚血"之类，皆用虾蟆。二物虽一类，而功用小别，亦当分别而用之。《洽闻记》云：虾蟆大者名田父，能食蛇。蛇行，田父逐之，蛇不得去，田父衔其尾。久之，蛇死，尾后数寸皮不损，肉已尽也。世传蛇唼蛙，今乃云田父食蛇，其说颇怪，当是别有一种如此耳。韦宙《独行方》治蚕咬，取田父脊背上白汁和蚁子灰涂之，差。蟾蜍矢谓之土槟榔，下湿处往往有之。亦主恶疮。眉酥，主蚛牙及小儿疳瘦药所须。又有一种，大而黄色，多在山石中藏蛰，能吞气饮风露，不食杂虫，谓之山蛤。山中人亦餐之，此主小儿劳瘦及疳疾等，最良。

雷公云 有多般，勿误用。有黑虎，有蚼黄，有黄痹，有螻蝈，有蟾，其形各别。其虾蟆，皮上腹下有斑点，脚短，即不鸣叫。黑虎，身小黑，觜脚小斑。蚼黄，斑色，前脚大，后腿小，有尾子一条。黄痹，遍身黄色，腹下有脐带，长五七分已来，所住立处，带下有自然汁出。螻蝈，即夜鸣，腰细口大，皮苍黑色。蟾，即黄斑，头有肉角。凡使虾蟆，先去皮并肠及爪了，阴干，然后涂酥炙令干。每修事一个，用牛酥一分，炙尽为度。若使黑虎，即和头、尾、皮、爪，并阴干，酒浸三日，漉出，焙干用。

圣惠方 治风邪：虾蟆烧灰、朱砂等分，每服一钱，水调下，日三四服，甚有神验。**又方** 治蝮蛇螫方：用生虾蟆一枚，烂杵碎，傅之。

外台秘要 治卒狂言鬼语：烧虾蟆杵末，酒服方寸匕，日三。**又方** 治小儿初得月蚀疮：五月虾蟆烧杵末，猪膏和傅之。**又方** 治小儿患风脐及脐疮，久不差者：烧虾蟆杵末，傅之，日三四度，差。**又方** 虫已食下部，肛尽肠穿者：取长股虾蟆青背者一枚，鸡骨一分，烧为灰，合吹下部，令深入。又云数用大验。**又方** 治癣疮方：取蟾蜍烧灰末，以猪脂和傅之。

孙真人 肠头挺出：以皮一片，瓶内烧熏挺处。

梅师方 治疳䘌，无问去处，皆治之：以虾蟆烧灰，好醋和傅，日三五度，傅之，差。

子母秘录 小儿洞泄下痢：烧虾蟆末，饮调方寸匕服。**又方** 治小儿口疮：五月五日虾蟆炙杵末，傅疮上即差。兼治小儿蓐疮。

南北史 张畅弟收，尝为猘犬所伤。医云宜食虾蟆脍，收甚难之，畅含笑先尝，收因此乃食。

衍义曰 虾蟆多在人家渠堑下，大腹，品类中最大者是。遇阴雨或昏夜即出食。取眉间有白汁，谓之蟾酥。以油单裹眉裂之，酥出单上，入药用。有人病齿缝中血出，以纸纴子，蘸干蟾酥少许，于血出处按之，立止。世有人收三足枯蟾以罔众，但以水沃半日，尽见其伪，盖本无三足者。

【点评】《本草经》之"虾蟆"，《名医别录》中"一名蟾蜍"，按照陶注"此是腹大、皮上多疕磊者，其皮汁甚有毒，犬啮之，口皆肿"，应是常见之蟾蜍品种如中华大蟾蜍 *Bufo gargarizans*、黑眶蟾蜍 *Bufo melanostictus* 之类。《本草图经》所绘之虾蟆，全身布满圆形瘰疣，也是蟾蜍之类。按，《尔雅·释鱼》"鼀䶂，蟾诸"，郭璞注："似虾蟆，居陆地"，此即蟾蜍。《尔雅》除此条外，释鱼有"在水者黾"，郭璞注："耿黾也，似青蛙，大腹，一名土鸭"。释虫有"鼁蟆"，郭璞注："蛙类"。此条郝懿行义疏云："《说文》：蟆，虾蟆也。《急就篇》云：水虫科斗蛙虾蟆，颜师古注：蛙，一名蝼蝈，色青，小形而长股。虾蟆一名蟆，大腹而短脚。今按，虾蟆居陆，蛙居水。此是蟆非蛙也。郭注失之。"蟾蜍为蟾蜍科的动物应该没有问题，但蛙与蛤蟆各自代表哪些物种，则不太好下结论。不妨从蛙入手，《本草图经》说："今处处有之。似虾蟆而背青绿色，俗谓之青蛙。亦有背作黄文者，人谓之金线蛙。"背青绿色常见的应该是蛙科黑斑蛙 *Rana nigromaculata*，背有黄文为金线蛙 *Rana plancyi*，一般说的青蛙主要是前者。或许可以这样说，除了标准的"青蛙""蟾蜍"以外的无尾两栖类，都可以称为"蛤蟆"。《中华本草》将蛤蟆确定为蛙科泽蛙 *Rana limnocharis*，似有些狭隘。

本条兼有蛙和蟾蜍，入药则主要是蟾蜍，用其耳后腺、皮肤腺分泌液的干燥品即蟾酥，亦即本条中所言"眉酥""眉脂"。因为蟾酥所含甾体化合物如蟾毒配基、华蟾蜍素等有强心苷样作用，同时还具有抗感染作用，所以喉炎丸、六神丸中经常配伍。但过量很容易出现强心苷中毒。《药性论》说："端午日取眉脂，以朱砂、麝香为丸，如麻子大，小孩子痞瘦者，空心一丸。如脑疮，以奶汁调，滴鼻中。"这其实是非常危险的操作，儿童对强心苷类物质的反应较成人剧烈，甚至存在死亡风险，所以含有蟾酥的六神丸被列为儿童禁用药品。

牡鼠　微温，无毒。疗踒折，续筋骨，捣傅之，三日一易。四足及尾，主妇人坠胎，易出。**臣禹锡等谨按，药诀**云：牡鼠，味甘。

肉　热，无毒。主小儿哺露大腹，炙食之。

粪　微寒，无毒。主小儿痫疾，大腹，时行劳复。

陶隐居云：牡鼠，父鼠也。其屎两头尖，专疗劳复。鼠目，主明目，夜见书，术家用之。腊月鼠，烧之辟恶气。膏煎之，亦疗诸疮。胆，主目暗，但才死胆便消，故不可得之。**臣禹锡等谨按，孟诜**云：牡鼠，主小儿痫疾，腹大贪食者，可以黄泥裹烧之，细拣去骨，取肉和五味汁作羹，与食之。勿令食著骨，甚瘦人。又，取腊月新死者一枚，油一大升，煎之使烂，绞去滓，重煎成膏。涂冻疮及折破疮。**日华子**云：鼠，凉，无毒。治小儿惊痫疾，以油煎令消，入蜡傅汤火疮。生捣署折伤筋骨。雄鼠粪，头尖硬者是。治痫疾，明目。葱、豉煎服，治劳复。足，烧食，催生。

图经　文已附鼹鼠条下。

【陈藏器序　雄鼠脊骨，末，长齿，多年不生者效。

外台秘要　治劳复方：用鼠屎头尖者二十枚，豉五合，水二升，煮取一升顿服。**又方**治鼻中外查瘤，脓血出者：正月取鼠头烧作灰，以腊月猪膏傅疮上。

千金方　治鼠瘘：以新鼠屎一百粒已来，收置密器中五六十日，杵碎，即傅疮孔。**又方**治痈疮中冷，疮口不合：用鼠皮一枚，烧为灰，细研，封疮口上。**又方**治室女月水不通：用鼠屎一两，烧灰研，空心温酒调下半钱。**又方**医针人而针折在肉中：以鼠脑涂之。

肘后方　耳卒聋：取鼠胆内耳中，不过三，愈。有人云，侧卧沥一胆尽，须臾胆汁从下边出。初出益聋，半日须臾乃差。治三十年老聋。**又方**治人目涩喜睡：取鼠目一枚，烧作屑，鱼膏和，注目眦，则不眠。兼取两目，缝囊盛带之。**又方**箭镞及针、刀刃在咽喉、胸膈诸隐处不出方：杵鼠肝及脑傅之。**又方**蛇骨刺人毒痛方：烧死鼠傅之。**又方**治项强身中急者：取活鼠破其腹去五脏，就热傅之，即差。

经验方　灵鼠膏：以大雄鼠一枚浑用，清油一斤，慢火煎鼠焦，于水上试油不散，即以绵滤，去滓澄清，重拭铫子令净，再以慢火煎上件油。次下黄丹五两，炒令色变，用柳木篦子，不住手搅令匀，再于水上试滴，候凝，即下黄蜡一两，又熬带黑色，方成膏。然后贮于瓷合器中，候硬，合地上出火毒三两日。傅贴疮肿，去痛而凉。

梅师方 治食马肝有毒杀人者：以雄鼠屎三七枚和水研，饮服之。**又方**治从高坠下伤损，筋骨疼痛，叫唤不得，瘀血著在肉：以鼠屎烧末，以猪脂和，傅痛上，急裹，不过半日，痛乃止。**又方**腊月鼠向正旦朝所居处埋之，辟温疫。**又方**治汤火烧疮，痛不可忍：取鼠一头，油中浸煎之，候鼠焦烂尽成膏研之，仍以绵裹，绞去滓，待冷傅之。日三度，止痛。**又方**治因疮中风，腰脊反张，牙关口噤，四肢强直：鼠一头和尾烧作灰，细研，以腊月猪脂傅之。**又方**治狂犬咬人：取鼠屎二升烧末，研傅疮上。**又方**马咬人踏破作疮，肿毒热痛方：鼠屎二七枚、马鞘五寸故者，相和烧为末，以猪脂和傅之。

食医心镜 主水鼓石水，腹胀身肿：肥鼠一枚，剥皮细切煮粥，空心吃之，频食三两度，差。

斗门方 治打伤疮：用老鼠一个自死腊月者，和肠肚劈刳，油半斤，煎令焦黑，用罐收之。使时以鸡翎惹油傅于疮上即干，立差。

姚和众 治小儿瘰痕：煮老鼠肉汁煮粥与食。

子母秘录 令子易产：取鼠烧末，以井花水服方寸匕，日三服。**又方**治乳无汁：死鼠一头烧作末，以酒服方寸匕，勿令妇人知。**又方**治妊娠子死腹中：雄鼠屎一七枚，以水三升，煮取一升去滓取汁，以作粥食之，胎即下。

杨氏产乳 疗小儿齿不生：取雌鼠粪三七枚，一日一枚拭齿，令生。雌粪用两头圆者。**又方**治眼目晚不见物：取鼠胆点之。

产宝 下乳汁：以鼠作臛，勿令知与食。

深师方 治铁棘竹木诸刺在肉中，刺不出：以鼠脑捣如膏，厚涂即出。

【**点评**】《本草纲目》"集解"项李时珍说："鼠形似兔而小，青黑色。有四齿而无牙，长须露眼。前爪四，后爪五。文如织而无毛，长与身等。五脏俱全，肝有七叶，胆在肝之短叶间，大如黄豆，正白色，贴而不垂。《卫生家宝方》言：其胆红色者何耶？鼠孕一月而生，多者六七子。惠州獠民取初生闭目未有毛者，以蜜养之，用献亲贵。挟而食之，声犹唧唧，谓之蜜唧。《淮南子》云：鱼食巴豆而死，鼠食巴豆而肥。段成式云：鼠食盐而身轻，食砒而即死。《易》云：艮为鼠。《春秋运斗枢》云：玉枢星散而为鼠。《抱朴子》云：鼠寿三百岁，善凭人而卜，名曰仲。能知一年中吉凶，及千里外事。鼠类颇繁。《尔雅》《说文》所载，后世未能悉知，后世所知者，二书复未尽载。可见格物无穷也。"按，《诗·行露》云："谁谓鼠无牙，何以穿我墉。"牙指大牙，鼠为啮齿类，门齿异常发达，门齿与白齿之间无犬齿，留下一个很大的齿间隙，故云"有四齿而无牙"。此即鼠科褐家鼠 *Rattus norvegicus*。

马刀 味辛，微寒，有毒。**主漏下赤白，寒热，破石淋，杀禽兽贼鼠，除五脏间热，肌中鼠**蒲剥切**，止烦满，补中，去厥痹，利机关。用之当炼，得水烂人肠。又云得水良。一名马蛤。生江湖池泽及东海。取无时。

陶隐居云：李云生江汉中，长六七寸，江汉间人名为单（音善）姥（音母），亦食其肉，肉似蚌。今人多不识之，大都似今蟟（音亭）蚏（蒲辛切）而非。方用至少。凡此类皆不可多食，而不正入药，惟蛤蜊煮之醒酒，蚬壳陈久者止痢。车螯（音敖）、蚶（火甘切）蛎、蝛（平成切）蟥（音进）之属，亦可为食，无损益，不见所主。雉入大水变为蜃，蜃（音肾）云是大蛤，乃是蚌尔。煮食诸蜗蜗与菜，皆不利人也。**臣禹锡等谨按，蜀本**图经云：生江湖中，细长，小蚌也。长三四寸，阔五六分。

图经曰 马刀生江湖池泽及东海，今处处有之。蟟蚏（亦谓之蚌，蚌与蜯同）之类也。长三四寸，阔五六分以来，头小锐，多在沙泥中，江汉间人名为单姥，亦食其肉，大类蚌，方书稀用。蚌蛤之类最多，蚌肉压丹石毒，壳为粉，以傅痈肿，又可制石庭脂。烂壳研饮，主翻胃及胃中痰。蛤蜊，主老癖，能为寒热者。蚬壳，陈久者止痢。蚶，补中益阳，所谓瓦屋是也。蝛蟥，似蛤而长扁，壳主痔。蛏，主胸中邪热，与丹石人相宜。淡菜，补五脏，益阳，浙江谓之壳菜，此皆有益于人者。余类实繁，药品所不取，不可悉数也。

衍义曰 马刀，京师谓之𬇙岸，春夏人多食，然发风痰，性微冷。又，顺安军界河中亦出蛾，大抵与马刀相类，肉颇澹。人作鲊以寄邻左，又不能致远。亦发风。此等皆不可多食。今蛤粉皆此等众蛤灰也。

【点评】《尔雅·释鱼》"蜌，廲"，郭璞注："今江东呼蚌长而狭者为廲"。此物因形得名，故《本草纲目》解释说："俗称大为马，其形象刀，故名"。从生境来看，除《名医别录》提到马刀生东海外，多数文献都谓其生江湖池泽，故当为淡水生物。

《本草纲目》"集解"项李时珍说："马刀似蚌而小，形狭而长。其类甚多，长短大小，厚薄斜正，虽有不同，而性味功用，大抵则一。"如此，马刀来源之主流应该是蚌科矛蚌类、楔蚌类，如短褶矛蚌 Lanceolaria glayana、剑状矛蚌 Lanceolaria gladiola、矛形楔蚌 Cuneopsis celtiformis 等蚌壳长宽比较大的蚌类；而本草记载生东海的马刀，则有可能是竹蛏科的长竹蛏 Solen gouldi 之类。

包括马刀在内的许多蚌壳类物种的壳都提到治疗"翻胃"，此泛指食后反酸的症状，蚌壳主要碳酸钙成分，可以中和胃酸。

蛤蜊音梨　冷，无毒。润五脏，止消渴，开胃，解酒毒，主老癖，能为寒热者及妇人血块，煮食之。此物性虽冷，乃与丹石相反，服丹石人食之，令腹结痛。新。见陈藏器、日华子。

图经　文具马刀条下。

【初虞世　疗汤火伤神妙：蛤蜊壳灰火烧研为末，油调涂之。《集验》同。

【点评】《本草纲目》"集解"项引汪机《本草会编》云："蛤蜊，生东南海中，白壳紫唇，大二三寸者。"此即蛤蜊科方形马珂蛤 Mactra veneriformis 之类。

蚬音显　冷，无毒。治时气，开胃，压丹石药及丁疮，下湿气，下乳，糟煮服，良。生浸取汁，洗丁疮。多食发嗽并冷气，消肾。陈壳，治阴疮，止痢。蚬肉，寒，去暴热，明目，利小便，下热气，脚气，湿毒，解酒毒，目黄。浸取汁服，主消渴。烂壳，温，烧为白灰饮下，主反胃吐食，除心胸痰水。壳陈久，疗胃反及失精。新。见唐本注、陈藏器、日华子。

图经　文具马刀条下。

【陈藏器　小于蛤，黑色，生水泥中，候风雨，能以壳为翅飞也。

圣惠方　治卒咳嗽不止：用白蚬壳不计多少，捣研极细，每服米饮调下一钱匕，日三四服，妙。

【点评】蚬包括蚬科多种动物，如壳面棕黄色的河蚬，壳面棕褐至黑褐色的刻纹蚬，壳面黄褐色、壳内珍珠层紫色的闪蚬等。本条黑盖子下引陈藏器云："小于蛤，黑色，生水泥中，候风雨，能以壳为翅飞也。"据《酉阳杂俎》卷17云："蛤梨，候风雨，能以壳为翅飞。"似同出一源，究竟是唐慎微误将蛤蜊条的数据误引在蚬条，或是其他原因，待考。

蝛蟟　壳烧作末服之，主痔病。新。见陈藏器。

图经　文具马刀条下。

【陈藏器】　蝛（呼成切）蟟（音进），一名生进，有毛似蛤，长扁，壳烧作末服之，主野鸡病。人食其肉，无功用也。

【点评】《本草拾遗》云："有毛似蛤，长扁。"《本草衍义》则说："顺安军界河中亦有之，与马刀相似。"顺安军在河北高阳县，与辽分界。按此说法，蝛蟟似为淡水生物，而《本草纲目》"集解"项引《本草拾遗》多"生东海"三字，则是海洋生物，异说存疑。今则据《本草拾遗》描述，将蝛蟟考定为贻贝科偏顶蛤 *Modiolus modiolus* 之类，其壳背部、后部着生刚毛。

蚌　冷，无毒。明目，止消渴，除烦，解热毒，补妇人虚劳，下血并痔瘘，血崩带下，压丹石药毒。以黄连末内之，取汁，点赤眼并暗，良。烂壳粉，饮下，治反胃，痰饮。此即是宝装大者。又云：蚌粉，冷，无毒。治疳，止痢并呕逆。痈肿，醋调傅，兼能制石亭脂。新。见日华子。

图经　文具马刀条下。

【陈藏器】　据陶云"大蛤乃蚌"。按蚌，寒，煮之，主妇人劳损，下血，明目，除湿，止消渴。老蚌含珠，壳堪为粉，烂壳为粉，饮下，主反胃，心胸间痰饮。生江溪渠渎间。陶云大蛤，误耳。

食疗云　蚌，大寒。主大热，解酒毒，止渴，去眼赤。动冷

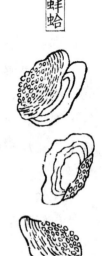

蚌蛤

热气。

丹房镜源　蚌粉制硫黄。

【点评】《本草纲目》"集解"项李时珍说："蚌类甚繁，今处处江湖中有之，惟洞庭、汉沔独多。大者长七寸，状如牡蛎辈；小者长四寸，状如石决明辈。其肉可食，其壳可为粉。湖沔人皆印成锭市之，谓之蚌粉，亦曰蛤粉。古人谓之蜃灰，以饰墙壁，闉墓圹，如今用石灰也。"蚌当是蚌科多种淡水蚌的总名。

本条为《嘉祐本草》新增药物，正文以"蚌"立条，目录则是"蚌蛤"，《本草图经》的图注也是"蚌蛤"。从正文内容来看，都是与蚌相关，而没有包括蛤。疑《嘉祐本草》中本条的标题就是"蚌"。《本草图经》乃是在马刀条提到"蚌蛤之类"，所绘蚌图标以"蚌蛤"，属于不严谨的做法。唐慎微编成《证类本草》后重新制作目录，受条目前蚌蛤图上"蚌蛤"二字图注的误导，将此条标为"蚌蛤"。

车螯　冷，无毒。治酒毒，消渴，酒渴并壅肿。壳，治疮疖肿毒。烧二度，各以醋煅，捣为末，又甘草等分，酒服，以醋调傅肿上，妙。车螯是大蛤，一名蜃。能吐气为楼台，海中春夏间依约岛溆，常有此气。新。见陈藏器、日华子。

图经　文具马刀条下。

【食疗】　车螯，蜍螯类，并不可多食之。

【点评】车螯是大蛤，一名"蜃"，传说蜃吐气可以幻化楼台。《本草纲目》"集解"项李时珍说："其壳色紫，璀粲如玉，斑点如花。海人以火炙之则壳开，取肉食之。钟祎云：车螯、蚶、蛎，眉目内缺，犷壳外缄。无香无臭，瓦砾何殊。宜充庖厨，永为口食。罗愿云：雀入淮为蛤，雉入海为蜃，大蛤也。肉可以食，壳可饰器物，灰可闉塞墙壁，又可为粉饰面，俗呼蛤粉，亦或生珠，其为用多矣。又《临海水土记》云：似车螯而角不正者曰移角。似车螯而壳薄者曰姑劳。似车螯而小者曰羊蹄，出罗江。"一般认为，此即砗磲科的砗蚝 *Hippopus hippopus* 之类大型贝类。

蚶　温，主心腹冷气，腰脊冷风，利五脏，健胃，令人能食。每食了，以饭压之，不尔令人口干。又云：温中，消食，起阳，味①最重。出海中，壳如瓦屋。又云：无毒，益血色。壳，烧以米醋三度淬后，埋令坏，醋膏丸，治一切血气，冷气，癥癖。新。见陈藏器、萧炳、孟诜、日华子。

图经　文具马刀条下。

【点评】《尔雅·释鱼》称此为"魁陆"，郭璞注："本草云：魁状如海蛤，圆而厚，外有理纵横。即今之蚶也"。此似指魁蛤科的物种，本条所言蚶则是蚶科魁蚶 *Scapharca inflate* 一类。

蛏　味甘，温，无毒。补虚，主冷利。煮食之，主妇人产后虚损。生海泥中，长二三寸，大如指，两头开。主胸中邪热，烦闷气。与服丹石人相宜。天行病后不可食，切忌之。新。见陈藏器、萧炳、孟诜。

图经　文具马刀条下。

【点评】据《闽中海错疏》卷下，蛏有三种："蛏，生海泥中，大如指，长三寸许，肉白壳薄，两头稍开；竹蛏，似蛏而长大，壳厚；玉箸蛏，似蛏而小，三月麦熟时最盛，以其形如麦稿，又名麦稿蛏。"《本草纲目》"集解"项李时珍说："蛏乃海中小蚌也。其形长短大小不一，与江湖中马刀、蝛、蚬相似，其类甚多。闽、粤人以田种之，候潮泥壅沃，谓之蛏田。呼其肉为蛏肠。"蛏是竹蛏科多种海洋软体动物的总名，如缢蛏 *Sinonovac-*

---

① 味：底本作"时"，据刘甲本改。

ula constrzcta、长竹蛏 *Solen gouldi*、大竹蛏 *Solen grandis* 之类。

淡菜　温。补五脏，理腰脚气，益阳事，能消食，除腹中冷气，消痃癖气。亦可烧令汁沸，出食之。多食令头闷目暗，可微利即止。北人多不识，虽形状不典，而甚益人。又云：温，无毒。补虚劳损，产后血结，腹内冷痛，治癥瘕，腰痛，润毛发，崩中带下。烧一顿令饱，大效。又名壳菜，常时频烧食即苦，不宜人。与少米先煮熟后，除肉内两边锁及毛了，再入萝卜，或紫苏、或冬瓜皮同煮，即更妙。新。见孟诜、日华子。

图经　文具马刀条下。

【陈藏器】东海夫人，味甘，温，无毒。主虚羸劳损，因产瘦瘠，血气结积，腹冷，肠鸣，下痢，腰疼，带下，疝瘕。久服令人发脱。取肉作臛宜人，发石令肠结。生南海，似珠母，一头尖，中衔少毛，海人亦名淡菜。新注云：此名壳菜，大甘美，南人好食，治虚劳伤惫。精血少者及吐血，妇人带下漏下，丈夫久痢，并煮食之，任意。出江湖。

【点评】蛤蜊至淡菜八条，据目录云："已上八种元附马刀条下，今新分条。"此为《嘉祐本草》新分条，故每条正文后皆注"新"字。

虾　无须及煮色白者，不可食。谨按，小者生水田及沟渠中，有小毒。小儿患赤白游肿，捣碎傅之。鲊内者甚有毒尔。新。见孟诜。

【陈藏器】食主五野鸡病，小儿患赤白游疹，捣碎傅之。煮熟色正赤，小儿及鸡、狗食之，脚屈不行。江湖中者稍大，煮之色白，陶云"白者杀人"，非也。海中有大者，已出拾遗条中。以热饭盛密器中作鲊，食之，毒人至死。

食疗云　平。动风，发疮疥。

【点评】虾条也是《嘉祐本草》从旧条目中新分出，原属条目不详。虾条前新分出蛤蜊等八条，与马刀一样皆是贝壳类，而虾显然不是一类。故其应该不是分自马刀条。

蛳音髻蛇胆　味甘、苦，寒，有小毒。主心腹蛊痛，下部蛊疮，目肿痛。

膏　平，有小毒。主皮肤风毒，妇人产后腹痛余疾。

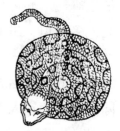

陶隐居云：此蛇出晋安，大者三二围。在地行住不举头者是真，举头者非真。形多相似，彼土以此别之。膏、胆又相乱也。真膏累累如梨豆子相著，他蛇膏皆大如梅、李子。真胆狭长通黑，皮膜极薄，舐之甜苦，摩以注水即沉而不散；其伪者并不尔。此物最难得真，真膏多所入药用，亦云能疗伯牛疾。唐本注云：此胆剜取如米粟，著净水中，浮游水上，回旋行走者为真。多著亦即沉散；其少著迳沉者，诸胆血并尔。陶所说真伪正反。今出桂、广已南，高、贺等州大有。将肉为脍，以为珍味。难死似鼍，稍截食之。其形似鳢鱼，头若鼍头，尾圆无鳞，或言鳢鱼变为之也。臣禹锡等谨按，蜀本图经云：出交、广二州，岭南诸州。大者径尺，长丈许，若蛇而粗短。药性论云：蚺蛇胆，臣。渡岭南，食此脍，瘴毒不侵，世人皆知之。胆，主下部虫，杀小儿五疳。孟诜云：蚺蛇膏，主皮肉间毒气。肉作脍食之，除疳蟨。小儿脑热，水渍注鼻中。齿根宣露，和麝香末傅之。其胆难识，多将诸胆代之。可细切于水中，走者真也。又，猪及大虫胆亦走，迟于此胆。陈藏器云：蚺蛇，本功外，胆主破血，止血痢，蛊毒下血，小儿热丹，口疮疳痢。肉主飞尸，游蛊。喉中有物，吞吐不得出者，作脍食之。其脍著醋，能卷人箸，以芒草为箸，不然终不可脱。至难死。开肋边取胆放之，犹能生，三五年平复也。段成式酉阳杂俎云：蚺蛇长十丈，尝吞鹿，鹿消尽，乃绕树出骨。养疮时肪腴甚美。或以妇人衣投之，则蟠而不起。其胆上旬近头，中旬在心，下旬近尾。

图经曰　蚺蛇胆本经不载所出州土，陶隐居云出晋安，苏恭云出桂、广以南，高、贺等州，今岭南州郡皆有之。此蛇极大，彼土人多食其肉，取其胆及膏为药。《岭表录异》云：雷州有养蛇户，每岁五月五日即担舁蚺蛇入官以取胆。每一蛇皆两人担舁，致大篮笼中，藉以软草屈盘其中，将取之，则出置地上，用杖拐十数，翻转蛇腹，旋复按之，使不得转侧。约分寸，于腹间剖出肝胆。胆状若鸭子大，切取之，复内肝腹中，以线缝合创口，蛇亦复活。舁归放于川泽。其胆暴干，以充土贡。或云：蛇被取胆，它日见捕者，则远远侧身露腹疮，明已无胆，以此自脱。或云：此蛇至难死，剖胆复能活三年，未知的否耳。此物极多伪，欲试之，剜取如粟米许，著净水上，浮游水上，回旋行走者为真。其径沉者，诸胆血也。试之不可止，多亦沉矣。膏之真者，累累如梨豆子，他蛇膏皆大如梅、李子，此为别也。下条又有蝮蛇胆，其蛇黄黑色，黄颔尖口，毒最烈，取其胆以为药，主䘌疮。肉酿作酒，以治大风及诸恶风疮，疮瘘，瘰疬，皮肤顽痹等。然今人不复用此法。此蛇多在人家屋间，吞鼠子及雀雏，见其腹大，破取鼠干之，疗鼠瘘。陈藏器说：蛇中此蛇独胎产，形短鼻反，锦文。其毒最猛，著手断手，著足断足，不尔合身糜溃矣。蝮蛇至七八月毒盛，时常自啮木，以泄其毒，其木即死。又吐口中沫于草木上，著人身成疮，名曰蛇漠，卒难疗治。所主与众蛇同方。又下蛇蜕条云"生荆州川谷及田野，五月五日、十五日取之良"。今南中于木石上及人家屋栱间多有之，古今方书用之最多。或云蛇蜕无时，但著不净物则脱矣。古今治蛇毒方甚多，葛洪、张文仲并言其形状。文仲云：蝮蛇形乃不长，头扁口尖，头斑身赤文斑，亦有青黑色者，人犯之，头足贴著是也。东间诸山甚多，草行不可不慎之。又有一种，状如蝮而短，有四脚，能跳来啮人，东人名为千岁蝮，人或中之必死。然其啮人已，即跳上木作声，其声云斫木斫木者，不可救也。若云博叔博叔者，犹可急疗之。其疗之方：细辛、雄黄等分，末，以内疮中，日三四易之。诸蛇及虎伤亦主之。又以桂、栝楼末，著管中，密塞之带行，中毒急傅之，缓乃不救。葛氏云：青蝰蛇，绿色，喜缘木及竹上，大者不过四五尺，色与竹木一种；其尾三四寸色异者，名熇尾蛇，最毒，中之急灸疮中三五壮，毒则不行。又用雄黄、干姜末，以射罔和之，傅疮。又辟众蛇方云：辟蛇之药虽多，惟以武都雄黄为上，带一块古称五两者于肘间，则莫敢犯。他人中者，便磨以疗之。又带五蛄黄丸，以其丸有蜈蚣故也。其方至今传之。亦可单烧蜈蚣，末，傅著疮上，皆验。

【海药云】　谨按，徐表《南州记》云：生岭南。正经云：出晋安及高、贺州，彼人畜养而食之。胆，大寒，毒。主小儿八痫，男子下部蜃。欲认辨真假，但割胆看，内细如粟米，水中浮走者是真也，沉而散者非也。

食疗　胆，主蜃疮瘘，目肿痛，疳蜃。肉，主温疫气，可作脍食之，如无此疾及四月勿食之。膏，主皮肤间毒气。小儿疳痢，以胆灌鼻中及下部。

圣惠方　治小儿急疳疮：用蚺蛇胆细研，水调傅之。

杨氏产乳　疗温痢久不断，体瘦，昏多睡，坐则闭目，食不下：蚺蛇胆大如豆二枚，煮通草汁研胆，以意多少饮之，并涂五心并下部。又方疗齿疳：蚺蛇胆末傅之。

顾含　养嫂失明，含尝药视膳，不冠不食。嫂目疾须用蚺蛇胆，含计尽求不得。有一童子以一合授含。含开，乃蚺蛇胆也。童子出门，化为青鸟而去。嫂目遂差。

朝野金载　泉州卢元钦患大风，唯鼻未倒。五月五日取蚺蛇胆，欲进。或云肉可治风。遂一截蛇肉食之，三五日顿觉渐可，百日平复。

【点评】《本草纲目》"集解"项李时珍说："按刘恂《录异记》云：蚺蛇，大者五六丈，围四五尺；小者不下三四丈，身有斑纹，如故锦缬。春夏于山林中伺鹿吞之，蛇遂羸瘦，待鹿消乃肥壮也。或言一年食一鹿也。又顾玠《海槎录》云：蚺蛇吞鹿及山马，从后脚入，毒气呵及，角自解脱。其胆以小者为佳。

《王济手记》云：横州山中多蚺蛇，大者十余丈，食鲔鹿，骨角随腐。土人采葛藤塞入穴中，蛇嗅之即麑，乃发穴取之，肉极腴美，皮可冒鼓，及饰刀剑乐器。范成大《虞衡志》云：寨兵捕蚺蛇，满头插花，蛇即注视不动，乃逼而断其首，待其腾掷力竭乃毙，舁归食之。又按《山海经》云：巴蛇食象，三年而出其骨，君子服之，无心腹之疾。郭璞注云：今蚺蛇即其类也。《南裔志》蚺蛇赞曰：蚺惟大蛇，既洪且长。采色驳映，其文锦章。食灰吞鹿，腴成养疮。宾飨嘉食，是豆是觞。"此即蟒蛇科动物蟒蛇 *Python molurus*。

陶弘景说："真膏多所入药用，亦云能疗伯牛疾。"所谓"伯牛疾"，典出《论语》"伯牛有疾，子问之，自牖执其手"云云。《史记·仲尼弟子列传》说："伯牛有恶疾，孔子往问之。"《淮南子·精神训》云："冉伯牛为厉。""厉"同"疠"，训为恶疾，通常指麻风病。汉代以后"伯牛之疾"成为麻风病之代名词，陶弘景所言"伯牛疾"，也指此病。蛇治麻风的传说甚多，如本条黑盖子下引《朝野佥载》云云。

蛇蜕音税　味咸、甘，平，无毒。主小儿百二十种惊痫，瘛尺曳切疭子用切，癫疾，寒热，肠痔，虫毒，蛇痫，弄舌摇头，大人五邪，言语僻越，恶疮，呕咳，明目。火熬之良。一名龙子衣、一名蛇符、一名龙子皮、一名龙子单衣、一名弓皮。生荆州川谷及田野。五月五日、十五日取之，良。畏磁石及酒。

陶隐居云：草中不甚见虺蝮蛇，惟有长者，多是赤练（力建切）、黄颔辈，其皮不可复识。今往往得尔，皆须完全，石上者弥佳，烧之甚疗诸恶疮也。**今按**，陈藏器本草云：蛇蜕，主疟，取正发日，以蜕皮塞病人两耳，临发又以手持少许，并服一合盐、醋汁，令吐也。**臣禹锡等谨按，药性论**云：蛇蜕皮，臣，有毒。能主百鬼魅，兼治喉痹。**日华子**云：治蛊毒，辟恶，止呕逆，治小儿惊悸，客忤，催生。痔瘘，白癜风，煎汁傅。入药并炙用。

图经　文具蚺蛇胆条下。

【雷公　凡使，勿用青、黄、苍色者，要用白如银色者。凡欲使，先于屋下以地掘一坑，可深一尺二寸，安蛇皮于中。一宿，至卯时出，用醋浸一时，于火上炙干用之。

食疗 蛇蜕皮，主去邪，明目。治小儿一百二十种惊痫，寒热，肠痔，蛊毒，诸蟨恶疮，安胎。熬用之。

圣惠方 治白驳：用烧末，醋调傅上，佳。**又方** 治小儿重腭，重断肿痛：烧末傅之，效。

外台秘要 治身体白驳：以皮熟摩之，数百遍讫，弃皮于草中。

千金方 治诸肿失治，有脓：烧蛇蜕皮，水和，封肿上，即虫出。**又方** 治紧唇：以烧灰先拭之，傅上。**又方** 日月未足而欲产：以全蛇蜕一条，欲痛时，绢袋盛，绕腰。**又方** 治恶疮十年不差似癞者：烧全者一条为末，猪脂和傅上。

肘后方 小儿初生月蚀疮及恶疮：烧末和猪脂，傅上。

食医心镜 小儿喉痹肿痛：烧末，以乳汁服一钱匕。

十全博救 治横生难产方：蛇皮一条，瓶子内盐泥固济，存性烧为黑灰。每服二钱，用榆白皮汤调服，立下。

必效方 五痔肛脱：以死蛇一枚指大者湿用，掘地作坑烧蛇，取有孔板覆坑坐上，虫尽出也。

孙真人 主蛇露疮：用蛇蜕烧末，和水调，傅上。

杜壬方 治缠喉风，咽中如束，气不通：蛇蜕炙黄，以当归等分，为末，温酒调一钱匕，得吐愈。

姚和众云 小儿重舌：焦炙研末，日三傅舌下，一度着一豆许。

子母秘录 治小儿吐血：烧蛇蜕末，以乳汁调服。**又方** 治小儿头面身上生诸疮：烧末，和猪脂傅上。

产书 治产不顺，手足先见者：蛇蜕皮烧作灰，研，面东，酒服一钱匕，更以药末傅手足，即顺也。

杨氏产乳 疗儿吹着奶，疼肿欲作，急疗方：蛇蜕一尺七寸，烧令黑，细研，以好酒一盏，微温顿服，未甚较①更服。

初虞世 治陷甲生入肉，常有血疼痛：蛇皮一条烧存性，雄黄一弹子，同研。以温浆水洗疮，针破贴药。

衍义曰 蛇蜕从口翻退出，眼睛亦退，今合眼药多用，取此义也。入药洗净。

---

① 较：底本如此，疑是"效"之讹。

【点评】《说文》云："蜕，蛇、蝉所解皮也。"蛇蜕有龙子衣、弓皮诸别名。《本草纲目》"释名"说："蛇字，古文象其宛转有盘曲之形。蜕音脱，又音退，退脱之义也。龙、弓、符、筋，并后世庾隐之名耳。"

蜘蛛 微寒。主大人、小儿癀。七月七日取其网，疗喜音戏忘。

陶隐居云：蜘蛛类数十种，《尔雅》止载七八种尔。今此用悬网状如鱼罾者，亦名蛈（章悦切）蝚（音谋）。蜂及蜈蚣螫人，取置肉上，则能吸毒。又以断疟及干呕霍乱。术家取其网著衣领中辟忘。有赤斑者，俗名络新妇，亦入方术用之。其余杂种，并不入药。《诗》云"蠨（音萧）蛸（音鞘）在户"，正谓此也。**唐本注云**：《别录》云：疗小儿大腹丁奚，三年不能行者。又主蛇毒、温疟、霍乱，止呕逆。剑南、山东为此虫啮，疮中出丝，屡有死者。其网缠贅之锐切疣，七日消烂，有验矣。**臣禹锡等谨按**，日华子云：斑蜘蛛，冷，无毒。治疟疾，丁肿。网七夕朝取食，令人巧，去健忘。**又云**：壁钱虫，平，微毒。治小儿吐逆，止鼻洪并疮滴汁，傅鼻中及疮上，并傅瘘疮。是壁上作茧蜘蛛也。

图经曰 蜘蛛旧不著生出州郡，今处处有之。其类极多，《尔雅》云："次蟗（音秋），鼅鼄（音与知朱字同）；鼅鼄，蠾蝓。"郭璞云："江东呼蝃（音掇）蝓者。"又云："土鼅鼄，在地布网者；草鼅鼄，络幕草上者；蠨（音萧）蛸（音鞘）、长踦，小蜘蛛长脚者，俗呼为喜子。"陶隐居云"当用悬网状如鱼罾者，亦名蛈蝚"，则《尔雅》所为蠾蝓，郭璞所谓蝃蝓者是也。古方主蛇、蜂、蜈蚣毒及小儿大腹丁奚、贅疣。今人蛇啮者，涂其汁；小儿腹疝者，烧熟啖之；贅疣者，取其网丝缠之；蜂及蜈蚣毒者，生置痛处，令吸其毒，皆有验。然此虫中人尤惨，惟饮羊乳汁可制其毒。出刘禹锡《传信方》云。张仲景治杂病方：疗阴狐疝气，偏有大小，时时上下者，蜘蛛散主之。蜘蛛十四枚熬焦，桂半两，二物为散，每服八分一七，日再。蜜丸，亦通。

【**雷公** 凡使，勿用五色者，兼大身上有刺毛生者，并薄小者，已上并不堪用。凡欲用，要在屋西面有网、身小尻大、腹内有苍黄脓者，真也。凡用，去头、足了，研如膏，投入药中用。

圣惠方 治瘰疬，无问有头、无头：用大蜘蛛五枚，日干，细研，酥调如面脂，日两度贴之。

外台秘要 崔氏治疣目：以蜘蛛网丝绕缠之，自落。

千金方 中风，口㖞僻：取蜘蛛子摩其偏急颊车上，候视正即止，亦可向火摩之。

又方治背疮弥验方：取户边蜘蛛，杵，以醋和。先挑四畔，令血出，根稍露，用药傅，干即易。旦至夜，拔根出，大有神效。**又方**治鼠瘘肿核痛，若已有疮口出脓水者：烧蜘蛛二七枚傅，良。**又方**治人心孔昏塞，多忘喜误：七月七日取蜘蛛网著领中，勿令人知，则永不忘也。**又方**卒脱肛：烧蜘蛛肚傅肛上。

经验方 孙真人《备急》治齿牙有孔：蜘蛛壳一枚，绵裹按其内。

广利方 治蝎螫人：研蜘蛛汁傅之，差。

乘闲方 治泻多时，脱肛疼痛，黑圣散：大蜘蛛一个，瓠叶重裹线系定，合子内烧令黑色存性，取出细研，入黄丹少许，同研。凡有上件疾，先用白矾、葱、椒煎汤洗浴，拭干后，将药末掺在软处帛上，将手掌按托入收之，妙。

谭氏方 系指并赘瘤方：以花蜘蛛网上大网丝，于黄丹中养之，系指与瘤，夜至旦自下。

孙真人 蜈蚣咬：取蜘蛛一枚，咬处安，当自饮毒。蜘蛛死，痛未止，更著生者。

产宝方 治产后咳逆，经三五日不止，欲死方：煎壁钱窠三五个呷，差。

衍义曰 蜘蛛品亦多，皆有毒。经不言用是何种，今人多用人家檐角、篱头、陋巷之间，空中作圆网，大腹、深灰色者。遗尿著人作疮癣。

【点评】《本草纲目》"释名"项李时珍说："按王安石《字说》云：设一面之网，物触而后诛之。知乎诛义者，故曰蜘蛛。""集解"项引蜘蛛事甚详，其略云："蜘蛛布网，其丝右绕。其类甚多，大小颜色不一，《尔雅》但分蜘蛛、草、土及蟏蛸四种而已。蜘蛛啮人甚毒，往往见于典籍。按刘禹锡《传信方》云：判官张延赏，为斑蜘蛛咬颈上，一宿有二赤脉绕项下至心前，头面肿如数斗，几至不救。一人以大蓝汁入麝香、雄黄，取一蛛投入，随化为水。遂以点咬处，两日悉愈。又云：贞元十年，崔从质员外言：有人被蜘蛛咬，腹大如孕妇。有僧教饮羊乳，数日而平。又李绛《兵部手集》云：蜘蛛咬人遍身成疮者，饮好酒至醉，则虫于肉中似小米自出也。刘郁《西使记》云：赤木儿城有虫如蛛，毒中人则烦渴，饮水立死，惟饮葡萄酒至醉吐则解。此与李绛所言蜘蛛毒人，饮酒至醉则愈之意同，盖亦蜘蛛也。郑晓《吾学编》云：西域赛蓝地方，夏秋间草生小黑蜘蛛，甚毒，啮人痛声彻地。土人诵咒以薄荷枝拂之，或以羊肝遍擦其体，经一日夜痛方止，愈后皮脱如蜕。牛马被伤辄死也。元稹《长庆集》云：巴中蜘蛛大而毒，甚者身边数寸，蹲长数倍其身，竹木被网皆死。中人，疮痏痛痒倍常，惟以苦酒调雄黄涂之，仍用鼠负虫食其丝尽则愈。不急救之，毒及心能死人也。段成式《酉阳杂俎》云：深山蜘蛛，有大如车轮者，能食人物。若此数说，皆不可不知。《淮南万毕术》言：赤斑蜘蛛食猪肪百日，杀以涂布，雨不能濡；杀以涂足，可履水上。《抱朴子》言：蜘蛛、水马，合冯夷水仙丸服，可居水中。皆方士幻诞之谈，不足信也。"

蝮蛇胆　味苦，微寒，有毒。主𧏾疮。

肉　酿作酒，疗癞疾，诸瘘，心腹痛，下结气，除蛊毒。其腹中吞鼠，有小毒，疗鼠瘘。

陶隐居云：蝮蛇，黄黑色。黄颔尖口，毒最烈；虺形短而扁，毒不异于蝮，中人不即疗，多死。蛇类甚众，惟此二种及青蛙①为猛，疗之并别有方。蛇皆有足，五月五日取，烧地令热，以酒沃之，置中，足出。术家所用赤连、黄颔，多在人家屋间，吞鼠子、雀雏，见腹中大者，破取，干之。**唐本注**云：蛇屎，疗痔瘘，器中养取之。皮灰，疗丁肿，恶疮，骨疽。蜕皮，主身痒、𤺄、疥、癣等。蝮蛇作地色，鼻反，口又长，身短，头尾相似，大毒，一名虺蛇，无二种也。山南汉、沔间足有之。**臣禹锡等谨按**，蜀本图经云：形粗短，黄黑如土色，白斑，鼻反者，山南金州、房州、均州皆有之。**陈藏器**云：蝮蛇。按蛇既众多，入用非一，本经虽载，未能分析。其蝮蛇形短，鼻反，锦文，亦有与地同色者。著足断足，著手断手，不尔合身糜溃。其蝮蛇七八月毒盛时，啮树以泄其气，树便死，又吐口中涎沫于草木上，著人身肿成疮，卒难主疗，名曰蛇漠疮。蝮所主略与虺同。众蛇之中，此独胎产。本功外，宣城间山人，取一枚，活著器中，以醇酒一斗投之，埋于马溺处，周年已后开取，酒味犹存，蛇已消化，有患大风及诸恶风，恶疮瘰疬，皮肤顽痹，半身枯死，皮肤手足脏腑间重疾，并主之。不过服一升已来，当觉举身习习，服讫，服他药不复得力。亦有小毒，不可顿服。腹中死鼠，主鼠瘘。脂磨著物皆透。又主癞，取一枚，及他蛇亦得，烧坐上，当有赤虫如马尾出，仍取蛇肉塞鼻中。亦主赤痢，取骨烧为黑末，饮下三钱匕，杂蛇亦得。**药性论**

---

①　青蛙：各本同，当作"青蛙"。

云：蝮蛇胆，君。治下部虫，杀虫良。蛇，主治五痔，肠风泻血。

图经 文具蚺蛇胆条下。

【食疗】 主诸蜃。肉，疗癞，诸瘘，下结气，除蛊毒。如无此疾者，即不假食也。

肘后方 治白癞：大蝮蛇一条，勿令伤，以酒渍之，大者一斗，小者五升，以糠火温令稍稍热。取蛇一寸许，以腊月猪脂和傅上。

梅师方 治臂腕痛：取死蛇一条，以水煮取浓汁浸肿痛，冷易之。

【点评】《本草纲目》"集解"项李时珍总结说："蝮与虺，陶氏言是二种，苏恭言是一种。今按《尔雅》云：蝮虺身博三寸，首大如擘。是以蝮虺为一种也。郭璞云：蝮蛇惟南方有之，一名反鼻。细颈，大头，燋尾，鼻上有针，锦文如绶，文间有毛如猪鬣，大者长七八尺。虺则所在有之，俗呼土虺，与地同色。颜师古云：以俗名证之，郭说为是。又《北史》：高道穆云复用元颢，乃养虺成蛇。是皆以蝮、虺为二种矣。盖蝮长大，虺短小，自不难辨，陶说为是。柳子厚蝮蛇文云：目兼蜂虿，色混泥涂。其颈癭恶，其腹次且。褰鼻钩牙，穴出榛居。蓄怒而蟠，衔毒而趋。亦颇尽其状也。"根据李时珍的描述，郭璞提到的那种"细颈，大头，燋尾，鼻上有针，锦文如绶，文间有毛如猪鬣，大者长七八尺"的蝮蛇更接近蝰蛇科的尖吻蝮 *Agkistrodon acutus*，与蕲蛇（白花蛇）同一来源；而体型较为短小的虺，才是同科的蝮蛇 *Agkistrodon halys*。

白颈蚯蚓 味咸，寒、大寒，无毒。主蛇瘕，去三虫，伏尸，鬼疰，蛊毒，杀长虫，仍自化作水。疗伤寒伏热，狂谬，大腹，黄疸。一名土龙。生平土，三月取。阴干。

陶隐居云：白颈是其老者尔，取破去土，盐之，日暴，须臾成水。道术多用之。温病大热狂言，饮其汁皆差，与黄龙汤疗同也。其屎，呼为蚓蝼音娄食，细土无沙石，入合丹泥釜用。若服此干蚓，应熬作屑，去蚓虫甚有验也。**唐本注**云：《别录》云：盐沾为汁，疗耳

聋。盐消蛔，功同蚯蚓。其屎，封狂犬伤毒，出犬毛，神效。**臣禹锡等谨按，蜀本注**又云：解射罔毒。**药性论**云：蚯蚓，亦可单用，有小毒。干者熬末用之，主蛇伤毒。一名地龙子。**日华子**云：蚯蚓，治中风并痫疾，去三虫，治传尸，天行热疾，喉痹，蛇虫伤。又名千人踏，即是路行人踏杀者。入药烧用。其屎，治蛇、犬咬并热疮，并盐研傅。小儿阴囊忽虚热肿痛，以生甘草汁调，轻轻涂之。

图经曰 白颈蚯蚓生平土，今处处平泽皋壤地中皆有之。白颈是老者耳。三月采，阴干。一云须破，去土盐之，日干。方家谓之地龙。治脚风药，必须此物为使，然亦有毒，曾有人因脚病药中用此，果得奇效，病既愈，服之不辍，至二十余日，而觉躁愦乱，但欲饮水不已，遂至委顿。凡攻病，用毒药已愈，当便罢服也。其矢呼为蚓蝼，并盐傅疮，可去热毒。

【陈藏器 蚯蚓粪土，疗赤白久热痢。取无沙者，末一升，炒令烟尽，水沃，取半大升，滤去粗滓，空肚服之。

雷公 凡使，收得后，用糯米水浸一宿，至明漉出，以无灰酒浸一日，至夜漉出，焙令干后，细切；取蜀椒并糯米及切了蚯蚓，三件同熬之；待糯米熟，去水、椒了，拣净用之。凡修事二两，使米一分、椒一分为准。

圣惠方 治风赤眼：以地龙十条，炙干为末，夜卧以冷茶调下二钱匕。**又方**治蚰蜒入耳：地龙一条，内葱叶中，化水滴耳中，其蚰蜒亦化为水。**又方**治一切丹毒流肿：用地龙屎水和傅之。**又方**治伐指：用蚯蚓杵为泥，傅之。**又方**治小儿吐乳：用田中地龙粪一两，研末，空心以粥饮调下半钱匕，不过二三服，效。

外台秘要 治火丹：取曲蟮粪，水和泥傅之。

千金方 治齿龈宣露：蚯蚓屎水和为泥，火烧令极赤，研之如粉。腊月猪脂和傅上，日三，永差。

千金翼 治裂齿痛：取死曲蟮末傅之，止。

斗门方 治小便不通：用蚯蚓杵，以冷水滤过，浓服半碗，立通，兼大解。热疾不知人事，欲死者，服之立效。

胜金方 治耳聋立效：以干地龙入盐，贮在葱尾内，为水点之。

子母秘录 小儿耳后月蚀疮：烧蚯蚓屎，合猪脂傅之。

谭氏小儿 治蜘蛛咬，遍身疮子：以葱一枝，去尖头作孔，将蚯蚓入葱叶中，紧捏两头，勿泄气，频摇动，即化为水，点咬处，差。

孙真人 小儿患聤耳，出脓水成疮污方：以蚯蚓粪碾末傅之，兼吹耳中，立效。

百一方 治交接劳复，阴卵肿或缩入腹，腹绞痛，或便绝：蚯蚓数条，绞取汁服之，良。**又方**治中蛊毒或吐下血若烂肝：取蚯蚓十四枚，以苦酒三升渍之，蚓死，但服其汁。已死者皆可活。

衍义曰 白颈蚯蚓自死者良，然亦应候而鸣。此物有毒。昔有病腹大，夜闻蚯蚓鸣于身，有人教用盐水浸之而愈。崇宁末年，陇州兵士暑月中在悴厅前，跣立厅下，为蚯蚓所中，遂不救。后数日，又有人被其毒，博识者教以先饮盐汤一杯，次以盐汤浸足，乃愈。今入药，当去土了，微炙。若治肾脏风下痒病，不可阙也，仍须盐汤送。王荆公所谓"藁壤太牢俱有味，可能蚯蚓独清廉"者也。

【点评】蚯蚓是环节动物门寡毛纲动物的总称，所谓"白颈蚯蚓"，陶弘景说"白颈是其老者尔"，应该是指巨蚓科环毛蚓属性成熟个体出现的白色指环状生殖环带，一般以参环毛蚓 *Pheretima aspergillum* 为常见。

蚯蚓一名地龙，药性大寒，《本草元命苞》谓"主伤寒伏热狂谬"，《本草衍义补遗》言"大解诸热毒"，《本草纲目》"发明"项李时珍阐释说："蚓在物应土德，在星禽为轸水。上食槁壤，下饮黄泉，故其性寒而下行。性寒故能解诸热疾，下行故能利小便、治足疾而通经络也。"晚来医总结功效为清热定惊，息风止痉。

蠮音噎**螉**乌红切 味辛，平，无毒。主久聋，咳逆，毒气，出刺，出汗，疗鼻窒陟栗切。其土房主痈肿，风头。一名土蜂。生熊耳川谷及牂牁，或人屋间。

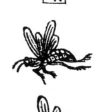

陶隐居云：此类甚多，虽名土蜂，不就土中为窟，谓捷（力展切）土作房尔。今一种黑色，腰甚细，衔泥于人室及器物边作房，如并竹管者是也。其生子如粟米大，置中，乃捕取草上青蜘蛛十余枚满中，仍塞口，以拟其子大为粮也。其一种入芦竹管中者，亦取草上青虫，一名螺蠃。诗人云"螟蛉有子，蜾蠃负之"，言细腰物无雌，皆取青虫，教祝（音咒）便变成己子，斯为谬矣。造诗者乃可不详，未审夫子何为因其僻邪。圣人有阙，多皆类此。**唐本注云**：土蜂，土中为窠，大如乌蜂，不伤人，非蠮螉，蠮螉不入土中为窠。虽一名土蜂，非蠮螉也。**今按**，李含光《音义》云：咒变成子，近亦数有见者，非虚言也。**臣禹锡等谨按**，蜀本注云：按《尔雅》"果蠃，蒲卢"，注云："即细腰蜂也，俗呼为蠮螉。"《诗》云"螟蛉之子，蜾蠃负之"，注曰："螟蛉，桑虫也。蜾蠃，蒲卢也。言蒲卢负持桑虫，以成其子。"乃知蠮螉即蒲卢也，蒲卢即细腰蜂也。据此，不独负持桑虫，以他虫入穴，捷泥封之，数日则成蜂飞去。陶云是先生子如粟在穴，然捕它虫以为之食。今人有候其封穴了，坏而看之，果见有卵如粟在死虫之上，则如陶说矣。而诗人以为喻者，盖知其大而不知其细也。陶又说此蜂黑色，腰甚细，能捷泥在屋壁间作房，如并竹管者是也。亦有入竹管中、器物间作穴者，但以泥封其穴口而已。图经云：捷泥作窠，或双或只，得处便作，不拘土石竹木间，今所在皆有之。**日华子**云：蠮螉，有毒。治呕逆，生研，署竹木刺。入药炒用。

图经曰　蠮螉生熊耳川谷及牂牁，或人家屋间，今处处有之。黑色而腰细，虽一名土蜂，而不在土中作穴，但捷土于人家壁间或器物傍作房，如此①竹管者是。谨按，郭璞注《尔雅》"果蠃，蒲卢"云："即细腰蜂也。俗呼为蠮螉。"又《诗·小雅》云"螟蛉有子，蜾蠃负之"，注："螟蛉，桑虫也。蜾蠃，蒲卢也。言蒲卢取桑虫之子，负持而去，妪养之，以成其子。"又杨雄《法言》云："螟蛉之子殪，而逢果蠃祝之曰：类我类我。"注云："蜾蠃遇螟蛉而受化，久乃变成蜂尔。"据诸经传，皆言此蜂取他虫而化为己子。陶隐居乃谓生子如粟米大，在其房中，乃捕取草虫以拟其子大为粮耳。又有人坏其房而看之，果见有卵如粟在死虫之上，皆如陶之说。又段成式云："书斋中多蠮螉，好作窠于书卷，或在笔管中，祝声可听。有时开卷视之，悉是小蜘蛛，大如蝇虎，旋以泥隔之，乃知不独负桑虫也。"数说不同，人或疑之。然物类变化，固不可度。蚱蝉生于转丸，衣鱼生于瓜子，龟生于蛇，蛤生于雀，白鹢之相视，负螽之相应，其类非一。若桑虫、蜘蛛之变为蜂，不为异矣。如陶所说卵如粟者，未必非祝虫而成之也。宋齐丘所谓"蠮螉之虫，孕螟蛉之子，传其情，交其精，混其气，和其神，随物大小，俱得其真，蠢动无定情，万物无定形"，斯言得之矣。

【陈藏器云】　土蜂，蠮螉注苏云"土蜂，土中为窠，大如乌蜂"。按，土蜂赤黑色，烧末油和傅蜘蛛咬疮，此物能食蜘蛛，亦取其相伏也。

圣惠方　治小儿霍乱吐泻方：用蠮螉窠，微炙为末，以乳汁调下一字，止。

衍义曰　蠮螉，诸家所论备矣，然终不敢舍《诗》之意。尝析窠而视之，果有子，如半粟米大，其色白而微黄，所负虫亦在其中，乃青菜虫，却在子下，不与虫相着。又非叶虫及草上青虫，应是诸虫皆可也。陶隐居所说近之矣。人取此房研细，醋调，涂蜂虿。

【点评】蠮螉即蜾蠃科黄缘蜾蠃 *Anterhynchium flavomarginatum*

---

① 此：底本作"比"，据刘甲本改。

之类，多利用空竹管做巢，每巢产一卵，以丝悬于巢内侧，并外出捕捉鳞翅目幼虫等，经蜇刺麻醉后贮于巢室内，以供其幼虫孵化后食用。古人对蠮螉的行为观察不细，误会其纯雄无子，遂传说以螟蛉之子为子。《诗经》"螟蛉有子，蜾蠃负之"即此，"螟蛉子"一词也由此而来。陶弘景对此有正确解释，皆见正文。

葛上亭长　味辛，微温，有毒。主蛊毒，鬼疰，破淋结，积聚，堕胎。七月取，暴干。

陶隐居云：葛花时取之，身黑而头赤，喻如人著玄衣赤帻，故名亭长。此一虫五变，为疗皆相似，二月、三月在芫花上，即呼芫青；四月、五月在王不留行上，即呼王不留行虫；六月、七月在葛花上，即呼为葛上亭长；八月在豆花上，即呼斑猫；九月、十月欲还地蛰，即呼为地胆。此是伪地胆尔，为疗犹同其类。亭长，腹中有卵，自如米粒，主疗诸淋结也。**唐本注**云：今检本草及古今诸方，未见用王不留行虫者，若尔，则四虫专在一起。今地胆出豳（音邠）州，芫青出宁州，亭长出雍州，斑猫所在皆有，四虫出四处，其虫可一处周游四州乎？且芫青、斑猫形段相似，亭长、地胆貌状大殊。豳州地胆，三月至十月，草莱上采，非地中取。陶之所言，恐浪证之尔。**臣禹锡等谨按**，蜀本图经云：五月、六月葛叶上采取之，形似芫青而苍黑色。凡用斑猫、芫青、亭长之类，当以糯米同炒，看米色黄黑即出，去头、足及翅脚，以乱发裹，悬屋栋上一宿，然后入药用。

图经　文附芫青条下。

【**点评**】本条陶注："此一虫五变，为疗皆相似。二月、三月在芫花上，即呼芫青；四月、五月在王不留行上，即呼王不留行虫；六月、七月在葛花上，即呼为葛上亭长；八月在豆花上，即呼斑蝥；九月、十月欲还地蛰，即呼为地胆。此是伪地胆尔，为疗犹同其类。"此说固然不准确，但仍提示这几种虫类药物之间存在某种关联性。故后世对陶弘景之说，虽偶有不同意见，但大体仍以为然。除地胆外，斑蝥、芫青、葛上亭长，皆是芫青科甲壳昆虫，确有很多共同之处。

蜈蚣　味辛，温，有毒。主鬼疰，蛊毒，啖诸蛇、虫鱼毒，杀鬼物老精温疟，去三虫，疗心腹寒热结聚，堕胎，去恶血。生大吴川谷、江南。赤头足者良。

陶隐居云：今赤足者多出京口，长山、高丽山、茅山亦甚有，于腐烂积草处得之，勿令伤，暴干之。黄足者甚多，而不堪用，人多火炙令赤以当之，非真也。一名蒴蛆，庄周云"蒴蛆甘带"，《淮南子》云"腾蛇游雾，而殆于蒴蛆"。其性能制蛇，忽见大蛇，便缘而唼其脑。蜈蚣亦啮人，以桑汁、白盐涂之即愈。**唐本注云：**山东人呼蜘蛛一名蒴蛆，亦能制蛇，而蜘蛛条无制蛇语。庄周云"蒴蛆甘带"，淮南云"腾蛇殆于蒴蛆"，并言蜈蚣矣。**臣禹锡等谨按，**蜀本图经云：生山南谷土石间，人家屋壁中亦有。形似马陆，扁身长黑，头、足赤者良。今出安、襄、邓、随、唐等州，七月、八月采。**日华子云：**蜈蚣，治癥癖，邪魅，蛇毒，入药炙用。

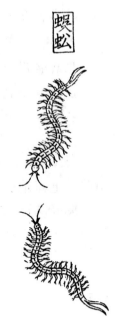

图经曰　蜈蚣生吴中川谷及江南，今江浙、山南、唐、邓间皆有之。多在土石及人家屋壁间，以头、足赤者为胜。七八月取之，黄足者最多，人以火炙令赤以当之，不堪用也。其性能制蛇，忽见大蛇，便缘而唼其脑。陶隐居及苏恭皆以为《庄子》称"蒴蛆甘带"，《淮南子》云"腾蛇殆于蒴蛆"，并言蒴蛆是此蜈蚣也。而郭注《尔雅》"蒺藜，蒴蛆"云："似蝗而大腹，长角。"乃又似别种。下有马陆条，亦与蜈蚣相类，长三四寸，斑色，其死侧卧，状如刀环，故一名刀环虫。书传云"百足之虫，至死不僵"。此虫足多，寸寸断之，亦便寸行是也。胡洽治尸疰恶气诸方，皆用蜈蚣。今医治初生儿口噤不开，不收乳者，用赤足蜈蚣去足，炙、末，以猪乳二合调半钱，分三四服，温灌之。

【雷公云　凡使，勿用千足虫，真似，只是头上有白肉面并嘴尖。若误用，并把著腥臭气入顶，致死。夫使蜈蚣，先以蜈蚣、木末，不然用柳蚛末，于土器中炒，令木末焦黑后，去木末了，用竹刀刮去足、甲了用。

千金方　大治射工水弩毒：以蜈蚣大者一枚，炙为末，和苦酒傅之。亦治口噤。

子母秘录　治小儿撮口病，但看舌上有疮如粟米大是也：以蜈蚣汁，刮破指甲，研，傅两头肉，差。如无生者，干者亦得。

抱朴子云　末蜈蚣以治蛇疮。

衍义曰　蜈蚣背光黑绿色，足赤，腹下黄。有中其毒者，以乌鸡屎水稠调，涂咬处，效。大蒜涂之，亦效。复能治丹毒瘤，蜈蚣一条干者，白矾皂子大，雷丸一个，百步[①]二钱，秤，同为末，醋调涂之。又畏蛞蝓，不敢过所行之路，触其身则蜈蚣死，人故取以治

---

①　步：疑作"部"，即百部。

蜈蚣毒。桑汁、白盐亦效。

【点评】蜈蚣为蜈蚣科蜈蚣属的节肢动物，《名医别录》说"生大吴川谷、江南，赤头足者良"，此即少棘蜈蚣 *Scoropendra subspinipes*。其头板和第 1 背板呈金红色，与墨绿色或黑色的其余背板显著不同；步足为黄色，但最末步足多呈赤褐色，故云"赤头、赤足"。

蛤蚧 味咸，平，有小毒。主久肺劳传尸，杀鬼物邪气，疗咳嗽，下淋沥，通水道。生岭南山谷及城墙或大树间。身长四五寸，尾与身等。形如大守宫，一雄一雌，常自呼其名，曰蛤蚧。最护惜其尾，或见人欲取之，多自啮断其尾，人即不取之。凡采之者，须存其尾，则用之力全故也。《方言》曰：桂林之中，守宫能鸣者，谓蛤蚧。盖相似也。今附。

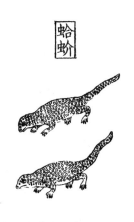

臣禹锡等谨按，岭表录异云：蛤蚧，首如虾蟆，背有细鳞如蚕子，土黄色，身短尾长。多巢于榕树中，端州子墙内，有巢于厅署城楼间者。旦暮则鸣，自呼蛤蚧。或云鸣一声是一年者。俚人采之，鬻于市为药，能治肺疾。医人云药力在尾，尾不具者无功。日华子云：无毒。治肺气，止嗽，并通月经，下石淋及治血。又名蛤蟹，合药去头、足，洗去鳞鬣内不净，以酥炙用，良。

图经曰 蛤蚧生岭南山谷及城墙或大木间，今岭外亦有之。首若虾蟆，背有细鳞如蚕子，色黄如土，长四五寸，尾与身等，盖守宫、蝘蜓之类也。故扬雄《方言》云"桂林之中，守宫能鸣者，俗谓之蛤蚧"，言其鸣自呼其名也。药力全在尾，人捕之，则自啮断其尾，因得释去。巢穴多依榕木，亦有在古屋城楼间者。人欲得其首尾完者，乃以长柄两股铁叉，如粘黐竿状，伺于榕木间，以叉刺之，皆一股中脑，一股著尾，故不能啮也。行常一雄一雌相随，入药亦须两用之。或云阳人用雌，阴人用雄。

【海药云 谨按，《广州记》云：生广南水中，有雌雄，状若小鼠，夜即居于榕树上，投一获二。《岭外录》云：首如虾蟆，背有细鳞，身短尾长。旦暮自鸣蛤蚧。俚人采之，割腹以竹开张，曝干，鬻于市。力在尾，尾不全者无效。彼人用疗折伤。近日西路亦出，其状虽小，滋力一般。无毒。主肺痿上气，咯血，咳嗽，并宜丸散中使。凡用，炙令黄熟，熟捣，口含少许奔走，令人不喘者，是其真也。

雷公云 凡使，须认雄雌。若雄为蛤，皮粗口大，身小尾粗；雌为蚧，口尖，身大尾小。男服雌，女服雄。凡修事服之，去甲上、尾上并腹上肉毛，毒在眼。如斯修事了，用酒浸，才干，用纸两重，于火上缓隔焙纸炙，待两重纸干，焦透后，去纸。取蛤蚧于瓷器中盛，于东舍角畔悬一宿，取用，力可十倍。勿伤尾，效在尾也。

衍义曰 蛤蚧补肺虚劳嗽有功。治久嗽不愈，肺间积虚热，久则成疮，故嗽出脓血，晓夕不止，喉中气塞，胸膈噎痛。蛤蚧、阿胶、生犀角、鹿角胶、羚羊角一两，除胶外，皆为屑。次入胶，分四服。每服用河水三升，于银石器中，慢火煮至半升，滤去滓，临卧微温细细呷，其滓候服尽再捶，都作一服，以水三升，煎至半升，如前服。若病人久虚不喜水，当递减水。张刑部子皋病极，田枢密况送此方，遂愈。

【**点评**】蛤蚧之名见于《方言》，入药则见于《开宝本草》，《本草纲目》"集解"项李时珍说："按段公路《北户录》云：其首如蟾蜍，背绿色，上有黄斑点，如古锦纹，长尺许，尾短，其声最大，多居木窍间，亦守宫、蜥蜴之类也。又顾玠《海槎录》云：广西横州甚多蛤蚧，牝牡上下相呼，累日，情洽乃交，两相抱负，自堕于地。人往捕之，亦不知觉，以手分劈，虽死不开。乃用熟稿草细缠，蒸过曝干售之，炼为房中之药甚效。寻常捕者，不论牝牡，但可为杂药及兽医方中之用耳。"此即壁虎科大壁虎 *Gekko gecko*。

大壁虎形状与常见之中国壁虎 *Gekko chinensis* 相似，尾与头体长度相等或略长，背面砖灰色，密布橘黄色及蓝灰色斑点，尾部有深浅相间的环纹，头大，略呈三角形，躯干背腹扁平，通身被覆细小粒鳞，其间杂以较大疣鳞。《本草图经》绘有蛤蚧两枚，应表示"一雄一雌相随"，全身圈点即"背有细鳞如蚕子"。

水蛭_{音质} **味咸、苦，平、微寒，有毒。主逐恶血，瘀血，月闭，破血瘕，积聚，无子，利水道，又堕胎。**一名蚑、一名至掌。生雷泽池泽。五月、六月采，暴干。

陶隐居云：蚑（音蛭），今复有数种，此用马蜞，得啮人腹中有血者，仍干为佳。山蚑及诸小者皆不用。楚王食寒菹，所得而吞之，果能去结积，虽曰阴祐，亦是物性兼然。**唐本注**云：此物有草蛭、水蛭。大者长尺，名马蛭，一名马蜞，并能咂牛、马、人血。今俗多取水中小者，用之大效，不必要须食人血满腹者。其草蛭，在深山草上，人行即傅著胫股，不觉，遂于肉中产育，亦大为害，山人自有疗法也。**臣禹锡等谨按**，蜀本云：采得之，当用箄竹筒盛，待干，又米泔浸一宿后，暴干。以冬猪脂煎令焦黄，然后用之。勿误采石蛭、泥蛭用。石、泥二蛭，头尖，腰粗，色赤，不入药，误食之，则令人眼中如生烟，渐致枯损。今用水中小者耳。**陈藏器**云：水蛭，本功外，人患赤白游疹及痈肿毒肿，取十余枚，令啖（一作嘬）病处，取皮皱肉白，无不差也。冬月无蛭虫，地中掘取，暖水中养之令动。先洗去人皮咸，以竹筒盛蛭缀之，须臾便咬，血满自脱，更用饥者。崔知悌令两京无处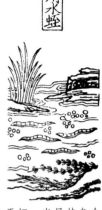①，预养之以防缓急。收干蛭，当展其身令长，腹中有子者去之。此物难死，虽加火灸，亦如鱼子，烟熏三年，得水犹活，以为楚王之病也。**药性论**云：水蛭，使。主破女子月候不通，欲成血劳癥块。能治血积聚。**日华子**云：畏石灰。破癥结。然极难修制，须细剉后，用微火炒，令色黄乃熟，不尔，入腹生子为害。

图经曰　水蛭生雷泽池泽，今近处河池中多有之。一名蜞。此有数种：生水中者名水蛭，亦名马蟥；生山中者名石蛭；生草中者名草蛭；生泥中者名泥蛭。并皆著人及牛、马股胫间，啮咂其血，甚者入肉中产育，为害亦大。水蛭有长尺者，用之当以小者为佳。六月采，暴干。一云采得当以箄竹筒盛之，待干，又用米泔浸经宿，然后出之。暴已，又用冬月猪脂煎令黄，乃堪用。干蛭，当展令长，腹中有子者去之。古法有用水蛭啖疮者，缓急所须，亦不可得，崔知悌令预收养之以备用。此物极难死，加火灸经年，得水犹可活也。石蛭等并头尖腹粗，不堪入药，误用之，则令人目中生烟不已，渐致枯损，不可不辨也。

【经验方】　治折伤：用水蛭新瓦上焙干，为细末，热酒调下一钱。食顷痛，可更一服；痛止，便将折骨药封，以物夹定，直候至较。

初虞世　治从高坠下及打击内伤，神效：麝香、水蛭各一两，剉碎，炒令烟出，二件研为末，酒调一钱，当下畜血。未止再服，其效如神。

衍义曰　水蛭，陈藏器、日华子所说备矣。大者京师又谓之马鳖，腹黄者谓之马黄。畏盐，然治伤折有功。经与注皆不言修制，宜子细不可忽也。今人用者皆炒。

【点评】陶弘景说："此用马蜞，得啮人，腹中有血者，仍干

---

①　崔知悌令两京无处：此句疑误，推测原义大约是"崔知悌令两京各处预养之，以防缓急"。

为佳。"水蛭为水蛭科多种动物,常见者为医蛭属日本医蛭 *Hirudo nipponia*,和金线蛭属宽体金线蛭 *Whitmania pigra* 之类。金线蛭颈小,无齿或通常二列钝齿,不能割破宿主皮肤,不吸血,以螺类及其他无脊椎动物为食,与本草所说吸血者不符。水蛭当以医蛭为药用正品。

陶弘景所说楚王吞蛭事,《资治通鉴》"昔楚庄吞蛭而愈疾"句胡注引贾谊书云:"楚王食寒葅而得蛭,因遂吞之,腹有疾而不能食。令尹入问疾。曰:我食葅而得蛭。不行其罪,是志废而威不立也;谴而诛之,恐监食者皆死。遂吞之。令尹曰:无道无亲,唯德是辅,王有仁德,疾不为伤。王疾果愈。"陶说水蛭"果能去结积,虽曰阴佑,亦是物性兼然",《经典释文》亦用其说:"楚王食寒葅吞蛭,能去结积"。周昙《咏史诗》及此,有云:"芹中遇蛭强为吞,不欲缘微有害人。何事免成心腹疾,皇天惟德是相亲。"

斑猫 味辛,寒,有毒。主寒热,鬼疰,蛊毒,鼠瘘,疥癣,恶疮,疽蚀,死肌,破石癃,血积,伤人肌,堕胎。一名龙尾。生河东川谷。八月取,阴干。马刀为之使,畏巴豆、丹参、空青,恶肤青。

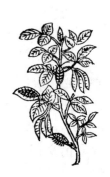

陶隐居云:豆花时取之,甲上黄黑斑色如巴豆大者是也。**臣禹锡等谨按**,蜀本图经云:七月、八月大豆叶上虫虫,长五六分,黄斑文乌腹者,今所在有之。**吴氏云**:斑猫,一名斑蚝,一名龙蚝,一名斑菌,一名腃发,一名盘蛩,一名晏青。神农:辛;岐伯:咸;桐君:有毒;扁鹊:甘,有大毒。生河内川谷或生水石。**药性论云**:斑猫,使,一名龙苗,有大毒。能治瘰疬,通利水道。**日华子云**:恶豆花。疗淋疾,傅恶疮,瘘烂。入药除翼、足,熟炒用。生即吐泻人。

图经曰 斑猫生河东川谷,今处处有之。七月、八月大豆盛时,此虫多在叶上,长五六分,甲上黄黑斑文,乌腹尖喙,如巴豆大,就叶上采之,阴干。古方书多有用此,其字或作斑蝥,亦作斑蚝。入药不可令生,生即吐泻人。

【外台秘要】 救急治丁肿方:斑猫一枚捻破,以针划疮上,作米字封之,即根乃出。**又方**治干癣积年生痂，搔之黄水出，每逢阴雨即痒：用斑猫半两，微炒为末，蜜调傅之。

经验方 大治大人、小儿瘰疬内消方：斑猫一两，去翅、足，用粟米一升，同斑猫炒，令米焦黄，去米不用，细研，入干薄荷末四两同研，令匀，以乌鸡子清丸如绿豆大。空心腊茶下一丸，加至五丸，却每日减一也，减至一丸后，每日服五丸。

肘后方 治沙虱毒：斑猫二枚，一枚末服之，一枚烧令烟绝，研末，以傅疮中。立差。

广利方 治瘰疬经久不差：斑猫一枚，去翅、足，微炙，以浆水一盏，空腹吞之，用蜜水下，重者不过七枚差。**又方**妊娠或已不活，欲下胎：烧斑猫末，服一枚，即下。

衍义曰 斑猫须糯米中炒米黄为度，妊身人不可服。为能溃人肉，治淋药多用，极苦，人尤宜斟酌。下条芫青，其用与此不相远，故附于此。

【**点评**】陶弘景说："豆花时取之，甲上黄黑斑色如巴豆大者是也。"此即大斑芫青 *Mylabris phalerata*、眼斑芫青 *Mylabris cichorii* 等，其鞘翅上有黄色横带，翅合拢即显出"背上一画黄一画黑"的样子，喜欢咬食豆类的叶片和花朵，应该就是斑蝥的正品来源。

《本草纲目》"发明"项李时珍说："斑蝥，人获得之，尾后恶气射出，臭不可闻。故其入药亦专主走下窍，直至精溺之处，蚀下败物，痛不可当。葛氏云：凡用斑蝥，取其利小便，引药行气，以毒攻毒是矣。杨登甫云：瘰疬之毒，莫不有根，大抵以斑蝥、地胆为主。制度如法，能使其根从小便中出，或如粉片，或如血块，或如烂肉，皆其验也。但毒之行，小便必涩痛不可当，以木通、滑石、灯心辈导之。又葛洪《肘后方》云：席辩刺史传云，凡中蛊毒，用斑蝥虫四枚，去翅足，炙熟，桃皮五月初五日采取，去黑皮阴干，大戟去骨，各为末。如斑蝥一分，二味各用二分，合和枣核大，以米清服之，必吐出蛊。一服不瘥，十日更服。此蛊洪州最多，有老妪解疗之，一人获缣二十匹，秘方不传。后有子孙犯法，黄华公若于则时为都督，因而得之也。"其中提到，使用斑蝥后，"直至精溺之处，蚀下败物，痛不可当"，其实是斑蝥素从肾脏排泄，因为强刺激性，引起泌尿系统感染所致的不适感。

田中螺汁　大寒。主目热赤痛，止渴。

陶隐居云：生水田中及湖渎岸侧，形圆大如梨、橘者，人亦煮食之。煮汁，亦疗热，醒酒，止渴。患眼痛，取真珠并黄连内其中，良久汁出，取以注目中，多差。**唐本注云：**《别录》云：壳，疗尸疰，心腹痛，又主失精。水渍饮汁，止泻①。**今按**，陈藏器本草云：田中螺，煮食之，利大小便，去腹中结热，目下黄，脚气冲上，小腹急硬，小便赤涩，脚手浮肿。生浸取汁饮之，止消渴。碎其肉，傅热疮。烂壳烧为灰末服，主反胃。**臣禹锡等谨按，**蜀本图经云：生水田中，大如桃李，状类蜗牛而尖长，青黄色，夏秋采之。药性论云：田螺汁，亦可单用，主治肝热，目赤肿痛。取大者七枚，洗净，新汲水养去秽泥，重换水一升浸洗，仍旋取于干净器中，著少盐花于口上，承取自出者，用点目。逐个如此用了，却放之。日华子云：田螺，冷，无毒。治手足肿及热疮，生研汁傅之。

【陈藏器云】　在水田中，圆大者是。小小泥有棱名蛳螺，亦止渴，不能下水。食之当先米泔浸去泥。此物至难死，有误泥在壁中，三十年犹活。能伏气饮露，唯生穿散而出即死。烂壳烧为灰末服，主反胃，胃冷，去卒心痛。

食疗云　大寒。汁饮疗热、醒酒、压丹石。不可常食。

圣惠方　治连月饮酒咽喉烂，舌上生疮：水中螺蚌肉、葱、豉、椒、姜煮，饮汁三两盏，差。

食医心镜　主消渴，饮水日夜不止，口干，小便数：田中螺五升，水一斗，浸经宿，渴即饮之。每日一度，易水换生螺为妙。**又方**以水三升煮取汁，渴即饮之，螺即任吃。

【点评】《本草纲目》"集解"项李时珍说："螺，蚌属也。其壳旋文。其肉视月盈亏，故王充云：月毁于天，螺消于渊。说卦云：离为螺，为蚌，为龟，为鳖，为蟹。皆以其外刚而内柔也。"此即田螺科中国圆田螺 *Cipangopaludina chinensis*、中华圆田螺

---

① 泻：刘甲本作"渴"，据后文《开宝本草》引陈藏器也说"生浸取汁饮之，止消渴"，似当以"渴"为正。

Cipangopaludina cahayensis 之类。

贝子 味咸，平，有毒。**主目翳，鬼疰，蛊毒，腹痛下血，五癃，利水道，除寒热温疰，解肌，散结热。烧用之良。** 一名贝齿。生东海池泽。

陶隐居云：此是今小小贝子，人以饰军容服物者，乃出南海。烧作细屑末，以吹眼中，疗翳良。又真马珂捣末，亦疗盲翳。**臣禹锡等谨按，蜀本图经云：** 蜗类也，形若鱼，齿洁者良。**药性论云：** 贝子，使。能破五淋，利小便，治伤寒狂热。**日华子云：** 贝齿，凉。治翳障并鬼毒、鬼气，下血。又名白贝。

图经曰 贝子生东海池泽，今南海亦有之。贝类之最小者，又若蜗状。而《交州记》曰：大贝出日南，如酒杯。小贝，贝齿也，善治毒，俱有紫色是也。洁白如鱼齿，故一名贝齿。古人用以饰军容服物，今稀用，但穿之与小儿戏。髻头家以饰鉴带，画家亦或使研物。采无时。珂亦似此而大，黄黑色，其骨白，可以饰马。

【**海药云**】 云南极多，用为钱货易。主水气浮肿及孩子疳蚀，吐乳。并烧过入药中用。

雷公云 凡使，勿用花虫壳，其二味相似，只是用之无效。凡使，先用苦酒与蜜相对秤，二味相和了，将贝齿于酒、蜜中蒸，取出，却于清酒中淘令净，研用。

圣惠方 治射罔在诸肉中有毒及漏脯毒：用贝子末，水调半钱服，效。或食面臛毒，亦同用。

千金方 点小儿黑花眼翳，涩痛：用贝齿一两烧作灰，研如面，入少龙脑，点之妙。**又方** 去目翳：贝子十枚，烧灰细筛，取一胡豆大，著翳上，卧如炊一石米久乃灭。瘜肉者加真珠与贝子等分。

孙真人 治食物中毒：取贝子一枚，含，自吐。

衍义曰 贝子今谓之贝齿，亦如紫贝，但长寸余，故曰贝子。色微白，有深紫黑者，治目中翳，烧用。北人用之毡帽上为饰及缀衣，或作蹀躞下垂。

【**点评**】贝子一名贝齿，通过甲骨文"贝"字、先秦贝币、铜贝的图片，很容易理解《本草纲目》"释名"项所说的"贝字象形，其中二点，象其齿刻，其下二点，象其垂尾。古者货贝而宝龟，用为交易，以二为朋"。由此知贝子、贝齿，当为宝贝科货贝 *Monetaria moneta* 之类。

石蚕 味咸，寒，有毒。**主五癃，破石淋，堕胎。**
肉 解结气，利水道，除热。一名沙虱。生江汉池泽。

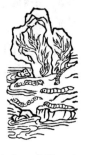

陶隐居云：李云"江左无识此者，谓为草根，其实类虫，形如老蚕，生附石，伧助庚切人得而食之，味咸而微辛"。李之所言有理，但江汉非伧地尔。大都应是生气物，犹如海中蛎蛤辈，附石生不动，亦皆活物也。今俗用草根黑色多角节，亦似蚕，恐未是实。方家不用沙虱，自是东间水中细虫，人入水浴，著人略不可见，痛如针刺，挑亦得之。今此名或同尔，非其所称也。**唐本注**云：石蚕，形似蚕，细小有角节，青黑色。生江汉侧石穴中，岐陇间亦有，北人不多用，采者遂绝尔。今陇州采送之。**臣禹锡等谨按，蜀**本注：李云"江左无识此者，谓是草根，生附石间，其实如老蚕"，如此则合在草部矣，今既在虫部，又一名沙虱，则是沙石间所生者一种虫也。陶云"犹如蛎蛤辈，附石而生"，近之矣。苏亦未识，而云"似蚕有节，青黑，生江汉石穴中"，此则半似说虫半似草，更云"不采遂绝"，妄亦甚也。按，此虫所在水石间有之，取以为钩饵者是也。今马湖石门出此最多，彼人好啖之，云咸、微辛。李、苏二说，殆不足凭也。

图经曰 石蚕生江汉池泽。旧注或以为草根，生石上，似蚕者；或以为生气物，犹如海中蛎蛤辈。又，本经云"一名沙虱"，沙虱自是水中细虫，都无定论。《蜀本草》注云"此虫所在水石间有之，人取以为钩饵。马湖石门出取最多，彼亦好啖之，云味咸、小辛"。今此类川、广中多有之。草根之似蚕者，亦名石蚕，出福州及信州山石上，四时常有，其苗青，亦有节，三月采根，焙干。主走注风，散血，止痛。其节亦堪单用，捣筛取末，酒温服之。

衍义曰 石蚕谓之为草则缪矣。经言"肉解结气"，注中更辩不定此物在处。有附生水中石上，作丝茧如钗股，长寸许，以藏其身，色如泥，蚕在其中，此所以谓之石蚕也。今方家用者绝稀，此亦水中虫耳，山河中多。

【点评】陶弘景不识此物。根据《本草衍义》描述，当为石蛾科中华石蛾 *Phryganea japonica* 的幼虫。其幼虫水栖，有腮，略似蚕，有胸足3对，腹部有原足1对。幼虫孵化后入水中，用丝腺的分泌物缀合叶片、木片、砂石等造成各种管状的栖管而藏身其中，露出头，胸及足匍行于水底，食水草或小虫，渐次化蛹而为成虫。至于李当之所言草根者，当是唇形科植物草石蚕 *Stachys sieboldii* 一类，地下块茎具短节状，形似蚕体，因此得名。草石蚕可以食用，王冕《山中杂兴》诗有句，"石蚕生断砌，玉蕈山枯桐"，所言即是草石蚕。

雀瓮　味甘，平，无毒。**主小儿惊痫，寒热，结气，蛊毒，鬼疰。**一名躁舍。生汉中，采蒸之，生树枝间，蛄音鼰蜽音斯房也。八月取。

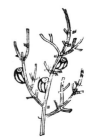

陶隐居云：蛄蜽，蚝（七吏切）虫也。此虫多在石榴树上，俗为蚝虫，其背毛亦螫人。生卵形如鸡子，大如巴豆，今方家亦不用此。蚝，一作载（七吏切）尔。**唐本注**云；此物紫白间斑，状似砗磲文可爱，大者如雀卵，在树间似螺蛳虫也。**臣禹锡等谨按，**蜀本注：雀好食之，俗谓之雀儿饭瓮。**陈藏器**云：雀痈，本功外，主小儿撮口病，先劙①小儿口傍，令见血，以痈碎取汁涂之，亦生捣鼠妇并雀痈汁涂。小儿多患此病，渐渐以撮不得饮乳者是。凡产育时，开诸物口不令闭，相厌之也。打破绞取汁，与平常小儿饮之，令无疾。本经云"蛄蜽房"，苏云"蚝虫卵也"。且蚝虫身扁，背上有刺，大小如蚕，安有卵如雀卵哉，苏为深误耳。雀痈一名雀瓮，为其形似瓮而名之，痈、瓮声近耳。其虫好在果树上，背有五色裀毛，刺人有毒。欲老者，口中吐白汁，凝聚渐硬，正如雀卵，子在其中作蛹，以瓮为茧，羽化而出。作蛾放子如蚕子于叶间，岂有蚝虫卵如雀卵大也。**日华子**云：载，毛虫窠，有毒。

图经曰　雀瓮，蛄蜽房也。生汉中木枝上，今处处有之。蛄蜽，蚝（七吏切）虫也，亦曰载与蚝同。毛虫好在石榴木上，似蚕而短，背上有五色斑，刺螫人有毒。欲老者口吐白汁，凝聚渐坚硬，正如雀卵，故名之。一名雀痈，痈、瓮声近耳。其子在瓮中作蛹，如蚕之在茧也。久而作蛾出，枝间叶上放子如蚕子，复为虫。旧注以瓮为虫卵，非也。一曰雀好食其瓮中子，故俗间呼为雀儿饭瓮。又名棘刚子，又名天浆子。八月采，蒸之。今医家治小儿慢惊方，以天浆子有虫者，白僵蚕、干蝎三物微炒，各三枚，捣筛为末，煎麻黄汤调服一字，日三，随儿大小加减之，大有效。

①　劙（lí离）：以刀划开。

衍义曰 雀瓮多在棘枝上，故又名棘刚子。研其间虫出，灌小儿，治惊痫。

【点评】《名医别录》说雀瓮为"蚝螫房也"，根据《本草图经》的描述，蚝螫是刺蛾科黄刺蛾 Cnidocampa flavescens 的幼虫，有枝刺，刺上有黑色刺毛，体背有紫褐色大斑纹，前后宽大，体侧中部有2条蓝色纵纹；雀瓮即其茧，椭圆形，质坚硬，黑褐色，有灰白色不规则纵条纹，颇似雀卵，若蓖麻子大，有斑纹。

本条引陈藏器云："凡产育时，开诸物口不令闭，相厌之也。"此句前后不相连贯。《本草纲目》引作："今人产子时，凡诸物皆令开口不令闭者，盖厌禳之也。"意思仍然含混。笔者推测此句或许有脱文，脱漏了剪开雀瓮口，以利产妇的"厌禳"描述。

白花蛇 味甘、咸，温，有毒。主中风，湿痹不仁，筋脉拘急，口面㖞斜，半身不遂，骨节疼痛，大风疥癞及暴风瘙痒，脚弱不能久立。一名褰鼻蛇，白花者良。生南地及蜀郡诸山中。九月、十月采捕之，火干。今附。

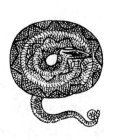

蕲州白花蛇

臣禹锡等谨按，药性论云：白花蛇，君。主治肺风鼻塞，身生白癜风，疬疡斑点及浮风瘾疹。

图经曰 白花蛇生南地及蜀郡诸山中，今黔中及蕲州、邓州皆有之。其文作方胜白花，喜螫人足，黔人有被螫者，立断之。补养既愈，或作木脚续之，亦不妨行。九月、十月采捕之，火干。治风速于诸蛇。然有大毒，头、尾各一尺尤甚，不可用，只用中断。干者以酒浸，去皮骨，炙过收之，不复蛀坏。其骨须远弃之，不然刺伤人，与生者殆同。此蛇入人室屋中，忽作烂瓜气者，便不可向，须速辟除之。黔人有治疥癞遍体，诸药不能及者，生取此蛇中剂，火烧一大砖，令通红，沃醋，令热气蒸，便置蛇于上，以盆覆宿昔，如此三过，去骨取肉，笔以五味，令过熟，与病者顿啖之。瞑眩一昼夕乃醒，疮疙随皮便退，其人便愈。用干蛇，亦以眼不陷为真。

【雷公云】 凡使，即云治风。元何治风？缘蛇性窜，即令引药至于有风疾处，因定号之为使。凡一切蛇，须认取雄雌及州土。有蕲州乌蛇，只重三分至一两者，妙也。头尾全、眼不合、如活者，头上有逆毛，二寸一路，可长半分已来，头尾相对，使之入药。彼处若得此样蛇，多留供进，重二两三分者，不居别处也。《乾宁记》云：此蛇不食生命，只吸芦花气并南风，并居芦枝上，最难采，又不伤害人也。又有重十两至一镒者，其蛇身乌光，头圆尾尖逻，眼目赤光，用之中也。蛇腹下有白肠带子一条，可长一寸已来，即是雄也。采得，去之头兼皮、鳞、带子了，二寸许剉之。以苦酒浸之一宿，至明漉出，向柳木炭火焙之令干，却以酥炙之，酥尽为度。炙干后，于屋下已地掘一坑，可深一尺已来，安蛇于中一宿，至明再炙令干，任用。凡修事一切蛇，并去胆并上皮了，干湿须酒煮过用之。

孙真人云 四月勿食蛇肉，害人。

太平广记 赵延禧云：遭恶蛇所螫处，贴蛇皮，便于其上炙之，引去毒气，即止。

衍义曰 白花蛇诸蛇鼻向下，独此蛇鼻向上，背有方胜花纹，以此得名。用之去头、尾，换酒浸三日，弃酒不用，火炙，仍尽去皮、骨。此物毒甚，不可不防也。

【点评】 白花蛇以蕲州产者为著名，称"蕲蛇"。蕲州是李时珍的家乡，故《本草纲目》"集解"项对此描述甚详："花蛇，湖蜀皆有，今惟以蕲蛇擅名。然蕲地亦不多得，市肆所货、官司所取者，皆自江南兴国州诸山中来。其蛇龙头虎口，黑质白花，胁有二十四个方胜文，腹有念珠斑，口有四长牙，尾上有一佛指甲，长一二分，肠形如连珠。多在石南藤上食其花叶，人以此寻获。先撒沙土一把，则蟠而不动。以叉取之，用绳悬起，劙刀破腹去肠物，则反尾洗涂其腹，盖护创尔。乃以竹支定，屈曲盘起，扎缚炕干。出蕲地者，虽干枯而眼光不陷，他处者则否矣。故罗愿《尔雅翼》云：蛇死目皆闭，惟蕲州花蛇目开。如生舒、蕲两界者，则一开一闭。故人以此验之。又按元稹《长庆集》云：巴蛇凡百类，惟褰鼻白花蛇，人常不见之。毒人则毛发竖立，饮于溪涧则泥沙尽沸。鹠鸟能食其小者。巴人亦用禁术制之，熏以雄黄烟则脑裂也。此说与苏颂所说黔蛇相合。然今蕲蛇亦不甚毒，则黔蜀之蛇虽同有白花，而类性不同，故入药独取蕲产者也。"此即蝰蛇科的尖吻

蝮 *Agkistrodon acutus*。此蛇头大呈三角形，与颈部可明显区分，有长管牙，即《本草纲目》说"龙头虎口"；吻端由鼻间鳞与吻鳞尖处形成一上翘的突起，即"褰鼻""反鼻"；体背有灰白色大方形斑块20余个，即"方胜文"；尾末端鳞片角质化程度较高，形成一尖状硬物，称"佛指甲"。

乌蛇　无毒。主诸风瘙瘾疹，疥癣，皮肤不仁，顽痹诸风。用之炙，入丸散，浸酒，合膏。背有三棱，色黑如漆，性善，不噬物。江东有黑梢蛇，能缠物至死，亦如其类。生商洛山。今附。

> **臣禹锡等谨按，药性论**云：乌蛇，君，味甘，平，有小毒。能治热毒风，皮肌生疮，眉髭脱落，瘑痒疥等。

图经曰　乌蛇生商洛山，今蕲州、黄州山中有之。背有三棱，色黑如漆。性至善，不噬物。多在芦丛中嗅其花气，亦乘南风而吸。最难采捕，多于芦枝上得之。至枯死而眼不陷，称之重三分至一两者为上，粗大者转重，力弥减也。又，头有逆毛，二寸一路，可长半分以来，头尾相对，用之入神，此极难得也。作伪者，用他蛇生熏之至黑，亦能乱真，但眼不光为异尔。

【圣惠方】　治面上疮及䵟，易容方：用乌蛇二两，烧灰末，以腊月猪脂调傅之。

千金方　治耳聋：以绵裹蛇膏塞耳中，神效。

朝野佥载　商州有人患大风，家人恶之，山中为起茅屋。有乌蛇坠酒罂中，病人不知，饮酒渐差。罂底尚有蛇骨，方知其由也。

衍义曰　乌蛇尾细长，能穿小铜钱一百文者佳。有身长一丈余者，蛇类中此蛇入药最多，尝于顺安军塘泺堤上见一乌蛇，长一丈余，有鼠狼啮蛇头，曳之而去，是亦相畏伏尔。市者多伪以他蛇熏黑色货之，不可不察也。乌蛇脊高，世谓之剑脊乌稍。

【点评】《本草纲目》有别名乌梢蛇、黑花蛇，"集解"项李时珍说："乌蛇有二种：一种剑脊细尾者为上；一种长大无剑脊而尾稍粗者，名风梢蛇，亦可治风，而力不及"。此即游蛇科乌梢蛇 *Zaocys dhumnades*。本草谓乌蛇"背有三棱"，《本草纲目》

称为"剑脊"。按，乌梢蛇活体背脊中央2~4行鳞片起强棱，药材干品脊部高耸成屋脊状。

金蛇 无毒。解生金毒。人中金药毒者，取蛇四寸，炙令黄，煮汁饮，频服之，以差为度。大如中指，长尺许，常登木饮露，身作金色，照日有光。亦有银蛇，解银药毒。人中金毒，候之法，合暝取银口中，含至晓，银变为金色者，是也。令人肉作鸡脚裂。生宾、澄州。今附。

臣禹锡等谨按，陈藏器云：金蛇，味咸，平。

图经曰 金蛇出宾、澄州。大如中指，长尺许，常登木饮露，体作金色，照日有光，及能解金毒。亦有银蛇，解银毒。今不见有捕得者。而信州上饶县灵山乡出一种蛇，酷似此，彼人呼为金星地鳝，冬月收捕之，亦能解众毒，止泻泄及邪热。

衍义曰 金蛇今方书往往不见用。

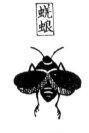

【**点评**】《本草纲目》"集解"项李时珍说："按刘恂《岭表录异》云：金蛇一名地鳝，白者名锡蛇，出黔州。出桂州者次之。大如拇指，长尺许，鳞甲上分金银，解毒之功。据此，则地鳝即金蛇，非二种矣。"此为蛇蜥科脆蛇蜥 *Ophisaurus harti*，形状类蛇，四肢退化，雄体背面有斑纹，具金属样光泽，又称金星地鳝。脆蛇蜥的雌体不闪光，当即所谓的银蛇或锡蛇。

蜣螂 味咸，寒，有毒。主小儿惊痫，瘛疭，腹胀，寒热，大人癫疾狂易音羊，手足端寒，肢满贲豚。一名蛣音诘蜣音羌。火熬之良。生长沙池泽。五月五日取，蒸，藏之，临用当炙。勿置水中，令人吐。畏羊角、石膏。

陶隐居云：《庄子》云"蛣蜣之智，在于转丸"。其喜入人粪中，取屎丸而却推之，俗名为推丸，当取大者。其类有三四种，以鼻头扁者为真。

唐本注云：《别录》云：捣为丸，塞下部，引痔虫出尽，永差。**臣禹锡等谨按，蜀本**图经云：此类多种，取鼻高目深者，名胡蜣螂，今所在皆有之。**药性论**云：蜣螂，使，主治小儿疳虫蚀。**日华子**云：能堕胎，治痁忤，和干姜傅恶疮，出箭头，其粪窒痔瘘出虫。入药去足炒用。

图经曰　蜣螂生长沙池泽，今处处有之。其类极多，取其大者。又鼻高目深者，名胡蜣螂，用之最佳。五月五日取，蒸而藏之，临用当炙。勿置水中，令人吐。小儿疳虫方多用之。蜣螂心，主丁疮。而本经不著。唐刘禹锡纂《柳州救三死方》云：元和十一年得丁疮，凡十四日，日益笃，善药傅之皆莫能知，长乐贾方伯教用蜣螂心，一夕而百苦皆已。明年正月食羊肉又大作，再用亦如神验。其法：一味贴疮，半日许可再易，血尽根出遂愈。蜣螂心，腹下度取之，其肉稍白是也。所以云食羊肉又大作者，盖蜣螂畏羊肉故耳。用时须禁食羊肉。其法盖出葛洪《肘后方》。又主箭镞入骨不可拔者，微熬巴豆与蜣螂并研匀，涂所伤处，斯须痛定必微痒，且忍之，待极痒不可忍，便撼动箭镞拔之立出。此方传于夏候郓，郓初为闻州录事参军，有人额上有箭痕，问之。云随马侍中征田悦中射，马侍中与此药，立可拔镞出，后以生肌膏药傅之，遂无苦。因并方获之，云诸疮亦可疗。郓得方后，至洪州逆旅，主人妻患疮，呻吟方极，以此药试之，立愈。又主沙尘入眼不可出者，取生蜣螂一枚，手持其背，遂于眼上影之，沙尘自出。

【陈藏器　治蜂瘘：烧死蜣螂末，和醋傅之。

圣惠方　治一切恶疮及沙虱水弩，恶疽，并皆治之：用蜣螂十枚，端午日收干者佳，杵末油调傅之。

外台秘要　治瘑疡风：取涂中死蜣螂杵烂之，当指令热，封之，一宿差。

肘后方　若大赫疮已炙之，以蜣螂干者末之，和盐水傅疮四畔周回，如韭叶阔狭。

子母秘录　治小儿重舌：烧蜣螂末，和唾傅舌上。又方小儿、大人忽得恶疮，未辨识者：取蜣螂杵，绞取汁，傅其上。

刘涓子　治鼠瘘：死蜣螂作末，苦酒和傅之，数过即愈，先以盐汤洗。又方治附骨痈：蜣螂七枚，和大麦烂捣封之。

衍义曰　蜣螂大小二种：一种大者为胡蜣螂，身黑光，腹翼下有小黄，子附母而飞行，昼不出，夜方飞出，至人家庭户中，见灯光则来；一种小者，身黑暗，昼方飞出，夜不飞。今当用胡蜣螂，其小者研三十枚，以水灌牛马，治胀结，绝佳。狐遇而必尽食之。

【点评】《尔雅·释虫》云："蛣蜣，蜣蜋。"郭璞注："黑甲虫，啖粪土。"《广雅·释虫》云："天社，蜣蜋也。"《名医别录》有名未用有天社虫，谓其"如蜂，大腰，食草木叶"，《本草纲目》附录本条。

蜣螂是粪食性昆虫，《本草纲目》观察甚为仔细，"集解"项李时珍说："蜣螂以土包粪，转而成丸，雄曳雌推，置于坎中，覆之而去。数日有小蜣螂出，盖孚乳于中也"。蜣螂包括金龟子科的多个品种，《本草图经》说鼻高目深之胡蜣螂，当即神农蜣螂 *Catharsius molossus*，俗称屎壳郎，其雄虫头部有一基部粗大的后弯角突，角突基部后侧有一对小突；至于陶弘景说鼻头扁者，则似大蜣螂 *Scarabaeus sacer*。

五灵脂　味甘，温，无毒。主疗心腹冷气，小儿五疳，辟疫，治肠风，通利气脉，女子月闭。出北地，此是寒号虫粪也。今附。

臣禹锡等今据：寒号虫四足，有肉翅不能远飞，所以不入禽部。

图经曰　五灵脂出北地，今惟河东州郡有之。云是寒号虫粪，色黑如铁，采无时。然多是夹沙石，绝难修治。若用之，先以酒研飞炼，令去沙石，乃佳。治伤冷积聚及小儿、女子方中多用之。今医治产妇血晕昏迷，上冲闷绝，不知人事者：五灵脂二两，一半炒熟，一半生用，捣罗为散，每服一钱，温熟水调下，如口噤者，以物斡开口灌之，入喉即愈，谓之独胜散。又治血崩不止，五灵脂十两，捣罗为末，以水五大盏，煎至三盏，去滓澄清，再煎为膏，入神曲末二两，合和，丸如梧子大。每服二十丸，温酒下，空心服便止。诸方用之极多。

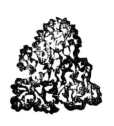

【经验方】　治丈夫、妇人吐逆，连日不止，粥食汤药不能下者，可以应用此得效摩丸：五灵脂不夹土石，拣精好者，不计多少，捣罗为末，研狗胆汁和为丸，如鸡头大。每服一丸，煎热生姜酒，摩令极细，更以少生姜酒化以汤，汤药令极热，须是先做下粥，温热得所。左手与患人药吃，不得嗽口，右手急将粥与患人吃，不令太多。

经效方　治妇人心痛，血气刺不可忍，失笑散：五灵脂净好者，蒲黄等分，为末。每服二钱，用好醋一杓熬成膏，再入水一盏同煎至七分，热服，立效。**又方**治妇人经血不止：五灵脂末，炒令过热，出尽烟气。每服大两钱，用当归两片，酒一中盏，与药末同煎至六分，去滓热服。连三五服效。

衍义曰　五灵脂行经血有功，不能生血。尝有人病眼中翳，往来不定，如此乃是血所病也。盖心生血，肝藏血，肝受血则能视，目病不治血为背理。此物入肝最速，一法，五灵脂二两，没药一两，乳香半两，川乌头一两半，炮去皮，同为末，滴水丸如弹子大，每用一丸，生姜温酒磨服，治风冷气血闭，手足身体疼痛，冷麻。又有人被毒蛇所伤，良久之间已昏困。有老僧以酒调药二钱灌之，遂苏。及以药滓涂咬处，良久，复灌二钱，其苦皆去。问之，乃五灵脂一两，雄黄半两，同为末，止此耳。后有中毒者用之，无不验。此药虽不甚贵，然亦多有伪者。

【点评】五灵脂被认为是寒号虫粪，故《开宝本草》将其安排在虫部，《嘉祐本草》又补充说："寒号虫四足，有肉翅不能远飞，所以不入禽部"。《本草纲目》则将寒号虫移到鸟部，"释名"项引杨慎的意见，谓寒号虫即经书所说的"鹖鴠"。按，今以寒号虫为鼯鼠科复齿鼯鼠 Trogopterus xanthipes，此动物除了有飞膜可滑行外，形态与禽鸟类差别甚大，似乎没有可能被古人误认为鸟类。此或源于前人未实地考察，仅从文献摸索而产生的谬解。

《本草衍义补遗》谓五灵脂"能行血止血"，《本草蒙筌》主张"行血宜生，止血须炒"，与蒲黄同用，即《太平惠民和剂局方》之失笑散。

蝎　味甘、辛，有毒。疗诸风瘾疹及中风，半身不遂，口眼㖞斜，语涩，手足抽掣。形紧小者良。出青州者良。今附。

臣禹锡等谨按，蜀本云：蝎，紧小者名蛜蝌。**段成式酉阳杂俎**云：鼠负虫巨者，多化为蝎。蝎子多负于背，尝见一蝎负十余子，子色犹白，才如稻粒。陈州古仓有蝎，形如钱，螫人必死。江南旧无蝎，开元初尝有主簿，竹简盛过江，至今江南往往有之，俗呼为主簿虫。蝎常为蜗所食，先以迹规之不复去。蝎前谓之螫，后谓之虿。**日华子**云：蝎，平。

图经曰　蝎旧不著所出州土，注云"出青州者良"，今京东西及河、陕州郡皆有之。采无时。用之欲紧小者。今人捕得，皆火逼干死收之。方书谓之蛜蝌，陶隐居《集验方》云：蝎有雌雄，雄者螫人，痛止在一处，雌者痛牵诸处。若是雄者，用井泥傅之，温则易。雌者当用瓦屋沟下泥傅之。或不值天雨泥，可汲新水从屋上淋下，取泥用。又可画地作十字，取上土，水服五分匕。又云：曾经螫毒痛苦不可忍，诸

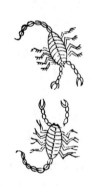

法疗不效，有人令以冷水渍指，亦渍手，即不痛；水微暖复痛，即易冷水。余处不可用冷水浸，则以故布揾之，小暖则易之，皆验。又有咒禁法，今人亦能用之有应。古今治中风抽掣手足及小儿惊搐方多用蝎。《箧中方》治小儿风痫，取蝎五枚，以一大石榴割头，去子，作瓮子样，内蝎其中，以头盖之，纸筋和黄泥封裹，以微火炙干，渐加火烧令通赤，良久去火，待冷去泥，取中焦黑者细研。乳汁调半钱匕，灌之便定。儿稍大，则以防风汤调末服之。

【经验方】 治小儿惊风：用蝎一个，不去头尾，薄荷四叶裹合，火上炙令薄荷焦，同碾为末，作四服，汤下。大人风涎只一服。

杜壬方 治耳聋，因肾虚所致，十年内一服愈：蝎，至小者四十九枚，生姜如蝎大四十九片，二物铜器内，炒至生姜干为度，为末。都作一服，初夜温酒下，至二更尽，尽量饮酒，至醉不妨。次日耳中如笙簧，即效。

衍义曰 蝎，大人、小儿通用，治小惊风，不可阙也。有用全者，有只用稍者，稍力尤功。今青州山中石下捕得，慢火逼，或烈日中煞，蝎渴热时，乃与青泥食之，既满腹，以火逼杀之，故其色多赤，欲其体重而售之故也。医家用之，皆悉去土。如蛋人，还能禁止之。自尝被其毒，兄长禁而止，及令故蜇终不痛。翰林禁科具矣。

【点评】《本草纲目》"集解"项李时珍说："蝎形如水黾，八足而长尾，有节色青。"此即钳蝎科东亚钳蝎 *Buthus martensii* 之类。

蝎毒是一种神经毒。被蝎蜇伤后创口感染，疼痛剧烈，一般几个小时以后缓解，偶然也可致命。本书提到蜇伤后冷水浸手，或井底泥敷贴等，与《本草衍义》提到的禁咒法术一样，都是安慰剂性质。患者碰巧自愈，于是觉得有效。《本草衍义》又说："今青州山中石下捕得，慢火逼，或烈日中煞，蝎渴热时，乃与青泥食之，既满腹，以火逼杀之，故其色多赤，欲其体重而售之故也。医家用之，皆悉去土。"这是药商掺杂使假的伎俩，古今皆然。

蝼音娄**蛄**音姑 味咸，寒，无毒。主产难，出肉中刺，溃痈肿，下哽噎，解毒，除恶疮。一名蟪蛄、一名天蝼、一名螜音斛。生东城平泽。夜出者良，夏至取，暴干。

陶隐居云：以自出者。其自腰以前甚涩，主止大小便；从腰以后甚利，主下大小便。若出拔刺，多用其脑。此物颇协神鬼，昔人狱中得其蟮力者；今人夜忽见出，多打杀之，言为鬼所使也。**臣禹锡等谨按，蜀本**注云：《尔雅》曰"蝼，天蝼"是也。图经云夏至取，今所在有之。**尔雅疏**云：一名硕鼠。《夏小正》三月云"蝼则鸣"是也。**日华子**云：冷，有毒。治恶疮水肿，头面肿，入药炒用。

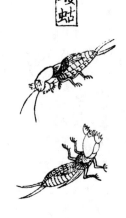

图经曰　蝼蛄生东城平泽，今处处有之。穴地粪壤中而生，夜则出求食，人夜行忽见出，多打杀之，言其为鬼所使也。夏至后取，暴干，以夜出者良。其自腰以前甚涩，主止大小便，或云止小便；自腰以后甚利，主下大小便。若出拔刺，多用其脑。此一名蝼，《尔雅》云"蝼，天蝼"，《夏小正》篇云"三月蝼则鸣"是也。《广雅》云"一名硕鼠"，《易》"晋如硕鼠"，孔颖达《正义》云"有五能而不能成技之虫也"。又引蔡邕《劝学篇》云"硕鼠五能不成一技术"，注云："能飞不能过屋；能缘不能穷木，能游不能度谷；能穴不能掩身，能走不能免人"。《荀子》云："梧鼠五技而穷。"并为此蝼蛄也。而《魏诗》硕鼠刺重敛，传注："皆谓大鼠。"则《尔雅》所谓硕鼠，关西呼为鼩（音瞿）鼠者。陆机云："今河东有大鼠，能人立，交见两脚于颈上，跳舞善鸣，食人禾苗，人逐则走木空中，亦有五技，或谓之雀鼠，其形大。"然则蝼蛄与此鼠，二物而同名硕鼠者也。蝼蛄有技而穷，此鼠技不穷，故不同耳。蝼蛄又名梧鼠，本经未见也。今方家治石淋导水，用蝼蛄七枚，盐二两，同于新瓦上铺盖焙干，研末。温酒调一钱匕，服之即愈。

【圣惠方】　治十种水病肿满，喘促不得卧：以蝼蛄五枚，干为末，食前汤调半钱匕至一钱，小便通，效。

外台秘要　治鲠：蝼蛄脑一物吞。亦治刺不出，傅之刺即出。

孙真人　治箭镞在咽喉、胸膈及针刺不出：以蝼蛄捣取汁滴上，三五度箭头自出。

衍义曰　蝼蛄，此虫当立夏后至夜则鸣，《月令》谓之蝼蝈鸣者是矣。其声如蚯蚓，此乃是五技而无一长者。

【点评】蝼蛄是常见的地下害虫。《尔雅·释虫》云："蝼，天蝼。"郭璞注："蝼蛄也，《夏小正》曰蝼则鸣。"《广雅·释虫》云："炙鼠、津姑、蝼蛾、蟓蛉、蛞蝼，蝼蛄也。"《本草纲目》"集解"项李时珍说："蝼蛄穴土而居，有短翅四足。雄者善鸣而飞，雌者腹大羽小，不善飞翔，吸风食土，喜就灯光。入药用雄。云用火烧地赤，置蝼于上，任其跳死，覆者雄，仰者雌也。"此即蝼蛄科非洲蝼蛄 *Gryllotalpa africana*、华北蝼蛄 *Gryllotalpa unispina* 之类。

马陆 味辛，温，有毒。主腹中大坚癥，破积聚，息肉，恶疮，白秃，疗寒热痎结，胁下满。一名百足、一名马轴。生玄菟川谷。

陶隐居云：李云此虫形长五六寸，状如大蚕，夏月登树鸣，冬则蛰，今人呼为飞蚿（音玄）虫也，恐不必是马陆尔。今有一细黄虫，状如蜈蚣而甚长，俗名土虫，鸡食之醉闷亦至死。书云"百足之虫，至死不僵（居良切）"，此虫足甚多，寸寸断便寸行，或欲相似。方家既不复用，市人亦无取者，未详何者的是。**唐本注云：** 此虫大如细笔管，长三四寸，斑色，一如蚰蜒，襄阳人名为马蚿，亦呼马轴，亦名刀环虫，以其死侧卧，状如刀环也。有人自毒，服一枚便死也。

【**雷公**】 凡使，收得后，糠头炒，令糠头焦黑，取马陆出，用竹刮足去头了，研成末用之。

衍义曰 马陆即今百节虫也，身如槎节，节有细蹙纹起，紫黑色，光润，百足。死则侧卧如环，长二三寸，尤者粗如小指。西京上阳宫及内城砖墙中甚多，入药至鲜。

蛙 味甘，寒，无毒。主小儿赤气，肌疮，脐伤，止痛，气不足。一名长股。生水中，取无时。

陶隐居云：凡蜂、蚁、蛙、蝉，其类最多。大而青脊者，俗名土鸭，其鸣甚壮；又一种黑色，南人名为蛤子，食之至美；又一种小形善鸣唤，名蛙子，此则是也。**臣禹锡等谨按，蜀本**注云：虾蟆属也，居陆地，青脊善鸣，声作蛙者是。**日华子**云：青蛙，性冷，治小儿热疮。背有黄路者，名金线。杀尸疰病虫，去劳劣，解热毒，身青绿者是。

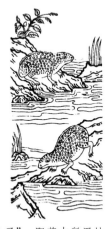

图经曰 蛙本经不载所出州土，云生水中，今处处有之。似虾蟆而背青绿色，俗谓之青蛙。亦有背作黄文者，人谓之金线蛙。陶隐居云"蜂、蚁、蛙、蝉，其类最多，大腹而脊青者，俗名土鸭，其鸣甚壮"，即《尔雅》所谓"在水曰黾"者是也。"黑色者，南人呼为蛤子，食之至美"，即今所谓之蛤，亦名水鸡是也。闽、蜀、浙东人以为珍馔，彼人云食之补虚损，尤宜产妇，即此也。"小形善鸣唤者，名蛙子"，即药中所用蛙是也。其余蝼蝈、长肱、蠷子之类，非药中所须，不复悉载也。

衍义曰 蛙其色青，腹细嘴尖，后脚长，故善跃。大其声则曰蛙，小其声则曰蛤，《月令》所谓"雀入大水化为蛤"者也。唐韩退之诗"一夜青蛙啼到晓"者是。此食之性平，解劳热。

【点评】蛙是可食之物,《本草纲目》记载别名有田鸡、青鸡、坐鱼、蛤鱼,李时珍解释说:"蛙好鸣,其声自呼。南人食之,呼为田鸡,云肉味如鸡也。又曰坐鱼,其性好坐也。按《尔雅》蟾、蛙俱列鱼类,而东方朔传云:长安水多蛙鱼,得以家给人足。则古昔关中已常食之如鱼,不独南人也。"根据诸家描述,并结合分布情况,背青绿色常见的应该是蛙科黑斑蛙 *Rana nigromaculata*,背有黄文为金线蛙 *Rana plancyi*,一般说的青蛙主要是前者。

鲮鲤甲 微寒。主五邪,惊啼悲伤,烧之作灰,以酒或水和方寸匕,疗蚁瘘。

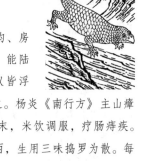

陶隐居云:其形似鼍而短小,又似鲤鱼,有四足,能陆能水。出岸开鳞甲,伏如死,令蚁入中,忽闭而入水,开甲,蚁皆浮出,于是食之,故主蚁瘘。方用亦稀,惟疗疮癞及诸疰疾尔。**臣禹锡等谨按,蜀本图经**云:生深大山谷中,金、房、均等州皆有之。**药性论**云:鲮鲤甲,使,有大毒。治山瘴疟,恶疮,烧傅之。**日华子**云:凉,有毒。治小儿惊邪,妇人鬼魅悲泣及痔漏,恶疮,疥癣。

图经曰 鲮鲤甲旧不著所出州郡,今湖岭及金、商、均、房间,深山大谷中皆有之。似鼍而短小,色黑,又似鲤鱼而有四足,能陆能水。日中出岸,开鳞甲如死,令蚁入中,蚁满便闭而入水,蚁皆浮出,因接而食之,故主蚁瘘为最。亦主恶疮疥癞,烧其甲,末傅之。杨炎《南行方》主山瘴疟,有鲮鲤甲汤。今人谓之穿山甲,近医亦用烧灰,与少肉豆蔻末,米饮调服,疗肠痔疾。又治吹奶,疼痛不可忍,用穿山甲炙黄,木通各一两,自然铜半两,生用三味捣罗为散。每服二钱,温酒调下,不计时候。

【外台秘要】 《肘后》治蚁入耳:烧鲮鲤甲末,以水调灌之,即出。

千金翼 治蚁漏:取鲮鲤甲二七枚,末,猪膏和傅之。

简要济众 治产后血气上冲心成血晕:穿山甲一两,童子小便浸一宿,取出慢火炙令黄,为散。每服一钱,狗胆少许,热酒调下,非时服之。

衍义曰 鲮鲤甲穴山而居,亦能水。烧一两存性,肉豆蔻人三个,同为末,米饮调二钱,服,治气痔,脓血。甚者加猬皮一两,烧入,中病即已,不必尽剂。

【点评】《本草纲目》"集解"项李时珍说:"鲮鲤状如鼍而

小，背如鲤而阔，首如鼠而无牙，腹无鳞而有毛，长舌尖喙，尾与身等。尾鳞尖厚，有三角，腹内脏腑俱全，而胃独大，常吐舌诱蚁食之。曾剖其胃，约蚁升许也。"此即鲮鲤科动物鲮鲤 *Manis pentadactyla*，俗名穿山甲。

穿山甲因为食蚁，所以很早就被附会出"疗蚁瘘"的功效，其原理如陶弘景解释："能陆能水，出岸开鳞甲，伏如死，令蚁入中，忽闭而入水，开甲，蚁皆浮出，于是食之，故主蚁瘘"。《诸病源候论》卷34云："蚁瘘者，由饮食有蚁精气，毒入于五脏，流出经络，多着颈项，戢戢然小肿核细，乃遍身体。"《医心方》卷16引《葛氏方》云："若疮多而孔少者，是蚁瘘。烧陵鲤鳃甲，猪膏和敷，佳。"用穿山甲治疗乳腺病，见于《本草图经》："治吹奶，疼痛不可忍，用穿山甲炙黄、木通各一两，自然铜半两，生用，三味捣罗为散，每服二钱，温酒调下，不计时候"。哺乳期乳腺炎表现为乳腺胀痛，哺乳时加剧，故称"吹奶"。《本草纲目》总结为"通经脉，下乳汁，消痈肿，排脓血"，并说："古方鲜用，近世风疟、疮科、通经下乳，用为要药"。其仍用法象理论解释原理："盖此物穴山而居，寓水而食，出阴入阳，能窜经络，达于病所故也"；还引谚语说："穿山甲，王不留，妇人食了乳长流"。

芫青　味辛，微温，有毒。主蛊毒，风疰，鬼疰，堕胎。三月取，暴干。

陶隐居云：芫花时取之，青黑色，亦疗鼠瘘。**臣禹锡等谨按，**蜀本图经云：形大小如斑猫，纯青绿色，今出宁州也。

图经曰　芫青本经不载所出州土，今处处有之。其形颇与斑猫相类，但纯青绿色，背上一道黄文，尖喙。三四月芫花发时乃生，多就花上采之，暴干。凡用斑猫、芫青、亭长之类，当以糯米同炒，看米色黄黑，即为熟，便出之。去头、足及翅翼，更以乱发裹之，挂屋东荣一宿，然后用之，则去毒矣。旧说斑猫、芫青、葛上亭长、地胆皆一类而随时变，古方皆用之。深师疗淋用亭长，说之最详，云：取葛上亭长，折断腹，腹中有白子如小米二三分，取著白板子上阴干燥，二三日药成。若有人患十年淋，服三枚；八九年以还，服二枚。服时以水著小杯中，水如枣许，内药盏中，爪甲研，当扁扁见于水中，仰头，乃令人写著咽喉中，勿令近牙齿间。药虽微小，下喉自觉当至下焦淋所。有顷，药大作，烦急不可堪者，饮干麦饭汁，则药势止也。若无干麦饭，但水亦可耳。老、小服三分之一，当下淋疾如脓血连连尔。石去者，或如指头，或青，或黄，男女服之皆愈。此虫四月、五月、六月为葛上亭长，七月为斑猫，九月、十月为地胆。随时变耳。亭长时，头当赤，身黑。若药不快，淋不下，以意节度，更增服之。今医家多只用斑猫、芫青，而亭长、地胆稀有使者。人亦少采捕，既不得其详，故不备载。

【雷公云】　芫蜻、斑猫、亭长、赤头等四件，其样各不同，所居、所食、所效各不同。其芫蜻觜尖，背上有一画黄；斑猫背上一画黄，一画黑，觜尖处一小点赤，在豆叶上居，食豆叶汁；亭长形黑黄，在蔓叶上居，食蔓胶汁；赤头额上有大红一点，身黑。用各有长处。凡修事芫青、斑猫、亭长、赤头，并用糯米、小麻子相拌同炒，待米黄黑出，去麻子等，去两翅、足并头，用血余裹，悬于东墙角上一夜，至明取用。

【点评】《本草图经》尤其提到芫青与斑蝥的区别云："其形颇与斑猫相类，但纯青绿色，背上一道黄文，尖喙。三四月芫花发时乃生，多就花上采之。"《本草纲目》增加别名"青娘子"，解释说："居芫花上而色青，故名芫青。世俗讳之，呼为青娘子，以配红娘子也"。芫青科绿芫青 Lytta caragana 通体绿色至蓝绿色，有光泽，隐约可见 3 条纵脊纹，应即《本草图经》所说"纯青绿色，背上一道黄文"者；此外，缝纹绿芫青 Lytla suturella，也有近似特征。

地胆　味辛，寒，有毒。主鬼疰，寒热，鼠瘘，恶疮，死肌，破癥瘕，堕胎，蚀疮中恶肉，鼻中息肉，散结气石淋。去子，服一刀圭即下。**一名蚖青**、**一名青蛙**乌娲切。生汶山川谷，八月取。恶甘草。

陶隐居云：真者出梁州，状如大马蚁，有翼；伪者即斑猫所化，状如大豆。大都疗体略同，必不能得真尔，此亦可用，故有蚖青之名。蚖字乃异，恐是相承误矣。**唐本注**云：形如大马蚁者，今见出邠州者是也。状如大豆者，未见也。**臣禹锡等谨按**，蜀本图经云：二月、三月、八月、九月，草莱上取之，形倍黑色，芫青所化也。**药性论**云：地胆，能宣出瘰疬根，从小便出，上亦吐之。治鼻齆。

图经　文具芫青条下。

【点评】按陶弘景的说法，地胆有真伪两种："真者出梁州，状如大马蚁，有翼；伪者即斑蝥所化，状如大豆。"《本草纲目》"集解"项李时珍说："今处处有之，在地中或墙石内，盖芫青、亭长之类，冬月入蛰者，状如斑蝥。苏恭未见，反非陶说，非也。本经别名芫青，尤为可证。既曰地胆，不应复在草莱上矣。盖芫青，青绿色；斑蝥，黄斑色；亭长，黑身赤头；地胆，黑头赤尾。色虽不同，功亦相近。"今以芫青科地胆 *Meloe coarctatus*、长地胆 *Meloe violcews*、长圆胸地胆芫菁 *Meloe corvinus* 之类作为地胆的原动物，这类昆虫，鞘翅极短，叶片状，确实符合陶弘景说"状如大马蚁，有翼"的样子。芫青科的昆虫多数含有斑蝥素，有强烈刺激性，陶说"伪者即斑蝥所化"，又承认"大都疗体略同"，当指同科其他物种。

珂　味咸，平，无毒。主目中翳，断血，生肌。贝类也，大如鳆，皮黄黑而骨白，以为马饰。生南海，采无时。唐本先附。

【海药】　谨按，《名医别录》云：生南海，白如蚌。主消翳膜及筋弩肉，并刮点之。此外无诸要用也。

雷公云　要冬采得色白腻者，并有白旋水文。勿令见火，立无用处。夫用，以铜刀刮作末子，细研，用重绢罗筛过后，研千余下用。此物不入妇人药中用。

蜻音青蛉音零　微寒。强阴，止精。

陶隐居云：此有五六种，今用青色大眼者，一名诸乘，俗呼胡蜊，道家用以止精。眼可化为青珠。其余黄细及黑者，不入药用。一名蜻蜓。臣禹锡等谨按，蜀本注云：蜻蜓六足四翼，好飞溪渠侧。日华子云：蜻蜓，凉，无毒。壮阳，暖水脏。入药去翼足，炒用良。

图经曰　蜻蛉旧不载所出州郡，今所在水际多有之。此有数种，当用青色大眼者为良，其余黄赤及黑色者不入用。俗间正名蜻蜓，而不甚须也，道家则多用之。

衍义曰　蜻蛉，其中一种最大，京师名为马大头者是，身绿色。雌者，腰间一遭碧色，用则当用雄者。陶隐居以谓青色大眼，一类之中元无青者，眼一类皆大。此物生化于水中，故多飞水上。唐杜甫云"点水蜻蜓款款飞"。

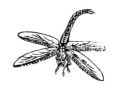
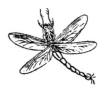

【点评】蜻蜓的种类虽多，皆是蜻蜓目蜻科的昆虫。本草书强调的"青色大眼者"，当是碧伟蜓 Anax parthenope 之类，即《本草衍义》所说的"马大头"，其他也包括大蜻蜓 Anotogaster sieboldii、褐顶赤卒 Sympetrum infuscatum、黄蜻 Pantala flavescens 等。《本草图经》绘蜻蜓两只，应该皆是碧伟蜓或大蜻蜓。

鼠妇 味酸，温、微寒，无毒。主气癃不得小便，妇人月闭，血瘕，痫痉，寒热，利水道。一名负蟠_{音烦}、一名蛜_{音伊}蝛_{音威}、一名蜲蟋。生魏郡平谷及人家地上，五月五日取。

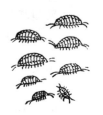

陶隐居云：一名鼠负，言鼠多在坎中，背则负之，今作"妇"字，如似乖理。又一名鼠姑。**臣禹锡等谨按**，蜀本注云：《尔雅》云"蟠，鼠负"是也。多在瓮器底及土坎中，常惹著鼠背，故名之也。俗亦谓之鼠粘，犹如菜耳名羊负来也。**日华子云**：鼠妇虫，有毒。通小便，能堕胎。

图经曰 鼠妇生魏郡平谷及人家地上，今处处有之。多在下湿处瓮器底及土坎中，常惹著鼠背，故名鼠负。今作"妇"字，谬耳。《尔雅》云"蟠，鼠负"，郭璞云："瓮器底虫。"又云："蛜蝛，委黍。"《诗·东山》云"蛜蝛在室"，郑笺云："此物家无人则生"。然本经亦有此名，是今人所谓湿生虫者也。五月五日取。古方有用者，张仲景主久疟，大鳖甲丸中使之，以其主寒热也。

【千金方】 治产后小便不利：鼠妇七枚一味，熬为屑，作一服酒调下。

衍义曰 鼠妇，此湿生虫也，多足，其色如蚓，背有横纹蹙起，大者长三四分，在处有之，砖甃及下湿处多，用处绝少。

【点评】鼠妇的原动物为潮虫科鼠妇 Porcellio scaber 之类，此外，卷甲虫科普通卷甲虫 Armadillidium vulgare，形态与鼠妇相近，也被作为鼠妇药用。

萤火 味辛，微温，无毒。主明目，小儿火疮伤，热气，蛊毒，鬼疰，通神精。一名夜光、一名放光、一名熠_{以入切}耀_{以灼切}、一名即炤_{音照}。生阶地池泽。七月七日取，阴干。

陶隐居云：此是腐草及烂竹根所化，初犹未如虫，腹下已有光，数日便变而能飞。方术家捕取内酒中令死，乃干之，俗药用之亦稀。**臣禹锡等谨按**，蜀本注云：《尔雅》云"萤火，即熠"，注曰："夜飞，腹下有火。"按此虫是朽草所化也，《吕氏春秋》云"腐草化为萤"是也。**药性论云**：萤火，亦可单用，治青盲。

  衍义曰 萤常在大暑前后飞出，是得大火之气而化，故如此明照也。今人用者少。《月令》虽曰腐草所化，然非阴湿处终无。

  【点评】萤火即萤科萤火虫，种类繁多，因其尾部有发光细胞，可以发出荧光而得名。萤火虫一般在水草丛中产卵，幼虫多次蜕变，经过蛹的阶段，最后成虫。或因为萤火虫常见于草丛，故古人以为萤火虫是腐草所化。陶弘景说"此是腐草及烂竹根所化，初犹未如虫，腹下已有光，数日便变而能飞"，即是此义。《本草纲目》将之分为三种，"集解"项李时珍说："萤有三种：一种小而宵飞，腹下光明，乃茅根所化也，《吕氏·月令》所谓腐草化为萤者是也；一种长如蛆蝎，尾后有光，无翼不飞，乃竹根所化也，一名蠲，俗名萤蛆，《明堂月令》所谓腐草化为蠲者是也，其名宵行，茅竹之根，夜视有光，复感湿热之气，遂变化成形尔；一种水萤，居水中，唐李子卿《水萤赋》所谓彼何为而化草，此何为而居泉是也。入药用飞萤。"其中水萤为水生萤火虫，如黄缘萤 *Luciola ficta*、条背萤 *Luciola substriata* 之类；飞萤则是陆生的萤火虫 *Luciola vitticollis* 之类。

甲香 味咸，平，无毒。主心腹满痛，气急，止痢，下淋。生南海。

  唐本注云：蠡大如小拳，青黄色，长四五寸，取厣烧灰用之。南人亦煮其肉啖，亦无损益也。（唐本先附。）

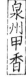

  图经曰 甲香生南海，今岭外闽中近海州郡及明州皆有之。海蠡音螺之掩也。《南州异物志》曰：甲香，大者如瓯面，前一边直挼长数寸，围壳岨峿有刺。其掩杂众香烧之，使益芳，独烧则臭。一名流螺。诸螺之中，流最厚味是也。其蠡大如小拳，青黄色，长四五寸，人亦啖其肉。今医方稀用，但合香家所须。用时先以酒煮去腥及涎，云可聚香，使不散也。《传信方》载其法云：每甲香一斤，以泔一斗半，于铛中，以微煻火煮经

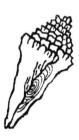

一复时，即换新泔。经三换即滤出，众手刮去香上恶物讫，用白蜜三合，水一斗，又煻火煮一复时，水干，又以蜜三合，水一斗，再煮都三复时，以香烂止。炭火热烧地，洒清酒，令润，铺香于其上，以新瓷瓶盖合密，埋一复时，待香冷硬，即白中，用木杵捣，令烂。以沉香三两，麝香一分和合，略捣，令相乱，入即香成，以瓷瓶贮之，更能埋之，经久，方烧尤佳。凡烧此香，须用大火炉，多著热灰及刚炭，至合翻时，又须换火，猛烧令尽讫，去之。炉傍著火暖水，即香不散。甲香须用台州小者佳。此法出于刘兖奉礼也。凡蠡之类亦多，绝有大者。珠蠡莹洁如珠，鹦鹉蠡形似鹦鹉头，并堪酒杯者。梭尾蠡如梭状，释辈所吹者。皆不入药，故不悉录。

【海药云】 和气清神，主肠风瘘痔。陈氏云：主甲疽，瘘疮，蛇、蝎、蜂螯，疥癣，头疮，馋疮。甲煎，口脂用也。《广州记》云：南人常食，若龟鳖之类。又有小甲香，若螺子状。取其蒂而修成也。

雷公云 凡使，须用生茅香、皂角二味煮半日，却滤出，于石臼中捣，用马尾筛筛过用之。

经验方 甲香修制法：不限多少，先用黄土泥水煮一日，以温水浴过。次用米泔或灰汁煮一日，依前浴过。后用蜜、酒煮一日，又浴过，爆干任用。

衍义曰 甲香善能管香烟，与沉、檀、龙、麝用之，甚佳。

衣鱼 味咸，温，无毒。主妇人疝瘕，小便不利，小儿中风项强巨两切背起，摩之。又疗淋，堕胎，涂疮灭瘢。一名白鱼、一名蟫音谈。生咸阳平泽。

陶隐居云 衣中乃有，而不可常得，多在书中，亦可用。小儿淋闭，以摩脐及小腹，即溺通也。**臣禹锡等谨按，药性论**云：衣中白鱼，使，有毒，利小便。

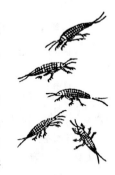

图经曰 衣鱼生咸阳平泽，今处处有之。衣中乃少，而多在书卷中。《尔雅》所谓"蟫（潭寻二音），白鱼"，郭璞云"衣书中虫，一名蛃（音丙）鱼"是也。段成式云："补阙张周见壁上瓜子化为白鱼，因知《列子》朽瓜为鱼之言不虚也。"古方主小儿淋闭，取以摩脐及小腹，溺即通。又合鹰屎、僵蚕同傅疮瘢即灭。今人谓之壁鱼，俗传壁鱼入道经函中，因蠹食神仙字，则身有五色，人能得而吞之，可致神仙。唐张褐之少子惑其说，乃多书神仙字，碎剪置瓶中，取壁鱼投之，冀其蠹食而不能得，遂致心疾。

【千金方】 治沙石草落目中，眯，不出：白鱼以乳汁和，注目中。

外台秘要 主眼瞖：白鱼末，注少许于瞖上。

孙真人 卒患偏风，口㖞语涩：取白鱼摩耳下，㖞向左摩右，向右摩左，正即止。

子母秘录 治妇人无故遗血溺：衣中白鱼三十个，内阴中。

食医心镜 小儿中客忤：书中白鱼十枚，傅乳头，饮之差。

衍义曰 衣鱼多在故书中，久不动帛中或有之，不若故纸中多也。身有厚粉，手揣之则落，亦啮毳衣，用处亦少。其形稍似鱼，其尾又分二歧，世用以灭瘢痕。

【点评】《本草纲目》"集解"项李时珍说："衣鱼，其蠹衣帛书画，始则黄色，老则有白粉，碎之如银，可打纸笺。按段成式言：何讽于书中得一发长四寸，卷之无端，用力绝之，两端滴水。一方士云：此名脉望，乃衣鱼三食神仙字，则化为此。夜持向天，可以坠星，求丹。又异于吞鱼致仙之说。大抵谬妄，宜辩正之。"此为衣鱼科衣鱼 *Lepisma saccharina*、毛衣鱼 *Ctenolepisma villosa* 之类。

三十六种陈藏器余

海螺 《百一方》治目痛累年，或三四十年方，取生螺一枚，洗之，内燥，抹螺口开，以黄连一枚，内螺口中，令其螺饮黄连汁，以绵注取汁，著眦中。

【孙真人 合菜食治心痛。

海月 味辛，平，无毒。主消渴，下气，令人能食，利五脏，调中。生姜、酱食之，销腹中宿物，令易饥，止小便。南海水沫所化，煮时犹变为水，似半月，故以名之。海蛤类也。

【食疗云 平。主消痰，辟邪鬼毒。以生椒、酱调和食之良，能消诸食，使人易饥。又，其物是水沫化之，煮时犹是水，入腹中之后，便令人不小便，故知益人也。又，有食之人，亦不见所损。此看之，将是有益耳。亦名以下鱼。

【点评】海月为不等蛤科多种贝类，如海月 *Placuna placenta* 之类。其贝壳通常呈不规则的扇圆形，壳质较薄，有的半透明，可以磨薄作天窗。

青蚨　味辛，温，无毒。主补中，益阳道，去冷气，令人悦泽。生南海。状如蝉，其子著木，取以涂钱，皆归本处。一名蚨蜗，《广雅》云"青蚨也"。《搜神记》曰："南方有虫，名蟥蠋，如蝉大，辛美可食。其子如蚕种，取其子归，则母飞来，虽潜取，必知处。杀其母涂钱，子涂贯，用钱则自还。"《淮南子万毕》云："青蚨一名鱼伯，以母血涂八十一钱，以子血涂八十一钱，置子用母，置母用子，皆自还也。"

【海药】　谨按，《异志》云：生南海诸山，雄雌常处不相舍。主秘精，缩小便。青金色相似，人采得，以法末之，用涂钱以货易，昼用夜归，亦是人间难得之物也。

【点评】传说中青蚨是一种神奇昆虫，可以令使用出去的钱自动还归，后来则以"青蚨"作为金钱的代称。如寒山的诗"囊里无青蚨，箧中有黄绢"。《本草纲目》"集解"项说："按《异物志》云：青蚨形如蝉而长。其子如虾子，着青叶上。得其子则母飞来。煎食甚辛而美。《峋嵝神书》云：青蚨一名蒲蚨，似小蝉，大如蚨，青色有光。生于池泽，多集蒲叶上。春生子于蒲上，八八为行，或九九为行，如大蚕子而圆。取其母血及火炙子血涂钱，市物仍自还归，用之无穷，诚仙术也。其说俱仿佛。但藏器云子着木上，稍有不同。而许氏《说文》亦曰：青蚨，水虫也。盖水虫而产子于草木尔。"青蚨的形状与蝉相似，水生，护子，研究者将其考订为负子蝽科的大田鳖 *Lethocerus indicus*，俗名"桂花蝉"。可备一说。

本条引《搜神记》说"杀其母涂钱，子涂贯，用钱则自还"。所谓"贯"，即穿钱的绳索，也称"钱串"。

蚝虫　有毒。杀禽兽，蚀息肉，傅恶疮。

【百一方　蚝虫，主射工。取一枚致口中便愈，已死者亦起。虫有毒，应不可吞，云以白梅皮裹含之。

乌烂死蚕　有小毒。蚀疮有根者，亦主外野鸡病，并傅疮上。在簇上乌臭者。白死蚕，主白游。赤死蚕，主赤游。并涂之。游，一名疹也。

茧卤汁　主百虫入肉，蟹蚀瘑疥及牛、马虫疮，山蛩、山蛭入肉，蚊子诸虫咬毒。盐茧瓮下收之，以竹筒盛卤浸疮。山行亦可预带一筒，取一蛭置中，兼持一片干海苔，则辟诸蛭。苏恭注本经蛭条云"山人自有疗法"，岂非此乎。亦可为汤浴小儿，去疮疥。此汁是茧中蛹汁，故能杀虫，非为卤鹹也。

壁钱　无毒。主鼻衄及金疮，下血不止，捺取虫汁点疮上及鼻中，亦疗外野鸡病下血。其虫上钱幕，主小儿呕吐逆，取二七煮汁饮之。虫似蜘蛛，作白幕如钱，在暗壁间，此土人呼为壁茧。

【点评】壁钱是蜘蛛之一种，为壁钱科的生物，亦名壁镜。《本草纲目》"集解"项李时珍说："大如蜘蛛，而形扁斑色，八足而长，亦时蜕壳，其膜色光白如茧。云其虫有毒，咬人至死。惟以桑柴灰煎取汁，调白矾末傅之。妙。"

针线袋　主妇人产后肠中痒不可忍，以袋安所卧褥下，无令知之。

【点评】如针线袋及以下数条，如故锦、故绯帛、赦日线，皆非虫鱼，应该是唐慎微将《本草拾遗》材料编入《证类本草》时，未能深考。《本草纲目》改入服器部。

故锦烧作灰　主小儿口中热疮，研灰为末，傅口疮上。煮汁服，疗蛊毒。岭南有食锦虫，屈如指环，食故绯帛锦，如蚕之食叶。

故绯帛　主恶疮，丁肿，毒肿。诸疮有根者，作膏用。帛如手大，取露蜂房，弯头棘刺，烂草节二七，乱发，烧为末，空腹服，饮下方寸匕，大主毒肿。绯帛亦入诸膏，主丁肿用为上。又主儿初生脐未落时，肿痛水出，烧为末，细研傅之。又，五色帛，主盗汗，拭讫弃五道头。

赦日线　主人在牢狱日，经赦得出，候赦日，于所被囚枷上合取。将为囚缝衣，令犯罪经恩也。

【点评】此句欠通顺，疑句首"主"为衍文。《本草纲目》合并入针线袋条，引作："凡人在牢狱日，经赦得出，就于囚枷上，取线为囚缝衣，令人犯罪经恩也。"意思较为明晰。

苟印　一名苟汁，取膏滴耳中，令左右耳彻。出潮州，似蛇，有四足，大主聋也。

溪鬼虫　取其角带之，主溪毒射工。出有溪毒处山林间，大如鸡子，似蛞蝓，头有一角，长寸余，角上有四歧，黑甲下有翅，能飞，六月、七月取之。

【百一方　射工虫，口边有角，人得带之，辟溪毒。

周礼　壶涿氏掌除水虫，以炮土之鼓驱之，以禁①石投之。注云：投使惊去也。今人过诸山溪，先以石投水，虫当先去，不著人也。

张司空云　江南有射工虫，甲虫类也，口边有弩，以气射人。

玄中记云　水狐，虫也，长四寸，其色黑，背上有甲，其口有角，向前如弩，以气射人，江淮间谓之短狐、射工，通为溪病。此既其虫，故能相压伏也。

赤翅蜂　有小毒。主蜘蛛咬及丁肿，疽病疮。烧令黑，和油涂之。亦取蜂窠土，酢和为泥，傅蜘蛛咬处，当得丝。出岭南，如土蜂，翅赤，头黑，穿土为窠。食蜘蛛，大如螃蟹，遥知蜂来，皆狼狈藏隐，蜂以预知其处，相食如此者无遗也。

独脚蜂　所用同前。似小蜂，黑色，一足。连树根不得去，不能动摇，五月采取，出岭南。又有独脚蚁，功用同蜂。亦连树根下，能动摇，出岭南。

---

① 禁：据《周礼》当作"焚"。

蜡_{音蛇}　味咸，无毒。主生气及妇人劳损，积血带下，小儿风疾，丹毒，汤火煤出。以姜酢进之，海人亦为常味。一名水母、一名樗蒲鱼。生东海，如血蛔，大者如床，小者如斗，无腹胃、眼目，以虾为目，虾动蜡沉，故曰水母目虾，如驱驴之与腦腦相假矣。蜡，除驾切。

盘蝥虫_{蝥、车二音}　有小毒。主传尸鬼痊，如夜行虫而小，亦未可轻用也。

蝗_{音室}蛸_{音当}　有毒。主一切疗肿，附骨疽蚀等疮，宿肉赘瘤，烧为末，和腊月猪脂傅之。亦可诸药为膏，主丁肿出根。似蜘蛛，穴土为窠。《尔雅》云"蚨_{音选}蝎_{音荡}"，郭注云："蝗蛸也。穴上有盖，复穴口，今呼为颠蛸虫，河北人呼为蚨蝎，音姪蝽，是处有之。"崔知悌方云：主丁肿为上。

【点评】此即蝗蛸科的蜘蛛，如蝗蛸 *Latouchia pavlovi* 之类，此类蜘蛛穴居地下，洞内衬以丝膜。绝大多数穴口有可以开启的活盖，盖下有丝，蜘蛛可以拉紧盖使洞口紧闭。盖上有残屑伪装，或长有青苔而与地表一色。如有小虫经过洞口，蜘蛛即启盖冲出捕捉，带入洞内取食。

山蛩虫　有大毒。主人嗜酒不已，取一节烧成灰，水下，服之讫，便不喜闻酒气。过一节则毒人至死。此用疗嗜酒人也。亦主蚕白僵死，取虫烧作灰粉之。以烧令黑，傅恶疮。乌斑色，长二三寸，生林间，如百足而大。更有大者如指，名马陆，能登木群吟。已见本经。

【点评】此即山蛩科山蛩虫 *Spirobolus bungii* 之类，是马陆的一种。

溪狗　有小毒。主溪毒及游蛊，烧末，服一二钱匕。似虾蟆，生南方溪石间，尾三四寸。

水蝈　有毒。令人不渴，杀鸡犬。长寸许，四脚，群游水上，水涸即飞，亦名水马。非海中主产难之水马也。

【点评】《本草纲目》"集解"项李时珍说："水虫甚多，此类亦有数种。今有一种水爬虫，扁身大腹而背硬者，即此也。水爬，水马之讹耳。一种水蝎，长身如蝎，能变蜻蜓。"此即水黾科水黾 *Aquarlus elongatus*。按，水黾有 3 对足，前足短，中足、后足甚长，《本草拾遗》说"四脚"当指中后足。

飞生虫　无毒。令人易产，取角，临时执之。亦得可烧末服少许。虫如啮发，头上有角。

芦中虫　无毒。主小儿饮乳后吐逆，不入腹亦出。破芦节中，取虫二枚，煮汁饮之。虫如小蚕。小儿呕逆与呷①乳不同，宜细详之。呷乳，乳饱后呷出者是。

蓼螺　无毒。主飞尸游蛊。生食，以姜、醋进之弥佳。生永嘉海中，味辛辣如蓼，故名蓼螺。

蛇婆　味咸，平，无毒。主赤白毒痢，蛊毒下血，五野鸡病，恶疮。生东海，一如蛇，常在水中浮游，炙食，亦烧末服一二钱匕。

朱鳖　带之主刀刃不伤，亦云令人有媚。生南海山水中，大如钱，腹下赤如血。云在水中著水马脚，皆令仆倒耳。

担罗　味甘，平，无毒。主热气，消食。杂昆布为羹，主结气。生新罗，蛤之类，罗人食之。

青腰虫　有大毒。著皮肉肿起，杀癣虫，食恶疮息肉，剥人面皮，除印字，印骨者亦尽。虫如中蚁大，赤色，腰中青黑，似狗猲，一尾尖，有短翅，能飞，春夏时有。

虱　主脑裂。人大热，发头热者，令脑缝裂开，取黑虱三五百，捣碎傅之。又主丁肿，以十枚置疮上，以荻箔绳作炷，灸虱上，即根出。反脚指间有肉刺疮，以黑虱傅，根出也。

【太平广记　出《酉阳杂俎》。人将死，虱离身。或云：取病虱于床前，可以卜。病之将死，虱行向病者，皆死。

---

① 呷（xiàn 现）：特指不作呕而吐。

【点评】此条黑盖子下引《太平广记》有误，《太平广记》卷477引《酉阳杂俎》云："取病者虱于床前，可以卜病。将差，虱行向病者，背则死。"

苟杞上虫　味咸，温，无毒。主益阳道，令人悦泽有子。作茧子为蛹时取之，曝干，炙令黄，和干地黄为丸服之，大起阳，益精。其虫如蚕，食苟杞叶。

大红虾鲊　味甘，平，小毒。主飞尸，蛔虫，口中甘蜃，风瘙身痒，头疮，牙齿，去疥癣。涂山蛴蚊子入人肉初食疮，发后而愈。生临海、会稽，大者长一尺，须可为簪。虞啸父答晋帝云"时尚温未及以贡"，即会稽所出也。盛密器及热饭作鲊，毒人至死。崔豹云："辽海间有蜚虫，如蜻蛉，名绀蟠，七月群飞暗天，夷人食之，云是虾化为之。"又，杜台卿《淮赋》云："蝗化为雉，入水为蜃。"

木蠹　味辛，平，小毒。主血瘀劳积，月闭不调，腰脊痛，有损血及心腹间痰。桃木中有者，杀鬼，去邪气。桂中者，辛美可啖，去冷气。一如蛴螬，节长足短，生腐木中，穿木如锥刀，至春羽化，一名蝎。《尔雅》云"蝎，结蛣"，注云："木蠹也。"苏恭证云蛴螬，深误也。

留师蜜　味甘，寒。主牙齿蜃痛，口中疮，含之。蜂如小指大，正黑色。啮竹为窠，蜜如稠糖，酸甜好食。《方言》云："留师，竹蜂也。"

蓝蛇　头大毒，尾良，当中有约，从约断之。用头合毒药，药人至死，岭南人名为蓝药。解之法，以尾作脯，与食之即愈。蓝蛇如蝮，有约，出苍梧诸县。头毒尾良也。

两头蛇　见之令人不吉。大如指，一头无目无口，二头俱能行。出会稽，人云是越王弩弦。昔孙叔敖埋之，恐后人见之，将必死也。人见蛇足，亦云不佳。蛇以桑薪烧之，则足出见，无可怪也。

【点评】《本草拾遗》说两头蛇其中一头"无目无口"，由此可以判断，此为游蛇科钝尾两头蛇 *Calamaria septentrionalis* 之类。钝尾两头蛇个体较小，头颈部区分不明显，尾短而粗，末端圆钝，有黄色斑纹，极似头部，并有与头部相同的行动习性，故名两头蛇。

活师　主火飙热疮及疥疮，并捣碎傅之。取青胡桃子上皮，和为泥，染髭发，一染不变，胡桃条中有法。即虾蟆儿，生水中，有尾和鲦音余鱼，渐大脚生，尾脱。卵主明目。《山海经》云："活师，科斗虫也。"

【点评】《尔雅·释鱼》"科斗，活东"，郭璞注："虾蟆子"。《古今注》卷中云："虾蟆子曰蝌蚪，一曰玄针，一曰玄鱼。形圆而尾大，尾脱即脚生。"此即蝌蚪，为无尾两栖类幼体的泛称，常见的是蛙类和蟾蜍类的蝌蚪，故《本草拾遗》言"虾蟆儿"。

重修政和经史证类备用本草卷第二十三

己酉新增衍义

成　都　唐　慎　微　续　证　类

中卫大夫康州防御使句当龙德宫总辖修建明堂所医药

提举入内医官编类圣济经提举太医学_{臣曹孝忠}奉敕校勘

果部三品总五十三种

九种神农本经_{白字}

一十五种名医别录_{墨字}

二种唐本先附_{注云"唐附"}

一十四种今附_{皆医家尝用有效，注云"今附"}

一十三种陈藏器余

凡墨盖子已下并唐慎微续证类

上品

豆蔻_{豆蔻花、山姜花、枸橼续注}　　藕实茎_{石莲子附荷鼻、花、叶续注}

橘柚_{自木部今移，核、筋、膜续注}　　大枣_{生枣及叶附}　　仲思枣_{今附 苦枣续注}

葡萄　　栗　　蓬蘽_{力轨切}

覆盆子_{莓子续注}　　芰_{音伎}实_{菱角也}　　橙子_{今附}

樱桃　　鸡头实

中品

梅实_{叶、根、核人续注}　　木瓜_{楔楂续注}　　柿_{蒂续注}

芋_{叶续注}　　乌芋_{茨菰、凫茨续注}　　枇杷叶_{子续注}

荔枝子_{今附}　　乳柑子_{今附}　　石蜜_{乳糖也，唐附}

甘蔗_{音柘}　　沙糖_{唐附}　　椑_{音卑柿 今附}

下品

桃核人 _{花、枭、毛蠹、皮、叶、胶、实附}　　**杏核人** _{花、实附}　　安石榴 _{根、壳附}

梨 _{鹿梨附}　　　　　林檎 _{今附}　　　　李核人 _{根、实附}

杨梅 _{今附}　　　　　胡桃 _{今附}　　　　狝猴桃 _{今附}

海松子 _{今附}　　　　奈　　　　　　　庵罗果 _{今附}

橄榄 _{音览　核中人附　今附}　　楄梓 _{今附}　　　　榛子 _{今附}

一十三种陈藏器余

灵床上果子　　　　　无漏子　　　　　都角子

文林郎子　　　　　　木威子　　　　　摩厨子

悬钩根皮　　　　　　钩栗　　　　　　石都念子

君迁子　　　　　　　韶子　　　　　　樧子

诸果有毒

上品

豆蔻　味辛，温，无毒。主温中，心腹痛，呕吐，去口臭气。生南海。

陶隐居云：味辛烈者为好，甚香，可常含之。其五和糁（素感切）中物皆宜人：廉姜，温中下气；益智，热；枸（音矩）橼（音沿），温；甘蕉、麂（音几）目并小冷尔。**唐本注**云：豆蔻，苗似山姜，花黄白，苗、根及子赤似杜若。枸橼，性冷，陶云温，误尔。**今注**：此草豆蔻也，下气止霍乱。**臣禹锡等谨按**，蜀本图经云：苗似杜若。春花在穗端，如芙蓉，四房，生于茎下，白色，花开即黄。根似高良姜，实若龙眼，而无鳞甲，中如石榴子。茎、叶、子皆味辛而香。十月收。今苑中亦种之。**药性论**云：草豆蔻可单用，能主一切冷气。**陈藏器**云：山姜，味辛，温。去恶气，温中，中恶霍乱，心腹冷痛，功用如姜。南人食之。根及苗并如姜，而大作樟木臭。又有獽子姜，黄色，紧，辛辣。破血气，殊强此姜。**又云**：枸橼生岭南，大叶，甘橘属也。子大如盏。味辛、酸，性温。皮，去气，除心头痰水，无别功。**日华子**云：豆蔻花，

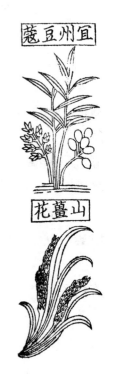

热，无毒。下气，止呕逆，除霍乱，调中补胃气。消酒毒。**又云：**山姜花，暖，无毒。调中下气，消食，杀酒毒。

图经曰 豆蔻即草豆蔻也，生南海，今岭南皆有之。苗似芦，叶似山姜、杜若辈，根似高良姜。花作穗，嫩叶卷之而生，初如芙蓉，穗头深红色，叶渐展，花渐出，而色渐淡，亦有黄白色者。南人多采以当果，实尤贵。其嫩者，并穗入盐同淹治，叠叠作朵不散落；又以朱槿花同浸，欲其色红耳。其作实者，若龙眼子而锐，皮无鳞甲，中子若石榴瓣，候熟采之，暴干。根、苗微作樟木气。其山姜花，茎、叶皆姜也，但根不堪食，足与豆蔻花相乱而微小耳。花生叶间，作穗如麦粒，嫩红色。南人取其未大开者，谓之含胎花，以盐水淹藏入甜糟中，经冬如琥珀色，香辛可爱，用其鲙醋，最相宜也。又以盐杀治暴干者，煎汤服之，极能除冷气，止霍乱，消酒食毒，甚佳。

【雷公云 凡使，须去蒂并向里子后，取皮，用茱萸同于鏊上缓炒，待茱萸微黄黑，即去茱萸，取草豆蔻皮及子，杵用之。

千金方 治心腹胀满，短气：以草豆蔻一两，去皮为末，以木瓜生姜汤下半钱。

海药云 豆蔻，生交趾，其根似益智，皮壳小厚，核如石榴，辛且香。蒳草，树也，叶如芄兰而小。三月采其叶，细破阴干之。味近苦而有甘。

衍义曰 豆蔻，草豆蔻也，气味极辛，微香。此是对肉豆蔻而名之，若作果，则味不和，不知前人之意，编入果部有何意义。性温而调散冷气力甚速。花性热，淹置京师，然味不甚美，微苦。必为能消酒毒，故为果。花干则色淡紫。

【点评】《名医别录》谓豆蔻"生南海"，南海当指南海郡，在今广州一带。陶弘景注："味辛烈者为好，甚香，可常含之。"此为姜科植物的果实无疑，从分布来看，肯定不会是白豆蔻 *Amomum kravanh*，但是否就一定是今之草豆蔻 *Alpinia katsumadai*，也不敢轻易断言。据刘逵注《文选·吴都赋》"藿蒳豆蔻"句引《异物志》云："豆蔻生交趾，其根似姜而大，从根中生，形似益智，皮壳小厚，核如石榴，辛且香"，按其描述，似更接近于草果 *Amomum tsaoko*，而非草豆蔻或白豆蔻之任何一种。其实，直到明代李时珍，依然不太能分辨草果与草豆蔻，如《本草纲目》"集解"项云："草豆蔻、草果虽是一物，然微有不同。今建宁所产豆蔻，大如龙眼而形微长，其皮黄白，薄而棱峭，其仁大如砂仁而辛香气和。滇广所产草果，长大如诃子，其皮黑厚而棱密，其子粗而辛臭，正如斑蝥之气"。

《开宝本草》将山姜附录本条，并明确说："此草豆蔻也，下气止霍乱。"《本草图经》描述植物形态说："豆蔻，即草豆蔻也，生南海。今岭南皆有之。苗似芦，叶似山姜、杜若辈，根似高良姜。花作穗，嫩叶卷之而生。穗头深红色，叶渐展，花渐出，而色渐淡，亦有黄白色者，南人多采以当果实，尤贵其嫩者，并穗入盐同淹治，迭迭作朵不散落。"此则可以判断为草豆蔻 *Alpinia katsumadai*。

至于《名医别录》之豆蔻之所以后来被称为"草豆蔻"，因《本草衍义》云："豆蔻，草豆蔻也，气味极辛，微香，此是对肉豆蔻而名之"。这种看法是正确的，肉豆蔻来源肉豆蔻科植物 *Myristica fragrans*，早期文献称之为"豆蔻树"，即木本的豆蔻之义；与之相对，则是草本的豆蔻。

藕实茎 味甘，平、寒，无毒。主补中养神，益气力，除百疾。久服轻身耐老，不饥延年。一名水芝丹、一名莲。生汝南池泽。八月采。

陶隐居云：此即今莲子，八月、九月取坚黑者干捣破之。花及根并入神仙用。今云茎，恐即是根，不尔不应言甘也。宋帝时，太官作血蚫（音劼），庖人削藕皮误落血中，遂皆散不凝，医乃用藕疗血多效也。**唐本注**云：《别录》云：藕，主热渴，散血，生肌。久服令人心欢。**臣禹锡等谨按**，蜀本图经云：此生水中，叶名荷，圆径尺余。《尔雅》云"荷，芙蕖。其茎茄，其叶蕸，其本蔤，其华菡萏，其实莲，其根藕，其中的，的中薏"是也。《尔雅》释曰："芙蕖，其总名也，别名芙蓉，江东人呼荷。菡萏，莲叶[①]也。的，莲实也。薏，中心也。"郭云："蔤，茎下白蒻在泥中者。今江东人呼荷华为芙蓉，北方人便以藕为荷，亦以莲为荷。蜀人以藕为茄，或用其母为华名，或用

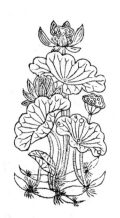

---

① 叶：据《尔雅》"其华菡萏"，当作"花"。

根子为母叶号。此皆名相错，习俗传误，失其正体也。"陆机疏云："莲，青皮里白，子为的，的中有青为薏，味甚苦，故里语云苦如薏，是也。"**药性论**云：藕汁亦单用，味甘，能消瘀血不散。节捣汁，主吐血不止，口鼻并皆治之。**孟诜**云：藕，生食之，主霍乱后虚渴、烦闷、不能食。其产后忌生冷物，惟藕不同生冷，为能破血故也。又蒸食甚补五脏，实下焦。与蜜同食，令人腹脏肥，不生诸虫。亦可休粮，仙家有贮石莲子及干藕经千年者，食之至妙矣。**又云**：莲子，性寒，主五脏不足，伤中气绝，利益十二经脉血气。生食微动气，蒸食之良。又熟去心，为末，蜡蜜和丸，日服三十丸，令人不饥，此方仙家用尔。又雁腹中者，空腹食十枚，身轻，能登高涉远。雁食，粪于田野中，经年尚生；又或于山岩之中止息，不逢阴雨，经久不坏。又诸鸟、猿猴不食，藏之石室内，有得三百余年者，逢此食，永不老矣。其房、荷叶，皆破血。**陈藏器**云：藕实，莲也。本功外，食之宜蒸，生则胀人腹。中薏，令人吐，食当去之。经秋正黑者名石莲，入水必沉，惟煎盐卤能浮之。石莲，山海间经百年不坏，取得食之，令发黑不老。藕，本功外，消食止泄，除烦解酒毒，压食，及病后热渴。**又云**：荷鼻，味苦，平，无毒。主安胎，去恶血，留好血，血痢，煮服之。即荷叶蒂也。又，叶及房，主血胀腹痛，产后胎衣不下，酒煮服之。又主食野菌毒，水煮服之。郑玄云："芙蕖之茎曰荷。"的中薏，食之令人霍乱。**陈士良**云：莲子心，生取为末，以米饮调下三钱，疗血、渴疾。产后渴疾，服之立愈。**日华子**云：藕，温。止霍乱，开胃消食，除烦止闷，口干渴疾。止怒，令人喜。破产后血闷，生研服亦不妨。捣罯金疮并伤折，止暴痛。蒸煮食，大开胃。节，冷。解热毒，消瘀血。产后血闷，合地黄生研汁，热酒并小便服，并得。**又云**：莲子，温，并石莲，益气止渴，助心，止痢，治腰痛，治泄精，安心，多食令人喜，又名莲的。莲子心，止霍乱。**又云**：莲花，暖，无毒。镇心，轻身，益色，驻颜。入香甚妙。忌地黄、蒜。**又云**：荷叶，止渴，落胞，杀蕈毒，并产后口干，心肺燥，烦闷，入药炙用之。

　　图经曰　藕实茎生汝南池泽，今处处有之。生水中，其叶名荷。谨按，《尔雅》及陆机疏谓：荷为芙蕖，江东呼荷。其茎茄；其叶蕸（加、遐二音），或作葭；其本蔤（土笔切）；茎下白蒻（音若）在泥中者；其华未发为菡萏，已发为芙蓉；其实莲，莲谓房也；其根藕，幽州人谓之光旁，至深益大，如人臂；其中的，莲中子，谓青皮白子也；中有青，长二分，为薏，中心苦者是也。凡此数物，今人皆以中药。藕，生食其茎，主霍乱后虚渴烦闷，不能食及解酒食毒。花，镇心，益颜色，入香尤佳。荷叶，止渴，杀蕈毒。今妇人药多有用荷叶者。叶中蒂，谓之荷鼻，主安胎，去恶血，留好血。实，主益气。其的至秋表皮黑而沉水者，谓之石莲。陆机云：可磨为豉，如米饭，轻身益气，令人强健。医人炒末以止痢，治腰痛。又治哕逆，以实仁六枚，炒赤黄色，研末，冷熟水半盏，和服，便止。惟苦薏不可食，能令霍乱。大抵功用主血多效，乃因宋太官作血蚌，庖人削藕皮，误落血中，遂散不凝，自此医家方用主血也。

【圣惠方】 治时气烦渴：用生藕汁一中盏，入生蜜一合，令匀，分为二服。又方治食蟹中毒：以生藕汁，或煮干蒜汁，或冬瓜汁并佳。又方治扑打坠损，恶血攻心，闷乱疼痛：以火干荷叶五斤，烧令烟尽，细研。食前以童子热小便一小盏，调三钱匕，日三服。又方益耳目，补中，聪明强志：莲实半两，去皮心细研，先煮令熟，次以粳米三合作粥，候熟，入莲实，搅匀食之。

千金方 治坠马，积血心腹，唾血无数：干藕根末，酒服方寸匕，日三。

肘后方 令易产：莲华一叶，书"人"字吞之，立产。

经验后方 主吐血咯血：以荷叶焙干为末，米汤下二钱匕。

梅师方 治产后余血不尽，奔上冲心，烦闷腹痛：以生藕汁二升饮之。

孙真人 莲子不去心食，成霍乱。

食医心镜 藕实，味甘，平，无毒。主补中养神，益气力，除百病。久服令人欢心，止渴去热，轻身耐老，不饥延年。其根止热渴，破留血，生肌。久服令人悦泽矣。

救急方 治产后血不尽，疼闷心痛：荷叶熬令香，为末，煎水下方寸匕。

集验方 治漆疮：取莲叶干者一斤，水一斗，煮取五升，洗疮上，日再，差。

诗疏 的，五月中生莲脆，至秋表皮黑，的成可食，可摩以为饭，如粟饭。轻身养气，令人强健。又可为粥。

唐书 姜抚言服常春藤，使白发还鬓，则长生可致。藤生太湖最良，终南往往有之，不及也。帝遣使者至太湖，多取以赐中朝老臣。又言终南山有旱藕，饵之延年。状类葛粉，帝作汤饼赐大臣。右骁卫将军甘守诚能订药石，曰：常春者，千岁虆也；旱藕，牡蒙也。方家久不用，抚易名以神之。

太清诸草木方 七月七日采莲花七分，八月八日采根八分，九月九日采实九分，阴干捣筛，服方寸匕，令人不老。

华山记 华山顶有池，生千叶莲花，服之羽化。

衍义曰 藕实就蓬中干者为石莲子，取其肉，于砂盆中干擦去浮上赤色，留青心为末，少入龙脑为汤点，宁心志，清神。然亦有粉红千叶、白千叶者，皆不实。如此是有四等也。其根惟白莲为佳。今禁中又生碧莲，亦一瑞也。

【点评】莲花为睡莲科植物莲 Nelumbo nucifera，种植历史悠久，植株的不同部位在《尔雅》中皆有专名，《尔雅·释草》云："荷，芙蕖。其茎茄；其叶蕸；其本蔤；其华菡萏；其实莲；

其根藕；其中的；的中薏。"但《本草经》为何以"藕实茎"立条，颇为费解，陶弘景亦表示疑惑说："今云茎，恐即是根"。意即此三字断句为"藕实、茎"，而"茎"又指根，分别指代莲子与藕两物。

橘柚 味辛，温，无毒。主胸中瘕热逆气，利水谷，下气，止呕咳，除膀胱留热，停水，五淋，利小便，主脾不能消谷，气冲胸中，吐逆，霍乱，止泄，去寸白。**久服去臭，下气通神，轻身长年。一名橘皮。**生南山川谷，生江南。十月采。

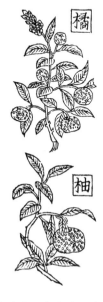

陶隐居云：此是说其皮功尔。以东橘为好，西江亦有而不如。其皮小冷，疗气，乃言胜橘。北人亦用之，并以陈者为良。其肉味甘酸，食之多痰，恐非益也。今此虽用皮，既是果类，所以犹宜相从。柚子皮乃可服，而不复入药。用此应亦下气。**唐本注云：**柚皮厚，味甘，不如橘皮味辛而苦。其肉亦如橘，有甘有酸，酸者名胡甘。今俗人或谓橙为柚，非也。按，《吕氏春秋》云："果之美者，有云梦之柚。"郭璞云："柚似橙，而大于橘。"孔安国云"小曰橘，大曰柚"，皆为甘也。**今注：**自木部今移。**臣禹锡等谨按，**药性论云：橘皮，臣，味苦、辛。能治胸膈间气，开胃，主气痢，消痰涎，治上气咳嗽。**陈藏器云：**橘柚，本功外，中实冷，酸者聚痰，甜者润肺。皮堪入药，子非宜人。其类有朱柑、乳柑、黄柑、石柑、沙柑。橘类有朱橘、乳橘、塌橘、山橘、黄淡子。此辈皮皆去气调中，实总堪食。就中以乳柑为上。本经合入果部，宜加"实"字，入木部非也。岭南有柚，大如冬瓜。**孟诜云：**橘，止泄痢。食之下食，开胸膈痰实结气，下气不如皮。穰不可多食，止气。性虽温，止渴。又，干皮一斤，捣为末，蜜为丸。每食前酒下三十丸，治下焦冷气。又，取陈皮一斤，和杏仁五两，去皮、尖熬，加少蜜为丸。每日食前饮下三十丸，下腹脏间虚冷气。脚气冲心，心下结硬，悉主之。**日华子云：**橘，味甘、酸。止消渴，开胃，除胸中隔气。**又云：**皮，暖，消痰止嗽，破癥瘕痃癖。**又云：**核，治腰痛，膀胱气，肾疼，炒去壳，酒服，良。橘囊上筋膜，治渴及吐酒。炒，煎汤饮，甚验也。**又云：**柚子，无毒。治妊孕人吃食少并口淡，去胃中恶气，消食，去肠胃气。解酒毒，治饮酒人口气。

　　图经曰 橘柚生南山川谷及江南，今江浙、荆襄、湖岭皆有之。木高一二丈，叶与枳无辨，刺出于茎间。夏初生白花，六月、七月而成实，至冬而黄熟，乃可啖。旧说小者为橘，大者为柚。又云柚似橙而实酢，大于橘。孔安国注《尚书》"厥包橘柚"，郭璞注《尔雅》柚条皆如此说。又闽中、岭外、江南皆有柚，比橘黄白色而大；襄、唐间柚色青黄而实小，皆味酢，皮厚，不堪入药。今医方乃用黄橘、青橘两物，不言柚，岂青橘是柚之类乎。然黄橘味辛，青橘味苦，本经二物通云味辛。又云"一名橘皮"，又云"十月采"，都是今黄橘也。而今之青橘似黄橘而小，与旧说大小、苦辛不类，则别是一种耳。收之并去肉，暴干。黄橘以陈久者入药良。古今方书用之最多，亦有单服者，取陈皮捣末，蜜和丸，食前酒吞三十丸，梧子大，主下焦积冷。亦可并杏子人合丸，治肠间虚冷，脚气冲心，心下结硬者，悉主之。而青橘主气滞，下食，破积结及膈气方用之，与黄橘全别。凡橘核皆治腰及膀胱肾气，炒去皮，酒服之良。肉不宜多食，令人痰滞。又乳柑、橙子性皆冷，并其类也，多食亦不宜人。今人但取其核作涂面药，余亦稀用，故不悉载。又有一种枸（音矩，亦音钩）橼（音沿），如小瓜状，皮若橙而光泽可爱，肉甚厚，切如萝卜，虽味短而香氛，大胜柑橘之类，置衣笥中，则数日香不歇。古作五和糁素感切所用，陶隐居云"性温宜人"。今闽、广、江西皆有，彼人但谓之香橼子，或将至都下，亦贵之。

【**雷公曰**　凡使，勿用柚皮、皱子皮，其二件用不得。凡修事，须去白膜一重，细剉，用鲤鱼皮裹一宿，至明出用。其橘皮，年深者最妙。

肘后方　治卒失声，声咽不出：橘皮五两，水三升，煮取一升，去滓顿服。**又方**治食鱼中毒：浓煮橘皮饮汁。

经验后方　治膈下冷气及酒食饱满：常服青橘皮四两，盐一两，分作四分。一分无用汤浸青橘皮一宿，漉出去瓤，又用盐三分，一处拌和匀，候良久，铫子内炒微焦，为末。每服一钱半，茶末半钱，水一盏，煎至七分，放温常服。不用入茶，煎沸汤点亦妙。**又方**治妇人产后气逆：以青橘皮为末，葱白、童子小便煎服之。

食医心镜云　主胸中伏热，下气消痰，化食：橘皮半两，微熬作末，如茶法，煎呷之。**又方**治卒食噎：以陈皮一两，汤浸去瓤，焙为末。以水一大盏，煎取半盏，热服。**又方**治吹奶，不痒不痛，肿硬如石：以青橘皮二两，汤浸去瓤，焙为末。非时温酒下，神验。

孙尚药方　治诸吃噫：橘皮二两，汤浸去瓤，剉，以水一升，煎之五合，通热顿服。更加枳壳一两，去瓤炒，同煎之服，效。

集验方　治腰痛不可忍：橘子仁炒研为末，每服一钱，酒一盏，煎至七分，和滓空心服。

列子　吴楚有大木，名櫾碧树，而冬生实，丹而味酸，食皮汁，止愤厥之疾。

尚书注　小曰橘，大曰柚。扬州者为善，故锡贡也。

衍义曰　橘、柚自是两种，故曰一名橘皮，是元无"柚"字也。岂有两等之物，而治疗无一字别者，即知"柚"一字为误。后人不深求其意，谓"柚"字所惑，妄生分别，亦以过矣。且青橘与黄橘，治疗尚别，矧柚为别种也。郭璞云"柚似橙而大于橘"，此即是识橘、柚者也。今若不如此言之，恐后世亦以柚皮为橘皮，是贻无穷之患矣。去古既远，后之贤者亦可以意逆之耳。橘惟用皮与核。皮，天下甚所须也，仍汤浸去瓤，余如经与注。核、皮二者须自收为佳。有人患气嗽将期，或教以橘皮、生姜焙干，神曲等分为末，丸桐子大，食后、夜卧，米饮服三五十丸。兼旧患膀胱，缘服此偕愈。然亦取其陈皮入药，此六陈中一陈也。肾疰、腰痛、膀胱气痛，微炒核，去壳为末，酒调服，愈。

【点评】《本草经》以"橘柚"为一条，包括芸香科柑橘属多种植物的果实，后世本草渐渐分化为橘、柑、橙、柚等不同种类。《本草纲目》橘条"集解"项李时珍说："橘实小，其瓣味微酢，其皮薄而红，味辛而苦。柑大于橘，其瓣味甘，其皮稍厚而黄，味辛而甘。柚大小皆如橙，其瓣味酢，其皮最厚而黄，味甘而不甚辛。如此分之，即不误矣。按《事类合璧》云：橘树高丈许，枝多生刺。其叶两头尖，绿色光面，大寸余，长二寸许。四月著小白花，甚香。结实至冬黄熟，大者如杯，包中有瓣，瓣中有核也。"此即芸香科橘 *Citrus reticulata*，有若干栽培品种。柚条说："柚，树、叶皆似橙。其实有大小二种：小者如柑如橙；大者如瓜如升，有围及尺余者，亦橙之类也。今人呼为朱栾，形色圆正，都类柑、橙。但皮厚而粗，其味甘，其气臭，其瓣坚而酸恶不可食，其花甚香。南人种其核，长成以接柑、橘，云甚良也。盖橙乃橘属，故其皮皱厚而香，味苦而辛；柚乃柑属，故其皮粗厚而臭，味甘而辛。如此分柚与橙、橘自明矣。"此为芸香科植物柚 *Citrus grandis*。

芸香科柑橘属许多植物都是单身复叶，此即《本草纲目》橙条描述的"叶有两刻缺如两段"，橘 *Citrus reticulata* 和柚 *Citrus grandis* 的叶皆是如此，而《本草图经》所绘橘与柚图例，都没有反映这一特征，应该属于观察上的疏漏。

大枣 味甘，平，无毒。主心腹邪气，安中养脾，助十二经，平胃气，通九窍，补少气，少津液，身中不足，大惊，四肢重，和百药，补中益气，强力，除烦闷，疗心下悬，肠癖。**久服轻身长年**，不饥神仙。一名干枣、一名美枣、一名良枣。八月采，暴干。

三岁陈核中人　燔_{音烦}之，味苦。主腹痛，邪气。

生枣　味甘、辛。多食令人多寒热，羸瘦者，不可食。

叶　覆麻黄，能令出汗。生河东平泽。_{杀乌头毒。}

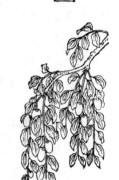

陶隐居云：旧云河东猗氏县枣特异，今青州出者，形大、核细、多膏，甚甜。郁州互市亦得之，而郁州者亦好，小不及尔。江东临沂金城枣，形大而虚，少脂，好者亦可用。南枣大恶，殆不堪啖。道家方药以枣为佳饵。其皮利，肉补虚，所以合汤皆擘之也。**唐本注云**：《别录》云：枣叶散服使人瘦，久即呕吐。揩热痱疮良。**臣禹锡等谨按，孟诜**云：干枣，温。主补津液，强志。三年陈者核中人，主恶气，卒疰忤。又，疗耳聋、鼻塞，不闻音声、香臭者，取大枣十五枚，去皮核，草麻子三百颗，去皮，二味和捣，绵裹塞耳鼻。日一度易，三十余日闻声及香臭。先治耳，后治鼻，不可并塞之。又方：巴豆十粒，去壳生用，松脂同捣，绵裹塞耳。又云：洗心腹邪气，和百药毒，通九窍，补不足气。生者食之过多，令人腹胀。蒸煮食，补肠胃，肥中益气。第一青州，次蒲州者好。诸处不堪入药。小儿患秋痢，与虫枣食，良。**日华子云**：干枣，润心肺，止嗽，补五脏，治虚劳损，除肠胃癖气，和光粉烧，治疳痢。牙齿有病人切忌啖之。凡枣亦不宜合生葱食。**又云**：枣叶，温，无毒。治小儿壮热，煎汤浴，和葛粉裹痱子佳，及治热瘤也。

图经曰　大枣，干枣也。生枣并生河东，今近北州郡皆有，而青、晋、绛州者特佳；江南出者，坚燥少脂。谨按，枣之类最多。郭璞注《尔雅》"枣，壶枣"云："今江东呼枣大而锐上者为壶，壶犹瓠也。""边，腰枣"云："子细腰，今谓之鹿卢枣。""櫅子令切，白枣"云："即今枣子，白乃熟。""樲，酸枣"云："木小实酢者。""遵，羊枣"云："实小而圆，紫黑色，今俗呼之为羊矢枣。""洗，大枣"云："今河东猗氏县出大枣，子如鸡卵。""蹶泄，苦枣"云："子味苦者。""晳，无实枣"云："不著子者。""还味，稔而审切枣"云："还味，短味也。"而酸枣自见别条，其余种类非一，今园圃皆种莳之，亦不能尽别其名。又其极美者，则有水菱枣、御枣之类，皆不堪入药。盖肌实轻虚，暴服之则枯败。惟青州之种特佳，虽晋、绛大实，亦不及青州者之肉厚也。并八月采，暴干。南都人煮而后暴，及干，皮薄而皱，味更甘于它枣，谓之天蒸枣，然不堪入药。又有仲思枣，大而长，有一二寸者，正紫色，细文小核，味甘重。北齐时有仙人仲思得之，因以为名。隋大业中，信都郡尝献数颗，近世稀复有之。又广州有一种波斯枣，木无傍枝，直耸三四丈，至巅四向，共生十余枝，叶如棕榈。彼土亦呼为海棕木。三五年一著子，都类北枣，但差小耳。舶商亦有携本国生者至南海，与此地人食之，云味极甘，似此中天蒸枣之类，然其核全别，两头不尖，双卷而圆，如小块紫矿。种之不生，疑亦蒸熟者。近亦少有将来者。

【食疗云】　枣和桂心、白瓜仁、松树皮为丸，久服香身，并衣亦香。软枣，温。多食动风，发冷风并咳嗽。

圣惠方　令发易长：东行枣根三尺，横安甑上蒸之，两头汗出，收之傅发即长。

又方治伤中筋脉急，上气咳嗽：用枣二十枚去核，以酥四两微火煎，入枣肉中泣尽酥。常含一枚，微微咽之。

外台秘要　痔发疼痛：肥大枣一枚剥去皮，取水银掌中，以唾研令极熟，傅枣瓤上，内下部差。

肘后方　主下部虫痒：蒸大枣取膏，以水银和捻，长三寸，以绵裹，宿内下部中，明日虫皆出。

梅师　治妊娠四五月，忽腹绞痛：以枣十四枚，烧令焦为末，以小便服。

孙真人云　脾病宜食。又方生枣食之，令人气满胀，作寒热。

服气精义云　常含枣核受气，令口行津液，佳。令人受气生津液。

何晏九州论曰　安平好枣，中山好栗，魏郡好杏，河内好稻，真定好梨。

吴氏本草　枣，主调中，益脾气，令人好颜色，美志气。

神异经曰　北方荒中，有枣林焉，其高五丈，敷张枝条一里余，子长六七寸，围过其长，熟赤如朱，干之不缩，气味甘润，殊于常枣，食之可以安躯，益气力。

衍义曰　大枣今先青州，次晋州，此二等可晒暴入药，益脾胃，为佳，余止可充食用。又御枣甘美轻脆，后众枣熟，以其甘，故多生虫，今人所谓扑落酥者是。又有牙枣，先众枣熟，亦甘美，但微酸，尖长。此二等，止堪啖，不堪收暴。今人将干枣去核，于铛锅中微火缓逼，干为末，量多少，入生姜末为汤，点服，调和胃气。又将煮枣肉，和治脾胃丸药尤佳。又青州枣去皮核，焙干为枣圈，达都下，为奇果。

【点评】枣即鼠李科植物枣 Ziziphus jujuba，栽培品种甚多。枣为常见经济植物，主要产于北方，以青州所出最佳。宋代禅僧经常以青州枣、郑州梨拈作话头。如齐己的偈颂："是也好，郑州梨胜青州枣。非也好，象山路入蓬莱岛。"通理禅师偈子："等闲摘个郑州梨，放手元是青州枣。"妙伦禅师偈子："今朝事已周，寒山逢拾得，把手话来由。且道话个什么，梨出青州，枣出郑州"，则又故意颠倒为青州梨、郑州枣。

《本草经》以大枣立条，如《本草图经》言"大枣，干枣也"，所以《名医别录》增加"生枣"，后者即是鲜品。

仲思枣 味甘，温，无毒。主补虚益气，润五脏，去痰嗽，冷气。久服令人肥健，好颜色，神仙不饥。形如大枣，长一二寸，正紫色，细文，小核。味甘重。北齐时有仙人仲思得此枣，因以为名。隋大业中，信都郡献数颗。又有千年枣，生波斯国，亦稍温补，非此之俦也。今附。

臣禹锡等谨按，尔雅云：枣，壶枣；边，要枣；櫅，白枣；樲，酸枣；杨彻，齐枣；遵，羊枣；洗，大枣；煮，填枣；蹶泄，苦枣；晳，无实枣；还味，稔枣。释曰："壶枣者，枣形似壶也。"郭云："今江东呼枣大而锐上者为壶。壶犹瓠也。"边大而腰细者，名边要枣。郭云："子细腰，今谓之鹿卢枣。"枣子自熟者名櫅。实小而味酢者名樲枣。遵，一名羊枣。郭云："实小而员，紫黑色，今俗呼之为羊矢枣。"洗，最大之枣名也。郭云："今河东猗氏县出大枣，子如鸡卵。"蹶泄者，味苦之枣名也。晳者，无实之枣名也。还味者，短味也。彻、煮，并未详。**陈士良**云：苦枣，大寒，无毒。枣中苦者是也。人多不食，主伤寒热伏在脏腑，狂荡烦满，大小便秘涩，取肉煮研为蜜丸药佳。今处处有。

葡萄 味甘，平，无毒。主筋骨湿痹，益气倍力，强志，令人肥健，耐饥，忍风寒。久食轻身不老延年。可作酒。逐水，利小便。生陇西五原、敦煌山谷。

陶隐居云：魏国使人多赍来，状如五味子而甘美，可作酒，云用其藤汁殊美好。北国人多肥健耐寒，盖食斯乎。不植淮南，亦如橘之变于河北矣。人说即此间蘡（于庚切）薁（于六切），恐如彼之枳类橘耶。**唐本注**云：蘡薁与葡萄相似，然蘡薁是千岁薁。葡萄作酒法，总收取子汁酿之自成酒。蘡薁、山葡萄，并堪为酒。陶云"用藤汁为酒"，谬矣。**臣禹锡等谨按**，蜀本图经云：蔓生，苗叶似蘡薁而大。

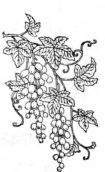

子有紫、白二色，又有似马乳者，又有圆者，皆以其形为名。又有无核者。七月、八月熟。子酿为酒及浆，别有法。谨按，蘡薁是山葡萄，亦堪为酒。**孟诜**云：葡萄，不问土地，但收之酿酒，皆得美好。或云子不堪多食，令人卒烦闷，眼暗。根浓煮汁，细细饮之，止呕哕及霍乱后恶心。妊孕人，子上冲心，饮之即下，其胎安。**药性论**云：葡萄，君，味甘、酸。除肠间水气，调中，治淋，通小便。**段成式酉阳杂俎**云：葡萄有黄、白、黑三种，成熟之时，子实逼侧也。

图经曰　葡萄生陇西五原、敦煌山谷，今河东及近京州郡皆有之。苗作藤蔓而极长大，盛者，一二本绵被山谷间。花极细而黄白色。其实有紫白二色，而形之圆锐亦二种，又有无核者，皆七月、八月熟。取其汁，可以酿酒。谨按，《史记》云，大宛以葡萄为酒，富人藏酒万余石，久者十数岁不败。张骞使西域，得其种而还，种之，中国始有。盖北果之最珍者。魏文帝诏群臣说葡萄云："醉酒宿醒，掩露而食，甘而不饴，酸而不酢，冷而不寒，味长汁多，除烦解悁，他方之果宁有匹之者？"今太原尚作此酒，或寄至都下，犹作葡萄香。根、苗中空相通，圃人将货之，欲得厚利，暮溉其根，而晨朝水浸子中矣。故俗呼其苗为木通，逐水利小肠尤佳。今医家多暴收其实，以治时气。发疮疹不出者，研酒饮之甚效。江东出一种，实细而味酸，谓之蘡薁子。

衍义曰　葡萄，先朝西夏持师子来献，使人兼赍葡萄遗州郡。比中国者皆相似，最难干，不干不可收，仍酸渐不可食。李白所谓"胡人岁献葡萄酒"者是此。疮疱不出，食之尽出。多食皆昏人眼。波斯国所出，大者如鸡卵。

【点评】葡萄为葡萄科植物葡萄 *Vitis vinifera*，非中国原产，中国产者为蘡薁，同属山葡萄（蘡薁）*Vitis adstricta* 之类，即《诗经·豳风》"食郁及薁"之"薁"。蘡薁植株与葡萄相似，果实较小而酸涩，文献谈论葡萄时，经常以蘡薁为比喻。比如本条陶弘景注："魏国使人多赍来，状如五味子而甘美，可作酒，云用其藤汁殊美好。北国人多肥健耐寒，盖食斯乎？不植淮南，亦如橘之变于河北矣。人说即此间蘡薁，恐如彼之枳类橘耶。"

《本草纲目》兼记葡萄品种与种植，"集解"项李时珍说："葡萄，折藤压之最易生。春月萌苞生叶，颇似栝楼叶而有五尖。生须延蔓，自变量十丈。三月开小花成穗，黄白色。仍连着实，星编珠聚，七八月熟，有紫、白二色。西人及太原、平阳皆作葡萄干，货之四方。蜀中有绿葡萄，熟时色绿。云南所出者，大如枣，味尤长。西边有琐琐葡萄，大如五味子而无核。"

栗　味咸，温，无毒。主益气，厚肠胃，补肾气，令人耐饥。生山阴，九月采。

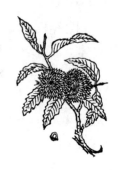

陶隐居云：今会稽最丰，诸暨（音既）栗形大，皮厚不美；剡（时冉切）及始丰，皮薄而甜。相传有人患脚弱，往栗树下食数升，便能起行。此是补肾之义，然应生啖之，若饵服，故宜蒸暴之。**唐本注云**：栗作粉，胜于菱、芡（音俭）。嚼生者涂疮上，疗筋骨断（音段）碎，疼痛肿瘀血，有效。其皮名扶，捣为散，蜜和涂肉，令急缩。毛壳，疗火丹，疗毒肿。实饲孩儿，令齿不生。树白皮水煮汁，主溪毒。**臣禹锡等谨按**，蜀本图经云：树高二三丈，叶似栎，花青黄色，似胡桃花。实大者如拳，小如桃李。又有板栗、佳栗，二树皆大。又有茅栗，似板栗而细。其树虽小，然叶与诸栗不殊，惟春生、夏花、秋实、冬枯。今所在有之。**孟诜云**：栗子，生食治腰脚，蒸炒食之，令气拥，患风水气，不宜食。又，树皮，主瘴疮毒。谨按，宜日中暴干，食即下气补益；不尔犹有木气，不补益。就中吴栗大，无味，不如北栗也。其上薄皮，研，和蜜涂面，展皱。又，壳煮汁饮之，止反胃，消渴。今所食生栗，可于热灰火中煨令汗出，食之良。不得通热，热则拥气。生即发气，故火煨杀其木气耳。**陈士良云**：栗有数种，其性一类。三颗一球，其中者，栗楔也，理筋骨风痛。**日华子云**：栗楔生食，破冷痃癖，日生吃七个。又生嚼署，可出箭头，亦署恶刺，并傅瘰疬、肿毒痛。树皮煎汁，治沙虱，溪毒。壳煮治泻血。

图经曰　栗旧不著所出州土，但云生山阴，今处处有之，而兖州、宣州者最胜。木极类栎，花青黄色，似胡桃花。实有房汇若拳，中子三五，小者若桃李，中子惟一二，将熟则罅拆子出。凡栗之种类亦多。《诗》云"树之莘（音榛）栗"，陆机疏云："栗，五方皆有之，周、秦、吴、扬特饶，吴越被城表里皆栗，惟濮阳及范阳栗甜美味长，他方者悉不及也。倭、韩国诸岛上，栗大如鸡子，亦短味不美。桂阳有莘而丛生，实大如杏子中人，皮、子形色与栗无异也，但差小耳。又有奥栗，皆与栗同，子圆而细，或云即莘也。今此色惟江湖有之。又有茅栗、佳栗，其实更小，而木与栗不殊，但春生、夏花、秋实、冬枯为异耳。"栗房当心一子，谓之栗楔，治血尤效，今衡山合活血丹用之。果中栗最有益。治腰脚宜生食之，仍略暴干，去其木气。惟患风水气不宜食，以其味咸故也。壳煮汁饮，止反胃及消渴。木皮主疮毒，医家多用。

【外台秘要　治小儿疳疮：栗子嚼傅之。

肘后方　丹者，恶毒之疮，五色无常。治之，煮栗皮有刺者，洗之佳。**又方**治熊、虎爪甲所伤：嚼栗傅之。

经验后方　治肾虚，腰脚无力：生栗袋盛，悬干，每日平明吃十余颗，次吃猪肾粥。

孙真人云 栗，味咸，肾病宜食。

胜金方 治马汗入肉血疮：用栗肉嚼傅之。

衍义曰 栗欲干莫如曝；欲生收莫如润沙中藏，至春末夏初，尚如初收摘。小儿不可多食，生者难化，熟即滞气，隔食，生虫，往往致小儿病，人亦不知。所谓补肾气者，以其味咸，又滞其气尔。湖北路有一种栗，顶圆末尖，谓之旋栗。《图经》引《诗》言"莘（音榛）栗"者，谓其象形也。

【点评】栗是重要经济植物，种仁淀粉含量高，可以充饥，故《名医别录》说"令人耐饥"，杜甫诗"园收芋栗未全贫"也是这个意思。《本草纲目》"集解"项说："栗但可种成，不可移栽。按《事类合璧》云：栗木高二三丈，苞生多刺如汇毛，每枝不下四五个苞，有青、黄、赤三色。中子或单或双，或三或四。其壳生黄熟紫，壳内有膜裹仁，九月霜降乃熟。其苞自裂而子坠者，乃可久藏，苞未裂者易腐也。其花作条，大如箸头，长四五寸，可以点灯。栗之大者为板栗，中心扁子为栗楔。稍小者为山栗。山栗之圆而末尖者为锥栗。圆小如橡子者为莘栗。小如指顶者为茅栗，即《尔雅》所谓栭栗也，一名栵栗，可炒食之。"其主流品种为壳斗科植物栗 *Castanea mollissima*。

蓬蘽力轨切 味酸、咸，平，无毒。主安五脏，益精气，长阴令坚，强志倍力，有子。又疗暴中风，身热大惊。久服轻身不老。一名覆盆、一名陵蘽、一名阴蘽。生荆山平泽及冤句。

陶隐居云：李云即是人所食苺（音茂）尔。**今注**：是覆盆苗茎也。陶言"蓬蘽"，是根名，乃昌容所服以易颜者。盖根、苗相近尔。李云"苺"也，按《切韵》苺是覆盆草也。又"蘽"者，藤也。今据蓬蘽之名，明其藤蔓也。唐本注云"蓬蘽、覆盆，一物异名，本谓实，而非根"，此亦误矣。亦如蜀漆与常山异条，莒蒻与藦芜各用。今此附入果部者，盖其子是覆盆也。**臣禹锡等谨按，陈士良云**：诸家本草皆说是覆盆子根，今观采取之家，按草木类所说，自有蓬蘽，似蚕苺子，红色。其叶似野蔷薇，有刺，食之酸甘。恐诸家不识，误说是覆盆也。

图经曰　蓬蘽，覆盆苗茎也，生荆山平泽及冤句。覆盆子，旧不著所出州土，今并处处有之，而秦、吴地尤多。苗短不过尺，茎、叶皆有刺，花白，子赤黄，如半弹丸大，而下有茎承如柿蒂状。小儿多食其实。五月采其苗，叶采无时。江南人谓之莓，然其地所生差晚，三月始有苗，八九月花开，十月而实成。功用则同，古方多用。亦榨其子取汁，合膏涂发不白。授叶绞汁滴目中，去肤赤，有虫出如丝线便效。昌容服之以易颜，其法：四五月候甘实成采之，暴干，捣筛，水服三钱匕。安五脏，益精，强志，倍力，轻体不老，久久益佳。崔元亮《海上方》著此三名，一名西国草，一名毕楞伽，一名覆盆子。治眼暗不见物，冷泪浸淫不止及青盲、天行目暗等，取西国草，日暴干，捣令极烂，薄绵裹之，以饮男乳汁中浸，如人行八九里久，用点目中，即仰卧，不过三四日，视物如少年。禁酒、油、面。

【陈藏器云】　变白不老。佛说云苏蜜那花点灯，正言此花也。榨取汁，合成膏，涂发不白。食其子，令人好颜色。叶授绞取汁，汁滴目中，去肤赤，有虫出如丝线。其类有三种，四月熟，甘美如覆盆子者是也，余不堪入药，今人取茅莓当覆盆误矣。

唐本余　耐寒湿，好颜色。

衍义曰　蓬蘽非复盆也，自别是一种，虽枯败而枝梗不散，今人不见用。此即贾山策中所言者，是此也。

　　【点评】蓬蘽与覆盆子的关系历代意见不统一，但皆是蔷薇科悬钩子属（Rubus）植物，则毫无问题。据《本草纲目》"释名"项解释说："蓬蘽与覆盆同类，故《别录》谓一名覆盆。此种生于丘陵之间，藤叶繁衍，蓬蓬累累，异于覆盆，故曰蓬蘽、陵蘽，即藤也。其实八月始熟，俚人名割田藨。"从《本草图经》所绘成州蓬蘽来看，应该就是植物蓬蘽 *Rubus hirsutus*。

　　黑盖子下引陈藏器说"佛说云苏蜜那花点灯，正言此花也"。按，佛经中"苏蜜那花"，亦译作须摩那花、苏摩那花、苏曼那花，玄应《一切经音义》说："此云悦意花，其花形色俱媚，令见者心悦，故名也。"慧琳《一切经音义》说："或云苏磨那华。其色黄白，亦甚香，不作大树，才高三四尺，四垂似盖者。"陈藏器说是蓬蘽花，不知何据。

覆盆子　味甘，平，无毒。主益气轻身，令发不白。五月采。

陶隐居云：蓬蘽是根名，方家不用，乃昌容所服以易颜者也。覆盆是实名，李云是莓子，乃似覆盆之形，而以津汁为味，其核微细。药中用覆盆子小异，此未详孰是？**唐本注**云：覆盆，蓬蘽，一物异名，本谓实，非根也。李云莓子，近之矣。其根不入药用。然生处不同，沃地则子大而甘，瘠地则子细而酸。此乃子有甘酸，根无酸味。陶景以根酸子甘，将根入果，重出子条，殊为孟浪。**今注**：蓬蘽乃覆盆之苗也，覆盆乃蓬蘽之子也，陶注、唐注皆非。今用覆盆子补虚续绝，强阴建阳，悦泽肌肤，安和脏腑，温中益力，疗劳损风虚，补肝明目。

臣禹锡等谨按，蜀本注：李云是蓬蘽子也，陶云蓬蘽子津味与覆盆子小异，而云末审，乃慎之至也。苏云"覆盆、蓬蘽一物也"，而云剩出此条者，亦非也。今据蓬蘽即莓也。按《切韵》莓，音茂，其子覆盆也。又按，蘽者，藤也。今此云覆盆子，则不言其蔓藤也，前云蓬蘽，则不言其子实也。犹如芎䕫与蘼芜异条，附子与乌头殊用。**药性论**云：覆盆子，臣，微热，味甘、辛。能主男子肾精虚竭，女子食之有子。主阴痿，能令坚长。**孟诜**云：覆盆子，味酸，五月于麦田中得之良。采得及烈日晒干，免烂不堪。江东亦有，名悬钩子，大小形异，气味、功力同。北土即无悬钩，南地无覆盆，是土地有前后生，非两种物耳。**陈藏器**云：榨取汁，合成膏，涂发不白。食其子，令人好颜色。叶接绞取汁，滴目中，去肤赤，有虫出如丝线。**陈士良**云：蓬蘽似蚕莓大，覆盆小，其苗各别。**日华子**云：莓子，安五脏，益颜色，养精气，长发，强志，疗中风身热及惊。又有树莓，即是覆盆子。

图经　文具蓬蘽条下。

【雷公云】　凡使，用东流水淘去黄叶并皮、蒂尽了，用酒蒸一宿，以东流水淘两遍，又晒干方用，为妙也。

衍义曰　覆盆子长条，四五月红熟，秦州甚多，永兴华州亦有。及时，山中人采来卖。其味酸甘，外如荔枝，樱桃许大，软红可爱。失采则就枝生蛆。益肾脏，缩小便，服之当覆其溺器，如此取名。食之多热，收时五六分熟①便可采。烈日曝，仍须薄绵蒙之。今人取汁作煎为果，仍少加蜜，或熬为稀汤，点服，治肺虚寒。采时着水则不堪煎。

【点评】覆盆子应该是根据果实形状得名，即陶弘景引李当之的意见，其果实"乃似覆盆之形"；《本草衍义》则说是因为"缩小便"的疗效得名，故言"服之当覆其溺器"。《本草纲目》"集解"项李时珍说："蓬蘽子以八九月熟，故谓之割田藨。覆盆以四五月熟，故谓之插田藨，正与《别录》五月采相合。二藨熟时色皆乌赤，故能补肾。其四五月熟而色红者，乃薅田藨也，不入药用。陈氏所谓以茅莓当覆盆者，盖指此也。"从《本

---

① 熟：底本作"热"，据文义改。

草纲目》所绘图例来看，构图与所绘蓬蘽近似，但作复叶，伞房花序，所表现的大约是插田泡 *Rubus coreanus* 之类。

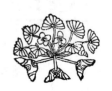

芰_{音伎}实　味甘，平，无毒。主安中，补五脏，不饥轻身。一名菱_{音陵}。

陶隐居云：庐江间最多，皆取火燔以为米充粮。今多蒸暴，蜜和饵之，断谷长生。水族中又有菰（音孤）首，性冷，恐非上品。被霜后食之，令阴不强。又不可杂白蜜食，令生虫也。**唐本注**云：芰作粉，极白润，宜人。**臣禹锡等谨按**，蜀本图经云：生水中，叶浮水上，其花黄白色，实有二种：一四角，一两角。**孟诜**云：菱实，仙家蒸作粉，蜜和食之，可休粮。水族之中，此物最不能治病。又云：令人脏冷，损阳气，痿茎。可少食。多食令人腹胀满者，可暖酒和姜饮一两盏，即消矣。

图经曰　芰，菱实也。旧不著所出州土，今处处有之。叶浮水上，花黄白色，花落而实生，渐向水中乃熟。实有二种，一种四角，一种两角。两角中又有嫩皮而紫色者，谓之浮菱，食之尤美。江淮及山东人曝其实人以为米，可以当粮。道家蒸作粉，蜜渍食之，以断谷。水果中此物最治病，解丹石毒。然性冷，不可多食。

【食疗】　神仙家用，发冷气。人含吴茱萸，咽其津液，消其腹胀矣。

周礼疏　屈到嗜芰。即菱角也。

衍义曰　芰今世俗谓之菱角，所在有。煮熟取人，食之代粮，不益脾。又有水菱，亦芰也，但大而脆，可生食。和合治疗，未闻其用。有人食生芰多则利及难化，是亦性冷。

【点评】《本草纲目》"集解"项李时珍说："芰菱有湖泺处则有之。菱落泥中，最易生发。有野菱、家菱，皆三月生蔓延，引叶浮水上，扁而有尖，光面如镜。叶下之茎有股如虾股，一茎一叶，两两相差，如蝶翅状。五六月开小白花，背日而生，昼合宵炕，随月转移。其实有数种：或三角、四角，或两角、无角。野菱自生湖中，叶、实俱小。其角硬直刺人，其色嫩青老黑。嫩时剥食甘美，老则蒸煮食之。野人暴干，剁米为饭为粥，为糕为果，皆可代粮。其茎亦可暴收，和米作饭，以度荒歉，盖泽农有利之物也。家菱种于陂塘，叶、实俱大，角软而脆，亦有两角弯卷如弓形者，其色有青、有红、有紫，嫩时剥食，皮脆肉美，盖佳果也。老则壳黑而硬，坠入江中，谓之乌菱。冬月取之，风干为果，生熟皆佳。夏月以粪水浇其叶，则实更肥美。"芰实为菱科植物，种类较多，果实为坚果状，革质或木质，有刺状角 1 ~ 4 个，一般以 *Trapa bispinosa* 对应为菱，是常见的栽培品种，刺状角 2 枚。至于四角菱，则如野菱 *Trapa incisa*、四角菱 *Trapa quadrispinosa* 之类。

《食疗本草》说"水族之中，此物最不能治病"，而《本草图经》言"水果中此物最治病"，两说相反。据《本草衍义》说"和合治疗，未闻其用"，似乎以《食疗本草》之说为是。芰实性冷，《食疗本草》谓"令人脏冷，损阳气，痿茎"。《本草纲目》说："《仇池笔记》言：菱花开背日，芡花开向日，故菱寒而芡暖。《别录》言芰实性平，岂生者性冷，而干者则性平欤。"

橙子皮　味苦、辛，温。作酱醋香美，散肠胃恶气，消食，去胃中浮风气。其瓤味酸，去恶心，不可多食，伤肝气。又，以瓤洗去酸汁，细切，和盐、蜜煎成煎，食之去胃中浮风。其树亦似橘树而叶大，其形圆，大于橘而香，皮厚而皱。八月熟。今附。

臣禹锡等谨按，陈士良云：橙子，暖，无毒。行风气，发虚热，疗瘿气，发瘰疬，杀鱼虫毒。不与獭肉同食，发头旋、恶心。

图经　文具橘柚条下。

【食疗】　温。去恶心，胃风。取其皮和盐贮之。又，瓤，去恶气，和盐、蜜细细食之。

衍义曰　橙子皮今人止为果，或取皮合汤待宾，未见入药。宿酒未醒，食之速醒。

【点评】《本草图经》橘柚条提到："乳柑、橙子性皆冷，并其类也，多食亦不宜人。"《本草纲目》"集解"项李时珍说："橙产南土，其实似柚而香，叶有两刻缺如两段，亦有一种气臭者。柚乃柑属之大者，早黄难留；橙乃橘属之大者，晚熟耐久。皆有大小二种。案《事类合璧》云：橙树高枝，叶不甚类橘，亦有刺。其实大者如碗，颇似朱栾，经霜早熟，色黄皮厚，蹙衄如沸，香气馥郁。其皮可以熏衣，可以芼鲜，可以和菹醢，可以为酱齑，可以蜜煎，可以糖制为橙丁，可以蜜制为橙膏。嗅之则香，食之则美，诚佳果也。"此即芸香科植物甜橙 *Citrus sinensis*，所谓"叶有两刻缺如两段"，即指单身复叶。

樱桃 味甘。主调中，益脾气，令人好颜色，美志。

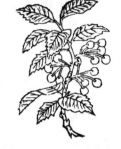

陶隐居云：此即今朱樱，味甘酸可食，而所主又与前樱桃相似，恐医家滥载之，未必是今者尔。又，胡颓子凌冬不凋，子亦应益人。或云寒热病不可食。**唐本注云**：叶捣傅蛇毒。绞叶汁服，防蛇毒内攻。**臣禹锡等谨按**，孟诜云：樱桃，热。益气，多食无损。又云：此名樱，非桃也。不可多食，令人发暗风。东行根，疗寸白、蛔虫。**陈士良云**：樱桃，平，无毒。**日华子云**：樱桃，微毒，多食令人吐。

图经曰 樱桃旧不著所出州土，今处处有之，而洛中南都者最胜。其实熟时深红色者，谓之朱樱；正黄明者，谓之蜡樱。极大者，有若弹丸，核细而肉厚，尤难得也。食之调中益气，美颜色，虽多无损，但发虚热耳。惟有暗风人不可啖，啖之立发。其叶可捣傅蛇毒，亦绞汁服。东行根亦杀寸白、蛔虫。其木多阴，最先百果而熟，故古多贵之。谨按，书传引《吴普本草》曰"樱桃，一名朱[①]茱，一名麦甘酣"，今本草无此名，乃知有脱漏多矣。又《尔雅》云"楔吉点切，荆桃"，郭璞云："今之樱桃。"而孟诜以为樱非桃类，未知何据？

【食疗云 温。多食有所损。令人好颜色，美志。此名樱桃，俗名李桃，亦名奈桃者是也。甚补中益气，主水谷痢，止泄精。东引根，治蛔虫。

司马相如赋 山朱樱，即樱桃也。

礼记 谓之含桃。

尔雅 谓之荆桃。

衍义曰 樱桃孟诜以为樱非桃类，然非桃类，盖以其形肖桃，故曰樱桃，又何疑焉。谓如木猴梨、胡桃之类，亦取其相似尔。古谓之含桃，可荐宗庙，《礼》云"先荐寝庙"者是此。唐王维诗云"才是寝园春荐后，非干御苑鸟衔残"。小儿食之，才过多无不作

---

① 朱：刘甲本作"味"。

热。此果在三月末、四月初间熟，得正阳之气，先诸果熟，性故热。今西洛一种紫樱，至熟时正紫色，皮里间有细碎黄点，此最珍也。今亦上供朝廷，药中不甚须。

【点评】樱桃载《名医别录》，陶弘景称之为"朱樱"。《救荒本草》云："樱桃树，处处有之。古谓之含桃。叶似桑叶而狭窄，微软，开粉红花，结桃似郁李子而小，红色鲜明。味甘，性热。"《本草纲目》"集解"项说："樱桃树不甚高。春初开白花，繁英如雪。叶团，有尖及细齿。结子一枝数十颗，三月熟时须守护，否则鸟食无遗也。盐藏、蜜煎皆可，或同蜜捣作糕食，唐人以酪荐食之。林洪《山家清供》云：樱桃经雨则虫自内生，人莫之见。用水浸良久，则虫皆出，乃可食也。试之果然。"此即蔷薇科植物樱桃 *Prunus pseudocerasus*，果实为常见水果。《名医别录》还载有婴桃，《新修本草》退入有名未用中，陶弘景本条注"所主又与前樱桃相似"，即指"婴桃"。此即同属植物山樱桃 *Prunus tomentosa*，《救荒本草》名野樱桃，有云："树高五六尺，叶似李叶更尖，开白花，似李子花，结实比樱桃又小，熟则色鲜红。味甘、微酸"。

诸家都说樱桃药性温热，王维《敕赐百官樱桃》诗专门及此："芙蓉阙下会千官，紫禁朱樱出上阑。才是寝园春荐后，非关御苑鸟衔残。归鞍竞带青丝笼，中使频倾赤玉盘。饱食不须愁内热，大官还有蔗浆寒"。

鸡头实 味甘，平，无毒。主湿痹，腰脊膝痛，补中，除暴疾，益精气，强志，令耳目聪明。久服轻身不饥，耐老，神仙。一名雁喙实、一名芡音俭。生雷泽池泽。八月采。

陶隐居云：此即今蒍（音苇）子，形①上花似鸡冠，故名鸡头。仙方取此并莲实合饵，能令小儿不长，正尔食之，亦当益人。**唐本注**云：此实去皮作粉，与菱（音陵）粉相似，益人胜菱。**臣禹锡等谨按**，蜀本图经云：此生水中，叶大如荷，皱而有刺，花、子若拳大，形

---

① 形：底本如此，据《本草纲目》引用作"茎"，其说可参。

似鸡头，实若石榴，皮青黑，肉白，如菱米也。**孟诜云**：鸡头作粉食之，甚妙。是长生之药，与小儿食，不能长大，故驻年耳。生食动风冷气，蒸之，于烈日晒之，其皮即开。亦可舂作粉。**陈士良云**：此种虽生于水，而有软根名薂菜，主小腹结气痛，宜食。**日华子云**：鸡头，开胃助气。根可作蔬菜食。

图经曰　鸡头实生雷泽，今处处有之，生水泽中。叶大如荷，皱而有刺，俗谓之鸡头盘。花下结实，其形类鸡头，故以名之。其茎蒩之嫩者名花蒩，人采以为菜茹，八月采实。服饵家取其实并中子，捣烂暴干，再捣下筛，熬金樱子煎和丸服之，云补下益人，谓之水陆丹。经传谓其子为芡。

【经验后方】　治益精气，强志意，聪利耳目：以鸡头实三合，煮令熟，去壳，研如膏，入粳米一合煮粥，空心食之。

淮南子云　鸡头已瘘颈疾，幽人谓之雁头。

庄子　徐无鬼篇有鸡雍，疏云：鸡雍，鸡头草也，服之延年。

周礼　加笾之实，菱、芡、栗脯。

衍义曰　鸡头实今天下皆有之，河北沿溏泺居人采得，舂去皮，捣人为粉，蒸渫作饼，可以代粮。食多不益脾胃气，兼难消化。

中品

梅实　味酸，平，无毒。主下气，除热烦满，安心，肢体痛，偏枯不仁，死肌，去青黑痣，恶疾，止下痢，好唾，口干。生汉中川谷。五月采，火干。

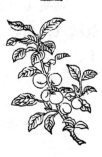

陶隐居云：此亦是今乌梅也，用当去核，微熬之。伤寒烦热，水渍饮汁。生梅子及白梅亦应相似，今人多用白梅和药以点痣，蚀恶肉也。服黄精人，云禁食梅实。**唐本注云**：《别录》云：梅根，疗风痹，出土者杀人。梅实，利筋脉，去痹。**臣禹锡等谨按**，药性论云：梅核人亦可单用，味酸，无毒。能除烦热。**萧炳云**：今人多用烟熏为乌梅。**孟诜云**：乌梅，多食损齿。又，刺在肉中，嚼白梅封之，刺即出。又，大便不通，气奔欲死，以乌梅十颗置汤中，须臾挪去核，杵为丸如枣大，内下部，少时即通。谨按，擘破水渍，以少蜜相和，止渴，霍乱心腹不安及痢赤，治疟方多用之。**陈藏器**云：梅实本功外，止渴，令人膈上热。乌梅去痰，主疟瘴，止渴调中，除冷热痢，止吐逆。梅叶捣碎，汤洗衣易脱也。蒿阳子云：清水揉梅叶，洗蕉葛衣，经夏不脆。余试之验。**日华子**云：梅子，暖。止渴。多啖伤骨，蚀脾胃，令人发热。根、叶煎浓汤，治休息痢并霍乱。**又云**：白梅，暖，无毒。治刀箭，止血，研傅之。**又云**：乌梅，暖，无毒。除劳，治骨蒸，去烦闷，涩肠止痢，消酒毒，治偏枯、皮肤麻痹，去黑点，令人得睡。又，入建茶、干姜为丸，止休息痢，大验也。

图经曰　梅实生汉中川谷，今襄汉、川蜀、江湖、淮岭皆有之。其生实酢而损齿，伤骨，发虚热，不宜多食之，服黄精人尤不相宜。其叶煮浓汁服之，已休息痢。根主风痹，出土者不可用。五月采其黄实，火熏干作乌梅。主伤寒烦热及霍乱躁渴。虚劳瘦羸，产妇气痢等方中多用。南方疗劳疟劣弱者，用乌梅十四枚，豆豉二合，桃、柳枝各一虎口握，甘草三寸长，生姜一块，以童子小便二升，煎七合，温服。其余药使用之尤多。又以盐杀为白梅，亦入除痰药中用。又，下有杨梅条，亦生江南、岭南。其木若荔枝，而叶细阴厚，其实生青熟红，肉在核上，无皮壳。南人淹藏以为果，寄至北方甚多，今医方鲜用，故附于此。

【圣惠方　主伤寒，下部生蜃疮：用乌梅肉三两，炒令燥，杵为末，炼蜜丸如梧桐子大。以石榴根皮煎汤，食前下十丸。**又方**治痰厥头痛：以十个取肉，盐二钱，酒一中盏，合煎至七分，去滓，非时温服，吐即佳。**又方**治痢下积久不差，肠垢已出：以二十个，水一盏，煎取六分，去滓，食前分为二服。《肘后方》同。**又方**治疮中新努肉出：杵肉以蜜和，捻作饼子如钱许大厚，以贴疮，差为度。

外台秘要　治下部虫啮：杵梅、桃叶一斛，蒸之，令极热，内小器中，大布上坐，虫死。

肘后方　治心腹俱胀痛，短气欲死或已绝：乌梅二七枚，水五升，煮一沸，内大钱二七枚，煮取二升半，强人可顿服，羸人可分之再服。**又方**治伤寒：以三十枚去核，以豉一升，苦酒三升，煮取一升半，去滓服。**又方**治手指忽肿痛，名为伐指：以乌梅人杵，苦酒和，以指渍之，须臾差。

葛氏　治赤白痢，下部疼重：以二十枚打碎，水二升，煮取一升，顿服。**又方**治折伤：以五斤去核，饴五升合煮，稍稍食之，渐渐自消。

经验方　治马汗入肉：用乌梅和核，烂杵为末，以头醋和为膏。先将疮口以针刺破，但出紫血，有红血出，用帛拭干，以膏傅上，以帛系定。

梅师　治伤寒四五日，头痛壮热，胸中烦痛：乌梅十四个，盐五合，水一升，煎取一半服，吐之。

简要济众　治消渴，止烦闷：以乌梅肉二两，微炒为末。每服二钱，水二盏，煎取一盏，去滓，入豉二百粒，煎至半盏，去滓，临卧时服。

鬼遗方 治一切疮肉出：以乌梅烧为灰，杵末傅上，恶肉立尽，极炒。

吴氏本草 梅核明目，益气不饥。

毛诗疏云 梅暴干为腊，羹臛齑中。又，含可以香口。

魏文帝 与军士失道，大渴而无水，遂下令曰：前有梅林，结子甘酸，可以止渴。

衍义曰 梅实，食梅则津液泄，水生木也。津液泄，故伤齿。肾属水，外为齿故也。王叔和曰"膀胱、肾合为津府"，此语虽鄙，然理存焉。熏之为乌梅，曝干藏密器中，为白梅。

【点评】梅是常见果树，故《本草图经》没有特别描述植物特征，只是简单地说："梅实，生汉中川谷，今襄汉、川蜀、江湖、淮岭皆有之。五月采其黄实，火熏干作乌梅。又以盐杀为白梅，亦入除痰药中用"。所谓乌梅、白梅，乃是果实的不同加工方法，《本草衍义》亦云："熏之为乌梅，曝干藏密器中为白梅"。《本草图经》绘有郢州梅实，为果实折枝，即蔷薇科植物梅 *Armeniaca mume*。梅除了果实可食用外，更是重要的观赏植物。其栽培品种极多，大致分果梅与花梅两类。如《本草纲目》"集解"项李时珍说："按陆玑诗疏云：梅，杏类也。树、叶皆略似杏。叶有长尖，先众木而花。其实酢，曝干为脯，入羹臛齑中，又含之可以香口。子赤者材坚，子白者材脆。范成大《梅谱》云：江梅，野生者，不经栽接。花小而香，子小而硬。消梅，实圆松脆，多液无滓，惟可生啖，不入煎造。绿萼梅，枝跗皆绿。重叶梅，花叶重叠，结实多只。红梅，花色如杏。杏梅，色淡红，实扁而斑，味全似杏。鸳鸯梅，即多叶红梅也。一蒂只实。一云：苦楝接梅，则花带黑色。"

黑盖子下引望梅止渴故事，出自《世说新语·假谲》，主人公是魏武帝曹操，此处误注为魏文帝。

木瓜实 味酸，温，无毒。主湿痹邪气，霍乱大吐下，转筋不止。其枝亦可煮用。

陶隐居云：山阴兰亭尤多，彼人以为良果，最疗转筋。如转筋时，但呼其名及书上作木瓜字，皆愈。亦不可解。俗人柱木瓜杖，云利筋胫。又有楔（音冥）樝，大而黄，可进酒去痰。又，樝子，涩，断痢。《礼》云"樝梨曰攒之"，郑公不识樝，乃云是梨之不臧者。然古亦以樝为果，今则不入例尔。**臣禹锡等谨按**，蜀本注：其树枝状如奈，花作房生，子形似栝楼，火干甚香。《尔雅》云"楙，木瓜"，注云"实如小瓜，酢可食"，然多食亦不益人。又《尔雅》注："樝似梨而酢涩。"**陈藏器**云：木瓜本功外，下冷气，强筋骨，消食，止水痢后渴不止，作饮服之。又，脚气冲心，取一颗去子，煎服之，嫩者更佳。又止呕逆，心膈痰唾。**又云**：按楔樝，一名蛮樝。本功外，食之去恶心。其气辛香，致衣箱中杀虫鱼。食之止心中酸水，水痢。樝子，本功外，食之去恶心、酸咽，止酒痰黄水。小于楒栘而相似。北土无之，中都有。郑注《礼》云"樝，梨之不臧者"，为无功也。**孟诜**云：木瓜，谨按，枝叶煮之饮，亦治霍乱。不可多食，损齿及骨。又，脐下绞痛。木瓜一两片，桑叶七片，大枣三枚，碎之，以水二升，煮取半升，顿服之，差。**又云**：樝子，平。损齿及筋，不可食。亦主霍乱转筋，煮汁食之，与木瓜功稍等，余无有益人处。江外常为果食。**日华子**云：木瓜，止吐泻、贲豚及脚气、水肿，冷热痢，心腹痛，疗渴，呕逆，痰唾等。根治脚气。**又云**：楔樝，平，无毒。消痰，解酒毒及治咽酸。煨食止痢。浸油梳头，治发赤并白。

图经曰　木瓜旧不著所出州土，陶隐居云"山阴兰亭尤多"，今处处有之，而宣城者为佳。其木状若奈，花生于春末而深红色。其实大者如瓜，小者如拳。《尔雅》谓之楙，郭璞云："实如小瓜，酢，可食。"不可多，亦不益人。宣州人种莳尤谨，遍满山谷。始实成，则镞纸花薄其上，夜露日暴，渐而变红，花文如生。本州以充上贡焉。又有一种楔樝，木、叶、花、实，酷类木瓜。陶云"大而黄可进酒去痰"者是也。欲辨之，看蒂间别有重蒂如乳者为木瓜，无此者为楔樝也。木瓜大枝可作杖策之，云利筋脉。根、叶者汤淋足胫，可以已蹶。又，截其木，干之作桶以濯足，尤益。道家以楔樝生压汁，合和甘松、玄参末，作湿香，云甚爽神。

【雷公云　凡使，勿误用和圆子、蔓子、土伏子，其色样外形真似木瓜，只气味效并向里子各不同。若木瓜，皮薄，微赤黄，香，甘、酸，不涩。调荣卫，助谷气。向里子头尖一面，方是真木瓜。若和圆子，色微黄，蒂、核粗，子小圆，味涩、微咸，伤人气。蔓子颗小，亦似木瓜，味绝涩，不堪用。土伏子似木瓜，味绝涩，子如大样油麻，又苦涩，不堪用。若饵之，令人目涩、目赤，多赤筋痛。凡使木瓜，勿令犯铁，用铜刀削去硬皮并子，薄切，于日中晒。却用黄牛乳汁拌蒸，从巳至未，其木瓜如膏煎，却于日中薄摊，晒干用也。

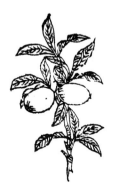

食疗云 主呕哕风气，又吐后转筋，煮汁饮之甚良。脚膝筋急痛，煮木瓜令烂，研作浆粥样，用裹痛处。冷即易，一宿三五度，热裹便差。煮木瓜时，入一半酒同煮之。

毛诗 投我以木瓜，报之以琼琚。注云：木瓜，楙木也，可食之木。

衍义曰 木瓜得木之正，故入筋。以铅霜涂之，则失醋味，受金之制，故如是。今人多取西京大木瓜为佳，其味和美，至熟止青白色，入药绝有功，胜宣州者味淡。此物入肝，故益筋与血病、腰肾脚膝无力，此物不可阙也。

【点评】《本草纲目》"集解"项李时珍说："木瓜可种可接，可以枝压。其叶光而厚，其实如小瓜而有鼻。津润味不木者为木瓜；圆小于木瓜，味木而酢涩者为木桃；似木瓜而无鼻，大于木桃，味涩者为木李，亦曰木梨，即榠楂及和圆子也。鼻乃花脱处，非脐蒂也。"由此大致可以确定，木瓜指皱皮木瓜 *Chaenomeles speciosa*，榠楂为光皮木瓜 *Chaenomeles sinensis*，木桃即楂子为毛叶木瓜 *Chaenomeles cathayensis*。

木瓜是治疗转筋的要药，主治"霍乱大吐下，转筋不止"，乃至如陶弘景形容"如转筋时，但呼其名及书上作木瓜字皆愈"。《本草纲目》"发明"项李时珍解释："木瓜所主霍乱吐利转筋脚气，皆脾胃病，非肝病也。肝虽主筋，而转筋则由湿热、寒湿之邪袭伤脾胃所致，故筋转必起于足腓。腓及宗筋皆属阳明。木瓜治转筋，非益筋也，理脾而伐肝也。土病则金衰而木盛，故用酸温以收脾肺之耗散，而借其走筋以平肝邪，乃土中泻木以助金也。木平则土得令而金受荫矣。"

柿 味甘，寒，无毒。主通鼻耳气，肠澼不足。

陶隐居云：柿有数种，云今乌柿，火熏者，性热，断下，又疗狗啮疮。火煓（皮逼切）者亦好，日干者性冷。粗心柿尤不可多食，令人腹痛。生柿弥冷。又有椑（音卑），色青，惟堪生啖，性冷复甚于柿，散石热家啖之，亦无嫌，不入药用。**唐本注云**：《别录》云：火柿主杀毒，疗金疮、火疮，生肉止痛。软熟柿解酒热毒，止口干，压胃间热。**臣禹锡等谨按**，**孟诜云**：柿，寒。主补虚劳不足。谨按，干柿厚肠胃，涩中，健脾胃气，消宿血。又，红柿补气，续经脉气。又，醂柿涩下焦，健脾胃气，消宿血。作饼及糕与小儿食，治秋痢。又，研柿，先煮粥，欲熟即下柿，更三两沸，与小儿饱食，并奶母吃亦良。又，干柿二斤，酥一斤，蜜半升，先和酥蜜，铛中消之，下柿煎十数沸，不津器贮之。每日空腹服三五枚，疗男子、女人脾虚、腹肚薄，食不消化。面上黑点，久服甚良。**陈藏器**云：柿本功外，日干者温补，多食去面鼾，除腹中宿血。剡县火干者，名乌柿，人服药口苦及欲吐逆，食少许立止。蒂煮服之，止哕气。黄柿和米粉作糗，蒸与小儿食之，止下痢。饮酒食红柿，令人心痛直至死。亦令易醉。陶云"解酒毒"，失矣。**日华子**云：柿，冷。润心肺，止渴，涩肠。疗肺痿心热嗽，消痰，开胃。亦治吐血。**又云**：干柿，平。润声喉，杀虫。火柿，性暖，功用同前。

图经曰

柿旧不著所出州土，今南北皆有之。柿之种亦多，黄柿生近京州郡；红柿南北通有；朱柿出华山，似红柿而皮薄，更甘珍；椑（音卑）柿出宣、歙、荆、襄、闽、广诸州，但可生啖，不堪干。诸柿食之皆美而益人，椑柿更压石毒耳。其干柿火干者，谓之乌柿，出宣州、越州，性甚温，人服药口苦欲逆，食少许当止，兼可断下。日干者为白柿，入药微冷。又，黄柿可和米粉作糗，小儿食之止痢。又，以酥蜜煎干柿食之，主脾虚、薄食。柿蒂煮饮，亦止哕。木皮主下血不止，暴干更焙，筛末，米饮和二钱匕服之，不以上冲下脱，两服可止。又有一种小柿，谓之软枣。俚俗暴干货之，谓之牛奶柿，至冷，不可多食。凡食柿，不可与蟹同，令人腹痛大泻。其枯叶至滑泽，古人取以临书。俗传柿有七绝：一寿、二多阴、三无鸟巢、四无虫蠹、五霜叶可玩、六嘉实、七落叶肥大。

【圣惠方】

治耳聋鼻塞：以干柿三枚细切，粳米三合，豉少许煮粥，空心食之。

产宝

治产后或患妊逆气乱心烦：干柿一个，碎之，以水十分，煮热呷。

衍义曰

柿有着盖柿，于蒂下别生一重；又牛心柿，如牛之心；蒸饼柿，如今之市买蒸饼。华州有一等朱柿，比诸品中最小，深红色。又一种塔柿，亦大于诸柿。性皆凉，不至大寒，食之引痰，极甘，故如是。去皮，挂大木株上，使风日中自干，食之多动风火。干者味不佳，生则涩，以温水养之，需涩去可食，逮至自然红烂，涩亦自去，干则性平。

【**点评**】柿即柿树科植物柿树 *Diospyros kaki*，栽培品种甚多。柿果实中有大量鞣质，大量摄食后，在胃酸作用下与蛋白质形成鞣酸蛋白，后者与果胶、树胶、纤维素等粘合在一起形成结石，即柿石症。急性胃柿石症多在进食以后一小时左右发生，上腹部有不适感，恶心呕吐，甚至呕血。部分小柿石可进入小肠，引起肠梗阻症状。胃柿石症是常见疾病，或许因为观察局限，古代记载不多。陶弘景说"粗心柿尤不可多食，令人腹痛"，陈藏器说"饮酒食红柿，令人心痛直至死"，苏颂说"凡食柿，不可与蟹同，令人腹痛大泻"，可能也包括有胃柿石症的情况在内。

《本草拾遗》说："陶云解酒毒，失矣。"此见于《新修本草》引《别录》云云，即陈藏器认为这类不见于《本草经集注》的"别录"文字，就是陶弘景的《名医别录》。

芋　味辛，平，有毒。主宽肠胃，充肌肤，滑中。一名土芝。

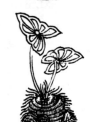

陶隐居云：钱塘最多。生则有毒，苶音枚不可食。性滑，下石，服饵家所忌。种芋三年不采成梠（音吕）芋。又别有野芋，名老芋，形叶相似如一根，并杀人。人不识而食之垂死者，他人以土浆及粪汁与饮之，得活矣。**唐本注**云：芋有六种：有青芋、紫芋、真芋、白芋、连禅芋、野芋。其青芋细长，毒多，初煮要须灰汁，易水煮熟，乃堪食尔。白芋、真芋、连禅芋、紫芋毒少，并正尔蒸煮啖之。又宜冷啖，疗热止渴。其真、白、连禅三芋，兼肉作羹，大佳。蹲鸱之饶，盖谓此也。野芋大毒，不堪啖也。**臣禹锡等谨按，孟诜**云：芋白色者无味，紫色者破气。煮汁饮之止渴。十月后晒干收之，冬月食，不发病，他时月不可食。又，和鲫鱼、鲤鱼作臛良。久食令人虚劳无力。又，煮汁洗腻衣，白如玉。亦可浴去身上浮风，慎风半日。**陈藏器**云：芋本功外，食之令人肥白。小者极滑，吞之开胃及肠闭。产后煮食之，破血。饮其汁，止血渴。芋有八九种，功用相似。野芋，生溪涧，非人所种者，根叶相类尔。取根醋摩，傅虫疮疥癣，入口毒人。又有天荷，亦相似而大也。**日华子**云：芋，冷，破宿血，去死肌。其中有数种，有芽芋、紫芋，园圃中种者可食，余者有大毒，不可容易食。姜芋辛辣，以生姜煮，又换水煮，方可食。和鱼煮，甚下气，调中补虚。叶，裹开了痈疮毒，止痛。**又云**：芋叶，冷，无毒。除烦止泻，疗妊孕心烦迷闷、胎动不安。又，盐研傅蛇虫咬并痈肿毒，及署傅毒箭。

图经曰　芋本经不著所出州土，陶隐居注云"钱塘最多"，今处处有之，闽、蜀、淮、甸尤殖此。种类亦多，大抵性效相近。蜀川出者，形圆而大，状若蹲鸱，谓之芋魁，彼人莳之最盛，可以当粮食而度饥年。左思《三都赋》所谓"徇蹲鸱之沃，则以为济世阳丸"是也。江西、闽中出者，形长而大，叶皆相类。其细者如卵，生于大魁傍，食之尤美，不可过多，乃有损也。凡食芋，并须圆圃莳者。其野芋有大毒，不可辄食，食则杀人，惟土浆及粪汁解之。《说文解字》云"齐人谓芋为梠"，陶云"种芋三年，不采成莒"，二音相近，盖南北之呼不同耳。古人亦单用作药，唐韦宙《独行方》疗瘑气，取生芋子一斤，压破，酒五升渍二七日，空腹一杯，神良。

【**唐本云**】　多食动宿冷。其叶如荷叶而长，根类于薯预而圆。《图经》云：其类虽多，叶盖相似，叶大如扇，广尺余。白芋毒微，青芋多子，真芋、连禅芋、紫芋并毒少，而根俱不堪生啖。蒸、煮冷啖，大治烦热，止渴。今畿县遍有，诸山南、江左唯有青、白、紫三芋而已。

食疗　煮汁浴之，去身上浮气。浴了，慎风半日许。

史记　蜀卓氏云：汶山之下沃野有蹲鸱，至死不饥。注：蹲鸱，大芋也。

沈存中笔谈　处士刘汤隐居王屋山，尝于斋中见一大蜂罥于蛛蛄，蛛缚之，为蜂所螫，坠地。俄顷，蛛鼓腹欲裂，徐徐行入草，啮芋梗微破，以疮就啮处磨之。良久，腹渐消，轻躁如故。自后人有为蜂螫者，挪芋梗傅之则愈。

衍义曰　芋所在有之，江、浙、二川者，最大而长。京、洛者，差圆小，而惟东、西京者佳，他处味不及也。当心出苗者为芋头，四边附芋头而生者，为芋子。八九月已后可食。至时掘出，置十数日，却以好土匀埋，至春犹好。生则辛而涩，多食，滞气困脾。唐杜甫诗曰"园收芋栗不全贫"者是此。以梗擦蜂螫处，愈。

【点评】芋即天南星科植物芋 *Colocasia esculenta*，很早就作为菜蔬，但因为富含淀粉，也可以做粮食。《本草纲目》"集解"项李时珍说："芋属虽多，有水、旱二种：旱芋山地可种，水芋水田莳之。叶皆相似，但水芋味胜。茎亦可食。芋不开花，时或七八月间有开者，抽茎生花黄色，旁有一长萼护之，如半边莲花之状也。按郭义恭《广志》云：芋凡十四种：君子芋，魁大如斗；赤鹯芋，即连禅芋，魁大子少；白果芋，魁大子繁，亩收百斛；青边芋、旁巨芋、车毂芋三种，并魁大子少，叶长丈余；长味芋，味美，茎亦可食；鸡子芋，色黄；九面芋，大而不美；青芋、曹芋、象芋，皆不可食，惟茎可作菹；旱芋，九月熟；蔓芋，缘枝生，大者如二三升也。"

乌芋　味苦，甘，微寒，无毒。主消渴，痹热，温中益气。一名藉姑、一名水萍。二月生叶如芋，三月三日采根，暴干。

陶隐居云：今藉姑生水田中，叶有桠（乌牙切），状如泽泻，不正似芋。其根黄似芋子而小，煮之亦可啖。疑其有乌者，根极相似，细而美，叶乖异，状如苋草，呼为蠦茨，恐此也。**唐本注云**：此草一名槎牙，一名茨菰（音孤），主百毒。产后血冈攻心欲死，产难，衣不出，捣汁服一升。生水中，叶似钏（普今切）箭镞，泽泻之类也。《千金方》云下石淋。**臣禹锡等谨按，孟诜云**：茨菰不可多食。吴人常食之，令人患脚。又，发脚气，瘫缓风，损齿，令人失颜色，皮肉干燥。卒食之，令人呕水。**又云：蠦茨，冷。下丹石，消风毒，除胸中实热气。可作粉食，明耳目，止渴，消疸黄。若先有冷气，不可食，令人腹胀气满。小儿秋食，脐下当痛。日华子云**：蠦茨，无毒。消风毒，除胸胃热，治黄疸，开胃下食。服金石药人食之良。**又云：茨菰，**冷，有毒。叶研傅蛇虫咬。多食发虚热及肠风痔瘘，崩中带下，疮疖。煮以生姜御之佳。怀孕人不可食。又名燕尾草及乌芋矣。

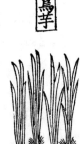

图经曰　乌芋，今凫茨也。旧不著所出州土。苗似龙须而细，正青色，根黑，如指大，皮厚有毛。又有一种，皮薄无毛者亦同。田中人并食之，亦以作粉，食之厚人肠胃，不饥。服丹石人尤宜，盖其能解毒耳。《尔雅》谓之芍。

衍义曰　乌芋今人谓之勃脐。皮厚，色黑，肉硬白者，谓之猪勃脐；皮薄泽，色淡紫，肉软者，谓之羊勃脐。正二月人采食之。此二等，药罕用，荒岁人多采以充粮。

〔点评〕 根据陶弘景说乌芋"叶有桠"，《新修本草》说"叶似钏箭镞"，所指代的应该是泽泻科的慈姑 Sagittaria sagittifolia，叶戟形，因此又名剪刀草。宋末董嗣杲咏茨菰（慈姑）有句"剪刀叶上两枝芳，柔弱难胜带露妆"。但从《本草图经》开始，所称的乌芋另是一种植物，所言"苗似龙须而细，正青色，根黑，如指大，皮厚有毛"，所指乃莎草科植物荸荠 Eleocharis dulcis。《本草纲目》"集解"项李时珍说："凫茈生浅水田中。其苗三四月出土，一茎直上，无枝叶，状如龙须。肥田栽者，粗近葱、蒲，高二三尺。其根白蒻。秋后结颗，大如山楂、栗子，而脐有聚毛，累累下生入泥底。野生者，黑而小，食之多滓。种出者，紫而大，食之多毛。吴人以沃田种之，三月下种，霜后苗枯，冬春掘收为果，生食、煮食皆良。"所指亦是荸荠 Eleocharis dulcis。这种名称上的混乱一直延续，直到今天四川仍将莎草科荸荠称为"慈姑"，而把泽泻科慈姑称为"白慈姑"。李时珍针对这种混乱，在乌芋条专门设立正误项，有云："乌芋、慈姑原是二物。慈姑有叶，其根散生。乌芋有茎无叶，其根下生。气味不同，主治亦异。而《别录》误以借姑为乌芋，谓其叶如芋。陶、苏二氏因凫茈、慈姑字音相近，遂致混注，而诸家说者因之不明。今正其误。"

枇杷叶　味苦，平，无毒。主卒哕不止，下气。

陶隐居云：其叶不暇煮，但嚼食亦差。人以作饮，则小冷。**唐本注**云：用叶须火炙，布拭去毛，不尔射人肺，令咳不已。又主咳逆，不下食。**今注**：实，味甘，寒，无毒。多食发痰热。**臣禹锡等谨按**，蜀本图经云：树高丈余，叶大如驴耳，背有黄毛。子梂生如小李，黄色，味甘酸。核大如小栗，皮肉薄。冬花春实，四月、五月熟，凌冬不凋。生江南、山南，今处处有。**孟诜云**：枇杷，温。利五脏，久食亦发热黄。子，食之润肺，热上焦。若和热炙肉及热面食之，令人患热毒黄病。**药性论**云：枇杷叶，使，味甘。能主胃气冷，呕哕不止。**日华子**云：枇杷子，平，无毒。治肺气，润五脏，下气，止吐逆并渴疾。又云：叶疗妇人产后口干。

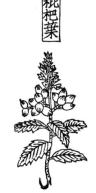

图经曰　枇杷叶旧不著所出州郡，今襄、汉、吴、蜀、闽、岭皆有之。木高丈余，叶作驴耳形，皆有毛。其木阴密婆娑可爱，四时不凋。盛冬开白花，至三四月而成实。故谢瞻《枇杷赋》云"禀金秋之青条，抱东阳之和气，肇寒苞之结霜，成炎果乎纤露"是也。其实作梂如黄梅，皮肉甚薄，味甘，中核如小栗。四月采叶暴干，治肺气，主渴疾。用时须火炙，布拭去上黄毛。去之难尽，当用粟杆作刷刷之乃尽。人以作饮，则小冷。其木白皮，止吐逆，不下食。

【雷公　凡使，采得后秤，湿者一叶重一两，干者三叶重一两者是，气足堪用。使粗布拭上毛令尽，用甘草汤洗一遍，却用绵再拭，令干。每一两以酥一分炙之，酥尽为度。

食疗　卒呕哕不止，不欲食。又，煮汁饮之，止渴。偏理肺及肺风疮、胸面上疮。

孙真人　咳嗽：以叶去毛煎汤服之。

衍义曰　枇杷叶江东西，湖南北，二川皆有之。以其形如枇杷，故名之。治肺热嗽有功。花白，最先春也。子大如弹丸，四五月熟，色若黄杏，微有毛，肉薄，性亦平，与叶不同。有妇人患肺热，久嗽，身如炙，肌瘦将成肺劳。以枇杷叶、木通、款冬花、紫菀、杏仁、桑白皮各等分，大黄减半，各如常制。治讫，同为末，蜜丸如樱桃大。食后、夜卧，各含化一丸，未终一剂而愈。

【点评】枇杷为蔷薇科植物枇杷 *Eriobotrya japonica*，是常见水果和园林植物。《本草纲目》"集解"项李时珍说："案郭义恭《广志》云：枇杷易种，叶微似栗，冬花春实。其子簇结有毛，四月熟，大者如鸡子，小者如龙眼，白者为上，黄者次之。无核者名焦子，出广州。又杨万里诗云：大叶耸长耳，一枝堪满盘。荔支分与核，金橘却无酸。颇尽其状。"

《名医别录》谓枇杷"主卒宛不止"，宛即干呕，唐代始用来止咳嗽。李时珍有论云："枇杷叶气薄味厚，阳中之阴。治肺胃之病，大都取其下气之功耳。气下则火降痰顺，而逆者不逆，呕者不呕，渴者不渴，咳者不咳矣。"

荔枝子　味甘，平，无毒。止渴，益人颜色。生岭南及巴中。其树高一二丈，叶青阴，凌冬不凋。形如松子，壳朱若红罗纹，肉青白若水精，甘美如蜜。四五月熟，百鸟食之，皆肥矣。今附。

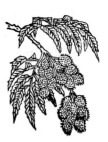

图经曰　荔枝子生岭南及巴中，今泉、福、漳、嘉、蜀、渝、涪州、兴化军及二广州郡皆有之。其品闽中第一，蜀川次之，岭南为下。《扶南记》云：此木以荔枝为名者，以其结实时枝弱而蒂牢，不可摘取，以刀斧劙（音利）取其枝，故以为名耳。其木高二三丈，自径尺至于合抱，颇类桂木、冬青之属。叶蓬蓬然，四时荣茂不凋。其木性至坚劲，工人取其根作阮咸槽及弹棋局。木之大者，子至百斛。其花青白，状若冠之蕤缨。实如松花之初生者，壳若罗文，初青渐红，肉淡白如肪玉，味甘而多汁。五六月盛熟时，彼方皆燕会其下以赏之，宾主极量取啖，虽多亦不伤人。小过度，则饮蜜浆一杯便解。荔枝始传于汉世，初惟出岭南，后出蜀中。《蜀都赋》所云"旁梃龙目，侧生荔枝"是也。蜀中之品，在唐尤盛，白居易图序论之详矣。今闽中四郡所出特奇，而种类仅至三十余品，肌肉甚厚，甘香莹白，非广、蜀之比也。福唐岁贡白暴荔枝并蜜煎荔枝肉，俱为上方之珍果。白暴须佳实乃堪，其市货者，多用杂色荔枝入盐、梅暴之成，而皮深红，味亦少酸，殊失本真。凡经暴皆可经岁，好者寄至都下及关峡河外诸处，味犹不歇。百果流布之盛，皆不及此。又有焦核荔枝，味更甜美，或云是木生背阳，结实不完就者，白暴之尤佳。又有绿色、蜡色，皆其品之奇者，本土亦自难得。其蜀岭荔枝，初生亦小酢，肉薄不堪暴。花及根亦入药，崔元亮《海上方》治喉痹肿痛，以荔枝花并根，共十二分，以水三升煮，去滓，含，细细咽之，差止。

【**陈藏器**】 味酸，子如卵。《广州记》云：荔枝精者，子如鸡卵大，壳朱肉白，核如鸡舌香。《广志》曰：荔枝冬青，实如鸡子，核黄黑似熟莲子，实白如肪脂，甘而多汁，美极，益人也。

海药云 谨按，《广州记》云：生岭南及波斯国。树似青木香。味甘、酸。主烦渴，头重，心躁，背膊劳闷，并宜食之。嘉州已下渝州并有。其实热，甘美。荔枝熟，人未采，则百虫不敢近。人才采之，乌鸟、蝙蝠之类，无不残伤。故采荔枝者，日中而众采之。荔枝子，一日色变，二日味变，三日色味俱变。古诗云"色味不逾三日变"。员安宇荔枝诗云"香味三日变"。今泸、渝人食之，多则发热疮。

食疗 微温。食之通神益智，健气及颜色，多食则发热。

衍义曰 荔枝，药品中今未见用，惟崔元亮方中收之。果实中为上品，多食亦令人发虚热。此物喜双实，尤可爱。本朝有蔡君谟《荔枝谱》，其说甚详。唐杜牧诗云"二骑红尘妃子笑，无人知是荔枝来"，此是川蜀荔枝，亦可生置之长安也。以核慢火中，烧存性，为末，新酒调，一枚，末服，治心痛及小肠气。

【**点评**】荔枝是热带水果，无患子科植物荔枝 Litchi chinensis，主要分布在两广、福建、四川南部和云贵的少数地区。近年颇有"荔枝病"的报告，大量摄食荔枝后出现头晕、心悸、疲乏无力、面色苍白、皮肤湿冷等低血糖反应。其发生原因，目前认为主要与荔枝中所含降血糖物质有关，故以营养不良的儿童大量食用荔枝后，因为饱腹感，晚间没有再进食，低血糖反应较为常见。《本草图经》提到："五六月盛熟时，彼方皆燕会其下以赏之，宾主极量取啖，虽多亦不伤人。小过度，则饮蜜浆一杯便解。"可能就是轻微的"荔枝病"发作，补充糖分以后缓解。

乳柑子 味甘，大寒。主利肠胃中热毒，解丹石，止暴渴，利小便。多食令人脾冷，发痼癖、大肠泄。又有沙柑、青柑、山柑，体性相类，惟山柑皮疗咽喉痛效，余者皮不堪用。其树若橘树，其形似橘而圆大，皮色生青、熟黄赤。未经霜时尤酸，霜后甚甜，故名柑子。生岭南及江南。今附。

臣禹锡等谨按，萧炳云：出西戎者佳。日华子云：冷，无毒。皮炙作汤，可解酒毒及酒渴，多食发阴汗。

图经　文具橘柚条下。

【陈藏器　产后肌浮，柑皮为末，酒下。

圣惠方　治酒毒，或醉昏闷、烦渴，要易醒方：取柑皮二两，焙干为末，以三钱匕，水一中盏，煎三五沸，入盐，如茶法服，妙。

食疗　寒。堪食之。其皮不任药用，食多令人肺燥、冷中、发痃癖。

经验后方　独醒汤：柑子皮去瓤，不计多少，焙干为末，入盐点半钱。

衍义曰　乳柑子今人多作橘皮售于人，不可不择也。柑皮不甚苦，橘皮极苦，至熟亦苦。若以皮紧慢分别橘与柑，又缘方宜各不同，亦互有紧慢者。脾肾冷人食其肉，多致脏寒或泄利。

【点评】《本草图经》在橘柚条提到："又乳柑、橙子性皆冷，并其类也，多食亦不宜人。"《本草纲目》"集解"项李时珍说："柑，南方果也，而闽、广、温、台、苏、抚、荆州为盛，川蜀虽有，不及之。其树无异于橘，但刺少耳。柑皮比橘色黄而稍厚，理稍粗而味不苦。橘可久留，柑易腐败。柑树畏冰雪，橘树略可。此柑、橘之异也。柑、橘皮今人多混用，不可不辨，详见橘下。案韩彦直《橘谱》云：乳柑，出温州诸邑，惟泥山者为最，以其味似奶酪故名。彼人呼为真柑，似以它柑为假矣。其木婆娑，其叶纤长，其花香韵，其实圆正，肤理如泽蜡，其大六七寸，其皮薄而味珍，脉不粘瓣，食不留滓，一颗仅二三核，亦有全无者，擘之香雾噀人，为柑中绝品也。生枝柑，形不圆，色青肤粗，味带微酸，留之枝间，可耐久也，俟味变甘，乃带叶折，故名。海红柑，树小而颗极大，有围及尺者，皮厚色红，可久藏，今狮头柑亦是其类也。洞庭柑，种出洞庭山，皮细味美，其熟最早也。甜柑，类洞庭而大，每颗必八瓣，不待霜而黄也。木柑，类洞庭，肤粗顽，瓣大而少液，故谓之木也。朱柑，类洞庭而大，色绝嫣红，其味酸，人不重之。馒头柑，近蒂起如馒头尖，味香美也。"案，柑是橘的栽培变种，一般以茶枝柑 *Citrus* reticulata cv. *chachiensis* 为正宗，主产广东新会，故称新会柑。

石蜜乳糖也　味甘，寒，无毒。主心腹热胀，口干渴，性冷利。出益州及西戎。煎炼沙糖为之，可作饼块，黄白色。

唐本注云：用水牛乳、米粉和煎，乃得成块。西戎来者佳。江左亦有，殆胜蜀者，云用牛乳汁和沙糖煎之，并作饼，坚重。**今注**：此石蜜，其实乳糖也。前卷已有石蜜之名，故注此条为乳糖。唐本先附。**臣禹锡等谨按，孟洗**云：石蜜，治目中热膜，明目。蜀中、波斯者良。东吴亦有，并不如两处者。此皆煎甘蔗汁及牛乳汁，则易细白耳。和枣肉及巨胜末丸，每食后含一两丸，润肺气，助五脏津。

图经　文具甘蔗条下。

衍义曰　石蜜川、浙最佳，其味厚，其他次之。煎炼成，以铜象物，达京都。至夏月及久阴雨，多自消化。土人先以竹叶及纸裹，外用石灰埋之，仍不得见风，遂免。今人谓乳糖，其作饼黄白色者，今人又谓之捻糖，易消化，入药至少。

【点评】本书卷20《本草经》石蜜即是蜂蜜，陶弘景注："亦有杂木及人家养者，例皆被添，殆无淳者，必须亲自看取之，乃无杂尔。且又多被煎煮，其江南向西诸蜜，皆是木蜜，添杂最多，不可为药用。"其中隐约提到当时蜂蜜掺杂造假情况。卷23的石蜜为《新修本草》所增，"用牛乳汁和沙糖煎之"，其造作本意很可能就是作为蜂蜜的伪品，因此有"蜜"的名字。据《南方草木状》云："诸蔗，一曰甘蔗，交趾所生者，围数寸，长丈余，颇似竹。断而食之甚甘，笮取其汁，曝数日成饴，入口消释，彼人谓之石蜜。泰康六年，扶南国贡诸蔗，一丈三节。"则这种石蜜的另一种制作方法，可能就用甘蔗，所得即是今之蔗糖。

甘蔗音柘　味甘，平，无毒。主下气和中，助脾气，利大肠。

陶隐居云：今出江东为胜，庐陵亦有好者。广州一种，数年生，皆如大竹，长丈余，取汁以为沙糖，甚益人。又有荻蔗，节疏而细，亦可啖也。**今按**，别本注云：蔗有两种，赤色名昆仑蔗，白色名荻蔗。出蜀及岭南为胜，并煎为沙糖。今江东甚多，而劣于蜀者，亦甚甘美，时用煎为稀沙糖也。今会稽作乳糖，殆胜于蜀。去烦，止渴，解酒毒。**臣禹锡**

等谨按，蜀本图经云：叶似荻，高丈许，有竹、荻二蔗。竹蔗茎粗，出江南；荻蔗茎细，出江北。霜下后收茎，榨其汁为沙糖。炼沙糖和牛乳为石蜜并好。**日华子**云：冷。利大小肠，下气痢，补脾，消痰，止渴，除心烦热。作沙糖，润心肺，杀虫，解酒毒。腊月窖粪坑中，患天行热狂人，绞汁服，甚良也。

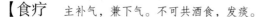

图经曰　甘蔗旧不著所出州土，陶隐居云"今江东者为胜，庐陵亦有好者，广州一种，数年生，皆如大竹，长丈余"，今江、浙、闽、广、蜀川所生，大者亦高丈许。叶有二种，一种似荻，节疏而细短，谓之荻蔗；一种似竹，粗长。榨其汁以为沙糖，皆用竹蔗，泉、福、吉、广州多榨之。炼沙糖和牛乳为石蜜即乳糖也，惟蜀川作之。荻蔗但堪啖，或云亦可煎稀糖，商人贩货至都下者，荻蔗多而竹蔗少也。

【食疗】　主补气，兼下气。不可共酒食，发痰。

外台秘要　主发热口干，小便涩：取甘蔗去皮尽，令吃之，咽汁。若口痛，捣取汁服之。

肘后方　主卒干呕不息：甘蔗汁温令热，服半升，日三。又以生姜汁一升服，并差。

梅师方　主胃反，朝食暮吐，暮食朝吐，旋旋吐者：以甘蔗汁七升，生姜汁一升，二味相和，分为三服。

食医心镜　理正气，止烦渴，和中补脾，利大肠，解酒毒：削甘蔗去皮，食后吃之。

张协都蔗赋云　挫斯蔗而疗渴，若漱醴而含蜜。

衍义曰　甘蔗今川、广、湖南北、二浙、江东西皆有，自八九月已堪食，收至三四月方酸坏。石蜜、沙糖、糖霜，皆自此出，惟川、浙者为胜。

【点评】《本草纲目》"集解"项李时珍说："蔗皆畦种，丛生，最困地力。茎似竹而内实，大者围数寸，长六七尺，根下节密，以渐而疏。抽叶如芦叶而大，长三四尺，扶疏四垂。八九月收茎，可留过春充果食。按王灼《糖霜谱》云：蔗有四色：曰杜蔗，即竹蔗也，绿嫩薄皮，味极醇厚，专用作霜；曰西蔗，作霜色浅；曰芳蔗，亦名蜡蔗，即荻蔗也，亦可作沙糖；曰红蔗，亦名紫蔗，即昆仑蔗也，止可生啖，不堪作糖。凡蔗榨浆饮固佳，又不若咀嚼之，味隽永也。"此即禾本科植物甘蔗 *Saccharum sinense*。

沙糖 味甘，寒，无毒。功、体与石蜜同，而冷利过之。笮音诈 甘蔗汁煎作。蜀地、西戎、江东并有之。唐本先附。

臣禹锡等谨按，孟诜云：沙糖，多食令人心痛。不与鲫鱼同食，成疳虫。又，不与葵同食，生流澼。又，不与笋同食，使笋不消，成癥，身重不能行履耳。

图经 文具甘蔗条下。

【食疗云 主心热，口干。多食生长虫，消肌肉，损齿，发疳蜃。不可长食之。

子母秘录 治腹紧：白糖以酒二升煮服，不过再差。

衍义曰 沙糖又次石蜜。蔗汁清，故费煎炼，致紫黑色。治心肺大肠热，兼啖驼马。今医家治暴热，多以此物为先导。小儿多食则损齿，土制水也，及生蛲虫。裸虫属土，故因甘遂生。

【点评】沙糖即用甘蔗汁浓缩精致而成，今称白砂糖。《本草衍义》提到"小儿多食则损齿"，此揭示摄糖与龋齿的关系。

椑_{音卑}柿 味甘，寒，无毒。主压石药发热，利水，解酒热。久食令人寒中，去胃中热。生江淮南。似柿而青黑，《闲居赋》云"梁侯乌椑之柿"是也。今附。

臣禹锡等谨按，日华子云：椑柿，止渴，润心肺，除腹脏冷热，作漆甚妙。不宜与蟹同食，令人腹疼并大泻矣。

图经 文具柿条下。

下品

桃核人 味苦、甘，平，无毒。主瘀血，血闭，瘕邪气，杀小虫，止咳逆上气，消心下坚，除卒暴击血，破癥瘕，通月水，止痛。七月采取人，阴干。

桃花 杀疰恶鬼，令人好颜色。味苦，平，无

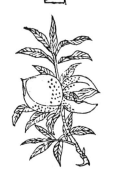

毒。主除水气，破石淋，利大小便，下三虫，悦泽人面。三月三日采，阴干。

桃枭 味苦，微温。**主杀百鬼精物**，疗中恶腹痛，杀精魅，五毒不祥。一名桃奴、一名枭景。是实著树不落，实中者，正月采之。

桃毛 **主下血瘕，寒热，积聚，无子**，带下诸疾，破坚闭，刮取毛用之。臣禹锡等谨按，本经月闭通用药云：桃毛，平。

桃蠹 **杀鬼，辟邪恶不祥**。食桃树虫也。

茎白皮 味苦、辛，无毒。除邪鬼中恶腹痛，去胃中热。

叶 味苦、辛，平，无毒。主除尸虫，出疮中虫。

胶 炼之，主保中不饥，忍风寒。

实 味酸，多食令人有热。生太山川谷。

陶隐居云：今处处有，京口者亦好，当取解核，种之为佳。又有山桃，其人不堪用。桃人作酪，乃言冷。桃胶入仙家用。三月三日采花，亦供丹方所须。方言"服三树桃花尽，则面色如桃花"，人亦无试之者。服术人云禁食桃也。唐本注云：桃胶，味苦，平，无毒。主下石淋，破血，中恶痓忤。花，主下恶气，消肿满，利大小肠。臣禹锡等谨按，药性论云：桃人，使。桃符，主中恶。孟诜云：桃人，温。杀三虫，止心痛。又女人阴中生疮，如虫咬疼痛者，可生捣叶，绵裹内阴中，日三四易，差。又，三月三日收花晒干，杵末，以水服二钱匕，小儿半钱，治心腹痛。又，秃疮，收未开花，阴干，与桑椹赤者，等分作末，以猪脂和，先用灰汁洗去疮痂，即涂药。又云：桃能发丹石，不可食之，生者尤损人。又，白毛，主恶鬼邪气，胶亦然。又，桃符及奴，主精魅邪气。符煮汁饮之，奴者丸散服之。桃人，每夜嚼一颗，和蜜涂手、面良。日华子云：桃，热，微毒。益色，多食令人生热。树上自干者，治肺气腰痛，除鬼精邪气，破血，治心痛，酒摩，暖服之。又云：桃叶，暖。治恶气，小儿寒热客忤。桃毛，疗崩中，破癖气。桃蠹，食之肥，悦人颜色也。

图经曰 桃核人并花、实等生泰山，今处处皆有之，京东、陕西出者尤大而美。大都佳果多是圃人以他木接根上栽之，遂至肥美，殊失本性，此等药中不可用之，当以一生者为佳。七月采核，破之取人，阴干。今都下市贾多取炒货之，云食之亦益人。然亦多杂接实之核，为不堪也。《千金方》桃人煎，疗妇人产后百病，诸气。取桃人一千二百枚，去双人、尖、皮，熬捣令极细，以清酒十斗半，研如麦粥法，以极细为佳。内小项瓷瓶中，密以面封之，内汤中煮一复时，药成，温酒和服一匙，日再。其花三月三日采，阴干。《太清草木方》云：酒渍桃花饮之，除百疾，益颜色。崔元亮《海上方》治面上疮，黄水出，并眼疮，一百五日收取桃花，不计多少，细末之，食后以水半盏，调服方寸匕，日三，甚良。其实已干著木上，经冬不落者，名桃枭。正月采之，以中实者良。胡洽治中恶毒气，蛊疰，有桃奴汤，是此也。其实上毛刮取之，以治女子崩中。食桃木虫名桃蠹，食之悦人颜色。茎白皮，中恶方用之。叶多用作汤导药，标嫩者名桃心，尤胜。张文仲治天行，有支太医桃叶汤熏身法：水一石，煮桃叶，取七斗，以为铺席，自围衣被盖上，安桃汤于床簀下，乘热自熏，停少时，当雨汗，汗遍去汤，待歇，速粉之，并灸大椎，则愈。陈廪丘《蒸法经》云：连发汗，汗不出者死，可蒸之，如中风法。以问张苗，苗曾有疲极汗出，卧单簟，中冷，但苦寒倦。四日凡八过发汗，汗不出，烧地桃叶蒸之，则得大汗，被中傅粉极燥，便差。后用此发汗得出。蒸法①发者，烧地良久，扫除去火，可以水小洒。取蚕沙，若桃叶、柏叶、糠及麦麸皆可，取用易得者；牛、马粪亦可用，但臭耳。取桃叶欲落时，可益收干之。以此等物著火处，令厚二三寸，布席坐上，温覆。用此汗出，若过热，当审细消息。大热者重席，汗出周身便止。温粉粉之，勿令过。此法旧云出阮河南也。桃皮亦主病，《集验》肺热闷不止，胸中喘急、悸，客热往来欲死，不堪服药。泄胸中喘气，用桃皮、芫花各一升，二物以水四升，煮取一升五合，去滓，以故布手巾内汁中，薄胸，温四肢，不盈数刻即歇。又，《必效方》主蛊毒，用大戟、桃白皮东引者，以大火烘之，斑猫去足翅熬，三物等分，捣筛为散。以冷水服半方寸匕，其毒即出。不出更一服，蛊并出。此李饶州法，云奇效。若以酒中得，则以酒服；以食中得，以饮服之。桃胶，入服食药，仙方著其法：取胶二十斤，绢袋盛栎木灰汁一石中，煮三五沸，并袋出，挂高处，候干再煮。如此三度止。暴干筛末，蜜和，空腹酒下梧桐子大二十丸。久服当仙去。又主石淋，《古今录验》著其方云：取桃木胶如枣大，夏以冷水三合，冬以汤三合，和为一服，日三，当下石，石尽即止。其实亦不可多食，喜令人热发。

【雷公云 凡使，须择去皮，浑用白术、乌豆二味，和桃人同于坩埚子中煮一伏时后，漉出，用手擘作两片，其心黄如金色任用之。花，勿使千叶者，能使人鼻衄不止，目黄。凡用，拣令净，以绢袋盛，于檐下悬令干，去尘了用。鬼髑髅，勿使干桃子。其鬼髑髅，只是千叶桃花结子在树上不落者干。然于十一月内采得，可为神妙。凡修事，以酒拌蒸，从巳至未，焙干，以铜刀切，焙取肉用。

圣惠方 补心虚，治健忘，令耳目聪明：用戊子日，取东引桃枝二寸枕之，《千金翼》同。**又方**治伏梁气在心下，结聚不散：用桃奴三两为末，空心温酒调二钱匕。**又方**治小儿中蛊毒，令腹内坚痛，面目青黄，淋露骨立，病变无常方：以桃树寄生二两末，如茶点服，日四五服。

外台秘要 治霍乱腹痛吐痢：取桃叶三升切，以水五升，煮取一升三合，分温二

———————————————

① 法：底本作"发"，据刘甲本改。

服。**又方**治虚热渴：桃胶如弹丸，含之佳。**又方**治骨蒸：桃人一百二十枚，去皮、双人，留尖，杵和为丸，平旦井花水顿服。令尽服讫，量性饮酒令醉，仍须吃水，能多最精。隔日又服一剂。百日不得食肉。**又方**治偏风，半身不遂及瘰疬方：桃人一千七百枚，去双人、尖、皮，以好酒一斗三升浸，经二十一日出，日干，杵令细，作丸。每服二十丸，还将桃酒服之。**又方**治三虫：绞叶取汁一升饮。**又方**酒渍桃花饮之，除百病，好容色。又桃人服之长生。

千金方　治风，项强不得顾视：穿地作坑，烧令通赤，以水洒之令冷，内生桃叶铺其席下。卧之，令项在药上，以衣着项边，令气上蒸，病人汗出，良久差。**又方**治喉闭：煮桃皮汁三升服之。**又方**治产后遍身如粟粒，热如火者：以桃人研，腊月猪脂调傅上。日易。**又方**治少小聤耳：桃人熟末，以縠裹塞耳。**又方**人有食桃病，时已晚，无复校，就桃树间得枭桃烧服之，暂吐，病即愈。

千金翼　延年去风，令光润：桃人五合去皮，用粳米饭浆研之令细，以浆水杵取汁，令桃人尽即休，微温，用洗面，极妙。**又方**以五月五日取东向桃枝，日未出时，作三寸木人，着衣带中，令人不忘。

肘后方　尸注鬼注病者，葛云：即是五尸之一注，又挟诸鬼邪为祟。其病变动及有三十六种至九十九种。大略使人寒淋沥，沉沉默默，不的知其所苦，而无处不恶。累年积月，渐就顿滞，以至于死，死后复传傍人，乃至灭门。觉如此候者，便宜急治。桃人五十枚碎研，以水煮取四升，一服尽当吐。吐病不尽，三两日不吐。再服也。**又方**卒心痛：东引桃枝一把切，以酒一升，煎取半升，顿服，大效。**又方**治卒心痛：桃人七枚，去皮、尖，熟研，水一合，顿服，良。亦可治三十年患。**又方**治卒得咳嗽：桃人三升去皮杵，着器中密封之，蒸一次，日干，绢袋盛，以内二斗酒中，六七日可饮四五合，稍增至一升。

葛氏　卒中瘑疮，瘑疮常对在两脚：杵桃叶，以苦酒和傅。皮亦得。**又方**治小儿卵癞：杵桃人傅之。亦治妇人阴肿瘙痒。**又方**治肠痔，大肠常血：杵桃叶一斛蒸之，内小口器中，以下部拓上坐，虫自出。**又方**治胎下血不出：取桃树上干不落桃子烧作灰，和水服，差。又，产后阴肿痛，烧桃人傅之。**又方**下部疮已决洞者：桃皮、叶杵，水渍令浓，去滓，着盆中渍之，有虫出。

梅师方　治诸虫入耳：取桃叶熟挼塞两耳，出。**又方**治热病后下部生疮：浓煮桃白皮如稀饧，内少许熊胆研，以绵蘸药内下部疮上。**又方**治狂狗咬人：取桃白皮一握，水三升，煎取一升服。

孙真人　桃味辛，肺病宜食。又，桃味酸，无毒，多食令人有热。**又方**主大小肠并不通：桃叶取汁，和服半升。冬用桃树皮。**又方**主卒患瘰疬子，不痛方：取树皮贴上，灸二七壮。**又方**主卒得恶疮不识者：取桃皮作屑，内疮中。**又方**凡人好魇：桃人熬去皮、尖三七枚，以小便下之。**又方**《备急》鬼疰心痛：桃人一合，烂研煎汤吃。

食医心镜 主上气咳嗽，胸隔痞满，气喘：桃人三两去皮、尖，以水一升研取汁，和粳米二合，煮粥食之。**又方**主传尸鬼气，咳嗽痃癖注气，血气不通，日渐消瘦：桃人一两去皮、尖，杵碎，以水一升半煮汁，着米煮粥，空心食之。**又方**凡风劳毒，肿疼挛痛或牵引小腹及腰痛：桃人一升去尖、皮者，熬令黑烟出，热研捣如脂膏，以酒三升，搅令相和，一服取汗。不过三差。

伤寒类要 治黄疸，身眼皆如金色：不可使妇人、鸡、犬见，取东引桃根，切细如箸，若钗股以下者一握，以水一大升，煎取一小升，适温，空腹顿服。后三五日，其黄离离如薄云散，唯服最后差，百日方平复。身黄散后，可时时饮一盏清酒，则眼中易散，不饮则散迟。忌食热面、猪、鱼等肉。此是徐之才家秘方。**又方**治天行瘲，下部生疮：浓煎桃枝如糖，以通下部中。若口中生疮，含之。**又方**治温病，令不相染方：桃树虫矢末，水服方寸匕。**又方**凡天时疫疠者，常以东行桃枝细剉煮，浴，佳。**又方**小儿伤寒，若得时气：桃叶三两杵，和水五升，煮十沸取汁，日五六遍淋之。后烧雄鼠粪二枚服，妙。

子母秘录 治阴肿：桃人捣傅之。**又方**小儿疮初起，脿浆似火疮，一名烂疮：杵桃人面脂傅上。**又方**小儿湿癣：桃树青皮为末，和醋傅上。

崔氏 主鬼疰，心腹痛不可忍：取东引桃枝，削去苍皮，取白皮一握，水二升，煮取半升，服令尽，差。如未定，再服。

修真秘旨 食桃讫，入水浴，令人成淋病。

抱朴子 桃胶以桑灰渍之服，百病愈。又，服之身轻，有光明在晦夜之地，数月断谷。

荆楚岁时记 谢道通登罗浮山，见数童子以朱书桃板贴户上。道通还，以纸写之贴户上，鬼见畏之。

宋王微 桃饴，越地通天，液首化玉，体貌定仙，人知喝日，胡不荫年。

宋齐丘化书 李接桃而本强者，其实毛。

周礼 戎右掌戎车之兵革使，诏赞王鼓，传王命于陈中。会同，充革车。盟，则以王敦辟盟，遂役之。赞牛耳桃茢。注：鬼所畏也。茢，苕帚，所以扫不祥。

毛诗 园有桃，其实之殽。今深山大谷之民，熟以为饭。

典术曰 桃者，五木之精也。今之作桃符着门上，厌邪气，此仙木也。

家语 孔子侍坐于哀公，赐之桃与黍焉。哀公曰：请用。孔子先黍而后食桃，左右皆掩口而笑。公曰：黍者，所以雪桃，非为食之也。

东京赋云 度朔作梗，守以曹郁垒，神荼副焉，对操索苇。注：上古有神荼与郁垒兄弟二人，桃树下阅百鬼无道理者，缚以苇索而饲虎。今人作桃符板，云左神荼，右郁垒者以此。

治疟 用桃人一百个去皮、尖，于乳钵中细研成膏，不得犯生水，候成膏入黄丹三钱，丸如梧桐子大。每服三丸，当发日面北用温酒吞下，如不饮酒，井花水亦得。五月五日午时合，忌鸡、犬、妇人见。

衍义曰 桃核人。桃品亦多，京畿有油桃，光，小于众桃，不益脾，有小点斑而光如涂油。山中一种，正是《月令》中"桃始华"者。但花多子少，不堪啖，惟堪取人，唐《文选》谓"山桃发红萼"者是矣。又太原有金桃，色深黄，西京有昆仑桃，肉深紫红色，此二种尤甘。又饼子桃，如今之香饼子。如此数种，入药惟以山中自生者为正。盖取走泄为用，不取肥好者。如伤寒八九日间，发热如狂不解，小腹满痛，有瘀血，用桃人三十个，汤去皮、尖，麸炒赤色，别研，虻虫三十枚，去翅，水蛭二十枚，各炒，川大黄一两，同为末，再与桃人同捣，令匀，炼蜜丸如小豆大，每服二十丸，桃人汤下，利下瘀血恶物，便愈。未利，再服。

【点评】 桃是常见经济作物，亦可观赏，栽种历史悠久。《本草纲目》"集解"项李时珍说："桃品甚多，易于栽种，且早结实。五年宜以刀椰劙其皮，出其脂液，则多延数年。其花有红、紫、白、千叶、二色之殊，其实有红桃、绯桃、碧桃、缃桃、白桃、乌桃、金桃、银桃、胭脂桃，皆以色名者也。有绵桃、油桃、御桃、方桃、匾桃、偏核桃，皆以形名者也。有五月早桃、十月冬桃、秋桃、霜桃，皆以时名者也。并可供食。惟山中毛桃，即《尔雅》所谓褫桃者，小而多毛，核粘味恶。其仁充满多脂，可入药用，盖外不足者内有余也。"桃作为水果种植者，主要为蔷薇科桃 *Amygdalus persica*，本草强调种子入药的"山中毛桃"则指同属山桃 *Amygdalus davidiana*。

黑盖子下引《孔子家语》孔子以黍雪桃的故事，亦见《韩非子·外储说》。其略云："孔子御坐于鲁哀公，哀公赐之桃与黍。哀公曰：请用。仲尼先饭黍而后啖桃，左右皆揜口而笑。哀公曰：黍者，非饭之也，以雪桃也。仲尼对曰：丘知之矣。夫黍者五谷之长也，祭先王为上盛。果蓏有六，而桃为下，祭先王不得入庙。丘之闻也，君子以贱雪贵，不闻以贵雪贱。今以五谷之长雪果蓏之下，是从上雪下也，丘以为妨义，故不敢以先于宗庙之盛也。"后遂以此作咏桃的典故，如王安石诗"攀条弄芳畏婉晚，已见黍雪盘中毛"。

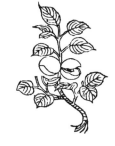

杏核人　味甘、苦，温、冷利，有毒。**主咳逆上气，雷鸣，喉痹，下气，产乳，金疮，寒心，贲豚，**惊痫，心下烦热，风气去来，时行头痛，解肌，消心下急，杀狗毒。五月采之。其两人者杀人，可以毒狗。

花　味苦，无毒。主补不足，女子伤中，寒热痹，厥逆。

实　味酸，不可多食，伤筋骨。生晋山川谷。得火良，恶黄芩、黄耆、葛根，解锡毒，畏蘘草。

陶隐居云：处处有，药中多用之，汤浸去尖、皮，熬令黄。**臣禹锡等谨按**，药性论云：杏人，能治腹痹不通，发汗，主温病，治心下急满痛，除心腹烦闷，疗肺气，咳嗽上气、喘促。入天门冬煎，润心肺。可和酪作汤，益润声气，宿即动冷气。**孟诜云**：杏，热。面皯者取人，去皮，捣和鸡子白，夜卧涂面，明早以暖清酒洗之。人患卒哑，取杏人三分，去皮、尖熬，别杵桂一分，和如泥，取李核大，绵裹含，细细咽之。日五夜三。谨按，心腹中结伏气，杏人、橘皮、桂心、诃梨勒皮为丸，空心服三十丸，无忌。又烧令烟尽，研如泥，绵裹，内女人阴中，治虫疽。**陈藏器云**：杏人本功外，杀虫，烧令烟未尽，细研如脂，物裹内蟨齿孔中。亦主产门中虫疮痒不可忍者，去人及诸畜疮，中风[1]。取人去皮熬令赤，和桂末，研如泥，绵裹如指大，含之，利喉咽，去喉痹，痰唾，咳嗽，喉中热结生疮。杏酪浓煎如膏服之，润五脏，去痰嗽。生熟吃俱得，半生半熟杀人。**日华子云**：杏，热，有毒。不可多食，

———————————

[1]　去人及诸畜疮，中风：疑有脱讹。

伤神。

图经曰　杏核人生晋川山谷，今处处有之。其实亦数种，黄而圆者名金杏，相传云，种出济南郡之分流山，彼人谓之汉帝杏，今近都多种之，熟最早。其扁而青黄者名木杏，味酢，不及金杏。杏子入药，今以东来者为胜，仍用家园种者，山杏不堪入药。五月采，破核去双人者。古方有单服杏人，修治如法，自朝蒸之至午而止，便以慢火微烘，至七日乃收贮之。每旦腹空时，不约多少，任意啖之，积久不止，驻颜延年，云是夏姬法。然杏人能使人血溢，少误之必出血不已，或至委顿，故近人少有服者。又有杏酥法，去风虚，除百病。捣烂杏人一石，以好酒二石，研滤取汁一石五斗，入白蜜一斗五升，搅匀，封于新瓷中，勿泄气，三十日看酒上酥出，即掠取内瓷器中贮之。取其酒滓，团如梨大，置空屋中，作格安之。候成饴脯状，旦服一枚，以前酒下，其酒任性饮之。杏花，干之亦入药。杏枝，主堕伤，取一握，水一大升煮半，下酒三合，分再服，大效。其实不可多食，伤神，损筋骨。刘禹锡《传信方》治嗽补肺丸，杏人二大升，山者不中，拣却双人及陈臭，以童子小便一斗浸之，春夏七日，秋冬二七日，并皮、尖，于砂盆子中，研细滤取汁，煮令鱼眼沸，候软如面糊即成。仍时以柳篦搅，勿令著底，后即以马尾罗或粗布下之。日暴通丸即丸，服之时食前后总须服三十丸、五十丸。任意茶、酒下。忌白水粥，只是为米泔耳。自初浸至成，常以纸盖之，以畏尘土也。如无马罗，即以粗布袋下之，如取枣穰法。

【雷公云　凡使，须以沸汤浸少时，去皮膜，去尖，擘作两片，用白火石并乌豆、杏人三件，于锅子中下东流水煮，从巳至午，其杏人色褐黄则去尖然用。每修一斤，用白火石一斤，乌豆三合，水旋添，勿令阙，免反血为妙也。

食疗云　主热风头痛。又，烧令烟尽，去皮，以乱发裹之，咬于所患齿下，其痛便止。熏诸虫出，并去风，便差。重者不过再服。

外台秘要　治偏风，半身不遂，兼失音不语：生吞杏人七枚，不去皮、尖，日别从一七，渐加至七七枚，七七日周而复始。食后即以竹沥下之，任意多少，日料一升取尽。**又方**治耳聋：以杏人七枚，去皮拍碎为三分，以绵裹，于中着颗盐如小豆许，以器盛于饭甑中蒸之，候饭熟出裹。令患人侧卧，和绵捻一裹，以油汁滴入耳中。久又一裹，依前法。

千金方　治咳嗽旦夕加重，增寒壮热，少喜多嗔，忽进退，面色不润，积渐少食，状若肺脉强紧浮者：杏人半斤，去皮、尖，入于瓶内，童子小便二斗，浸七日了，滤出，去小便，以暖水淘过，于沙盆内研成泥，别入瓷瓶中。以小便三升，煎之如膏。量其轻重，食上熟水下一钱匕。妇人、室女服之更妙。**又方**主卒中风，头面肿：杵杏人如膏傅之。**又方**治一切风虚，常恶头痛欲破者：杏人去皮、尖，干暴为末，水九升研滤，如作粥法，缓火煎令如麻腐，起取和羹粥酒内一匙服之。每食前不限多少，服七日后，大汗出，慎风、冷、猪、鱼、鸡、蒜、大酢。一剂后，诸风减差。春夏恐酢少作服之，秋九月后煎之。此法神妙，可深秘之。**又方**治鼻中生疮：杵杏人，乳汁和傅之。**又方**治头面风，眼瞒鼻塞，眼暗冷泪：杏人三升为末，水煮四五沸，洗头。冷汗尽，三度差。**又方**治破伤风肿：厚傅杏人膏，燃烛遥炙。**又方**治瘑虫蚀鼻生疮：烧杏核，压取油傅之。**又方**治喉痹：杏人熬熟，杵丸如弹子，含咽其汁。为末帛裹，含之亦得。**又方**治痔，谷道痛：取杏人熬熏，杵膏傅之。**又方**治小儿、大人咳逆上气：杏人三升去皮、尖，炒令黄，杵如膏，蜜一升，分为三分，内杏人，杵令得所，更内一分杵如膏，又内一分杵熟止。先食含之，咽汁。**又方**治诸牙龈疼：杏人一百枚，去皮、尖、两人，以盐方寸匕，水一升，煮令沫出，含之未尽吐却。更含之，三度差。

肘后方　治谷道赤痛：熬杏人杵作膏，傅之良。**又方**箭镝及诸刀刃在喉咽、胸膈诸隐处不出：杵杏人傅之。

梅师方　治食狗肉不消，心下坚或胀，口干，忽发热妄语方：杏人一升去皮，水三升煎沸，去滓取汁为三服，下肉为度。**又方**主耳中汁出或痛，有浓水：熬杏人令赤黑为末，薄绵裹内耳中。日三四度易之，或乱发裹塞之，亦妙。**又方**狗咬，去皮、尖，杵傅之，研汁饮亦佳矣。

孙真人方　欲好声：杏人一升，熬去皮、尖，酥一两，蜜少许，为丸如梧桐子大。空心米汤下十五丸。**又方**杏，味苦，心病宜服。**又方**杏核人，伤筋损神，其人作汤，如白沫不解，食之令气壅身热。

食医心镜　主气喘促，浮肿，小便涩：杏人一两去尖、皮，熬研和米煮粥极熟，空心吃二合。**又方**主五痔下血不止：去尖、皮及双人，水三升，研滤取汁，煎减半投米煮粥，停冷，空心食之。**又方**能下气，主嗽，除风，去野鸡病：杏人一两去皮、尖、双人捶碎，水三升，研滤取汁，于铛中煎，以杓搅勿住水，候三分减二，冷呷之。不熟及热呷，即令人吐。

胜金方　治久患肺气喘急至效：杏人去皮、尖二两，童子小便浸，一日一换，夏月一日三四换，浸半月，取焙干，烂研令极细。每服一枣大，薄荷一叶，蜜一鸡头大，水一中盏同煎，取七分，食后温服，甚者不过三剂差，永不发动。忌腥物。

广利方　治眼筑损，弩肉出：生杏人七枚去皮，细嚼吐于掌中，及热以绵裹箸头将点弩肉上。不过四五度，差。

子母秘录　治小儿脐赤肿：杏人杵如脂，内体中，相和傅脐肿上。

必效方　治金疮中风角弓反张：以杏人碎之，蒸令溜绞取脂，服一小升，兼以疮上摩，效。**又方**治狐尿刺螫痛：杏人细研，煮一两沸，承热以浸螫处，数数易之。

塞上方 治坠马扑损，瘀血在内，烦闷：取东引杏枝三两，细剉微熬，好酒二升煎十余沸，去滓，分为二服，空心如人行三四里再服。

伤寒类要 治温病食劳：以杏人五两，酢二升，煎取一升，服之取汗差。

产宝方 治卒不得小便：杏人二七枚，去皮、尖，炒黄，米饮服之差。

潞公药准 治咽喉痒痛，失音不语：杏人、桂心各一两同研匀，用半熟蜜和如樱桃大，新绵裹，非时含此咽津，大效。

修真秘旨云 杏不用多食，令人目盲。又方服杏人者，往往二三年或泻或脐中出物，皆不可治。

左慈秘诀 杏金丹本出浑皇子，亦名草金丹方，服之寿二千二百年不死。只是以杏人成丹，轻重如金，软而可食，因此立名。从三皇后，有得法者服之，无有不得力。奚仲、吕望、彭祖皆炼之。彭祖曰：宁可见此方，不用封王；宁可见此药，不用封侯。老子曰：草金丹是众仙秘要，服皆得力。只为作之者难，世俗之人，皆不信有神验，将圣人妄说。作之者不肯精心洁净，浪有恶物触犯，药即不成，徒劳损废，又何益矣。其造不得盲聋喑哑，大病及恶心人、女人、小人知见，丹亦不成。丹成无忌。只是夏姬服之，寿年七百，乃仙去。炼草金丹法：从寅月修，杏树人罕到者良，又以寅月镬劚树下地间，图阳气通畅。至二月草生，以锄除草，恐损地力。至三月，离树五步作畦垅，淘成，拟引天之暴雨，以须远栽棘遍栏，勿使人迹、畜兽践踏，只亢旱即泉源水洒润其树下。初春有霜雪，即树下烧火以救之，恐损花苞萼。至五月杏熟，收取当月旬内自落者。去核取人六斗，以热汤退皮，去双人，取南流水三石和研，取汁两石八斗，去滓，并小美者亦得。取新铁釜受三石已来，作灶须具五品三台形，用朱砂图画之。其灶通四脚去地五寸，着镣不得绝稠，恐下灰不得其釜。用酥三斤，以糠火及炭然釜，少少磨三斤酥尽，即内汁釜中。釜上安盆，盆上钻孔，用筝弦悬车辖至釜底，其孔以纸缠塞，勿令泄气。初着糠①火并干牛粪火，一日三动车辖，以袞其汁。五日有露液生，十日白霜起，又三日白霜尽，即金花出，若见此候，即知丹霜成。开盆用炭火炙干，以雄鸡翎扫取，以枣肉和为丸，如梧桐子大。釜中独角成者为上，其釜口次也，丹滓亦能治冷疾。服丹法：如人吃一斗酒醉，即吃五升；吃一升者只吃半升。下药取满日，空心暖酒服三丸。至七日，宿疾除，愈声喑、盲、挛跛、疝气、野鸡、瘿气、风痛、疣气、疮肿，万病皆除愈。头白却黑，齿落更生。张先师云：二两为一剂，一剂延八十年，两剂延二百四十年，三剂通灵不死。若为天仙一万年，永忌房室。若为地仙五千年，三年忌房室。若为人仙一千五百年，百日忌房室。陈居士上表，十月已后泥炉造，为雷息之时，亦不用车马袤阗声。何以十月造？天雷二月起八月息。初造丹时，祭五岳、神仙地祇，亦取童

---

① 糠：底本作"糖"，据刘甲本改。

子看火候。二十四气，五星五行，阴阳十二时，取此气候用火，丹乃成矣。圣所服皆致长生久寿，世人不能常服，或言此药无效，若精心确志，必就神仙长年矣。

衍义曰 杏核人，犬伤人，量所伤大小，烂嚼沃破处，以帛系定，至差，无苦。又汤去皮，研一升，以水一升半，翻复绞取稠汁，入生蜜四两，甘草一茎约一钱，银、石器中，慢火熬成稀膏，瓷器盛。食后、夜卧，入少酥，沸汤点一匙匕服，治肺燥喘热，大肠秘，润泽五脏。如无上证，更入盐点，尤佳。杏实，本经别无治疗，日华子言"多食伤神"，有数种皆热，小儿尤不可食，多致疮痈及上膈热。煞蓄为干果。其深赭色，核大而褊者为金杏，此等须接，其他皆不逮也。如山杏辈，只可收人。又有白杏，至熟色青白或微黄，其味甘淡而不酸。

【点评】《礼记·内则》云："桃李梅杏，樝梨姜桂。"杏是本土常见水果，为蔷薇科杏属多种植物的果实，以杏 Armeniaca vulgaris 为主流，栽培品种甚多。《本草纲目》"集解"项李时珍说："诸杏叶皆圆而有尖，二月开红花，亦有千叶者，不结实。甘而有沙者为沙杏，黄而带酢者为梅杏，青而带黄者为柰杏。其金杏大如梨，黄如橘。《西京杂记》载蓬莱杏花五色，盖异种也。按王祯《农书》云：北方肉杏甚佳，赤大而扁，谓之金刚拳。"

杏仁从《名医别录》开始就强调"其两人者杀人"，后来又加上去尖、去皮，所以通常的说法是"去皮尖及双仁者"，否则可能"杀人"。按照现在已知，这样的说法显然是无稽之谈，但苦杏仁含有氰苷，进入体内释放出氰化物，若摄入量过大，能够致命。可以设想，古人观察过因服食苦杏仁引起的死亡事件，不明原理，遂将责任归结为操作不当（未去皮尖），或者罕见状态（双仁）。

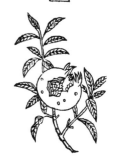

安石榴 味甘、酸，无毒。主咽燥渴，损人肺，不可多食。酸实壳，疗下痢，止漏精。东行根，疗蛔虫、寸白。

陶隐居云：石榴以花赤可爱，故人多植之，尤为外国所重。入药惟根、壳而已。其味有甜、醋，药家用醋者。子为服食者所忌。臣禹锡等谨按，蜀本图经云：子味甘、酸，其酸者尤能止痢。药性论云：石榴皮，使，味酸，无毒。能治筋骨风，腰脚不遂，行步挛急，疼痛。主涩肠，止赤白下痢。一方，取汁止目泪下，治漏精。根青者，入染须方用。**陈藏器云：** 石榴本功外，东引根及皮，主蛔虫，煎服。子止渴。花、叶干之为末，和铁丹服之，一年变毛发，色黑如漆。铁丹，飞铁为丹，亦铁粉之属是也。**孟诜云：** 石榴，温。多食损齿令黑。皮，炙令黄杵末，以枣肉为丸，空腹三丸，日二服。治赤白痢腹痛者。取醋者一枚并子，捣汁顿服。**段成式酉阳杂俎云：** 石榴甜者谓之天浆，能理乳石毒。

图经曰　安石榴旧不著所出州土，或云本生西域，陆机与弟云书云"张骞为汉使外国十八年，得涂林安石榴"是也，今处处有之。一名丹若，《广雅》谓之若榴。木不甚高大，枝柯附干，自地便生，作丛，种极易息，折其条盘土中便生。花有黄、赤二色，实亦有甘、酢二种。甘者可餐，酢者入药。多食其实，则损人肺。东行根并壳，入杀虫及染须发口齿等药。其花百叶者，主心热吐血及衄血等，干之作末，吹鼻中立差。崔元亮《海上方》疗金疮，刀斧伤破血流，以石灰一升，石榴花半斤，捣末，取少许傅上，捺少时，血断便差。又，治寸白虫，取醋石榴根，切一升，东南引者良，水二升三合，煮取八合，去滓，著少米作稀粥，空腹食之，即虫下。又一种山石榴，形颇相类而绝小，不作房，生青、齐间甚多，不入药，但蜜渍以当果，或寄京下，甚美。

【雷公云　凡使皮、叶、根，勿令犯铁。若使石榴壳，不计干湿，先用浆水浸一宿，至明漉出，其水如墨汁。若使枝、根、叶，并用浆水浸一宿，方可用。

肘后方　治赤白痢，下水谷宿食不消者，为寒，可疗：酸石榴皮烧赤为末，服方寸匕。

百一方　治丁肿：以针刺四畔，用榴末着疮上，以面围四畔炙，以痛为度。内末傅上急裹，经宿连根自出。

经验方　治肠滑久痢，神妙无比：以石榴一个劈破，炭火簇烧令烟尽，急取出，不令作白灰，用瓷碗盖一宿出火毒，为末。用醋石榴一瓣，水一盏，煎汤服二钱，泻亦治。

孙真人云　食之损肺。**又方**治耳聋法：以八九月取石榴一，开上作孔如球子大，留厣子，内米醋满石榴中，却以厣子盖之。然后搜面裹却石榴，无令醋出，糠灰火中烧面熟，药成。入少黑李子、仙沼子末，取水滴点耳内，不得辄转，脑中痛勿惊。如此三夜，又点别耳，依前法，佳。**又方**粪前有血，令人面色黄：石榴皮杵末，茄子枝汤下。

斗门方　治女子血脉不通：用根东生者取一握炙干，浓煎一大盏，服之差。妇人赤白带下同治。

广利方　治吐血衄血：以百叶石榴花作末，吹在鼻中差。

十全方　治寸白虫：以醋石榴东引根一握，净洗细剉，用水三升，煎取半碗已下，去滓，五更初温服尽，至明取下虫一大团，永绝根本，一日吃粥补。

古今录验 治冷热不调，或下带水，或赤白青黄者：酸石榴子五枚，合壳舂，绞取二升汁，每服五合，至二升尽，即断。小儿以意服之二三合。

衍义曰 安石榴有酸、淡两种，旋开单叶花，旋结实，实中子红，孙枝甚多，秋后经雨则自坼裂。道家谓之三尸酒，云三尸得此果则醉。河阴县最多。又有一种，子白，莹澈如水晶者，味亦甘，谓之水晶石榴。惟酸石榴皮合断下药，仍须老木所结及收之陈久者佳。微炙为末，以烧粟米饭为丸梧桐子大，食前热米饮下三十至五十丸，以知为度。如寒滑，加附子、赤石脂各一倍。

【**点评**】安石榴今称石榴，为石榴科植物石榴 *Punica grana-tum*，品种古今没有变化。因其花红艳，果实硕大，成熟后籽粒饱满迸裂，经常成为图画题材，寓意多子多福。《本草纲目》"集解"项李时珍说："榴五月开花，有红、黄、白三色。单叶者结实，千叶者不结实，或结亦无子也。实有甜、酸、苦三种。"

梨 味甘、微酸，寒。多食令人寒中，金疮、乳妇尤不可食。

陶隐居云：梨种复殊多，并皆冷利，俗人以为快果，不入药用，食之多损人也。**唐本注**云：梨削贴汤火疮不烂，止痛，易差。又主热嗽，止渴。叶，主霍乱，吐痢不止，煮汁服之。**今按**，别本注云：梨有数种，其消梨，味甘，寒，无毒。主客热，中风不语，又疗伤寒热发，解石热气，惊邪，嗽，消渴，利大小便。又有青梨、茅梨等，并不任用。又有桑梨，惟堪蜜煮食，主口干，生不益人，冷中，不可多食。臣

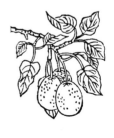

禹锡等谨按，孟诜云：梨除客热，止心烦，不可多食。又卒咳嗽，以一颗刺作五十孔，每孔内以椒一粒，以面裹，于热火灰中煨令熟，出停冷，去椒食之。又方，去核，内酥蜜，面裹，烧令熟，食之。又取梨肉内酥中煎，停冷食之。又捣汁一升，酥一两，蜜一两，地黄汁一升，缓火煎，细细含咽。凡治嗽，皆须待冷，喘息定后方食。热食之，反伤矣，令嗽更极不可救。如此者，可作羊肉汤饼饱食之，便卧少时。又胸中痞塞热结者，可多食好生梨，即通。卒暗风失音不语者，生捣汁一合，顿服之，日再服止。**日华子**云：梨，冷，无毒。消风，疗咳嗽，气喘，热狂，又除贼风，胸中热结，作浆吐风痰。

图经曰 梨旧不著所出州土，今处处皆有，而种类殊别，医家相承用乳梨、鹅梨。乳梨出宣城，皮厚而肉实，其味极长。鹅梨出近京州郡及北都，皮薄而浆多，味差短于乳

梨，其香则过之。咳嗽，热风，痰实药多用之。其余水梨、消梨、紫煤梨、赤梨、甘棠御儿梨之类甚多，俱不闻入药也。梨叶亦主霍乱吐下，煮汁服，亦可作煎治风。《徐王效验方》主小儿腹痛，大汗出，名曰寒疝，浓煮梨叶七合，以意消息，可作三四服饮之，大良。崔元亮《海上方》疗嗽单验方：取好梨去核，捣取汁一茶碗，著椒四十粒，煎一沸去滓，即内黑饧一大两，消讫，细细含咽，立定。又治卒患赤目，弩肉，坐卧痛者，取好梨一颗，捣绞取汁，黄连三枝碎之，以绵裹，渍令色变，仰卧注目中。又有紫花梨，疗心热。唐武宗有此疾，百医不效，青城山邢道人以此梨绞汁而进，帝疾遂愈。后复求之，苦无此梨。常山忽有一株，因缄实以进，帝多食之，解烦躁殊效，岁久木枯，不复有种者，今人不得而用之。又，江宁府信州出一种小梨，名鹿梨，叶如茶，根如小拇指，彼处人取其皮，治疮癣及疥癫，云甚效。八月采。近处亦有，但采其实作干，不闻入药。

【食疗云　金疮及产妇不可食，大忌。

圣惠方　治小儿心脏风热，昏懵躁闷，不能食：用梨三枚切，以水二升，煮取汁一升，去滓，入粳米一合，煮粥食之。

梅师方　治霍乱心痛利，无汗方：取梨叶枝一大握，水一升，煎取一升服。又云：正月、二月勿食梨。

钱相公　疗蠷螋尿疮，黄水出：嚼梨汁傅之，干即易。**又方**小儿寒疝腹痛，大汗出：浓煮梨叶汁七合，顿服，以意消息，可作三四度饮之。**又方**治中水毒：取梨叶一把熟杵，以酒一盏搅服之。

北梦锁言　有一朝士见梁奉御，诊之曰：风疾已深，请速归去。朝士复见郫州马医赵鄂者，复诊之，言疾危，与梁所说同矣。曰：只有一法，请官人试吃消梨，不限多少，咀龁不及，绞汁而饮。到家旬日，唯吃消梨，顿爽矣。

庄子　譬犹樝梨橘柚耶，其味相反，而皆可于口。

魏文诏曰　真定郡梨，甘若蜜，脆若菱，可以解烦渴。

衍义曰　梨多食则动脾，少则不及病，用梨之意须当斟酌。惟病酒烦渴人，食之甚佳，终不能却疾。

【点评】梨为常见水果，品种甚多。《本草纲目》"集解"项李时珍描述甚详："梨树高二三丈，尖叶光腻有细齿，二月开白花如雪六出。上巳无风则结实必佳，故古语云'上巳有风梨有蠹，中秋无月蚌无胎'。贾思勰言梨核每颗有十余子，种之惟一二子生梨，余皆生杜，此亦一异也。杜即棠梨也。梨品甚多，必须棠梨、桑树接过者，则结子早而佳。梨有青、黄、红、紫四色。乳梨即雪梨，鹅梨即绵梨，消梨即香水梨也。俱为上品，可以治病。御儿梨即玉乳梨之讹。或云御儿一作语儿，地名也，在苏州嘉兴县，见《汉书》注。其它青皮、早谷、半斤、沙糜诸梨，皆麄涩不堪，止可蒸煮及切烘为脯尔。一种醋梨，易水煮熟，则甜美不损人也。昔人言梨，皆以常山真定、山阳巨野、梁国睢阳、齐国临淄、巨鹿、弘农、京兆、邺都、洛阳为称。盖好梨多产于北土，南方惟宣城者为胜。故司马迁《史记》云：淮北、荥南、河济之间，千株梨其人与千户侯等也。又魏文帝诏云：真定御梨大如拳，甘如蜜，脆如菱，可以解烦释绪。辛氏《三秦记》云：含消梨大如五升器，坠地则破，须以囊承取之。汉武帝尝种于上苑。此又梨之奇品也。《物类相感志》言：梨与萝卜相间收藏，或削梨蒂种于萝卜上藏之，皆可经年不烂。今北人每于树上包裹，过冬乃摘，亦妙。"栽培梨以蔷薇科白梨 *Pyrus bretschneideri* 为常见，果皮乳白色；亦有果皮锈色或绿色的沙梨 *Pyrus serotina*，果皮黄色的秋子梨 *Pyrus ussuriensis* 等。

《埤雅》引谚语"梨百损一益，楙百益一损"，后世多不以此论为然。《对山医话》云："按楙即木瓜，不过借酸涩之性，得以舒筋伐木，岂若梨之甘能养胃，凉可清心，润燥化痰，除烦解热，且涣风邪而消痈毒哉。尝阅陈鹄《旧续闻》载湖南崔孝廉，道出泗州，闻吕某精太素脉，俾诊之。吕曰：君来年可得官，秋发痈毒，不可治。崔求预处一方，吕谢不能，固请之。乃曰：京师有大马刘者可访也。明年崔果登第，遂访刘。刘令日啖梨，至二百余颗，乃遍生小疮，而无他患。"

林檎　味酸、甘，温。不可多食，发热涩气，令人好睡，发冷痰，生疮疖，脉闭不行。其树似柰树，其形圆如柰。六月、七月熟，今在处有之。今附。

臣禹锡等谨按，孟诜云：林檎，主止消渴。陈士良云：此有三种：大长者为柰；圆者林檎，夏熟；小者味涩为楸，秋熟。日华子云：林檎无毒，下气，治霍乱肚痛，消痰。

图经曰　林檎旧不著所出州土，今在处有之。或谓之来禽。木似柰，实比柰差圆，六七月熟。亦有甘酢二种。甘者早熟而味脆美，酢者差晚，须熟烂乃堪啖。病消渴者宜食之，亦不可多，反令人心中生冷痰。今俗间医人亦干之入治伤寒药，谓之林檎散。

【食疗云　温。主谷痢、泄精。东行根治白虫、蛔虫，消渴，好睡，不可多食。又，林檎味苦、涩，平，无毒。食之闭百脉。

食医心镜　治水痢：以十枚半熟者，以水一升，煎取一升，和林檎，空心食。

子母秘录　治小儿痢：林檎、构子杵取汁服，以意多与服之，差。又方小儿闪癖，头发坚黄，瘰疬羸瘦：杵林檎末，以和醋傅上，癖和移处，就傅之。

【点评】柰条陶弘景注云："江南乃有，而北国最丰，皆作脯，不宜人。有林檎相似而小，亦恐非益人也。"《开宝本草》另立林檎条，李时珍认为"柰与林檎，一类二种也"，柰条说："树、实皆似林檎而大，西土最多，可栽可压。有白、赤、青三色。白者为素柰，赤者为丹柰，亦曰朱柰，青者为绿柰，皆夏熟。"林檎条云："林檎即柰之小而圆者。"柰及林檎主要指蔷薇科花红 *Malus asiatica* 之类，至于柰是否也包含苹果 *Malus pumila* 在内，尚有不同意见。

李核人　味苦，平，无毒。主僵仆跻瘀血，骨痛。

根皮　大寒，主消渴，止心烦逆，奔气。

实　味苦，除痼热，调中。

陶隐居云：李类又多，京口有麦李，麦秀时熟，小而甜脆，核不入药。今此用姑熟所出南居李，解核如杏子者为佳。凡实熟食之皆好，不可合雀肉食，又不可临水上啖之。李皮水煎含之，疗齿痛佳。今按，别本注云：李类甚多，有绿李、黄李、紫李、朱李、水李，并堪食。味极甘美，其中人不入药用。有野李，味苦，名郁李子，核人入药用之。

臣禹锡等谨，按尔雅云：休，无实李。痤，接虑李。驳，赤李。释曰："李之无实者名休。郭云：一名赵李。痤，接虑李。郭云：今之麦李，

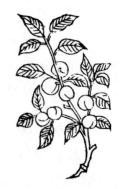
蜀州李核人

与麦同熟，因名云。李之子赤者名驳。"**药性论**云：李核人，臣。治女子小腹肿满，主踒折骨疼肉伤，利小肠，下水气，除肿满。**又云**：李根皮，使。苦李者入用，味咸，治脚下气，主热毒烦躁。根煮汁，止消渴。**孟诜**云：李，主女人卒赤白下，取李树东面皮，去皱皮，炙令黄香，以水三升，煮汁去滓服之。日再，验。谨按，生子亦去骨节间劳热，不可多食。临水食令人发痰疟。又，牛李，有毒。煮汁使浓含之，治䘌齿。脊骨有疳虫，可后灌此汁，更空腹服一盏。其子中人，主鼓胀。研和面作饼子，空腹食之，少顷当泻矣。**日华子**：李，温，无毒。益气，多食令人虚热。**又云**：李树根，凉，无毒。主赤白痢，浓煎服。华，平，无毒。治小儿壮热，痁疾，惊痫，作浴汤。

　　图经曰　李核人旧不著所出州土，今处处有之。李之类甚多，见《尔雅》者有："休，无实李"，李之无实者，一名赵李；"痤（祖和切），接虑李"，即今之麦李，细实有沟道，与麦同熟，故名之；"驳，赤李"，其子赤者是也。又有青李、绿李、赤李、房陵李、朱仲李、马肝李、黄李，散见书传。美其味之可食。陶隐居云"皆不入药用，用姑熟所出南居李，解核如杏子者为佳"，今不复识此，医家但用核若杏子形者。根皮亦入药用。崔元亮《海上方》治面䵟黑子，取李核中人，去皮细研，以鸡子白和如稀饧涂，至晚每以淡浆洗之后涂胡粉，不过五六日有效。慎风。

　　【孙真人　肝病宜食。

　　食医心镜　李，味酸，无毒。主除固热调中。黄帝云：李不可和蜜食，食之损五脏。

　　衍义曰　李核仁，其窠大者高及丈，今医家少用。实合浆水食，令人霍乱，涩气。而然今畿小窑镇一种最佳，堪入贡。又有御李，子如樱桃许大，红黄色，先诸李熟。此李品甚多，然天下皆有之。所以比贤士大夫盛德及天下者，如桃李无处不芬芳也。别本注云"有野李，味苦，名郁李子，核人入药"，此自是郁李人，别是一种，在木部中第十四卷，非野李也。

　　【点评】 李为本土常见水果，《说文》"李，果也"，《诗经》"投之以桃，报之以李"。为蔷薇科植物李 *Prunus salicina*，栽培品种甚多。《开宝本草》引别本提到郁李，此即木部下品之郁李人，乃是蔷薇科樱属植物如郁李 *Cerasus japonica*、欧李 *Cerasus humilis* 之类，故《本草衍义》批评说："此自是郁李人，别是一种，在木部中第十四卷，非野李也。"

杨梅　味酸，温，无毒。主去痰，止呕哕，消食，下酒。干作屑，临饮酒时服方寸匕，止吐酒。多食令人发热。其树若荔枝树，而叶细阴青；其形似水杨子，而生青熟红；肉在核上，无皮壳。生江南、岭南山谷。四月、五月采。今附。

臣禹锡等谨按，孟诜云：杨梅，和五脏，能涤肠胃，除烦愦恶气。切不可多食，甚能损齿及筋。亦能治痢。烧灰服之。**日华子**云：杨梅，热，微毒。疗呕逆吐酒。皮、根煎汤洗恶疮疥癞。忌生葱。

图经 文具梅实条下。

【陈藏器】 止渴。张司空云"地瘴无不生杨梅"者，信然矣。

食疗 温。和五脏腹胃，除烦愦恶气，去痰实。亦不可久食，损齿及筋也，甚能下痢。又，烧为灰，亦断下痢。甚酸美，小有胜白梅。又，白梅未干者，常含一枚，咽其液，亦通利五脏，下少气。若多食之，损人筋骨。其酸醋之物，自是土使然。若南方人北居，杏亦不食；北地人南住，梅乃啖多。岂不是地气郁蒸，令人烦愦，好食斯物也。

经验后方 主一切伤损不可者疮，止血生肌，无瘢痕，绝妙：和盐核杵之如泥，成挺子，竹筒中收。遇破即填，小可即傅之，此药之功神圣。

宋齐丘化书 梅接杏而本强者，其实甘。

胡桃 味甘，平，无毒。食之令人肥健，润肌，黑发。取瓢烧令黑，末，断烟，和松脂研，傅瘰疬疮。又，和胡粉为泥，拔白须发，以内孔中，其毛皆黑。多食利小便，能脱人眉，动风故也。去五痔。外青皮染髭及帛皆黑。其树皮止水痢，可染褐。仙方取青皮压油，和詹糖香涂毛发，色如漆。生北土。云张骞从西域将来。其木，春斫皮，中出水，承取沐头至黑。今附。

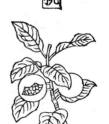

臣禹锡等谨按，孟诜云：胡桃不可多食，动痰饮，除风，令人能食，不得并。渐渐食之，通经脉，润血脉，黑鬓发。又，服法：初日一颗，五日加一颗，至二十颗止之。常服，骨肉细腻光润，能养一切老痔疾。**日华子**云：润肌肉，益发，食酸齿䶵，细嚼解之。

图经曰 胡桃生北土，今陕、洛间多有之。大株厚叶多阴，实亦有房，秋冬熟时采之。性热，不可多食，补下方亦用之。取肉合破故纸捣筛，蜜丸。朝服梧桐子大三十丸。又疗压扑损伤，捣肉和酒，温顿服便差。崔元亮《海上方》疗石淋，便中有石子者，胡桃肉一升，细米煮浆粥一升，相和顿服即差。实上青皮，染发及帛皆黑。其木皮中水，春斫取沐头，至黑。此果本出羌胡，汉张骞使西域还，始得其种，植之秦中，后渐生东土，故曰"陈仓胡桃，薄皮多肌；阴平胡桃，大而皮脆，急捉则碎"。江表亦尝有之，梁《沈约集》有《谢赐乐游园胡桃启》，乃其事也。今京东亦有其种，而实不佳，南方则无。

【孙真人　食，动疾吐水。

梅师方　治火烧疮：取胡桃穰烧令黑，杵如指，傅疮上。

衍义曰　胡桃发风。陕、洛之间甚多，外有青皮包之，胡桃乃核也，核中穰为胡桃肉，须如此说。用时须以汤剥去肉上薄皮，过夏至则不堪食。有人患酒楂风，鼻上赤，将橘子核微炒为末，每用一钱匕，研，胡桃肉一个，同以温酒调服，以知为度。

【点评】 胡桃即核桃，传说张骞从西域带回，《博物志》云："张骞使西域还，乃得胡桃种，故以胡羌为名。"关于胡桃之得名，李时珍解释说："此果外有青皮肉包之，其形如桃，胡桃乃其核也。羌音呼核如胡，名或以此。或作核桃。"《救荒本草》胡桃树条云："其树大株，叶厚而多阴，开花成穗，花色苍黄，结实外有青皮包之，状似梨，大熟时沤去青皮，取其核是。"《本草纲目》"集解"项李时珍说："胡桃树高丈许。春初生叶，长四五寸，微似大青叶，两两相对，颇作恶气。三月开花如栗花，穗苍黄色。结实至秋如青桃状，熟时沤烂皮肉，取核为果。人多以榉柳接之。案刘恂《岭表录》云：南方有山胡桃，底平如槟榔，皮厚而大坚，多肉少穰。其壳甚厚，须椎之方破。然则南方亦有，但不佳耳。"所描述的都是胡桃科植物胡桃 *Juglans regia*。胡桃为奇数羽状复叶，观察《本草图经》所绘，并不似此种，而近似壳斗科的物种，原因尚待进一步考察。

猕猴桃　味酸、甘，寒，无毒。止暴渴，解烦热，冷脾胃，动泄辟，压丹石，下石淋。热壅反胃者，取汁和生姜汁服之。一名藤梨、一名木子、一名猕猴梨。生山谷。藤生著树，叶圆有毛。其形似鸡卵大，其皮褐色，经霜始甘美可食。枝、叶杀虫，煮汁饲狗，疗病也。今附。

【陈藏器　味咸，温，无毒。主骨节风，瘫缓不随，长年变白，野鸡肉痔病，调中下气。皮中作纸，藤中汁至滑，下石淋，主胃闭，取汁和生姜汁，服之佳。

食疗 候熟收之，取瓤和蜜煎作煎，去人烦热。久食亦得，令人冷，能止消渴。

衍义曰 猕猴桃今永兴军南山甚多，食之解实热，过多则令人脏寒泄。十月烂熟，色淡绿，生则极酸，子繁细，其色如芥子，枝条柔弱，高二三丈，多附木而生。浅山傍道则有存者，深山则多为猴所食。

海松子 味甘，小温，无毒。主骨节风，头眩，去死肌，变白，散水气，润五脏，不饥。生新罗。如小栗，三角，其中人香美，东夷食之当果，与中土松子不同。今附。

臣禹锡等谨按，日华子云：松子，逐风痹寒气，虚羸少气，补不足，润皮肤，肥五脏，东人以代麻腐食用。

【海药云 去皮食之，甚香美。与云南松子不同，云南松子似巴豆，其味不厚，多食发热毒。松子，味甘美，大温，无毒。主诸风，温肠胃。久服轻身，延年不老。味与卑占国偏桃人相似，其偏桃人，用与北桃人无异是也。

【点评】《本草纲目》"集解"项李时珍说："海松子出辽东及云南，其树与中国松树同，惟五叶一丛者，球内结子，大如巴豆而有三棱，一头尖尔，久收亦油。马志谓似小栗，殊失本体。中国松子大如柏子，亦可入药，不堪果实，详见木部松下。按段成式《酉阳杂俎》云：予种五鬣松二株，根大如碗，结实与新罗、南诏者无别。其三鬣者，俗呼孔雀松。亦有七鬣者。云：三针者为栝子松，五针者为松子松。"根据形态描述及分布情况，此为松科植物中针叶5针一束的红松 *Pinus koraiensis*。

柰 味苦，寒。多食令人胪音间胀，病人尤甚。

陶隐居云：江南乃有，而北国最丰，皆作脯，不宜人。有林檎相似而小，亦恐非益人也。**今注**：有小毒，主耐饥，益心气。**臣禹锡等谨按，孟诜**云：柰，主补中焦诸不足气，和脾。卒患食后气不通，生捣汁服之。**日华子**云：柰，冷，无毒。治饱食多肺壅气胀。

图经 文具林檎条下。

【食医心镜 柰子，味苦，寒，涩，无毒。主忍饥，益心气，多食虚胀。

庵罗果 味甘，温。食之止渴，动风气。天行病后及饱食后，俱不可食之。又，不同大蒜辛物食，令人患黄病。树生状若林檎而极大。今附。

臣禹锡等谨按，陈士良云：微寒，无毒。主妇人经脉不通，丈夫营卫中血脉不行，久食令人不饥。叶似茶叶，可以作汤，疗渴疾。

衍义曰 庵罗果西洛甚多，亦梨之类也。其状亦梨，先诸梨熟，七夕前后已堪啖，色黄如鹅梨，才熟便松软。入药绝希用。

【点评】庵罗果是外来物种，文献描述不详。《本草纲目》"集解"项说："按《一统志》云：庵罗果俗名香盖，乃果中极品。种出西域，亦柰类也。叶似茶叶。实似北梨，五六月熟，多食亦无害。今安南诸地亦有之。"按照李时珍的理解，这种庵罗果与梨、柰等类似，大致应来源于今天植物学分类的蔷薇科植物，《本草纲目》将庵罗果排在山楂与柰之间，也表达这一观点。《植物名实图考》亦循此说，有云："庵罗果，《开宝本草》始著录，盖即今之沙果梨。色黄如梨，味如频果而酥，为果中佳品。亦不能久留，殆以沙果与梨树相接而成。"故知其所图绘的为蔷薇科沙梨 *Pyrus serotina* 之类。

橄音敢榄音览 味酸、甘，温，无毒。主消酒，疗鳠音侯鲐音怡毒。人误食此鱼肝迷闷者，可煮汁服之，必解。其木作楫拨，著鱼皆浮出，故知物有相畏如此也。

核中人 研傅唇吻燥痛。其树似木槵子树而高，端直，其形似生诃子，无稜瓣。生岭南。八月、九月采。又有一种，名波斯橄榄，色类亦相似。其形、核作二瓣，可以蜜渍食之。生邕州。今附。

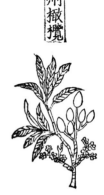

臣禹锡等谨按，孟诜云：橄榄，主鳢鱼毒，汁服之。中此鱼肝、子毒，人立死，惟此木能解。生岭南山谷。树大数围，实长寸许。其子先生者向下，后生者渐高。八月熟，蜜藏极甜。日华子云：橄榄，开胃，下气，止泻。

图经曰 橄榄生岭南，今闽、广诸郡皆有之。木似木槵而高，且端直可爱，秋晚实成。南人尤重之，咀嚼之，满口香久不歇。生啖及煮饮并解诸毒，人误食鲮鲌肝，至迷闷者，饮其汁立差。山野中生者，子繁而木峻，不可梯缘，但刻其根下方寸许，内盐于中，一夕子皆落，木亦无损。其枝节间有脂膏如桃胶，南人采得，并其皮、叶煎之如黑饧，谓之榄糖，用胶船，著水益干，牢于胶漆。邕州又有一种波斯橄榄，与此无异，但其核作三瓣，可蜜渍食之。

【陈藏器云　树大，圆实长寸许，南方人以为果，生实味酸。《南州异物志》曰：橄榄子，缘海浦屿间生，实大如轴头，皆反垂向下，实先生者向下，后生者渐高。《南方草木状》曰：橄榄子，大如枣，八月熟，生交趾。

海药　谨按，《异物志》云：生南海浦屿间。树高丈余，其实如枣，二月有花，生至八月乃熟，甚香。橄榄木高大难采，以盐擦木身，则其实自落。

衍义曰　橄榄味涩，食久则甘，嚼汁咽，治鱼鲠。

榅桲　味酸、甘，微温，无毒。主温中，下气，消食，除心间醋水，去臭，辟衣鱼。生北土，似楂子而小。今附。

臣禹锡等谨按，陈士良云：发毒热，秘大小肠，聚胸中痰壅。不宜多食，涩血脉。**日华子**云：除烦渴，治气。

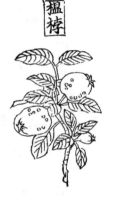

图经曰　榅桲旧不著所出州上，今关、陕有之，沙苑出者更佳。其实大抵类楂，但肤慢而多毛，味尤甘。治胸膈中积食，去醋水，下气，止渴。欲卧，啖一两枚而寝，生熟皆宜。楂子，处处有之，孟州特多。亦主霍乱转筋，并煮汁饮之，可敌木瓜。常食之，亦去心间醋、痰。皮，捣末傅疮，止黄水。实初熟时，其气氛馥，人将致衣笥中亦香。

【陈藏器云　树如林檎，花白绿色。

衍义曰　榅桲食之须净去上浮毛，不尔损人肺。花亦香，白色，诸果中惟此多生虫，少有不蚛者。《图经》言，"欲卧，啖一两枚而寝"，如此，恐太多痞塞胃脘。

【点评】《本草纲目》"集解"项李时珍说："榅桲盖楙楂之类生于北土者，故其形状功用皆相仿佛。李珣《南海药录》言：关中谓林檎为榅桲。按《述征记》云：林檎佳美。榅桲微大而状丑有毛，其味香，关辅乃有，江南甚希。观此则林檎、榅桲，盖相似而二物也。"此即蔷薇科植物榅桲 *Cydonia oblonga*。

榛子 味甘，平，无毒。主益气力，宽肠胃，令人不饥，健行。生辽东山谷。树高丈许，子如小栗，军行食之当粮，中土亦有。郑注《礼》云"榛似栗而小"，关中鄜坊甚多。今附。

臣禹锡等谨按，日华子云：新罗榛子，肥白人，止饥，调中开胃，甚验。

图经 文具栗条下。

【**点评**】《本草纲目》"集解"项李时珍说："榛树低小如荆，丛生。冬末开花如栎花，成条下垂，长二三寸。二月生叶如初生樱桃叶，多皱文而有细齿及尖。其实作苞，三五相粘，一苞一实。实如栎实，下壮上锐，生青熟褐，其壳厚而坚，其仁白而圆，大如杏仁，亦有皮尖。然多空者，故谚云十榛九空。按陆玑诗疏云：榛有两种：一种大小枝叶皮树皆如栗，而子小，形如橡子，味亦如栗，枝茎可以为烛，《诗》所谓树之榛、栗者也；一种高丈余，枝叶如木蓼，子作胡桃味，辽、代、上党甚多，久留亦易油坏者也。"此即桦木科植物榛 *Corylus heterophylla*。

一十三种陈藏器余

灵床上果子 主人夜卧谵语，食之差也。

无漏子 味甘，温，无毒。主温中益气，除痰嗽，补虚损，好颜色，令人肥健。生波斯国，如枣。一云波斯枣。

【**海药云** 树若栗木，其实如橡子，有三角。消食，止咳嗽，虚羸，悦人。久服无损也。

都角子 味酸、涩，平，无毒。久食益气，止泄。生南方，树高丈余，子如卵。徐表《南方记》云：都角树，二月花，花连著实也。

【**海药云** 谨按，徐表《南州记》云：生广南山谷。二月开花，至夏末结实如卵。主益气，安神，遗泄，痔，温肠。久服无所损也。

文林郎 味甘，无毒。主水痢，去烦热。子如李，或如林檎。生渤海间，人食之。云其树从河中浮来，拾得人身是文林郎，因以此为名也。

【海药云】 又南山亦出，彼人呼榅桲是。味酸，香，微温，无毒。主水泻肠虚，烦热。并宜生食，散酒气也。

木威子 味酸，平，无毒。主心中恶水，水气。生岭南山谷。树叶似楝，子如橄榄而坚，亦似枣也。

摩厨子 味甘，香，平，无毒。主益气，润五脏，久服令人肥健。生西域及南海。子如瓜，可为茹。《异物志》云：木有摩厨，生自斯调。厥汁肥润，其泽如膏。馨香稯射，可以煎熬。彼州之人，仰以为储。斯调，国名也。

【海药云】 谨按，《异物志》云：生西域。二月开花，四月、五月结实如瓜许。益气安神，养血生肌。久服健人也。

悬钩根皮 味苦，平，无毒。主子死腹中不下，破血，杀虫毒，卒下血，妇人赤带下。久患痢，不问赤白、脓血、腹痛，并浓煮服之。子如梅，酸美，人食之醒酒，止渴，除痰唾，去酒毒。茎上有刺如钩，生江淮林泽。取茎烧为末服之，亦主喉中塞也。

【点评】《本草纲目》"集解"项李时珍说："悬钩树生，高四五尺。其茎白色，有倒刺。其叶有细齿，青色无毛，背后淡青，颇似樱桃叶而狭长，又似地棠花叶。四月开小白花。结实色红，今人亦通呼为薦子。《尔雅》云：蒛，山莓也。郭璞注云：今之木莓也。实似莓而大，可食。孟诜、大明并以此为覆盆，误矣。"按，古人谈论的覆盆子、蓬蘽、悬钩子，都是蔷薇科悬钩子属植物，此处所言悬钩子，根据李时珍的描述，更接近于山莓 *Rubus corchorifolius*。

钩栗 味甘，平。主不饥，厚肠胃，令人肥健。子似栗而圆小。生江南山谷。树大数围，冬月不凋。一名巢钩子。又有雀子，小圆黑，味甘。久食不饥，生高山，子小圆黑。又有楮音诸子，小于橡子，味苦、涩。止泄痢，破血，食之不饥，令健行。木皮、叶煮取汁，与产妇饮之，止血。皮树，如栗，冬月不凋。生江南。子能除恶血，止渴也。

【点评】《本草纲目》据《日用本草》记其别名甜槠子，与苦槠子相对。此为壳斗科钩锥 *Castanopsis tibetana* 之类。

石都念子　味酸，小温，无毒。主痰嗽，哕气。生岭南。树高丈余，叶如白杨，花如蜀葵，正赤，子如小枣，蜜渍为粉，甘美益人，隋朝植于西苑也。

君迁子　味甘，平，无毒。主止渴，去烦热，令人润泽。生海南。树高丈余，子中有汁如乳汁。《吴都赋》云"平仲君迁"。

【海药云　谨按，刘斯《交州记》云：其实中有乳汁，甜美香好。微寒，无毒。主消渴烦热，镇心。久服轻身，亦得悦人颜色也。

韶子　味甘，温，无毒。主暴痢，心腹冷。生岭南。子如栗，皮、肉、核如荔枝。《广志》云：韶叶似栗，有刺，斫皮，内白脂如猪，味甘酸。亦云核如荔枝也。

楤子　味甘、涩，平，无毒。生食主水痢，熟者和蜜食之去嗽。子似梨，生江南。《吴都赋》云"楤榴御霜"是也。

诸果有毒　桃、杏人双有毒。五月食未成核果，令人发痈节及寒热。又，秋夏果落地为恶虫缘，食之令人患九漏。桃花食之，令人患淋。李人不可和鸡子食之，患内结不消。

成 都 唐 慎 微 续 证 类

中卫大夫康州防御使句当龙德宫总辖修建明堂所医药

提举入内医官编类圣济经提举太医学臣曹孝忠奉敕校勘

米谷部上品总七种

　三种神农本经白字

　二种名医别录墨字

　一种新补

　一种新分条

　　凡墨盖子已下并唐慎微续证类

胡麻叶附　　　　　　　**青蘘**音箱　　　　　　　**麻蕡**音坟 子附

胡麻油元附胡麻条下，今分条　　白麻油新补　　　　饴糖

灰藋自草部，今移

　胡麻 味甘，平，无毒。**主伤中，虚羸，补五内，益气力，长肌肉，填髓脑，**坚筋骨，疗金疮，止痛及伤寒，温疟，大吐后虚热羸困。**久服轻身不老，**明耳目，耐饥渴，延年。以作油，微寒，利大肠，胞衣不落。生者摩疮肿，生秃发。**一名巨胜、**一名狗虱、一名方茎、**一名鸿藏，叶名青蘘。**生上党川泽。

晋州胡麻

陶隐居云：八谷之中，惟此为良。淳黑者名巨胜，巨者大也，是为大胜。本生大宛，故名胡麻。又，茎方名巨胜，茎圆名胡麻。服食家当九蒸九暴，熬捣饵之。断谷，长生，充饥。虽易得，俗中学者，犹不能常服，而况余药耶。蒸不熟，令人发落。其性与茯苓相宜。俗方用之甚少，时以

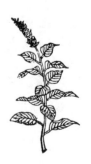

合汤、丸尔。**唐本注云**：此麻以角作八棱者为巨胜，四棱者名胡麻。都以乌者良，白者劣尔。生嚼涂小儿头疮及浸淫恶疮，大效。**臣禹锡等谨按**，吴氏云：胡麻一名方金。神农、雷公：甘，平，无毒。秋采青蘘，一名梦神。**抱朴子云**：巨胜一名胡麻，饵服之，不老，耐风湿。**广雅云**：狗虱，巨胜；藤苰，胡麻也。**药性论云**：叶，捣汁沐浴，甚良。又牛伤热，捣汁灌之，立差。又患崩中血凝疰者，生取一升，捣，内热汤中，绞取半升，立愈。巨胜者，仙经所重，白蜜一升，子一升，合之，名曰静神丸，常服之，治肺气，润五脏。其功至多，亦能休粮，填人骨髓，甚有益于男子。患人虚而吸吸，加胡麻用。**陈藏器云**：花阴干，渍取汁，溲面至韧，易滑。**陈士良云**：胡麻人，生嚼涂小儿头疮，亦疗妇人阴疮。初食利大小肠，久食即否，去陈留新。**日华子云**：胡麻，补中益气，养五脏，治劳气，产后羸困，耐寒暑，止心惊。子，利大小肠，催生落胞，逐风温气、游风、头风，补肺气，润五脏，填精髓。细研涂发长头。白蜜蒸为丸服，治百病。叶作汤沐润毛发，滑皮肤，益血色。

图经曰　胡麻，巨胜也，生上党川泽；青蘘（音箱），巨胜苗也，生中原川谷。今并处处有之，皆园圃所种，稀复野生。苗梗如麻，而叶圆锐光泽，嫩时可作蔬，道家多食之。谨按，《广雅》云："狗虱，巨胜也；藤苰，胡麻也。"陶隐居云"其茎方者名巨胜，圆者名胡麻"。苏恭云"其实作角八棱者名巨胜，六棱、四棱者名胡麻"。如此巨胜、胡麻为二物矣。或云本生胡中，形体类麻，故名胡麻。又八谷之中，最为大胜，故名巨胜。如此似一物二名也。然则仙方乃有服食胡麻、巨胜二法，功用小别。疑本一物而种之有二，如天雄、附子之类。故葛稚川亦云"胡麻中有一叶两荚者为巨胜"是也。食其实，当九蒸暴，熬捣之，可以断谷。又以白蜜合丸，曰静神丸，服之益肺，润五脏。压取油，主天行热秘肠结，服一合则快利。花，阴干渍汁溲面，至韧而滑。叶可沐头，令发长。一说今人用胡麻，叶如荏而狭尖，茎方，高四五尺，黄花，生子成房，如胡麻角而小。嫩叶可食，甚甘滑，利大肠，皮亦可作布，类大麻，色黄而脆，俗亦谓之黄麻。其实黑色，如韭子而粒细，味苦如胆，杵末略无膏油。又，世人或以为胡麻乃是今之油麻，以其本出大宛，而谓之胡麻也。皆以乌者良，白者劣。本草注"服胡麻油，须生笮者，其蒸炒作者正可食及然尔，不入药用"。又序例谓"细麻即胡麻也，形扁扁尔，其方茎者名巨胜"，其说各异。然胡麻今服食家最为要药，乃尔差误，岂复得效也。

【新注云　胡麻、白大豆、枣三物同九蒸九暴，作团食，令人不饥，延年断谷。又合苍耳子为散，服之治风癞。

雷公云　凡使，有四件。八棱者，两头尖、色紫黑者，又呼胡麻，并是误也。其巨胜有七棱，色赤，味涩酸是真。又呼乌油麻作巨胜，亦误。若修事一斤，先以水淘，浮者去之，沉者漉出，令干，以酒拌蒸，从巳至亥，出，摊晒干，于臼中春令粗皮一重尽，拌小豆相对同炒，小豆熟即出，去小豆用之。上有薄皮，去，留用，力在皮壳也。

食疗　润五脏，主火灼。山田种，为四棱，土地有异，功力同。休粮人重之，填骨髓，补虚气。

圣惠方 治五脏虚损，羸瘦，益气力，坚筋骨：巨胜蒸暴各九遍，每取二合，用汤浸布裹，按去皮再研，水滤取汁煎饮，和粳米煮粥食之。

外台秘要 治手脚酸疼兼微肿：乌麻五升熬碎之，酒一升，浸一宿。随多少饮之。**又方**沸汤所淋，火烧烂疮：杵生胡麻如泥，厚封之。

千金方 常服明目洞视：胡麻一石，蒸之三十遍，末酒服，每日一升。**又方**治腰脚疼痛：胡麻一升，新者，熬令香杵筛，日服一小升，计服一斗即永差。酒饮、羹汁、蜜汤皆可服之，佳。**又方**治白发还黑：乌麻九蒸九暴，末之，以枣膏丸，服之。

肘后方 治阴痒生疮：嚼胡麻傅之。**又方**治齿痛：胡麻五升，水一斗，煮取五升，含漱吐之。茎、叶皆可用之。姚云神良，不过二剂，肿痛即愈。

经验后方 治暑毒，救生散：新胡麻一升，微炒令黑色，取出摊冷碾末，新汲水调三钱，又，或丸如弹子，新水化下。凡着热，外不得以冷物逼，外得冷即死。

梅师方 治蚰蜒入耳：胡麻杵碎，以袋盛之为枕。

孙真人 胡麻三升，去黄黑者，微熬令香，杵为末。下白蜜三升，和调煎，杵三百杵，如梧桐子大丸。旦服三十丸，肠化为筋。年若过四十已上，服之效。

修真秘旨 神仙服胡麻法：服之能除一切痼病，至一年，面光泽、不饥，三年水火不能害，行及奔马，久服长生。上党者尤佳。胡麻三斗，净淘入甑蒸，令气遍出，日干，以水淘去沫，却蒸，如此九度。以汤脱去皮，簸令净，炒令香，杵为末，蜜丸如弹子大。每温酒化下一丸，忌毒鱼、生菜等。

丹房镜源云 巨胜煮丹砂。

梁简文帝劝医文 胡麻止救头痛。今人云灰涤菜者，恐未是，盖今之藜也。又韩保云灰涤菜，愈谬矣。

神仙传 鲁支生篇：鲁女生服胡麻饵术，绝谷八十余年，甚少壮，一日行三百里，走及獐鹿。

本事诗云 胡麻好种无人种，正是归时君不归。俗传云，胡麻夫妇同种即生而茂熟，故诗句不取他物，唯以胡麻为兴也。

续齐谐记 汉明帝永平十五年中，剡县有刘晨、阮肇二人，入天台山采药，迷失道路，忽逢一溪，过之。过遇二女，以刘、阮姓名呼之，如旧识耳。曰：郎等来何晚耶？遂邀之过家，设胡麻饭以延之。故唐诗有云"御羹和石髓，香饭进胡麻"。

衍义曰 胡麻，诸家之说参差不一，止是今脂麻，更无他义。盖其种出于大宛，故言胡麻。今胡地所出者，皆肥大，其纹鹊，其色紫黑，故如此区别，取油亦多。故诗云"松下饭胡麻"，此乃是所食之谷无疑，与白油麻为一等。如川大黄、川当归、川升麻、上党人参、齐州半夏之类，不可与他土者更为二物，盖特以其地之所宜立名也。是知胡麻与白油麻为一物。尝官于顺安军，雄、霸州之间备见之。又，二条皆言无毒，治疗大同。今之用白油麻，世不可一日阙也，然亦不至于大寒，宜两审之。

【点评】古人强分胡麻与巨胜为两物。《本草纲目》"集解"项李时珍说："胡麻即脂麻也。有迟、早两种，黑、白、赤三色，其茎皆方。秋开白花，亦有带紫艳者。节节结角，长者寸许。有四棱、六棱者，房小而子少；七棱、八棱者，房大而子多，皆随土地肥瘠而然。苏恭以四棱为胡麻，八棱为巨胜，正谓其房胜巨大也。其茎高者三四尺。有一茎独上者，角缠而子少；有开枝四散者，角繁而子多，皆因苗之稀稠而然也。其叶有本团而末锐者，有本团而末分三丫如鸭掌形者，葛洪谓一叶两尖为巨胜者指此。盖不知乌麻、白麻，皆有二种叶也。按《本经》胡麻一名巨胜，《吴普本草》一名方茎，《抱朴子》及《五符经》并云巨胜一名胡麻，其说甚明。至陶弘景始分茎之方圆。雷敩又以赤麻为巨胜，谓乌麻非胡麻。《嘉祐本草》复出白油麻，以别胡麻。并不知巨胜即胡麻中丫叶巨胜而子肥者，故承误启疑如此。惟孟诜谓四棱、八棱为土地肥瘠，寇宗奭据沈存中之说，断然以脂麻为胡麻，足以证诸家之误矣。又贾思勰《齐民要术》种收胡麻法，即今种收脂麻之法，则其为一物尤为可据。今市肆间，因茎分方圆之说，遂以茺蔚子伪为巨胜，以黄麻子及大藜子伪为胡麻，误而又误矣。茺蔚子长一分许，有三棱。黄麻子黑如细韭子，味苦。大藜子状如壁虱及酸枣核仁，味辛甘，并无脂油。不可不辨。梁简文帝《劝医文》有云：世误以灰涤菜子为胡麻。则胡麻之讹，其来久矣。"其说甚是，胡麻、巨胜，皆是今脂麻科植物脂麻 *Sesamum indicum*。

青襄音箱　味甘，寒，无毒。主五脏邪气，风寒湿痹，益气，补脑髓，坚筋骨。久服耳目聪明，不饥，不老，增寿。巨胜苗也。生中原川谷。

陶隐居云：胡麻叶也。甚肥滑，亦可以沐头，但不知云何服之。仙方并无用此法，正法当阴干，捣为丸散尔。既服其实，故不复假苗。《五符》巨胜丸方亦云"叶名青蘘，本生大宛，度来千年尔"。**唐本注云：**青蘘，本经在草部上品中，既堪啖，今从胡麻条下。

图经曰　文具胡麻条下。

【食疗】　生杵汁，沐头发良。牛伤热亦灌之，立愈。

衍义曰　青蘘（音箱）即油麻叶也。陶隐居注亦曰"胡麻叶也"。胡地脂麻鹊色，子颇大。日华子云"叶作汤沐，润毛发"，乃是今人所取胡麻叶。以汤浸之，良久涎出，汤遂稠黄色，妇人用之梳发。由是言之，胡麻与白油麻，今之所谓脂麻者是矣。青蘘即其叶无疑。

【点评】青蘘即胡麻之苗叶。据《新修本草》说"本经在草部上品中，既堪啖，今从胡麻条下"，故多数《本草经》辑本将青蘘安排在草部。

麻蕡音坟　味辛，平，有毒。主五劳七伤，利五脏，下血寒气，破积，止痹，散脓，多食令人见鬼狂走。久服通神明，轻身。一名麻勃，此麻花上勃勃者。七月七日采，良。

麻子　味甘，平，无毒。主补中益气，中风汗出，逐水，利小便，破积血，复血脉，乳妇产后余疾，长发，可为沐药。久服肥健不老，神仙。九月采，入土者损人。生太山川谷。畏牡蛎、白薇，恶茯苓。

陶隐居云：麻蕡即牡麻，牡麻则无实，今人作布及履用之。麻勃，方药亦少用，术家合人参服，令逆知未来事。其子中人，合丸药并酿酒，大善，然而其性滑利。麻根汁及煮饮之，亦主瘀血，石淋。**唐本注云：**蕡即麻实，非花也。《尔雅》云"蕡、枲实"，《礼》云"苴，麻之有蕡者"，注云："有子之麻为苴"。皆谓子尔，陶以一名麻勃，谓勃勃然如花者，即以为花，重出子条，误矣。既以麻蕡为米之上品，今用花为之，花岂为堪食乎？根主产难衣不出，破血壅胀，带下，崩中不止者，以水煮服之，效。沤麻汁，主消渴。捣叶水绞取汁，服五合，主蛔虫，捣傅蝎毒，效。**今按**，陈藏器本草云：麻子，下气，利小便，去风痹皮顽。炒令香，捣碎，小便浸取汁服。妇人倒产，吞二七枚即正。麻子去风，令人心欢，压为油，可以油物。早春种为春麻，子小而有毒；晚春种为秋麻，子入药佳。**臣禹锡等谨按**，尔雅云：蔶，枲实。释曰：枲，麻也；蔶，麻子也。《仪礼》注："苴，麻之有蔶者。"又《禹贡》"青州厥贡岱畎丝枲"是也。又曰荸麻，释曰："苴，麻之盛子者也。一名荸，一名麻母。"**药性论**云：麻花，白麻是也。味苦，微热，无毒。方用能治一百二十种恶风，黑色遍身苦痒，逐诸风恶血。主女人经候不通，䗪虫为使。又，叶沐发，长润。青麻汤淋瘀血，又主下血不止。麻青根一十七枚，洗去土，以水五升，煮取三升，冷，分六服。**又云**：大麻人，使。治大肠风热结涩及热淋。又，麻子二升，大豆一升，熬令香，捣末，蜜丸，日二服，令不饥，耐老益气。子五升研，同叶一握捣相和，浸三日去滓，沐发，令白发不生。补下焦，主治渴，又子一升，水三升，煮四五沸，去滓，冷服半升，日二服，差。**陈士良**云：大麻人，主肺脏，润五脏，利大小便，疏风气。不宜多食，损血脉，滑精气，痿阳气，妇人多食发带疾。**日华子**云：大麻，补虚劳，逐一切风气，长肌肉，益毛发，去皮肤顽痹，下水气及下乳，止消渴，催生，治横逆产。

图经曰

麻蔶、麻子生泰山川谷，今处处有，皆田圃所莳，绩其皮以为布者。麻蔶一名麻勃，麻上花勃勃者，七月七日采，麻子九月采，入土者不用。陶隐居以麻蔶为牡麻，牡麻则无实。苏恭以为蔶即实，非花也，又引《尔雅》"蔶，枲实"，及《礼》云"苴，麻之有蔶者"，皆谓蔶为子也，谓陶重出子条之误。按，本经麻蔶，"主七伤，利五脏，多食令人狂走"，观古今方书，用麻子所治亦尔。又，麻花，非所食之物，如苏之论似当矣。然朱字云"麻蔶味辛，麻子味甘"，此又似二物。疑本草与《尔雅》《礼记》有称谓不同者耳。又，古方亦有用麻花者，云味苦，主诸风及女经不利，以䗪虫为使。然则蔶也、子也、花也，其三物乎？其叶与桐叶合捣，浸水沐发，令长润；皮青淋汤濯瘀血；根煮汁冷服，主下血不止。今用麻人，极难去壳，医家多以水浸，经三两日令壳破，暴干，新瓦上搌取白用。农家种麻法：择其子之有斑纹者，谓之雌麻，云用此则结实繁，它子则不然。葛洪主消渴，以秋麻子一升，水三升，煮三四沸，饮汁不过五升便差。唐韦宙《独行方》主跐折骨痛不可忍，用大麻根及叶，捣取汁一升饮之，非时即煮干麻汁服亦同。亦主挝打瘀血，心腹满，气短，皆效。《箧中方》单服大麻人酒，治骨髓风毒，疼痛不可运动者。取大麻入水中浸，取沉者一大升，漉出暴干，于银器中旋旋炒，直须慢火，待香熟，调匀，即入木臼中，令三两人更互捣一二数，令及万杵，看极细如白粉即止，平分为十贴，每用一贴。取家酿无灰酒一大瓷汤碗，以砂盆、柳木槌子点酒，研麻粉，旋滤，取白酒直令麻粉尽，余壳即去之。都合酒一处，煎取一半，待冷热得所，空腹顿服，日服一贴，药尽全差。轻者止于四五贴则见效。大抵甚者，不出十贴，必失所苦耳。其效不可胜纪。杂它物而用者，张仲景治脾约，大便秘、小便数，麻子丸：麻子二升，芍药半斤，厚朴一尺，大黄、枳实各一斤，杏人一升，六物熬捣筛，蜜丸，大如梧桐子。以浆水饮下十九，食后服之，日三，不知益加之。唐方七宣麻人丸，亦此类也。

【唐本余】 主五劳。麻子，寒。肥健人，不老。

食疗云 微寒。治大小便不通，发落，破血，不饥，能寒。取汁煮粥，去五脏风，润肺，治关节不通，发落，通血脉，治气。青叶，甚长发。研麻子汁，沐发即生长。麻子一升，白羊脂七两，蜡五两，白蜜一合，和杵，蒸食之，不饥。《洞神经》又取大麻，日中服子末三升；东行茱萸根剉八升，渍之，平旦服之二升；至夜虫下。要见鬼者，取生麻子、昌蒲、鬼臼等分，杵为丸，弹子大。每朝向日服一丸，服满百日即见鬼也。

圣惠方 治生眉毛：用七月乌麻花，阴干为末，生乌麻油浸，每夜傅之。又方主妊娠心痛烦闷：用麻子一合研，水一盏，煎取六分，去滓，非时温服。

外台秘要 治瘰疬：七月七日出时收麻花，五月五日收叶，二件作炷子，于疬上灸百壮。又方治虚劳，下焦虚热，骨节烦疼，肌肉急，小便不利，大便数少，吸吸口燥少气，淋石热：大麻人五合研，水二升，煮去半分，服四五剂差。又方治呕：麻人三两杵熬，以水研取汁，着少盐，吃立效。李谏议尝用，极妙。

千金方 治发落不生，令长：麻子一升，熬黑压油以傅头，长发妙。又方治风癫及百病：麻人四升，水六升，猛火煮令牙生，去滓，煎取七升。旦空心服，或发或不发，或多言语，勿怪之。但人摩手足须定，凡进三剂愈。又方主产后血不去：麻子五升，酒一升，渍一宿，明旦去滓，温服一升，先食。不差，夜再服一升，不吐不下，不得与男子通，一月将养如初。

肘后方 葛氏，大便不通：研麻子相和为粥食。又方治淋下血：麻根十枚，水五升，煮取二升。一服血止，神验。又方大渴，日饮数斗，小便赤涩者：麻子一升，水三升，煮三四沸。取汁饮之，无限日，过九升麻子愈。又方卒备毒箭：麻人数升，杵饮汁差。

食医心镜 治风水腹大，脐腰重痛，不可转动：冬麻子半升碎，水研滤取汁，米二合，以麻子汁煮作稀粥，着葱、椒、姜、豉，空心食之。又方主五淋，小便赤少，茎中疼痛：冬麻子一升，杵研滤取汁二升，和米三合煮粥，着葱、椒及熟煮，空心服之。又方主妊娠损动后腹痛：冬麻子一升，杵碎熬，以水二升煮，取汁热沸，分为三四服。

新续十全方 令易产：大麻根三茎，水一升，煎取半升，顿服立产。衣不下服之亦下。

子母秘录 产后秽污不尽，腹满：麻子三两，酒五升，煮取二升。分温二服，当下恶物。又方治小儿赤白痢，多体弱不堪，大困重者：麻子一合，炒令香熟，末服一钱匕，蜜浆水和服，立效。**又方**治小儿疳疮：嚼麻子傅之，日六七度。

周礼典枲职疏 枲，麻也。案，丧服传云"牡麻者，枲麻也"，则枲是雄麻，对苴是麻之有黄者也。《毛诗·九月》荍苴疏云："谓采麻实以供羹食。"

诗云 "桃之夭夭，有蕡其实"，蕡即实也。麻蕡则知麻实也，非花也，麻亦花而后有实也。

龙鱼河图曰 岁暮夕四更中，取二七豆子，二七麻子，家人头少许发，合麻子、豆著井中祝敕。并使其家竟年不遭伤寒，辟五温鬼。

衍义曰 大麻子海东来者最胜，大如莲实，出毛罗岛；其次出上郡北地，大如豆；南地者子小。去壳法：取麻子帛包之，沸汤中浸，汤冷出之，垂井中一夜，勿令着水。次日日中暴干，就新瓦上挼去壳，簸扬取仁，粒粒皆完。张仲景麻仁丸，是用此大麻子。

【**点评**】《本草纲目》以大麻立条，"集解"项李时珍说："大麻即今火麻，亦曰黄麻。处处种之，剥麻收子。有雌有雄：雄者为枲，雌者为苴。大科如油麻。叶狭而长，状如益母草叶，一枝七叶或九叶。五六月开细黄花成穗，随即结实，大如胡荽子，可取油。剥其皮作麻。其秸白而有棱，轻虚可为烛心。《齐民要术》云：麻子放勃时，拔去雄者。若未放勃，先拔之，则不成子也。其子黑而重，可捣治为烛。即此也。本经有麻蕡、麻子二条，谓蕡即麻勃，谓麻子入土者杀人。苏恭谓蕡是麻子，非花也。苏颂谓蕡、子、花为三物。疑而不决。谨按《吴普本草》云：麻勃一名麻花，味辛无毒。麻蓝一名麻蕡，一名青葛，味辛甘有毒。麻叶有毒，食之杀人。麻子中仁无毒，先藏地中者，食之杀人。据此说则麻勃是花，麻蕡是实，麻仁是实中仁也。普三国时人，去古未远，说甚分明。《神农本经》以花为蕡，以藏土入土杀人，其文皆传写脱误尔。陶氏及唐宋诸家，皆不考究而臆度疑似，可谓疏矣。今依吴氏改正于下。"此即《救荒本草》之山丝苗，形态特征描述甚详，有云："山丝苗，本草有麻蕡，一名麻勃、一名荢、一名麻母。生太山川谷，今皆处处有之，人家园圃中多种莳，绩其皮以为布。苗高四五尺，茎有细线楞，叶形状似柳叶，而边皆有叉牙锯齿，每八九叶攒生一处，又似荆叶而狭，色深青，开淡黄白花，结实小如薥豆颗而匾。"其原植物为桑科大麻 Cannabis sativa。大麻雌雄异株，雄株称枲，雌株名苴，泛称则作麻，大麻花名麻蕡，其子名麻子，即今用之火麻仁。

可注意的是，《本草经》言"多食令人见鬼狂走，久服通神明轻身"，多食与久服为两种不同情况。前者指单剂量摄入过多，后果"见鬼狂走"，应该是对毒副作用的描述；后者指长期服用，后果"通神明轻身"，属于获益，算治疗作用。

胡麻油　微寒，利大肠，胞衣不落，生者摩疮肿，生秃发。

陶隐居云：麻油生笮者，若蒸炒正可供作食及燃尔，不入药用也。**药性论**云：胡麻生油，涂头生毛发。**陈藏器**云：胡麻油，大寒，主天行热秘，肠内结热。服一合，取利为度。食油损声，令体重。生油杀虫，摩恶疮。

图经曰　文具胡麻条下。

【食疗云　主喑哑，涂之生毛发。

野人闲话　杜天师升退篇：以麻油傅两足，缯帛裹之，可日行万里。

白油麻　大寒，无毒。治虚劳，滑肠胃，行风气，通血脉，去头浮风，润肌。食后生啖一合，终身不辍。与乳母食，其孩子永不病生。若客热，可作饮汁服之。停久者，发霍乱。又生嚼傅小儿头上诸疮良。久食抽人肌肉。生则寒，炒则热。又，叶捣和浆水，绞去滓，沐发，去风润发。其油冷，常食所用也。无毒，发冷疾，滑骨髓，发脏腑渴，困脾脏，杀五黄，下三焦热毒气，通大小肠，治蛔心痛，傅一切疮疥癣，杀一切虫。取油一合，鸡子两颗，芒消一两，搅服之，少时即泻，治热毒甚良。治饮食物，须逐日熬熟用，经宿即动气。有牙齿并脾胃疾人，切不可吃。陈者煎膏，生肌长肉，止痛，消痈肿，补皮裂。新补。见孟诜及陈藏器、陈士良、日华子。

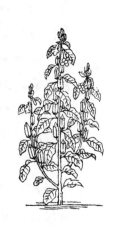

图经曰 油麻本经旧不著条，然古医方多用之。无毒，滑肠胃，行风气，久食消人肌肉，生则寒，炒熟则热。仙方蒸以辟谷，压笮为油，大寒，发冷疾，滑精髓，发脏腑渴，令人脾困，然治痈疽、热病。《近效方》婆罗门僧疗大风疾，并压丹石热毒，热风，手脚不遂。用消石一大两，生乌麻油二大升，合内铛中，以土墼盖口，以纸泥固济，勿令气出，细进火煎之，其药未熟时气腥①，候香气发即熟，更以生油麻油二大升和合，又微火煎之，以意斟量得所，即内不津器中。服法，患大风者，用火为使，在室中重作小纸屋子，外燃火，令患人在纸屋中发汗，日服一大合，病人力壮，日二服，服之三七日，头面疱疮皆灭。若服诸丹石药，热发不得食热物，著厚衣，卧厚床者，即两人共服一剂，服法同前，不用火为使，忌风二七日。若丹石发，即不用此法，但取一匙内口中，待消咽汁，热除，忌如药法。刘禹锡《传信方》，蚰蜒入耳，以油麻油作煎饼枕卧，须臾蚰蜒自出而差。李元淳尚书在河阳日，蚰蜒入耳，无计可为，半月后脑中洪洪有声，脑闷不可彻，至以头自击门柱，奏疾状危极，因发御药以疗之，无差者。其为受苦不念生存，忽有人献此方，乃愈。

【外台秘要 治胸喉间觉有瘕虫上下，偏闻葱、豉食香，此是发虫：油煎葱、豉令香，二日不食，开口而卧，将油、葱、豉致口边。虫当渐出，徐徐以物引去之。**又方**治伤寒，三五日忽有黄，则宜服此：取生乌麻油一盏，水半盏，鸡子白一枚和之，熟搅令相匀，一服令尽。又方，《近效》治呕：白油麻一大合，清酒半升，煎取三合，看冷热得所，去油麻顿服之。**又方**治小儿急疳疮：嚼油麻令烂傅之。**又方**治发瘕：欲得饮油一升，香泽煎之，大沙锣贮，安病人头边，口鼻临油上，勿令得饮及傅之鼻面，并令香气，叫唤取饮不得，必当疲极眠睡，发瘕当从口出。煎油人等守视之，并石灰一裹，见瘕出，以灰粉手捉取瘕抽出，须臾抽尽，即是发也。初从腹出，形如不流水中浓菜，随发长短，形亦如之。无忌。

肘后方 治卒心痛：生油半合，温服差。**又方**治豌豆疮：服油麻一升，须利，即不生白浆，大效。

经验后方 治蚰蜒、蜘蛛子咬人：用油麻研傅之差。孙真人同。

孙真人枕中记云 麻油一升，薤白三斤，切内中油中，微火煎之，令薤黑，去滓，合酒服之半升三合，百脉血气充盛。服金石人，先宜服此方。

斗门方 治产后脱肠不收：用油五斤炼熟，以盆盛后温却，令产妇坐油盆中，约一顿饭久。用皂角炙令脆，去粗皮为末，少许吹入鼻中令作嚏，立差。神效。

博物志 积油满百石则生火。武帝大始中，武库火灾，积油所致。

---

① 腥：底本作"醒"，据刘甲本改。

塞上方 治心痛，无问冷热：一合生麻服。

谭氏小儿方 治小儿软疖：焦炒油麻，从銚子中取，乘热嚼吐傅之止。

宋明帝 官人患腰痛牵心，发则气绝。徐文伯视之曰：发瘕。以油灌之，吐物如发，引之长三尺，头已成蛇，能动摇，悬之滴尽，唯一发。

衍义曰 白油麻、胡麻一等，但以其色言之，比胡麻差淡，亦不全白。今人止谓之脂麻，前条已具。炒熟乘热压出油，而谓之生油，但可点照；须再煎炼，方谓之熟油，始可食，复不中点照，亦一异也。如铁自火中出而谓之生铁，亦此义耳。

【点评】《嘉祐本草》从胡麻条中分出"白油麻"，应是指白芝麻。《本草图经》在胡麻、白油麻条皆有注说，并分别绘有晋州胡麻和油麻图例，所表现的皆是脂麻 *Sesamum indicum*。按，脂麻 *Sesamum indicum* 的种子有黑白两种，仍属同一物种。古人因种子颜色分别为两，各自功用，这种影响一直延续到今天。

《本草衍义》胡麻条说："今胡地所出者皆肥大，其纹鹊，其色紫黑，故如此区别，取油亦多。故诗云"松下饭胡麻"，此乃是所食之谷无疑，与白油麻为一等。如川大黄、川当归、川升麻、上党人参、齐州半夏之类，不可与他土者更为二物，盖特以其地之所宜立名也。是知胡麻与白油麻为一物。"所见甚是。

饧音贻**糖** 味甘，微温。主补虚乏，止渴，去血。

陶隐居云：方家用饧糖，乃云胶饧，皆是湿糖如厚蜜者，建中汤多用之。其凝强及牵白者，不入药。今酒曲、糖用蘖，犹同是米麦，而为中上之异。糖当以和润为优，酒以醺乱为劣也。**臣禹锡等谨按**，蜀本图经云：饧即软糖也，北人谓之饧。粳米、粟米、大麻、白术、黄精、枳（音止）椇（音矩）子等并堪作之，惟以糯米作者入药。**孟诜云**：饧糖，补虚，止渴，健脾胃气，去留血，补中。白者以蔓菁汁煮，顿服之。**日华子云**：益气力，消痰止嗽并润五脏。

【食疗 主吐血，健脾。凝强者为良。主打损瘀血，熬令焦，和酒服之，能下恶血。又，伤寒大毒嗽，于蔓菁、薤汁中煮一沸，顿服之。

外台秘要 误吞钱：取饧糖一斤，渐渐尽食之，环及钗便出。

肘后方 鱼骨哽在喉中，众法不能去：饧糖丸如鸡子黄大吞之。不出，大作丸用，妙。

衍义曰 饴糖即饧是也，多食动脾风，今医家用以和药。糯与粟米作者佳，余不堪用，蜀黍米亦可造。不思食人少食之，亦使脾胃气和。唐白乐天诗"一楪较牙饧"者是此。

灰藋 味甘，平，无毒。主恶疮，虫、蚕、蜘蛛等咬，捣碎和油傅之。亦可煮食，亦作浴汤，去疥癣风瘙。烧为灰，口含及内齿孔中，杀齿䘌甘疮。取灰三四度淋取汁，蚀息肉，除白癜风，黑子面䵟。著肉作疮。子炊为饭，香滑，杀三虫。生熟地，叶心有白粉，似藜，而藜心赤。茎大堪为杖，亦杀虫，人食为药，不如白藋也。新补。见陈藏器。

【雷公】 金锁天，时呼为灰藋，是金锁天叶，扑蔓翠上，往往有金星，堪用也。若白青色，是忌女茎，不入用也。若使金锁天叶，茎高低二尺五寸，妙也。若长若短，不中使。凡用，勿令犯水，先去根，日干，用布拭上肉毛令尽，细剉，焙干用之。

【点评】灰藋是藜科植物小叶藜 *Chenopodium album*，或小藜 *Chenopodium serotinum* 之类，古人亦用其种子为粮，故《嘉祐本草》将其由草部移入米谷部。《本草纲目》"集解"项说："灰藋处处原野有之。四月生苗，茎有紫红线棱。叶尖有刻，面青背白。茎心、嫩叶背面皆有白灰。为蔬亦佳。五月渐老，高者数尺。七八月开细白花。结实簇簇如球，中有细子，蒸暴取仁，可软饭及磨粉食。《救荒本草》云：结子成穗者味甘，散穗者微苦，生墙下、树下者不可用。"《植物名实图考》亦说："灰藋，《嘉祐本草》始著录，即灰条菜。其红心者为藜；一种圆叶者名和尚头，味逊。《尔雅》'厘，蔓华'，说者云厘即菜。陆玑《诗疏》'菜即藜也，其子可为饭'。《救荒本草》谓之舜芒谷。"

本卷胡麻条黑盖子下引梁简文帝《劝医文》"胡麻止救头痛"，其后按语为"今人云灰涤菜者，恐未是，盖今之藜也。又韩保云灰涤菜。愈谬矣"。所谓"灰涤菜"，亦即本品。附带一提者，《本草纲目》胡麻条"集解"项下说："梁简文帝《劝医文》有云'世误以灰涤菜子为胡麻'，则胡麻之讹，其来久矣。"李时珍误将唐慎微的按语当作《劝医文》中的原话了。

重修政和经史证类备用本草卷第二十五

己酉新增衍义

成　都　唐　慎　微　续　证　类

中卫大夫康州防御使句当龙德宫总辖修建明堂所医药

提举入内医官编类圣济经提举太医学臣曹孝忠奉敕校勘

米谷部中品总二十三种

二种神农本经白字

一十六种名医别录墨字

一种今附皆医家尝用有效，注云："今附"

三种新补

一种新分条

凡墨盖子已下并唐慎微续证类

生大豆元附大豆黄卷条下，今分条 稆豆附	赤小豆	大豆黄卷
酒甜糟、社坛余胙酒续注	粟米粉、泔、糗续注	秫米
粳米	青粱米	黍米
丹黍米秬黍续注	白粱米	黄粱米
蘗米	舂杵头糠自草部今移	小麦面、麸、麦苗续注
大麦麪①续注	曲新补	穬麦
荞麦新补	藕音扁豆叶附	豉
绿豆今附	白豆新补	

---

① 麪：刘甲本作"面麨"。

生大豆　味甘，平。**涂痈肿，煮汁饮杀鬼毒，止痛**，逐水胀，除胃中热痹，伤中，淋露，下瘀血，散五脏结积、内寒，杀乌头毒。久服令人身重。炒为屑，味甘。主胃中热，去肿，除痹，消谷，止腹胀。生太山平泽。九月采。恶五参、龙胆，得前胡、乌喙、杏人、牡蛎良。

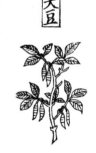

今按，陈藏器本草云：大豆，炒令黑，烟未断，及热投酒中，主风痹，瘫缓，口噤，产后诸风。食罢生服半两，去心胸烦热，热风恍惚，明目，镇心，温补。久服好颜色，变白，去风，不忘。煮食，寒。下热气肿，压丹石烦热。汁，解诸药毒，消肿。大豆炒食极热，煮食之及作豉极冷。黄卷及酱，平。牛食温，马食冷，一体之中，用之数变。**臣禹锡等谨按**，蜀本注云：煮食之，主温毒水肿。**陈藏器云**：稆（音吕）豆，味甘，温，无毒。炒令黑，及热投酒中，渐渐饮之，去贼风风痹，妇人产后冷血。堪作酱。生田野，小黑。《尔雅》云：戎菽一名驴豆，一名𦰡豆。**孟诜云**：大豆，寒。和饭捣涂一切毒肿。疗男女阴肿，以绵裹内之。杀诸药毒。谨按，煮饮服之，去一切毒气，除胃中热痹，肠中淋露，下淋血，散五脏结积内寒。和桑柴灰汁煮之，下水鼓腹胀。其豆黄，主湿痹膝痛，五脏不足气，胃气结积，益气，润肌肤。末之收成，炼猪膏为丸，服之能肥健人。又，卒失音，生大豆一升，青竹算子四十九枚，长四寸，阔一分，和水煮熟，日夜二服，差。又，每食后，净磨拭，吞鸡子大，令人长生。初服时似身重，一年已后，便觉身轻，又益阳道。**日华子云**：黑豆，调中下气，通关脉，制金石药毒，治牛、马温毒。

图经曰　大豆黄卷及生大豆，生泰山平泽，今处处有之。黄卷是以生豆为糵，待其芽出便暴干取用，方书名黄卷皮，今蓐妇药中用之。大豆有黑白二种，黑者入药，白者不用。其紧小者为雄豆，入药尤佳。豆性本平，而修治之便有数等之效。煮其汁甚凉，可以压丹石毒及解诸药毒；作腐则寒而动气；炒食则热；投酒主风；作豉极冷；黄卷及酱皆平。牛食之温，马食之凉。一体而用别，大抵宜作药使耳。杀乌头毒尤胜。仙方修制黄末，可以辟谷度饥岁。然多食令人体重，久则如故矣。古方有紫汤，破血去风，除气防热，产后两日，尤宜服之。乌豆五升，选择令净，清酒一斗半，炒豆令烟向绝，投于酒中，看酒赤紫色乃去豆，量性服之，可日夜三盏。如中风口噤，即加鸡屎白二升和熬，投酒中，神验。江南人作豆豉，自有一种刀豆，甚佳。古今方书用豉治病最多。葛洪《肘后方》云：疗伤寒有数种，庸人不能分别，今取一药兼疗。若初觉头痛肉热脉洪起，一二日，便作此加减葱豉汤。葱白一虎口，豉一升，绵裹，以水三升，煮取一升，顿服取汗。若不汗，更作，加葛根三两，水五升，煮取二升，分再服，必得汗，即差。不汗更作，加麻黄三两，去节。诸名医方皆用此，更有加减法甚多。今江南人凡得时气，必先用此汤服之，往往便差。

【唐本云　煮食之，主温毒，水肿。复有白大豆，不入药用也。

食疗云 微寒。主中风脚弱，产后诸疾。若和甘草煮汤饮之，去一切热毒气，善治风毒脚气。煮食之，主心痛，筋挛，膝痛，胀满。杀乌头、附子毒。大豆黄屑忌猪肉。小儿不得与炒豆食之，若食了，忽食猪肉，必壅气致死，十有八九。十岁已上，不畏。

千金方 治头项强不得顾视：蒸大豆一升，令变色，内囊中枕之。**又方**治喉痹卒不语：煮大豆汁含之。**又方**从高坠下，头破脑出血，中风口噤：豆一升，熬去腥，勿使太热，杵末，蒸之气遍，令甑下盆中，以酒一升淋之。温服一升，覆取汗。傅疮疮上。**又方**中恶：大豆二七枚，鸡子黄，酒半升，和，顿服。**又方**治身肿浮：乌豆一升，水五升，煮取三升汁，去滓，内酒五升，更取三升，分温三服。不差再合，服之。**又方**治头风头痛：大豆三升，炒令无声，先以盛一斗二升瓶一只，盛九升清酒，乘豆热即投于酒中，密泥封之七日，温服之。**又方**治口㖞：大豆面三升，炒令焦，酒三升淋取汁，顿服，日一服。**又方**令发鬓乌黑：醋煮大豆黑者，去豆煎令稠，傅发。**又方**被打头青肿：豆黄末傅之。

肘后方 治卒风不得语：煮豆煎汁如饴含之，亦浓煮饮之佳。**又方**治肠痛如打：豆半升熬令焦，酒一升煮之令沸，熟取醉。**又方**从早夜连时不得眠：暮以新布火炙以熨目，并蒸大豆，更番囊盛枕，枕冷后更易热，终夜常枕热豆，即立愈，证如前。**又方**治消渴得效：取乌豆置牛胆中，阴干百日，吞之即差。**又方**治腰胁卒痛，背痛：大豆二升，酒三升，煮取二升，顿服佳。**又方**矾石[①]中毒，豆汁解之良。**又方**阴痒汗出：嚼生大豆黄，傅之佳。

经验方 治小儿、大人多年牙齿不生：用黑豆三十粒，牛粪火内烧令烟尽，细研，入麝香少许，一处研匀。先以针挑不生齿处，令血出，用末少许揩。不得见风，忌酸、咸物。**又方**治秋夏之交，露坐夜久，腹中痞，如群石在腹方：大豆半升，生姜八分，水二升，煎取一升已来，顿服差。**又方**治赤痢，脐下痛：黑豆、茱萸子二件，搓摩，吞咽之，宜良。**又方**治破伤风神效：黑豆四十个，朱砂二十文，同研为末。以酒半盏，已上调一字下。

食医心镜 治风毒攻心，烦躁恍惚：大豆半升净淘，以水二升，煮取七合，去滓，食后服。**又方**大豆末理胃中热，去身肿，除痹，消谷止胀。大豆一升，熬令熟，杵末饮服之。**又方**主妊娠腰中痛：大豆一升，以酒三升，煮取七合，去滓，空心服之。**又方**治产后风虚，五缓六急，手足顽痹，头旋眼眩，血气不调：大豆一升，炒令熟，热投三升酒中，

---

① 矾石：此处"矾（礬）石"，疑当是"礜石"之讹。

密封，随性饮之。

广利方 治脚气冲心，烦闷乱，不识人：大豆一升，水三升，浓煮取汁，顿服半升。如未定，可更服半升，即定。**又方** 治蛇咬方：取黑豆叶，剉杵傅之，日三易，良。

伤寒类要 辟温病：以新布盛大豆一斗，内井中一宿出，服七粒佳。

子母秘录 主产后中风困笃，或背强口噤，或但烦热苦渴，或身头皆重，或身痒极，呕逆，直视，此皆虚热中风：大豆三升，熬令极熟，候无声，器盛，以酒五升沃之，热投可得二升，尽服之，温覆令少汗出，身润即愈。产后得依常稍服之，以防风气，又消结血。**又方** 治小儿斑疮，豌豆疮：熟煮大豆，取汁服之佳。**又方** 治小儿汤火疮：水煮大豆汁涂上，易差，无斑。**又方** 治小儿尿灰疮：黑豆皮熟嚼傅之。

杨氏产乳 疗有孕月数未足，子死腹中不出，母欲闷绝：取大豆三升，以醋煮浓汁三升。顿服，立出。

产书 治产后犹觉有余血水气者，宜服豆淋酒：黑豆五升熬之，令烟绝出，于瓷器中，以酒一升淬之。**又方** 治胞衣不下：以大豆大半升，醇酒三升，煮取折半，分三服。

博物志云 左元放荒年法：择大豆粗细调匀，必生熟授之令有光，暖气彻豆则内。先下食一日，以冷水顿服讫。其鱼肉菜果，不得复经口。渴即饮水，慎不可暖饮。初小困，十数月后，体力壮健，不复思食。

抱朴内篇云 相国张公文蔚，庄在东都柏坡，庄内有鼠狼穴，养四子为蛇所吞。鼠狼雄雌情切，乃于穴外坋土，恰容蛇头。俟其出穴，果入所坋处出头，度其回转不及，当腰咬断而劈蛇腹，衔出四子，尚有气。置于穴外，衔豆叶嚼而傅之，皆活。

衍义曰 生大豆，有绿、褐、黑三种，亦有大、小两等。其大者出江、浙、湖南、北，黑小者生他处。今用小者，力更佳。炒熟，以枣肉同捣之为粉，代粮。又治产后百病，血热，并中风、疾痹、止痛、背强口噤，但烦热瘈疭，若渴、身背肿，剧呕逆，大豆五升，急水淘净，无灰酒一斗，熬豆令微烟出，倾入酒瓶中沃之。经一日已上，服酒一升，取差为度。如素不饮酒，即量多少服。若口噤，即加独活半斤，微微捶破同沃，仍增酒至壹斗贰升。暑月旋作，恐酸坏，又可炮为脯食之。

【**点评**】大豆是重要经济作物，《说文》作"尗"，云："豆也。象尗豆生之形也。"段玉裁注："尗豆古今语，亦古今字，此以汉时语释古语也。《战国策》韩地五谷所生，非麦而豆，民之所食，大抵豆饭藿羹。《史记》豆作菽。"《本草纲目》"释名"

说："豆、尗皆荚谷之总称也。篆文尗，象荚生附茎下垂之形。豆象子在荚中之形。《广雅》云：大豆，菽也。小豆，荅也。"

此即豆科植物大豆 *Glycine max*。生大豆原附在《本草经》大豆黄卷条之内，《开宝本草》新分条。由于本条中"涂痈肿，煮汁饮杀鬼毒，止痛"属于《本草经》文，故标题"生大豆"从刘甲本改为白字。但在卷首目录中，"生大豆"仍为黑字，以符合"二种神农本经"的统计数字。

赤小豆 味甘、酸，平，无毒。**主下水，排痈肿脓血**，寒热，热中，消渴，止泄，利小便，吐逆，卒澼，下胀满。

陶隐居云：大、小豆共条，犹如葱、薤义也。以大豆为蘖牙，生便干之，名为黄卷。用之亦熬，服食所须。煮大豆，主温毒水肿殊效。复有白大豆，不入药。小豆性逐津液，久服令人枯燥矣。**唐本注**云：《别录》云：叶名藿，止小便数，去烦热。**今按**，陈藏器本草云：赤小豆和桑根白皮煮食之，主湿气痹肿。小豆和通草煮食之，当下气无限，名脱气丸。驴食脚轻，人食体重。**臣禹锡等谨按**，蜀本注云：病酒热饮汁即愈。**药性论**云：赤小豆，使，味甘。能消热毒痈肿，散恶血不尽，烦满，治水肿，皮肌胀满。捣薄涂痈肿上，主小儿急黄烂疮。取汁令洗之，不过三度差。能令人美食。末与鸡子白调，涂热毒痈肿差。通气，健脾胃。**陈士良**云：赤小豆，微寒。缩气行风，抽肌肉。久食瘦人，坚筋骨，疗水气。解小麦热毒。**日华子**云：赤豆粉，治烦，解热毒，排脓，补血脉，解油衣粘缀甚妙。叶食之明目。

图经曰 赤小豆，旧与大豆同条，苏恭分之。今江淮间尤多种莳。主水气，脚气方最急用。其法，用此豆五合，菰一头，生姜一分，并碎破，商陆根一条，切，同水煮豆烂，汤成，适寒温，去菰等。细嚼豆，空腹食之，旋旋啜汁令尽，肿立消便止。韦宙《独行方》疗水肿，从脚起入腹则杀人。亦用赤小豆一斗，煮令极烂，取汁四五升，温渍膝以下。若已入腹，但服小豆，勿杂食，亦愈。李绛《兵部手集方》亦著此法，云曾得效。昔有人患脚气，用此豆作袋置足下，朝夕展转践踏之，其疾遂愈。亦主丹毒，《小品方》以赤小豆末和鸡子白，如泥涂之，涂之不已，逐手即消也。其遍体者，亦遍涂如上法。又诸肿毒欲作痈疽者，以水和涂，便可消散毒气。今人往往用之有效。

【食疗云 和鲤鱼烂煮食之，甚治脚气及大腹水肿。别有诸治，具在鱼条中。散气，去关节烦热，令人心孔开，止小便数。绿、赤者并可食。暴痢后，气满不能食，煮一顿服之即愈。

千金方 主产后不能食烦满方：小豆三七枚，烧作屑，筛，冷水顿服之佳。

肘后方 辟温病：取小豆，新布囊盛之，置井中，三日出。举家服，男十枚，女二十枚。**又方**治肠痔，大便常血：小豆一升，苦酒五升，煮豆熟，出干，复内苦酒中，候酒尽止，末，酒服方寸匕，日三度。**又方**舌上忽出血如簪孔：小豆一升，杵碎，水三升和，搅取汁饮。**又方**产后心闷目不开：生赤小豆杵末，东流水服方寸匕，不差更服。

梅师方 治热毒下血，或因食热物发动：以赤小豆杵末，水调下方寸匕。**又方**治妇人乳肿不得消：小豆、莽草等分，为末，苦酒和傅之，佳。

孙真人云 赤、白豆合鱼鲊食之成消渴，小豆酱合鱼鲊食之成口疮。

食医心镜 理脚肿满转上入腹杀人：豆一升，水五升，煮令极熟，去豆，适寒温浸脚，冷即重暖之。**又方**主小便数：小豆叶一斤，于豉汁中煮，调和作羹食之，煮粥亦佳。

广利方 治小儿火丹热如火，绕腰即损人，救急：杵赤小豆末，和鸡子白傅之，干即易。

必效方 治水谷痢：小豆一合，和蜡三两，顿服愈。**又方**治卒下血：小豆一升，捣碎，水三升，绞汁饮之。

小品 治疽初作：以小豆末，醋傅之亦消。

产宝 治难产方：赤小豆生吞七枚出，若是女，二七枚佳。

产书云 下乳汁：煮赤小豆取汁饮，即下。

修真秘旨云 理淋方：惟赤小豆三合，慢火炒熟为末，煨葱一茎细剉，暖酒调二钱匕服。男子、女人，热淋、血淋并疗。

衍义曰 赤小豆，食之行小便，久则虚人，令人黑瘦枯燥，关西河北、京东西多食之。花治宿酒，渴病。

【点评】《本草纲目》"释名"说："案《诗》云：黍稷稻粱，禾麻菽麦。此即八谷也。董仲舒注云：菽是大豆，有两种。小豆名荅，有三四种。王祯云：今之赤豆、白豆、绿豆、䜴豆，皆小豆也。此则入药用赤小者也。""集解"项李时珍云："此豆以紧小而赤黯色者入药，其稍大而鲜红、淡红色者，并不治病。俱于夏至后下种，苗科高尺许，枝叶似豇豆，叶微圆峭而小。至秋开花，似豇豆花而小淡，银褐色，有腐气。结荚长二三寸，比绿豆荚稍大，皮色微白带红。三青二黄时即收之，可煮可炒，可作粥、饭、馄饨馅并良也。"按李时珍的意见，赤小豆至少包括两个植物种，其"紧小而赤黯色者"为豆科植物赤小豆 *Phaseolus calcaratus*，而"稍大而鲜红淡红色者"者为同属植物赤豆 *Phaseolus angularis*。

大豆黄卷　味甘，平，无毒。**主湿痹，筋挛，膝痛，五脏胃气结积，益气，止毒，去黑皯，润泽皮毛。**

图经　文具生大豆条下。

【唐本注云　以大豆为芽蘖，生便干之，名为黄卷。用亦服食。

食疗云　卷，蘖长五分者，破妇人恶血良。

食医心镜　理久风湿痹，筋挛膝痛，除五脏胃气结聚，益气，止毒，去黑痣面皯，润皮毛。宜取大豆黄卷一升，熬令香，为末，空心暖酒下一匙。

酒　味苦、甘、辛，大热，有毒。**主行药势，杀百邪恶毒气。**

陶隐居云：大寒凝海，惟酒不冰，明其性热独冠群物，药家多须，以行其势。人饮之，使体弊神昏，是其有毒故也。昔三人晨行触雾，一人健，一人病，一人死。健者饮酒，病者食粥，死者空腹。此酒势辟恶，胜于作食。**唐本注云**：酒，有葡萄、秫、黍、粳、粟、曲、蜜等；作酒醴以曲为，而葡萄、蜜等，独不用曲。饮葡萄酒能消痰破癖。诸酒醇醨不同，惟米酒入药用。**臣禹锡等谨按，陈藏器云**：酒，本功外，杀百邪，去恶气，通血脉，厚肠胃，润皮肤，散石气，消忧发怒，宣言畅意。《书》曰"若作酒醴，尔惟曲蘖"，苏恭乃广引蒲萄、蜜等为之，此乃以伪乱真，殊非酒本称。至于入药，更亦不堪。凡好酒欲熟，皆能候风潮而转，此是合阴阳矣。**又云**：诸米酒有毒。酒浆照人无影，不可饮。酒不可合乳饮之，令人气结。白酒食牛肉，令腹内生虫。酒后不得卧，黍穰食猪肉，令人患大风。凡酒忌诸甜物。**又云**：甜糟，味咸，温，无毒。主温中，冷气，消食，杀腥，去草菜毒，藏物不败，揉物能软，润皮肤，调脏腑。三岁已下有酒以物承之，堪磨风瘙，止呕哕。及煎煮鱼菜，取腊月酒糟，以黄衣和粥成之。**孟诜云**：酒，味苦。主百邪毒，行百药。当酒卧，以扇扇，或中恶风。久饮伤神损寿。谨按，中恶痉忤，热暖姜酒一碗，服即止。又，通脉，养脾气，扶肝。陶隐居云"大寒凝海，惟酒不冰"，量其热性故也。久服之，厚肠胃，化筋。初服之时，甚动气痢。与百药相宜，只服丹砂人饮之，即头痛吐热。又，服丹石人，胸背急闷热者，可以大豆一升，熬令汗出，簸去灰尘，投二升酒中。久时顿服之，少顷即汗出差。朝朝服之，甚去一切风。妇人产后诸风，亦可服之。又，熬鸡屎如豆淋酒法作，名曰紫酒，卒不语口偏者，服之甚效。昔有人常服春酒，令人肥白矣。**陈士良**云：凡服食丹砂、北庭、石亭脂、钟乳石、诸石、生姜，并不可长久以酒下，遂引石药气入四肢，滞血化为痈疽。**日华子**云：酒，通血脉，厚肠胃，除风及下气。**又云**：社坛余胙酒，治孩儿语迟。以少许吃，吐酒喷屋四角，辟蚊子。**又云**：糟署扑损瘀血，浸洗冻疮及傅蛇、蜂叮毒。**又云**：糟下酒，暖。开胃下食，暖水脏，温肠胃，消宿食，御风寒。杀一切蔬菜毒，多食微毒。

【食疗云　紫酒，治角弓风。姜酒，主偏风中恶。桑椹酒，补五脏，明耳目。葱豉酒，解烦热，补虚劳。蜜酒，疗风疹。地黄、牛膝、虎骨、仙灵脾、通草、大豆、牛蒡、枸杞等，皆可和酿作酒，在别方。蒲桃子酿酒，益气调中，耐饥强志；取藤汁酿酒亦佳。狗肉汁酿酒，大补。

外台秘要　治水下，或不下则满溢，下之则虚竭，虚竭还腹，十无一活：以桑椹并心皮两物细判，重煮煎，取四斗以酿米，四升酿酒，一服一升。**又方**治痔下部啮方：掘地作小坑，烧令赤，酒沃中，杵吴茱萸三升，内中极热，板覆开小孔子，以下部坐上，冷乃下，不过三度良。**又方**治牛马六畜水谷疫病：酒和麝香少许，灌之。

千金方　断酒方：以酒七升，着瓶中，朱砂半两，细研着酒中，紧闭塞瓶口，安猪圈中，任猪摇动，经七日，顿饮之。**又方**正月一日酒五升，淋碓头杵下，取饮。**又方**治耳聋：酒三升，渍牡荆子一升，碎之，浸七日去滓，任性饮尽，三十年聋差。

肘后方　鬼击之病，得之无渐，卒着人，如刀刺状，胸胁腹内疠结切痛，不可抑按，或吐血、鼻血出，或下血，一名鬼排：以淳酒吹两鼻内。**又方**中风，体角弓反张，四肢不随，烦乱欲死：清酒五升，鸡屎白一升杵末，合和之，捣千遍乃饮，大人服一升，日三，少小五合，差。**又方**人体上先有疮，因乘马，马汗、马毛入疮中，或为马气所蒸，皆致肿痛烦热，入腹则杀人：多饮醇酒以醉，即愈。

经验后方　孙真人催产：以铁器烧赤淬酒吃，便令分解。

梅师方　治虎伤人疮：但饮酒，常令大醉，当吐毛出。**又方**治产后有血，心烦腹痛：清酒一升，生地黄汁和煎二十沸，分三服。

孙真人　空腹饮酒醉，必患呕逆。**又方**治风癣：暖酒以蜜中搅之，饮一杯即差。**又方**治腰膝疼痛久不已：糟底酒摩腰脚及痛处、筋挛处。

广利方　治蛇咬疮：暖酒淋洗疮上，日三易。

兵部手集　治蜘蛛遍身成疮：取上好春酒饮醉，使人翻不得一向卧，恐酒毒腐人，须臾虫于肉中小如米自出。

伤寒类要 天行病毒攻手足，疼痛欲断：作坑令深三尺，大小容足，烧令中热，以酒灌坑中，著屐踞坑上，衣壅勿令泄气。

衍义曰 酒，《吕氏春秋》曰"仪狄造酒"，《战国策》曰"帝女仪狄造酒，进之于禹"。然本草中已著酒名，信非仪狄明矣。又读《素问》，首言"以妄为常，以酒为浆"，如此则酒自黄帝始，非仪狄也。古方用酒，有醇酒、春酒、社坛余胙酒、糟下酒、白酒、清酒、好酒、美酒、葡萄酒、秋黍酒、粳酒、蜜酒、有灰酒、新熟无灰酒、地黄酒。今有糯酒、煮酒、小豆曲酒、香药曲酒、鹿头酒、羔儿等酒。今江、浙、湖南、北，又以糯米粉入众药，和合为曲，曰饼子酒。至于官务中，亦用四夷酒，更别中国，不可取以为法。今医家所用酒，正宜斟酌。但饮家惟取其味，不顾入药如何尔，然久之未见不作疾者。盖此物损益兼行，可不慎欤。汉赐丞相上樽酒，糯为上，稷为中，粟为下者。今入药佐使，专以糯米，用清水白面曲所造为正。古人造曲，未见诸药合和者，如此则功力和厚，皆胜余酒；今人又以麦蘖造者，盖止是醴尔，非酒也。《书》曰"若作酒醴，尔为曲蘖"，酒则须用曲，醴故用蘖。盖酒与醴，其气味甚相辽，治疗岂不殊也。

【点评】酒是用粮食或葡萄等含糖量高的水果，通过发酵制成的含乙醇的饮料。《释名·释饮食》说："酒，酉也，酿之米曲。酉，泽久而味美也。亦言跧也，能否皆强，相跧持饮之也。又入口咽之，皆跧其面也。"所谓"跧其面"，当是脸红的意思。

《千金食治》论酒之医用甚详，其略云："酒味苦、甘、辛，大热，有毒。行药势，杀百邪恶气。黄帝云：暴下后饮酒者，膈上变为伏热。食生菜饮酒，莫灸腹，令人肠结。扁鹊云：久饮酒者腐肠烂胃，溃髓蒸筋，伤神损寿。醉当风卧，以扇自扇，成恶风。醉以冷水洗浴，成疼痹。大醉汗出，当以粉粉身。令其自干，发成风痹。常日未没食讫，即莫饮酒，终身不干呕。饱食讫，多饮水及酒，成痞僻。"《宝庆本草折衷》的议论涉及饮酒利弊，以适度为宜："酒能行药势，可辟雾恶。艾原甫又谓其调和筋骨，补益劳倦，未尝无益于人也。然而沉湎于酒则腐肠胃、伤肌肤。至如杨亿言：有人过饮则脐裂而卒。刘安世言：北人至岭南，过饮则瘴黄而殒。尝见乳媪酗酒逾量，致儿风热壅毒者有之。煨酒乘热而饮，致消渴、痈疽者有之。惟贮酒于银、锡器中，用汤顿暖，随性少饮，常欲食力胜酒，则天和不失矣。"

粟米 味咸，微寒，无毒。主养肾气，去胃脾中热，益气。陈者味苦，主胃热，消渴，利小便。

陶隐居云：江东所种及西间皆是，其粒细于粱米，熟春令白，亦以当白粱，呼为白粱粟。陈者谓经三五年者，或呼为粢（音咨）米，以作粉尤解烦闷，服食家亦将食之。**唐本注**云：粟类多种，而并细于诸粱，北土常食，与粱有别。陶云当白粱，又云或呼为粢，粢则是稷，稷乃穄（音祭）之异名也。其米泔汁，主霍乱，卒热，心烦渴，饮数升立差。臭泔，止消渴尤良。米麦杪，味甘、苦，寒，无毒。主寒中，除热渴，解烦，消石气。蒸米麦熬磨作之，一名糗也。**臣禹锡等谨按**，**孟诜云**：粟米，陈者止痢，甚压丹石热。颗粒小者是，今人间多不识耳。粱米粒粗大，随色别之。南方多畲田，种之极易。春粒细，香美，少虚怯。只为灰中种之，又不锄治故也。得北田种之，若不锄之，即草翳死，若锄之，即难春，都由土地使然耳。但取好地，肥瘦得所由，熟犁，又细锄，即得滑实。**陈藏器云**：粉解诸毒，主卒得鬼打，水搅服。亦主热腹痛，鼻衄，并水煮服。粳粟总堪为粉，粟强浸米至败者损人。**又云**：泔，主霍乱，新研米清水和滤取汁服，亦主转筋入腹。胃冷者不宜多食。酸泔，洗皮肤疮疥，服主五野病及消渴。下淀酸者，杀虫及恶疮，和臭樗皮煎服，主疳痢。樗皮一名武目树。**又云**：糗，一名杪（昌少切），味酸，寒。和水服之，解烦热，止泄，实大肠，压石热，止渴。河东人以麦为之，粗者为干糗粮，东人以粳米为之，炒干磨成也。**陈士良云**：粳粟米，五谷中最硬，得浆水即易化解。小麦虚热。

图经 文具青粱米条下。

【千金方】 治反胃，食即吐：捣粟米作粉，和水丸如梧桐子大，七枚烂煮内醋中，细吞之，得下便已。面亦得用之。

食医心镜 主脾胃气弱，食不消化，呕逆反胃，汤饮不下：粟米半升杵如粉，水和丸如梧子，煮令熟，点少盐，空心和汁吞下。**又方**主消渴口干：粟米炊饭食之，良。**又方**主胃中热，消渴，利小便：以陈粟米炊饭食。

兵部手集 治孩子赤丹不止：研粟米傅之。

姚和众 小孩初生七日，助谷神以导达肠胃：研粟米煮粥饮，厚薄如乳，每日研与半粟谷。

子母秘录 治小儿重舌：用粟哺之。

产宝方 粢米粉熬令黑，以鸡子白和如泥，以涂帛上贴之，帛作穴，以泄痈毒气，易之，效。

> 博物志云　雁食，足重不能飞。
>
> 丹房镜源云　禾草灰抽锡晕。
>
> 衍义曰　粟米，利小便，故益脾胃。

【点评】粮食作物栽培品种因时地不同，变化很大，粱米、秫米、粟米的名实，自古以来纠结不清。按照李时珍的观点，"粱即粟也"。而粟则有古今名称之变，粟条"释名"说："古者以粟为黍、稷、粱、秫之总称，而今之粟，在古但呼为粱。后人乃专以粱之细者名粟，故唐孟诜本草言人不识粟，而近世皆不识粱也。大抵黏者为秫，不黏者为粟。故呼此为籼粟，以别秫而配籼。北人谓之小米也。"秫条"释名"说："秫字篆文，象其禾体柔弱之形，俗呼糯粟是矣。北人呼为黄糯，亦曰黄米。酿酒劣于糯也。""集解"项又说："秫即粱米、粟米之黏者。有赤、白、黄三色，皆可酿酒、熬糖、作饧糕食之。苏颂《图经》谓秫为黍之黏者，许慎《说文》谓秫为稷之黏者，崔豹《古今注》谓秫为稻之黏者，皆误也。惟苏恭以粟、秫分籼、糯，孙炎注《尔雅》谓秫为黏粟者，得之。"现代植物学一般以禾本科 *Setaria italica* 为粱，其变种 *Setaria italic var. germanica* 为粟，粱、粟种子之黏者为秫米，即主要根据李时珍的意见而来。

秫米　味甘，微寒。止寒热，利大肠，疗漆疮。

陶隐居云：此人以作酒及煮糖者，肥软易消。方药不正用，惟嚼以涂漆及酿诸药醪。**唐本注云**：此米功用是稻秫也。今大都呼粟糯为秫，稻秫为糯矣。北土亦多以粟秫酿酒，而汁少于黍米。粟秫应有别功，但本草不载。凡黍稷、粟秫、粳糯，此三谷之籼（音仙）秫也。**臣禹锡等谨按，颜师古刊谬正俗云**：今之所谓秫米者，似黍米而粒小者耳，亦堪作酒。**孟诜云**：秫米，其性平。能杀疮疥毒热，拥五脏气，动风，不可常食。北人往往有种者，代米作酒耳。又，生捣和鸡子白，傅毒肿良。根，煮作汤，洗风。又，米一石，曲三斗，和地黄一斤，茵陈蒿一斤，炙令黄，一依酿酒法。服之治筋骨挛急。**日华子云**：无毒，犬咬、冻疮并嚼傅。

图经　文具黍米条下。

【圣惠方】　治食鸭肉成病，胸满面赤，不下食：用秫米汁服一中盏。

肘后方　卒得浸淫疮有汁，多发于心，不早治，周身则杀人：熬秫米令黄黑，杵以傅之。

梅师方　治妊娠忽下黄水如胶，或如小豆汁：秫米、黄芪各一两，细剉，以水七升，煎取三升，分服。

食医心镜　主寒热，利大肠，治漆疮：秫米饭食之良。

衍义曰　秫米，初捣出淡黄白色，经久色如糯，用作酒者是。此米亦不堪为饭，最粘，故宜酒。

粳米　味甘、苦，平，无毒。主益气，止烦，止泄。

陶隐居云：此即人常所食米，但有白赤、小大、异族四五种，犹同一类也。前陈廪米亦是此种，以廪军人，故曰廪尔。唐本注云：传称"食廪为禄"。廪，仓也。前陈仓米曰廪，字误作廪，即廪军米也。若廪军新米，亦为陈乎？臣禹锡等谨按，蜀本云：断下痢，和胃气，长肌肉，温中。孟诜云：粳米，平。主益气，止烦泄。其赤则粒大而香，不禁水停；其黄绿即实中。又，水渍有味，益人。都大新熟者动气，经再年者亦发病。江南贮仓人皆多收火稻，其火稻宜人，温中益气，补下元。烧之去芒，舂舂米食之，即不发病耳。又云：仓粳米，炊作干饭食之，止痢。又补中益气，坚筋，通血脉，起阳道。北人炊之，瓮中水浸令酸，食之暖五脏六腑气。久陈者蒸作饭，和醋封毒肿，立差。又，研服之，去卒心痛。白粳米汁，主心痛，止渴，断热毒痢。若常食干饭，令人热中，唇口干。不可和苍耳食之，令人卒心痛，即急烧仓米灰，和蜜浆服之，不尔即死。不可与马肉同食之，发痼疾。日华子云：补中，壮筋骨，补肠胃。

图经　文具稻米条下。

【食疗云】　淮泗之间米多，京都、襄州土粳米亦香，坚实。又，诸处虽多，但充饥而已。

外台秘要　蛟龙子生在芹菜上，食之入腹，变成龙子，须慎之。饧粳米、杏仁、乳饼煮粥，食之三升，日三服，吐出蛟龙子，有两头。开皇元年，贾桥有人吐出蛟龙，大验，无所忌。

肘后方　若遇荒年谷贵，无尽以充粮，应须药济命者：粳米一升，酒三升渍之，出暴干之。又渍酒，次出，稍食之，渴饮，辟三十日。足一斗三升，辟周年。又方小儿新生三日，应开肠胃，助谷神：碎米浓作汁饮，如乳酪，与儿大豆许，数合饮之，频与三豆许。二七日可与哺，慎不得取次与杂药，红雪少少得也。

食医心镜　止烦，断下利，平胃气，温中，长肌：粳米饭及粥食之。

衍义曰　粳米，白晚米为第一，早熟米不及也。平和五脏，补益胃气，其功莫逮。然稍生则复不益脾，过熟则佳。

【点评】《名医别录》载稻米、粳米，《本草纲目》又增加籼米，所指代的应该都是禾本科植物水稻 *Oryza sativa* 的不同品种。

青粱米　味甘，微寒，无毒。主胃痹，热中，消渴，止泄痢，利小便，益气补中，轻身长年。

陶隐居云：凡云粱米，皆是粟类，惟其牙头色异为分别尔。青粱出北，今江东少有。《氾胜之书》云"粱是秋粟"，今俗用则不尔。**唐本注**云：青粱壳穗有毛，粒青，米亦微青而细于黄、白粱也；谷粒似青稞而少粗；夏月食之，极为清凉，但以味短色恶，不如黄、白粱，故人少种之。此谷早熟而收少也。作饧，清白胜余米。**臣禹锡等谨按**，孟诜云：青粱米，以纯苦酒一斗渍之，三日出，百蒸百暴，好裹藏之。远行一餐，十日不饥。重餐，四百九十日不饥。又方，以米一斗，赤石脂三斤，合以水渍之，令足相淹，置于暖处二三日，上清白衣，捣为丸，如李大，日服三丸，不饥。谨按，《灵宝五符经》中，白鲜米九蒸九暴，作辟谷粮。此文用青粱米，未见有别出处。其米微寒，常作饭食之，涩于黄、白米，体性相似。**日华子**云：健脾，治泄精。醋拌百蒸百暴，可作糗粮。

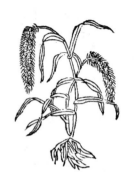

图经曰　粱米，有青粱、黄粱、白粱，皆粟类也。旧不著所出州土，陶隐居云"青粱出北方，黄粱出青、冀州，白粱处处皆有"，苏恭云"黄粱出蜀、汉，商、浙间亦种之"，今惟京东、西、河、陕间种莳，皆白粱耳，青、黄乃稀有。青粱壳穗有毛，粒青，米亦微青而细于黄白米也。黄粱穗大毛长，壳米俱粗于白粱而收子少，不耐水旱，襄阳有竹根者是也。白粱穗亦大，毛多而长，壳粗扁长，不似粟圆也。大抵人多种粟而少种粱，以其损地力而收获少。而诸粱食之，比他谷最益脾胃，性亦相似耳。粟米比粱乃细而圆，种类亦多，功用则无别矣。其泔汁及米粉皆入药。近世作英粉，乃用粟米，浸累日令败，研澄取之，今人用去痱疮尤佳。

【外台秘要　主消渴，煮汁饮之差。

食医心镜　主胃脾热中，除渴，止痢，利小便，益气力，补中，轻身长年：以粱米炊饭食之。

衍义曰　青、黄、白粱米，此三种，食之不及黄粱，青、白二种，性皆微凉，独黄梁性甘平，岂非得土之中和气多邪？今黄、白二种，西洛间农家多种，为饭尤佳，余用则不相宜。然其粒尖小于他谷，收实少，故能种者亦稀，白色者味淡。

【点评】《本草纲目》将三种梁米合并为一条。李时珍说："梁者，良也，谷之良者也。或云种出自梁州，或云梁米性凉，故得梁名，皆各执己见也。梁即粟也。考之《周礼》，九谷、六谷之名，有梁无粟可知矣。自汉以后，始以大而毛长者为梁，细而毛短者为粟。今则通呼为粟，而梁之名反隐矣。今世俗称粟中之大穗长芒，粗粒而有红毛、白毛、黄毛之品者，即梁也。黄白青赤，亦随色命名耳。郭义恭《广志》有解梁、贝梁、辽东赤梁之名，乃因地命名也。"

按照李时珍的观点，"梁即粟也"。而粟则有古今名称之变，粟条"释名"说："古者以粟为黍、稷、梁、秫之总称，而今之粟，在古但呼为梁。后人乃专以梁之细者名粟，故唐孟诜本草言人不识粟，而近世皆不识梁也。大抵黏者为秫，不黏者为粟。故呼此为籼粟，以别秫而配籼。北人谓之小米也。"秫条"释名"说："秫字篆文，象其禾体柔弱之形，俗呼糯粟是矣。北人呼为黄糯，亦曰黄米。酿酒劣于糯也。""集解"项又说："秫即梁米、粟米之黏者。有赤、白、黄三色，皆可酿酒、熬糖、作饵糕食之。苏颂《图经》谓秫为黍之黏者，许慎《说文》谓秫为稷之黏者，崔豹《古今注》谓秫为稻之黏者，皆误也。惟苏恭以粟、秫分籼、糯，孙炎注《尔雅》谓秫为黏粟者，得之。"现代植物学一般以禾本科 *Setaria italica* 为梁，其变种 *Setaria italic var. germanica* 为粟，梁、粟种子之黏者为秫米，即主要根据李时珍的意见而来。

黍米　味甘，温，无毒。主益气补中，多热，令人烦。

陶隐居云：荆、郢州及江北皆种此。其苗如芦而异于粟，粒亦大。粟而多是秫，今人又呼秫粟为黍，非也。北人作黍饭，方药酿黍米酒，则皆用秫黍也。又有穄米与黍米相似，而粒殊大，食不宜人，言发宿病。唐本注云：黍有数种，已备注前条，今此通论丹黑黍米尔。

亦不似芦，虽似粟而非粟也。穄即稷也，其释后条。**臣禹锡等谨按，孟诜**云：黍米，性寒。患鳖瘕者，以新熟赤黍米淘取泔汁，生服一升，不过三两度愈。谨按，性寒，有少毒。不堪久服，昏五脏，令人好睡。仙家重此，作酒最胜余粮。又，烧为灰，和油涂杖疮，不作痊，止痛。不得与小儿食之，令不能行。若与小猫、犬食之，其脚便跼曲，行不正。缓人筋骨，绝血脉。

【食疗云】 合葵菜食之，成痼疾。于黍米中藏干脯通。《食禁》云：牛肉不得和黍米、白酒食之，必生寸白虫。

千金方 治人、六畜天行时气病，豌豆疮方：浓煮黍穰汁洗之。一茎是稷，穰则不差。疮若黑者，杵蒜封之。亦可煮干芸苔洗之。**又方**小儿鹅口，不能饮乳：以黍米汁傅之。**又方**妊娠尿血：黍穰茎烧灰，酒服方寸匕。

肘后方 食苦瓠中毒：煮黍穰汁解之，饮数升止。**又方**治汤火所灼未成疮：黍米、女曲等分，各熬令焦杵，下以鸡子白傅之。

经验方 治四十年心痛不差：黍米淘汁，温服，随多少。

孙真人 黍米，肺之谷也。肺病宜食，主益气。**又方**黍宜脉，不可久食之，成痼。

食医心镜 益气安中，补不足，宜脉，不可久食，多热令人烦闷。白黍饭食之。

丹黍米 味苦，微温，无毒。主咳逆，霍乱，止泄，除热，止烦渴。

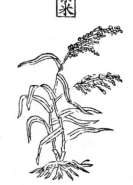

陶隐居云：此即赤黍米也，亦出北间，江东时有种，而非土所宜，多入神药用。又，黑黍名秬，共酿酒祭祀用之。**臣禹锡等谨按，尔雅**云："秬，黑黍。秠，一稃二米"。释曰：按《诗·生民》云"诞降嘉种，维秬维秠"，李巡云："黑黍一名秬黍。秬即墨黍之大名也。秠是黑黍中一稃有二米者，别名为秠。"若然，秬、秠皆黑黍矣。而《春官·鬯人》注云："酿秬为酒。秬如黑黍，一秠二米。言如者，以黑黍一米者多，秠为正二米。则秠中之异，故言如，以明秬有二等，则一米者亦可为汁。"又云："秠即皮，其释亦皮也。"秠、稃，古今语之异耳。汉和帝时，任城县生黑黍，或三四实，实二米，得黍三斛八斗是也。

日华子云：赤黍米，温。下气，止咳嗽，除烦，止渴，退热。不可合蜜并葵同食。

图经曰 丹黍米，旧不载所出州土，陶隐居云"出北间，江东亦时有种，而非土所宜"，今京东西、河、陕间皆种之。然有二种米：粘者为秫，可以酿酒；不黏者为黍，可食。如稻之有粳、糯耳。谨按，《尔雅》云："虋，赤苗。秬，黑黍。秠，一稃二米。"释者引

《生民诗》云"诞降嘉种，维秬维秠，维穈（与蕿同）维芑"，蕿即嘉谷赤苗者。李巡云："秬即黑黍之大者名也。秠是黑黍中一秠有二米者，别名为秠。"若然，秬、秠皆黑黍矣。《周礼·鬯人》注："亦以一秠二米者为秬，一米者为黑黍。"后汉和帝时，任城县生黑黍，或三四实，实二米，得三斛八斗是也。古之定律，以上党黑牡秬黍之中者累之，以生律度量衡。后之人取此黍定之，终不能协律。一说：秬，黍之中者，乃一秠二米之黍也。此黍得天地中和之气乃生，盖不常有。有则一穗皆同二米，米粒皆匀无大小，得此，然后可以定钟律。古今所以不能协声律者，以无此黍。他黍则不然，地有腴瘠，岁有凶穰，则米之大小不常，何由知其中者，此说为信然矣。今上党民间或值丰岁，往往得二米者，皆如此说，但稀阔而得之，故不以充贡耳。北人谓秫为黄米，亦谓之黄糯，酿酒比糯稻差劣也。

【食医心镜　主除烦热，止泄痢并渴：丹黍米饭食之。

伤寒类要　伤寒后，男子阴易：米三两煮薄饮，酒和饮之，发汗出愈，随人加减。

子母秘录　小儿鹅口不乳：丹黍米汁傅上。

衍义曰　丹黍米，黍皮赤，其米黄，惟可为穈，不堪为饭。黏着难解，然亦动风。

白粱米　味甘，微寒，无毒。主除热，益气。

陶隐居云：今处处有，襄阳竹根者最佳。所以夏月作粟餐，亦以除热。**唐本注**云：白粱穗大，多毛且长。诸粱都相似，而白粱谷粗扁长，不似粟圆也。米亦白而大，食之香美，为黄粱之亚矣。陶云竹根，竹根乃黄粱，非白粱也。然粱虽粟类，细论则别，谓作粟餐，殊乖的称也。**臣禹锡等谨按，孟诜**云：白粱米，患胃虚并呕吐食及水者，用米汁二合，生姜汁一合，服之。性微寒，除胸膈中客热，移五脏气，续筋骨。此北人长食者是，亦堪作粉。

图经　文具青粱米条下。

【千金方　主霍乱不吐：白粱米五合，水一升，和之顿服如粥食。

肘后方　手足忽发疣：取粱粉，铁铛熬令赤以涂之，以众人唾和涂上，厚一寸，即消。

食医心镜　治虚热，益气和中，止烦满：以白粱米炊饭食之。

衍义　文已具青粱米条下。

黄粱米　味甘，平，无毒。主益气和中，止泄。

陶隐居云：黄粱，出青、冀州，此间不见有尔。**唐本注**云：黄粱，出蜀、汉、商、浙间亦种之。穗大毛长，谷米俱粗于白粱，而收子少，不耐水旱。食之香美，逾于诸粱，人号为竹根黄。而陶注白粱云"襄阳竹根者是"，此乃黄粱，非白粱也。**臣禹锡等谨按，日华子**云：去客风，治顽痹。

图经　文具青粱米条下。

【外台秘要】 小儿面身生疮如火烧：以一升末，蜜水和傅之，差为度。又方治霍乱烦燥：以黄粱米粉半升，水一升半，和绞如白饮，顿服。糯米亦得。

肘后方 治霍乱吐下后，大渴多饮则杀人：黄粱米五升，水一斗，煮取三升清澄，稍稍饮之。

食医心镜 主益气和中，止泄痢，去当风卧湿，遇冷所中等病：以作饮食之。

兵部手集 治孩子赤丹不止：土番黄米粉、鸡子白和傅之。

衍义 文已具青粱米条下。

蘖米 味苦，无毒。主寒中，下气，除热。

陶隐居云：此是以米为蘖尔，非别米名也。末其米脂和傅面，亦使皮肤悦泽，为热不及麦蘖也。**唐本注云**：蘖者，生不以理之名也，皆当以可生之物为之。陶称以米为蘖，其米岂更能生乎？止当取蘖中之米尔。按，《食经》称用稻蘖，稻即穬谷之名，明非米作。**臣禹锡等谨按，日华子**云：蘖米，温。能除烦，消宿食，开胃。又名黄子。可作米醋。

【唐本余】 取半生者作之。

衍义曰 蘖米，此则粟蘖也，今谷神散中用之，性又温于大麦蘖。

【点评】蘖米即今谷芽之类，《本草图经》小麦条说："水渍之生芽为蘖"。故《本草纲目》将之归入造酿类，"发明"项李时珍说："麦蘖、谷芽、粟蘖，皆能消导米面诸果食积。观造饧者用之，可以类推矣。但有积者能消化，无积而久服，则消人元气也，不可不知。若久服者，须同白术诸药兼消，则无害也矣。"

舂杵头细糠 主卒噎。

陶隐居云：食卒噎不下，刮取含之即去，亦是舂捣义尔。天下事理，多有相影响如此也。自草部今移。**臣禹锡等谨按，日华子**云：平，治噎煎汤呷。

【圣惠方】 治膈气，咽喉噎塞，饮食不下：用碓觜上细糠，蜜丸如弹子大，非时含一丸咽津。

子母秘录 令易产：以糠烧末，服方寸匕。

丹房镜源 糠火力倍常。

庄子云 瞽者爱其子，不免以糠枕枕之，以损其目。

衍义 　文已附陈廪米条下。

【点评】此即舂谷杵头沾的糠屑，用来治疗噎病。此当然是从杵头舂谷向下获得的"灵感"，属于交感巫术之标准样板。陶弘景解释："天下事理，多有相影响如此也。"《绍兴校定经史证类备急本草》进一步发挥说："止云主卒噎，盖借意为用而已。"这正是古人的标准思维状态。

小麦　味甘，微寒，无毒。主除热，止躁渴咽干，利小便，养肝气，止漏血、唾血。以作曲，温，消谷，止痢。以作面，温，不能消热止烦。

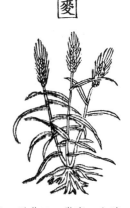

陶隐居云：小麦合汤皆完，用之热家疗也，作面则温，明矿麦亦当如此。今服食家啖面，不及大、矿麦，犹胜于米尔。唐本注云：小麦汤用，不许皮坼，云坼则温，明面不能消热止烦也。小麦曲止痢，平胃，主小儿痫，消食痔。又有女曲、黄蒸。女曲，完小麦为之，一名𪍿（音桓）子；黄蒸，磨小麦为之，一名黄衣。并消食，止泄痢，下胎，破冷血也。今按，陈藏器本草云：小麦，秋种夏熟，受四时气足，自然兼有寒温。面热麸冷，宜其然也。河、渭已西，白麦面凉，以其春种，阙二时气，使之然也。臣禹锡等谨按，蜀本云：以作𪍑，微寒。主消渴，止烦；以作曲，止痢，平胃，主小儿痫，消食痔。萧炳云：麦酱和鲤鱼食之，令人口疮。药性论云：小麦，臣，有小毒。能杀肠中蛔虫，熬末服。陈藏器云：麸，味甘，寒，无毒。和面作饼，止泄利，调中，去热，健人。蒸热袋盛，熨人。马冷失腰脚，和醋蒸，抱所伤折处，止痛散血。人作面，第三磨者凉，为近麸也。小麦，皮寒肉热。又云：麦苗，味辛，寒，无毒。主酒疸目黄，消酒毒暴热。麦苗上黑霉名麦奴，主热烦，解丹石，天行热毒。又云：面，味甘，温。补虚，实人肤体，厚肠胃，强气力，性拥热，小动风气。又云：女曲，一名𪍿子。按，𪍿子与黄蒸不殊。黄蒸，温补，消诸生物。北人以小麦，南人以粳米，皆六七月作之。苏又云"磨破之"，谓当完作之，亦呼为黄衣，尘绿者佳。孟诜云：小麦，平，服之止渴。又，作面有热毒，多是陈裹之色。作粉补中益气，和五脏，调脉。又，炒粉一合，和服断下痢。又，性主伤折，和醋蒸之，裹所伤处便定。重者，再蒸裹之，甚良。日华子云：面，养气，补不足，助五脏，久食实人。又云：麦黄，暖。温中下气，消食除烦。麸，凉。治时疾，热疮，汤火疮烂，扑损伤折瘀血，醋炒贴罨。麦苗，凉。除烦闷，解时疾狂热，消酒毒，退胸膈热。患黄疸人绞汁服，并利小肠。作齑吃，甚益颜色。

图经曰 麦有大麦、小麦、穬麦、荞麦，旧不著所出州土，苏云大麦出关中，今南北之人皆能种莳。屑之作面，平胃，止渴，消食。水渍之生芽为蘖，化宿食，破冷气，止心腹胀满。今医方用之最多。穬麦有二种：一种类小麦，一种类大麦，皆比大、小麦差大。凡麦秋种冬长，春秀夏实，具四时中和之气，故为五谷之贵。大、小麦，地暖处亦可春种之，至夏便收。然比秋种者，四气不足，故有毒。小麦性寒，作面则温而有毒，作曲则平胃止利。其皮为麸，性复寒，调中去热，亦犹大豆作酱、豉，性便不同也。荞麦实肠胃，益气力，然不宜多食，亦能动风气，令人昏眩也。药品不甚用之。

【食疗云 平。养肝气，煮饮服之良。又云：面有热毒者，为多是陈黦之色。又，为磨中石末在内，所以有毒，但杵食之即良。又宜作粉食之，补中益气，和五脏，调经络，续气脉。

圣惠方 治烦热，少睡多渴：用小麦作饭，水淘食之。**又方** 主妇人乳痈不消：上用白面半斤，炒令黄色，用醋煮为糊，涂于乳上，即消。

外台秘要 治痢，色白不消者为寒下方：好面炒，上一味，捣筛煮米粥，内面方寸匕。又云：此疗泻百行，师不救者。

千金方 治黄疸：取小麦苗，杵绞取汁，饮六七合，昼夜三四饮之，三四日便愈。**又方** 治火疮：熬面入栀子人末，和油傅。已成疮者，筛白糖灰粉之或掺，差。

肘后方 主食过饱烦闷、但欲卧而腹胀：熬面令微香，杵，服方寸匕。以大麦生面佳，无面以蘖亦得。**又方** 一切伤折：寒食蒸饼，不限多少，末，酒服之，验。

经验方 治鼻衄：以冷水调面浆，服之立差。**又方** 治吹奶：以水调面煮如糊，欲熟即投无灰酒一盏，共搅之，极热，令如稀粥，可饮即热吃。仍令人徐徐按之，药行即差。

梅师方 治头上皮虚肿，薄如蒸饼，状如裹水：以口嚼面傅之，差。

孙真人 麦，心之谷也，心病宜食。主除热止渴，利小便，养心气。**又方** 治酒黄：取小麦三升杵，和少水取汁，服五合。**又方** 治黄疸，皮肤、眼睛如金色，小便赤：取小麦杵取汁，服一合。

食医心镜 主消渴口干：小麦用炊作饭及煮粥食之。

兵部手集 治呕哕：面、醋和作弹丸二三十个，以沸汤煮，别盛浆水二斗已来，弹丸汤内漉出于浆中，看外热气稍减，乘热吞三两个。其哕定，即不用吞余者。加至七八丸尚未定，晚后饭前再作吞之。

鬼遗方 治金疮腹肠出，不能内之：小麦五升，水九升，煮取四升，去滓绵滤，使极冷。令人含噀之，疮肠渐渐入，冷噀其背。不宜多人见，不欲傍人语，又不须令病人知，肠不即入。取病人卧席四角，合病人举摇，稍须臾便肠自入。十日中，食不饱，数食须使少。勿使惊，即杀人。

别说云 谨按，小麦即今人所磨为面，日常食者。八九月种，夏至煎熟。一种春种，作面不及经年者良。大麦，今以粒皮似稻者为之，作饭滑，饲马良。穬麦，今以似小麦而大粒，色青黄，作面脆鞭，食多胀人。京东西，河北近京，又呼为黄颗。关中又有一种青颗，比近道者粒微小，色微青，专以饲马，未见入药用。然大麦、穬麦二种，其名差互，今之穬麦与小麦相似而差大，宜为之大麦。今之大麦不与小麦相似，而其皮矿脆，宜为之穬麦。用此恐传记因俗而差之尔，不可不审也。

衍义曰 小麦，暴淋煎汤饮，为面作糊。入药水调，治人中暑。马病肺卒热，亦以水调灌愈。生嚼成筋，可以粘禽虫。

【点评】《本草纲目》"集解"项李时珍说："北人种麦漫撒，南人种麦撮撒。北麦皮薄面多，南麦反此。或云：收麦以蚕沙和之，辟蠹。或云：立秋前以苍耳剉碎同晒收，亦不蛀。秋后则虫已生矣。盖麦性恶湿，故久雨水潦，即多不熟也。"小麦至今仍是主要粮食作物，原植物为禾本科小麦 *Triticum aestivum*。

大麦 味咸，温、微寒，无毒。主消渴，除热，益气调中。又云：令人多热，为五谷长。蜜为之使。

陶隐居云：今稞麦，一名麰（音牟）麦，似穬麦，惟皮薄尔。唐本注云：大麦出关中，即青稞麦是。形似小麦而大，皮厚，故谓大麦，殊不似穬麦也。大麦面，平胃，止渴，消食，疗胀。臣禹锡等谨按，药性论云：大麦蘖，使，味甘，无毒。能消化宿食，破冷气，去心腹胀满。孟诜云：大麦，久食之，头发不白。和针沙、没石子等染发黑色。暴食之，亦稍似脚弱，为下气及腰肾故。久服甚宜人，熟即益人；带生即冷，损人。陈士良云：大麦，补虚劣，壮血脉，益颜色，实五脏，化谷食。久食令人肥白，滑肌肤。为面胜小麦，无躁热。又云：蘖，微暖，久食消肾，不可多食。日华子云：麦蘖，温中下气，开胃，止霍乱，除烦，消痰，破癥结，能催生落胎。

图经 文具小麦条下。

【陈藏器云】 不动风气，调中止泄，令人肥健。大麦、穬麦，本经前后两出。苏云"青稞麦是大麦"，本经有条，粳一稻二米，亦如大、穬两麦。苏云"稻是谷之通名"，则穬是麦之皮号。麦之穬，犹米之与稻。本经于米麦条中重出皮壳两件者，但为有壳之与无壳也。苏云"大麦是青稞，穬麦是大麦"，如此则与米注不同，自相矛盾。愚谓大麦是麦米，穬麦是麦谷，与青稞种子不同。青稞似大麦，天生皮肉相离，秦陇巳西种之，今人将当本麦米粜之，不能分也。

圣惠方 治妊娠欲去胎：以麦蘖二两，水一盏半，煎至一盏，分温三服。

外台秘要 治妊娠得病去胎方：麦蘖一升，和蜜一升，服之即下，神验。

孙真人 麦芒入目：煮大麦汁洗之。

兵部手集 治产后腹中鼓胀不通转，气急，坐卧不安，供奉辅太初与崔家方：以麦蘖末一合，和酒服食，良久通转。崔郎中云神验。

伤寒类要 治诸黄：杵苗汁服之。**又方** 蠼螋尿疮：嚼大麦以傅之，日三上。

衍义曰 大麦，性平、凉，有人患缠喉风，食不能下，将此面作稀糊，令咽之，既滑腻容易下咽，以助胃气。三伏中，朝廷作麨，以赐臣下，作麨造饧。

曲 味甘，大暖。疗脏腑中风气，调中下气，开胃消宿食，主霍乱，心膈气，痰逆，除烦，破癥结及补虚，去冷气，除肠胃中塞，不下食，令人有颜色。六月作者良，陈久者入药，用之当炒令香。六畜食米胀欲死者，煮曲汁灌之立消。落胎并下鬼胎。又，神曲，使，无毒。能化水谷宿食癥气，健脾暖胃。新补。见陈藏器、孟诜、萧炳、陈士良、日华子。

【雷公云 曲，凡使，捣作末后，掘地坑，深二尺，用物裹，内坑中至一宿，明出，焙干用。

千金方 治产后运绝：曲末，水服方寸匕。不差，更服即差。**又方** 治小腹坚大如盘，胸中满，能食而不消：曲末服方寸匕，日三。

肘后方 治赤白痢下，水谷食不消：以曲熬粟米粥，服方寸匕，日四五止。**又方** 妊娠卒胎动不安，或腰痛，胎转抢心，下血不止：生曲半饼碎末，水和绞取汁，服三升。

古今录验 治狐刺：取曲末和独头蒜，杵如帽簪头，内疮孔中，虫出愈。

子母秘录 妊娠胎动上迫，心痛如折：以生曲半饼碎，水和绞取汁服。

伤寒类要 治伤寒饮食劳复：以曲一饼，煮取汁饮之。

杨氏产乳 疗胎上迫，心痛兼下血：取曲半饼，捣碎，水和绞取汁。

梁简文帝劝医文 麦曲止河鱼之腹疾。

贾相公进过牛经 牛生衣不下：取六月六曲末三合，酒一升，灌，便下。

蜀本云 温，消谷，止痢，平胃，主小儿痫，消食痔。

【点评】《素问·血气形志论》云"形数惊恐，经络不通，病生于不仁，治之以按摩醪药"，王冰注"醪药，谓酒药也。养正祛邪，调中理气也"。酒药即是曲。《齐民要术》有神曲、笨曲两种，造神曲需经繁琐的仪式化操作，笨曲即粗曲，相对于神曲产酒率低下。神曲处方甚多，其中河东神曲方多掺用药物："七月初治麦，七日作曲。七日未得作者，七月二十日前亦得。麦一石者，六斗炒，三斗蒸，一斗生，细磨之。桑叶五分，苍耳一分，艾一分，茱萸一分，若无茱萸，野蓼亦得用。合煮取汁，令如酒色。滤去滓，待冷，以和曲，勿令太泽。捣千杵，饼如凡饼，方范作之。卧麹法：先以麦䅉布地，然后著曲，讫，又以麦䅉覆之。多作者，可以用箔、槌，如养蚕法。覆讫，闭户。七日，翻曲，还以麦䅉覆之。二七日，聚麹，亦还覆之。三七日，瓮盛。后经七日，然后出曝之。"《嘉祐本草》据《食疗本草》《本草拾遗》等收载曲，但没有说明作法，应该就是一般的酒曲，后来有专门的药曲，处方各异，但沿袭《齐民要术》"神曲"的名字，以六神曲为近代常用。

穬麦　味甘，微寒，无毒。主轻身，除热。久服令人多力健行。以作糵，温，消食和中。

陶隐居云：此是今马所食者，性乃热而云微寒，恐是作屑与合壳异也。服食家并食大、穬二麦，令人轻健。唐本注云：穬麦性寒，陶云性热，非也。复云"作屑与合壳异"，此皆江东少有，故斟酌言之。臣禹锡等谨按，萧炳云：穬麦，补中，不动风气，先患冷气人，即不相当。大麦之类，西川人种食之。山东、河北人正月种之，名春穬，形状与大麦相似。孟诜云：穬麦，主轻身补中，不动疾。日华子云：作饼食不动气，若暴食时，间似动气，多食即益人。

图经　文具小麦条下。

荞麦　味甘，平、寒，无毒。实肠胃，益气力。久食动风，令人头眩。和猪肉食之，患热风，脱人眉须。虽动诸病，犹挫丹石，能炼五脏滓秽，续精神。作饭与丹石人食之良。其饭法，可蒸使气馏，于烈日中暴令口开，使舂取人作饭。叶作茹，食之下气，利耳目，多食即微泄。烧其穰作灰，淋洗六畜疮，并驴、马躁蹄。新补。见陈藏器、孟诜、萧炳、陈士良、日华子。

图经 文具小麦条下。

【孙真人 荞麦合猪、羊肉食，成风癞。

兵部手集 孩子赤丹不止：荞麦面、醋和傅之，差。又方治小儿油丹赤肿：荞麦面、醋和傅之，良。

杨氏产乳 疮热油赤肿：取荞麦面、醋和涂之。

丹房镜源 蒿麦灰煮粉霜。

【点评】《救荒本草》荞麦苗条云："荞麦苗，处处种之。苗高二三尺许，就地科叉生，其茎色红，叶似杏叶而软，微觔，开小白花，结实作三棱蒴儿。"《本草纲目》"集解"项李时珍说："荞麦南北皆有。立秋前后下种，八九月收刈，性最畏霜。苗高一二尺，赤茎绿叶，如乌桕树叶。开小白花，繁密粲粲然。结实累累如羊蹄，实有三棱，老则乌黑色。王祯《农书》云：北方多种。磨而为面，作煎饼，配蒜食。或作汤饼，谓之河漏，以供常食，滑细如粉，亚于麦面。南方一种，但作粉饵食，乃农家居冬谷也。"此即蓼科植物荞麦 *Fagopyrum esculentun*，其种子富含淀粉，为杂粮之一。

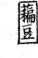

藊豆 味甘，微温。主和中下气。

叶 主霍乱吐下不止。

陶隐居云：人家种之于篱援，其荚蒸食甚美，无正用取其豆者。叶乃单行用之。患寒热病者，不可食。唐本注云：此北人名鹊豆，以其黑而白间故也。臣禹锡等谨按，孟诜云：藊豆，疗霍乱吐痢不止，末和醋服之，下气。又，吐痢后转筋，生捣叶一把，以少酢浸汁，服之立差。其豆如绿豆，饼食亦可。药性论云：白藊豆，亦可单用，主解一切草木毒，生嚼及煎汤服，取效。日华子云：平，无毒。补五脏。叶傅蛇虫咬。

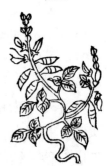

图经曰　藊豆，旧不著所出州土，今处处有之。人家多种于篱援间，蔓延而上，大叶细花，花有紫、白二色，荚生花下。其实亦有黑、白二种，白者温而黑者小冷，入药当用白者。主行风气，女子带下，兼杀一切草木及酒毒，亦解河豚毒。花亦主女子赤白下，干末采饮和服。叶主吐痢后转筋，生捣，研以少酢，浸取汁饮之，立止。黑色者亦名鹊豆，以其黑间而有白道如鹊羽耳。

【食疗云　微寒。主呕逆，久食头不白。患冷气人勿食。其叶治瘕，和醋煮。理转筋，叶汁醋服效。

衍义曰　藊豆，有黑、白、鹊三等，皆于豆脊有白路。白者治霍乱筋转。

豉　味苦，寒，无毒。主伤寒，头痛寒热，瘴气恶毒，烦躁满闷，虚劳喘吸，两脚疼冷。又杀六畜胎子诸毒。

陶隐居云：豉，食中之常用。春夏天气不和，蒸炒以酒渍服之，至佳。依康伯法，先以醋酒溲蒸暴燥，以麻油和，又蒸暴之，凡三过，乃末椒、干姜屑合和，以进食，胜今作油豉也。患脚人常将其酒浸，以滓傅脚，皆差。好者出襄阳、钱塘，香美而浓，取中心者弥善。**臣禹锡等谨按**，药性论云：豆豉，得醯良，杀六畜毒，味苦、甘。主下血痢如刺者，豉一升，水渍才令相淹，煎一两沸，绞汁顿服。不差可再服。又伤寒暴痢腹痛者，豉一升，薤白一握切，以水三升，先煮薤，内豉更煮，汤色黑去豉，分为二服。不差再服。熬末能止汗，主除烦躁。治时疾热病，发汗。又治阴茎上疮痛烂，豉一分，蚯蚓湿泥二分，水研和涂上，干易，禁热食酒、菜、蒜。又寒热风，胸中疮，生者可捣为丸服，良。**陈藏器**云：蒲州豉，味咸，无毒。主解烦热，热毒，寒热，虚劳，调中，发汗，通关节，杀腥气，伤寒鼻塞。作法与诸豉不同，其味烈。陕州又有豉汁，经年不败，大除烦热，入药并不如今之豉心，为其无盐故也。**孟诜**云：豉，能治久盗汗患者，以一升微炒令香，清酒三升渍，满三日取汁，冷暖任人服之，不差，更作三两剂即止。**日华子**云：治中毒药，蛊气，疟疾，骨蒸，并治犬咬。

图经　文具大豆黄卷条下。

【食疗云　陕府豉汁，甚胜于常豉。以大豆为黄蒸，每一斗加盐四升，椒四两，春三日，夏两日，冬五日即成。半熟，加生姜五两，既洁且精，胜埋于马粪中。黄蒸，以好豉心代之。

圣惠方　治口舌生疮，胸膈疼痛：用焦豉细末，含一宿便差。

外台秘要　治虫刺螫人方：好豉心以足为限，但觉刺即熟嚼豉以傅之，少顷见豉中毛即差。不见，又嚼傅之，昼夜勿绝，见毛为度。

千金方　治酒病：豉、葱白各半升，水二升，煮取一升，顿服。**又方**治喉痹卒不语：煮豉汁一升服，覆取汗。亦可末桂著舌下，渐咽。**又方**治被殴伤瘀血聚腹满：豉一升，水三升，煮三沸，分服，不差再作。**又方**四肢骨破及筋伤蹉跌：以水二升，豉三升渍之，搅取汁饮，止心闷。**又方**蝼蛄尿疮：杵豉傅之。**又方**治发背痈肿已溃、未溃方：香豉三升，少与水和，熟捣成泥，可肿处作饼子，厚三分已上。有孔勿覆，孔上布豉饼，以艾烈其上灸之，使温温而热，勿令破肉。如热痛，即急易之，患当减。快得分稳，一日二度灸之。如先有疮孔中汁出即差。

肘后方 中缓风，四肢不收者：豉三升，水九升，煮取三升。分为三服，日二作。亦可酒渍饮之。

葛氏方 治重下，此即赤白痢也：熬豉令小焦，捣服一合，日三，无比。又，豉熬令焦，水一升，淋取汁令服，冷则酒淋，日三服，有验。**又方**舌上出血如针孔：取豉三升，水三升，煮之沸，去滓，服一升，日三。

梅师方 治伤寒，汗出不解，已三四日，胸中闷吐方：豉一升，盐一合，水四升，煎取一升半，分服当吐。**又方**辟温疫法：熬豉和白术浸酒，常服之。**又方**治伤寒，服药抢心烦热：以豉一升，栀子十四枚剉，水三升，煎取一升，分三服。

孙真人 治头风痛：以豉汤洗头，避风即差。

食医心镜 主风毒，脚膝挛急，骨节痛：豉心五升，九蒸九暴，以酒一斗取浸经宿，空心随性缓饮之。**又方**小儿寒热，恶气中人：以湿豉为丸如鸡子大，以摩腮上及手足心六七遍，又摩心、脐上，旋旋祝之了，破豉丸看有细毛，弃道中即差。

胜金方 治小儿头上生恶疮：以黄泥聚豉煨熟，冷后取出豆豉为末，以莼菜油傅之，差。

王氏博济 治脏毒，下血不止：用豉、大蒜等分，一处杵匀，丸如梧子大。每服盐汤下三十丸，血痢亦治。

简要济众 主伤寒后，毒气攻手足及身体虚肿，豉酒方：豉五合微炒，以酒一升半，同煎五七沸，任性稍热服之。

姚和众 治小儿丹毒，破作疮，黄水出：焦炒豉令烟绝，为末，油调傅之。

伤寒类要 治伤寒热病后攻目生翳者：烧豉二七枚，末，以管吹之。

子母秘录 华佗安胎：豉汁服之妙。**又方**治堕胎血下尽烦满：豉一升，水三升，三沸煮，末鹿角服方寸匕。

杨氏产乳 疗恶疮：熬豉为末傅之，不过三四次。

茆亭客话 虾蟆小者有毒，主人小便秘涩，脐下憋疼，痛至死者。以生豉一合，投新汲水半碗，浸令水浓，顿饮之，愈。

【点评】《本草纲目》"集解"项说："豉，诸大豆皆可为之，以黑豆者入药。有淡豉、咸豉，治病多用淡豉汁及咸者，当随方法。其豉心乃合豉时取其中心者，非剥皮取心也。此说见《外台秘要》。造淡豉法：用黑大豆二三斗，六月内淘净，水浸一宿沥干，蒸熟取出摊席上，候微温，蒿覆。每三日一看，候黄衣上遍，不可太过。取晒簸净，以水拌干湿得所，以汁出指间为准。安瓮中，筑实，桑叶盖厚三寸，密封泥，于日中晒七日，取出，曝一时，又以水拌入瓮。如此七次，再蒸过，摊去火气，瓮收筑封即成矣。造咸豉法：用大豆一斗，水浸三日，淘蒸摊晷，候上黄取出簸净，水淘晒干。每四斤，入盐一斤，姜丝半斤，椒、橘、苏、茴、杏仁拌匀，入瓮。上面水浸过一寸，以叶盖封口，晒一月乃成也。造豉汁法：十月至正月，用好豉三斗，清麻油熬令烟断，以一升拌豉蒸过，摊冷晒干，拌再蒸，凡三遍。以白盐一斗捣和，以汤淋汁三四斗，入净釜。下椒、葱、橘丝同煎，三分减一，贮于不津器中，香美绝胜也。有麸豉、瓜豉、酱豉诸品皆可为之，但充食品，不入药用也。"

绿豆　味甘，寒，无毒。主丹毒，烦热，风疹，药石发动，热气奔豚。生研绞汁服，亦煮食，消肿，下气，压热，解石。用之勿去皮，令人小壅，当是皮寒肉平。圆小绿者佳。又有稙音陟豆，苗子相似，主霍乱吐下，取叶捣绞汁，和少醋温服，子亦下气。今附。

臣禹锡等谨按，孟诜云：绿豆，平。诸食法，作饼炙食之佳。谨按，补益，和五脏，安精神，行十二经脉，此最为良。今人食皆挞去皮，即有少拥气。若愈病，须和皮，故不可去。又，研汁煮饮服之，治消渴。又，去浮风，益气力，润皮肉，可长食之。日华子云：绿豆，冷。益气，除热毒风，厚肠胃，作枕明目，治头风头痛。

【点评】《本草纲目》"集解"项李时珍说："绿豆处处种之。三四月下种，苗高尺许，叶小而有毛，至秋开小花，荚如赤豆荚。粒粗而色鲜者为官绿；皮薄而粉多、粒小而色深者为油绿；

皮厚而粉少早种者，呼为摘绿，可频摘也；迟种呼为拔绿，一拔而已。北人用之甚广，可作豆粥、豆饭、豆酒，炒食、鈔食，磨而为面，澄滤取粉，可以作饵顿糕，荡皮搓索，为食中要物。以水浸湿生白芽，又为菜中佳品。牛马之食亦多赖之。真济世之良谷也。"原植物即豆科绿豆 *Vigna radiata*。

白豆　平，无毒。补五脏，益中，助十二经脉，调中，暖肠胃。叶，利五脏，下气。嫩者可作菜食，生食之亦佳，可常食。新补。见孟诜及日华子。

【孙真人食忌　白豆，味咸。肾之谷，肾病宜食，煞鬼气。

重修政和经史证类备用本草卷第二十六

己酉新增衍义

成　都　唐　慎　微　续　证　类

中卫大夫康州防御使句当龙德宫总辖修建明堂所医药

提举入内医官编类圣济经提举太医学臣曹孝忠奉敕校勘

米谷下品总一十八种

一种神农本经白字

五种名医别录墨字

一种今附皆医家尝用有效，注云："今附"

一十一种陈藏器余

凡墨盖子已下并唐慎微续证类

醋	稻米稻稳、稻秆续注	稷米雕胡、乌米续注
腐婢	酱	陈廪米
罂子粟今附		

一十一种陈藏器余

师草实	寒食饭	茵米
狼尾草	胡豆子	东墙
麦苗	糟笋中酒	社酒
蓬草子	寒食麦人粥	

醋　味酸，温，无毒。主消痈肿，散水气，杀邪毒。

陶隐居云：醋酒为用，无所不入，逾久逾良，亦谓之醯。以有苦味，俗呼为苦酒。丹家又加余物，谓为华池左味，但不可多食之，损人肌脏。唐本注云：醋有数种，此言米醋。若蜜醋、麦醋、曲醋、桃醋、葡萄、大枣、蘡薁（音燠）等诸杂果醋及糠糟等醋，会意者亦极酸烈，止可噉之，不可入药也。臣禹锡等谨按，陈藏器云：醋，破血运，除癥块坚积，消食，杀恶毒，破结气，心中酸水，痰饮。多食损筋骨。然药中用之，当取二三年米酢良。苏云葡萄、大枣皆堪作酢，缘渠是荆楚人，土地俭啬，果败犹取以酿醋。糟醋犹不入药，况于果乎。**孟诜云**：醋，多食损人胃。消诸毒气，能治妇人产后血气运。取美清醋，热煎，稍稍含之即愈。又，人口有疮，以黄檗皮醋渍，含之即愈。又，牛马疫病，和灌之。服诸药，不可多食。不可与蛤肉同食，相反。又，江外人多为米醋，北人多为糟醋。发诸药，不可同食。研青木香服之，止卒心痛、血气等。又，大黄涂肿，米醋飞丹用之。**日华子云**：醋，治产后妇人并伤损及金疮血运，下气，除烦，破癥结。治妇人心痛，助诸药力，杀一切鱼、肉、菜毒。**又云**：米醋功用同醋，多食不益男子，损人颜色。

【食疗】 治疬癣，醋煎大黄，生者甚效。用米醋佳，小麦醋不及，糟多妨忌。大麦醋，微寒。余如小麦也。气滞风壅，手臂、脚膝痛。炒醋糟裹之，三两易，当差。人食多，损腰肌脏。

外台秘要 治转筋：取故绵以醲醋浸，甑中蒸及热用，裹病人脚，冷更易，勿停，差止。**又方**治风毒肿，白虎病：以三年醲醋五升，热煎三五沸，切葱白二三升，煮一沸许滤出，布帛热裹，当病上熨之，差为度。**又方**疬疡风：酢磨硫黄傅之止。**又方**主狐臭：以三年醲醋和石灰傅之。

千金方 治耳聋：以醇酢微火煎附子，削令尖塞耳，效。**又方**治鼻血出不止：以酢和胡粉半枣许服。**又方**治舌肿：以酢和釜底墨，厚傅舌上下，脱皮更傅，须臾即消。若洗决出血，汁竟知弥佳。**又方**蠼螋尿：以酢和粉傅之。**又方**治霍乱，心腹胀痛，烦满短气，未得吐下：饮好苦酒三升，小、老、羸者可饮一二升。**又方**治身体手足卒肿大：醋和蚯蚓屎傅之。**又方**治单服硫黄发为痫：以醋和豉研如膏，傅痫上，燥则易之。

肘后方 治痈已有脓当坏：以苦酒和雀屎，傅痈头上如小豆大，即穿。**又方**齿痛漱方：大醋一升煮枸杞白皮一升，取半升，含之即差。**又方**治面多䵟䵴或似雀卵色者：苦酒渍术，常以拭面，即渐渐除之。

经验后方 治汗不溜，瘦却腰脚并耳聋：米醋浸荆三棱，夏浸四日，冬浸六日，杵为末，醋汤调下三钱匕。

食医心镜 醋，主消痈肿，散水气，杀邪气。扁鹊云：多食醋损人骨，能理诸药毒热。**又方**治蝎螫人：以醋磨附子傅之。

钱相公箧中方 治百节、蚰蜒并蚁入耳：以苦醋注之，起行即出。**又方**治蜈蚣、蜘蛛毒：以醋磨生铁傅之。

北梦琐①**言云** 有少年眼中常见一镜子，赵卿诊之曰：来晨以鱼脍奉候。及期延于阁内，从容久饥，候客退方得攀接。俄而台上施一瓯芥醋，更无他味，少年饥甚，闻芥醋香，轻啜之，逡巡再啜，遂觉胸中豁然，眼花不见。卿云：君吃鱼脍，脍太多，芥醋不快，故权诳而愈其疾也。**又云**孙光宪家婢抱小儿，不觉落炭火上，便以醋泥傅之，无痕。

子母秘录 治妊娠月未足，胎死不出：醋煮大豆，服三升，死儿立便分解。如未下再服。又云：醋二升，格口灌之。

丹房镜源 米醋煮四黄，化诸药丹砂、胆矾味。蜀本②：酢酒有数种，此米酢也。

衍义曰 醋，酒糟为之，乞邻者是此物。然有米醋、麦醋、枣醋，米醋最酽，入药多用，谷气全也，故胜糟醋。产妇房中常得醋气则为佳，酸益血也。磨雄黄涂蜂虿，亦取其收而不散也。今人食酸则齿软，谓其水生木，水气弱，木气盛，故如是。造靴皮须得此而纹皱，故如其性收敛，不负酸收之说。

【点评】《齐民要术》记多种做酢法，《黄帝九鼎神丹经诀》又有一种做醋法，录出备参："赤黍米一石，净簸淘。取泔三石，烂炊作饭，及泔依前三石之数，一时下着瓮中，细捣筛讫，以曲末、黍饭及泔依前三石之数，一时下着瓮中，搅之使均。以纸七重盖其瓮口，每经七日，卸却一重，四十九日去纸尽也。初以纸盖，重重别系，凡七七日其醋即熟。别以好帛幕其瓮口，待满始堪投药。欲取投药，接取醋清，若未须用糟密贮，勿开之也。其作醋水，以五月雨水作之最神。百石千石分料放此醋瓮之底，必须着砖，不欲数移，即健坏。把率率物宜用讫，瓢时以枯棘漉去毛发也。"

《本草拾遗》说："苏云葡萄、大枣皆堪作酢，缘渠是荆楚人，土地俭啬，果败犹取以酿醋。"大枣、葡萄作醋，属于果醋，皆不入药。又说苏敬是荆楚人，这是有关苏敬生平的资料，可以留意。

---

① 琐：底本作"锁"，据本书"证类本草所出经史方书"改。

② 蜀本：此当是唐慎微黑盖子下引《丹房镜源》后，再引《蜀本草》作为注释。

稻米　味苦。主温中，令人多热，大便坚。

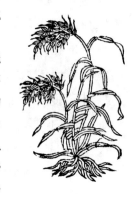

陶隐居云：道家方药有俱用稻米、粳米，此则是两物矣。云稻米白如霜。又，江东无此，皆通呼粳为稻尔，不知其色类复云何也。

唐本注云：稻者，穬谷通名。《尔雅》云"稌（音渡），稻也"，秔者不糯之称，一曰秈。氾胜之"秔稻、秫稻，三月种秔稻，四月种秫稻"，即并稻也。今陶为二事，深不可解也。**今按**，李含光《音义》云：按字书解粳字云"稻也"；解秔字云"稻属也，不黏"；解糇（音慈）字云"稻饼也"。明稻米作糇，盖糯米尔。其细糠白如霜，粒大小似秔米，但体性黏埘为异。然今通呼秔、糯谷为稻，所以惑之。新旧注殆是臆说，今此稻米即糯米也。**又按**，秔、粳二字同音，盖古人当分别二米为殊尔。**臣禹锡等谨按**，《尔雅》云：稌，稻。释曰：别二名也。郭云：今沛国呼稌。《诗·周颂》云"丰年多黍多稌"，《礼记·内则》云"牛宜稌"，《豳风·七月》云"十月获稻"，是一物也。《说文》云："沛国谓稻为糯。""秔，稌属也。"《字林》云："糯，黏稻也。""秔，稻不黏者。"然秔、糯甚相类，黏不黏为异耳。依《说文》稻即糯也。江东呼糯（乃乱切）。

颜师古刊谬正俗云：本草所谓稻米者，今之稬米耳。陶以稬为秫，不识稻是稬，故说之不晓。许氏《说文解字》曰：秫，稷之黏者。稻，稌也。沛国谓稻为稌。又《急就篇》云：稻、黍、秫、稷。左太冲《蜀都赋》云：粳稻漠漠。益知稻即稬，共粳并出矣。然后以稻是有芒之谷，故于后或通呼粳糯，总谓之稻。孔子曰食夫稻，周官有稻人之职，汉置稻田使者，此并指属稻，稬之一色，所以后人混稬，不知稻本是稬耳。**陈藏器**云：糯米，性微寒，妊身与杂肉食之不利子。作糜食一斗，主消渴。久食之，令人身软。黍米及糯，饲小猫、犬，令脚屈不能行，缓人筋故也。**又云**：稻穰，主黄病，身作金色，煮汁浸之。又稻谷芒炒令黄，细研作末，酒服之。**孟诜**云：糯米，寒。使人多睡。发风，动气，不可多食。又，霍乱后吐逆不止，清水研一碗，饮之即止。**陈士良**云：糯米，能行荣卫中血，积久食，发心悸及痈疽疮疖中痛。不可合酒共食，醉难醒。解芫菁毒。**萧炳**云：糯米，拥诸经络气，使四肢不收，发风昏昏。主痔疾，骆驼脂作煎饼服之，空腹与服，勿令病人知。**日华子**云：糯米，凉，无毒。补中益气，止霍乱。取一合，以水研服，煮粥。稻穗，治蛊毒，浓煎汁服。稻秆，治黄病通身，煮汁服。

　　图经曰　稻米有秔（与粳同）稻，有糯稻。旧不载所出州土，今有水田处皆能种之。秔、糯既通为稻，而本经以秔为粳米，糯为稻米者。谨按，《尔雅》云"稌（音渡），稻"。释曰：别二名也。郭璞云"沛国呼稌"，《诗·颂》云"多黍多稌"，《礼记·内则》云"牛宜稌"，《豳诗》云"十月获稻"，是一物也。《说文解字》云："沛国谓稻为糯。""秔，稌属也。"《字林》云："糯，黏稻也。""秔，稻不黏者。"今人呼之者，如《字林》

所说也。本经称号者，如《说文》所说也。前条有陈廪米，即秔米以廪军人者是也。入药最多。稻秆灰亦主病，见刘禹锡《传信方》云：湖南李从事治马坠扑损，用稻秆烧灰，用新熟酒未压者，和糟入盐和合，淋前灰，取汁，以淋痛处，立差。直至背损亦可淋用。好糟淋灰亦得，不必新压酒也。糯米性寒，作酒则热，糟乃温平，亦如大豆与豉、酱不同之类耳。

【唐本云　无毒。

外台秘要　治渴方：糯米二升，淘取泔，饮讫则定。若不渴，不须。一方：渴者服当饱，研糯米取白汁恣饮之，以差为度。

梅师方　治霍乱，心悸，热，心烦渴：以糯米水清研之，冷熟水混取米泔汁，任意饮之。

孙真人　糯米味甘，脾之谷，脾病宜食，益气止泄。

食医心镜　糯米饭食之，主温中，令人多热，利大便。

简要济众　治鼻衄不止，服药不应，独圣散：糯米微炒黄，为末。每服二钱，新汲水调下。

灵苑方　治金疮水毒及竹木签刺，痈疽热毒等：糯三升，拣去粳米，入瓷盆内，于端午前四十九日，以冷水浸之。一日两度换水，轻以手淘转，逼去水，勿令搅碎。浸至端午日，取出阴干，生绢袋盛，挂通风处。旋取少许，炒令焦黑，碾为末，冷水调如膏药，随大小裹定疮口，外以绢帛包定，更不要动，直候疮愈。若金疮误犯生水，疮口作脓，洪肿渐甚者，急以药膏裹定，一二食久，其肿处已消，更不作脓，直至疮合。若痈疽毒疮初发，才觉煨肿赤热，急以药膏贴之，明日揭看，肿毒一夜便消。喉闭及咽喉肿痛，吒腮，并用药贴项下及肿处。竹木签刺者，临卧贴之，明日看其刺出在药内。若贴肿处，干即换之，常令湿为妙。惟金疮及水毒不可换，恐伤动疮口。

伤寒类要　治天行热病，手肿欲脱者：以稻穰灰汁渍之，佳。

杨氏产乳　疗霍乱，心烦闷乱，渴不止：糯米三合，以水五升细研，和蜜一合，研滤取汁，分两服。

博物志　马食谷，足重不行。

衍义曰　稻米，今造酒者是此。水田米皆谓之稻，前既言粳米，即此稻米，乃糯稻无疑。温，故可以为酒；酒为阳，故多热，又令人大便坚，非糯稻孰能与于此。《西域记》"天竺国土溽热，稻岁四熟"，亦可验矣。

【点评】稻米即是禾本科植物水稻 *Oryza sativa*，栽培品种甚多，按照黏与不黏，又可以分为糯米与粳米两类。今天以"稻米"为集合概念，下分糯米、粳米。但有时候古代文献中稻米专指糯米，遂成为与粳米并列的次级概念，由此引起诸多混淆。

需要说明的是，今天以"粳"为正体字，"秔""杭"皆为异体，而按照《说文》则以"秔"为正体，"粳""稉""杭"皆是后起的俗字。按照规范汉字的要求，本书中出现的"秔""杭"，都应该改为"粳"，本书其他各处皆如此处理，但本条内出现"杭、粳二字同音"，"秔与粳同"之类的文句，故保留原始字样不变。

稷米 味甘，无毒。主益气，补不足。

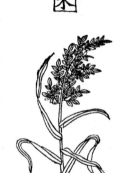

陶隐居云：稷米亦不识，书多云黍与稷相似。又有稌（音渡），亦不知是何米。《诗》云"黍稷稻粱""禾麻菽麦"，此即八谷也，俗人莫能证辨。如此谷稼尚弗能明，而况芝英乎？按氾胜之《种植书》有黍，即如前说；无稷有稻，犹是粳谷；粱是秫，禾即是粟。董仲舒云："禾是粟苗，麻是胡麻，枲是大麻，菽是大豆。"大豆有两种。小豆一名荅（丁合切），有三四种。麦有大、小、穬，穬即宿麦，亦谓种麦。如此诸谷之限也。菰米一名雕胡，可作饼。又，汉中有一种名枭粱，粒如粟而皮黑亦可食，酿为酒，甚消玉。又有乌禾，生野中如稗（步卖切），荒年代粮而杀虫，煮以沃地，蝼蚓皆死。稗亦可食。凡此之类，复有数种尔。**唐本注**云：《吕氏春秋》云："饭之美者，有阳山之穄。"高诱曰：关西谓之糜，冀州谓之䅟（音樏）。《广雅》云：䅟，稷也。《礼记》云：祭宗庙，稷曰明粢。《穆天子传》云：赤乌之人献穄百载。《说文》云：稷，五谷长。田正也，自商已来，周弃主之，此官名，非谷号也。又按，先儒以为粟类，或言粟之上者。《尔雅》云：粢，稷也。传云粢盛，解云黍稷为粢。氾胜之《种植书》又不言稷。陶云："八谷者，黍、稷、稻、粱、禾、麻、菽、麦，俗人尚不能辨，况芝英乎？"即有稷禾，明非粟也。本草有稷，不载穄，稷即穄也。今楚人谓之稷，关中谓之糜，呼其米为黄米，与黍为仙秫，故其苗与黍同类。陶引《诗》，云稷恐与黍相似，斯并得之矣。儒家但说其义，而不知其实也。寻郑玄注《礼》王瓜云是菝葜，谓柤为梨之不臧者。《周官》疡人主祝药，云祝当为注，义如附著，此尺有所短尔。**臣禹锡等谨按，陈藏器**云：雕胡，是菰蒋草米，古今所贵。雕胡，性冷，止渴。《内则》云：鱼宜菰、枭粱。按枭粱，亦粱之类，消玉未闻。按糜穄一物，性冷，塞北最多。《广雅》云：穄也，如黍黑色。稗有二种：一黄白，一紫黑。其紫黑者，芭有毛，北人呼为乌禾。**又云**：五谷，烧作灰熬，主恶疮疥癣，虫瘘疽螫毒，涂之。和松脂、雄黄，烧灰更良。作法如甲煎为之。**孟诜云**：稷，益诸不足。山东多食。服丹石人发热，食之热消也。发三十六种冷病气。八谷之中，最为下苗。黍乃作酒，此乃作饭，用之殊途。不与瓠子同食，令冷病发。发即黍酿汁，饮之即差。**日华子云**：稷米，冷。治热，压丹石毒，多食发冷气，能解苦瓠毒，不可与川附子同服。

图经曰 稷米今所谓穄米也。旧不著所出州土，今出粟米处皆能种之。书传皆称稷为五谷之长，五谷不可遍祭，故祀其长以配社。《吕氏春秋》云：饭之美者，有阳山之穄。高诱云：关西谓之糜，冀州谓之䅳（音棒），皆一物也。《广雅》解云：如黍黑色。稗有二种：一黄白，一紫黑。其紫黑者，其芭有毛，北人呼为乌禾是也。今人不甚珍此，惟祠事则用之。农家种之，以备他谷之不熟，则为粮耳。

【食疗 黍之茎穗，人家有作提拂以将扫地。食苦瓠毒，煮汁饮之即止。又，破提扫，煮取汁，浴之去浮肿。又，和小豆煮汁服之，下小便。

外台秘要 治脚气冲心网，洗脚渍脚汤：以糜穰一石内釜中，多煮取浓汁，去滓，内椒目一斗，更煎十余沸，渍脚三两度，如冷，温渍洗，差。

食医心镜 益气力，安中补不足，利胃宜脾。稷米饭食之良。

曹子建七启 芳菰精稗。注云：菰，稗草名，其实如细米，可以为饭。

衍义曰 稷米今谓之穄米，先谓米熟。又其香可爱，故取以供祭祀。然发故疾，只堪为饭，不黏着，其味淡。

【点评】 黍与稷纠结不清，《本草纲目》说："稷与黍，一类二种也。黏者为黍，不黏者为稷。稷可作饭，黍可酿酒。犹稻之有粳与糯也。陈藏器独指黑黍为稷，亦偏矣。稷黍之苗似粟而低小有毛，结子成枝而殊散，其粒如粟而光滑。三月下种，五六月可收，亦有七八月收者。其色有赤、白、黄、黑数种，黑者禾稍高，今俗通呼为黍子，不复呼稷矣。北边地寒，种之有补。河西出者，颗粒尤硬。稷熟最早，作饭疏爽香美，为五谷之长而属土，故祠谷神者以稷配社。五谷不可遍祭，祭其长以该之也。上古以厉山氏之子为稷主，至成汤始易以后稷，皆有功于农事者云。"又说："黍乃稷之黏者。亦有赤、白、黄、黑数种，其苗色亦然。郭义恭《广志》有赤黍、白黍、黄黍、大黑黍、牛黍、燕颔、马革、驴皮、稻尾诸名。俱以三月种者为上时，五月即熟。四月种者为中时，七月即熟。五月种者为下时，八月乃熟。《诗》云秬秠一稃，则黍之为酒尚也。白者亚于糯，赤者最黏，可蒸食，俱可作饧。古人以黍黏履，以黍雪桃，皆取其黏也。菰叶裹成糭食，谓之角黍。《淮南万毕术》云：获黍置沟，即生蛴螬。"后世一般接受李时珍的意见，认为稷黍同种，原植物为禾本科黍 *Panicum miliaceum*，子粒糯者为黍，粳者为稷。

腐婢 味辛，平，无毒。**主痎**^{音皆}**疟寒热，邪气，泄痢，阴不起，止消渴，病酒头痛。**生汉中，即小豆花也。七月采，阴干。

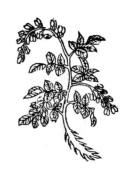

陶隐居云： 花用异实，故其类不得同品，方家都不用之，今自可依其所主以为疗也。但未解何故有腐婢之名？本经不云是小豆花，后医显之尔，未知审是否？今海边有小树，状似栀子，茎条多曲，气作腐臭，土人呼为腐婢，用疗疟有效，亦酒渍皮疗心腹。恐此当是真，若尔，此条应在木部下品卷中。**唐本注云：** 腐婢，山南相承以为葛花。本经云小豆花，陶复称海边小树，未知孰是？然葛花消酒，大胜豆花，葛根亦能消酒，小豆全无此效。校量葛、豆二花，葛为真也。**今按，**别本注云：小豆花亦有腐气。经云"病酒头痛"，即明其疗同矣。葛根条中见其花，并小豆花，干末服方寸匕，饮酒不知醉。唐注证葛花是腐婢，非也。陶云海边有小树，土人呼为腐婢，其如经称小豆花是腐婢。二家所说证据并非。**臣禹锡等谨按，药性论**云：赤小豆，花名腐婢。能消酒毒，明目，散气满不能食，煮一顿服之。又下水气，并治小儿丹毒热肿。

图经曰 腐婢，小豆花也。生汉中，今处处有之。陶隐居以为海边有小木，状似栀子，气作臭腐，土人呼为腐婢，疑是此；苏恭云"山南相承，呼为葛花是也"；今注云"小豆花，亦有腐气"。按，本经云"主病酒头痛"。海边小木，自主疟及心腹痛；葛花不言主酒病，注云"并小豆花末，服方寸匕，饮酒不知醉"。然则三物皆有腐婢名，是异类同名耳。本经此比甚多也。一说赤小豆花，亦主酒病。

【外台秘要 治渴，小便利复非淋：小豆藿一把，捣取汁，顿服。

食医心镜 主瘅疟，寒热邪气，泄痢，阴气不足，止渴及病酒头痛：以小豆花于豉中煮，五味调和，作羹食之。

别说云 谨按，腐婢，今既收在此，乃是小豆花，设有别物同名，自从所说，不必多辨。《外台》小豆，治失血尤多，功用殊胜。

【点评】腐婢的名实诸家意见不一，因为《名医别录》说其"即小豆花也"，所以列在米谷部中。陶弘景已不能明，后世更不得而详。《本草纲目》"集解"项李时珍说："葛花已见本条。小豆能利小便，治热中，下气止渴，与腐婢主疗相同，其为豆花无疑。但小豆有数种，甄氏《药性论》独指为赤小豆，今姑从之。"此只是一家之言。

有意思的是，《太平御览》卷993引《本草经》曰："腐婢，小豆花也。"《证类本草》"即小豆花也"5字著录为黑字《名医别录》文，陶弘景也说："本经不云是小豆花，后医显之尔。"可见陶弘景所见"小豆花"云云确实是《名医别录》文。本书卷1《开宝复位序》提到，当时流传的本草版本，"朱字、墨字无本得同"，此亦其中一例。

酱　味咸、酸，冷利。主除热，止烦满，杀百药，热汤及火毒。

陶隐居云：酱多以豆作，纯麦者少。今此当是豆者，亦以久久者弥好。又有肉酱、鱼酱，皆呼为醢，不入药用。**唐本注**云：又有榆人酱，亦辛美，利大小便。芜荑酱大美，杀三虫，虽有少臭，亦辛好也。**臣禹锡等谨按**，日华子云：酱，无毒。杀一切鱼、肉、菜蔬、蕈毒。并治蛇、虫、蜂、虿等毒。

【食疗】主火毒，杀百药。发小儿无辜，小麦酱不如豆。又，榆人酱亦辛美，杀诸虫，利大小便，心腹恶气。不宜多食。又，芜荑酱，功力强于榆人酱，多食落发。獐、麂、兔及鳢鱼酱，皆不可多食，为陈久故也。

圣惠方　治飞蛾入耳：酱汁灌入耳即出。又，击铜器于耳傍。

千金方　治指掣痛：以酱清和蜜，任多少，温傅之愈。

肘后方　汤火烧灼未成疮：豆酱汁傅之。

杨氏产乳　妊娠不得豆酱合雀肉食之，令儿面黑。

衍义曰　酱，圣人以谓不得即不食，意欲五味和、五脏悦而受之。此亦安乐之一端。

陈廪米　味咸、酸，温，无毒。主下气，除烦渴，调胃，止泄。

陶隐居云：此今久入仓陈赤者，汤中多用之。人以作醋，胜于新粳米也。**臣禹锡等谨按**，陈士良云：陈仓米，平胃口，止泄泻，暖脾，去惫气，宜作汤食。**日华子**云：陈仓米，补五脏，涩肠胃。

【**陈藏器云**】 和马肉食之，发痼疾。凡热食即热，冷食即冷，假以火气也，体自温平。吴人以粟为良，汉地以粳为善，亦犹吴纻郑缟，盖贵远贱近之义焉。确论其功，粟居前也。

食疗 炊作干饭食之，止痢。补中益气，坚筋骨，通血脉，起阳道。又，毒肿恶疮，久陈者蒸作饭，和酢封肿上，立差。卒心痛，研取汁服之。北人炊之，于瓮中水浸令酸，食之暖五脏六腑之气。

食医心镜 除烦热，下气，调胃，止泄痢，作饭食之。

衍义曰 陈廪米，今经与诸家注说皆不言是粳米，为复是粟米。然粳、粟二米，陈者性皆冷，频食之令人自利，与经所说稍戾，煎煮亦无膏腻。入药者，今人多用新粟米。至如舂杵头细糠，又复不言新陈，粳粟，然皆不及新稻、粟二糠，陈则是气味已腐败。

【**点评**】陈廪米即是陈仓米，并不特别限定米的种类。粳米条陶弘景注："此即人常所食米，但有白赤、小大，异族四五种，犹同一类也。前陈廪米亦是此种，以廪军人，故曰廪尔。"颜师古《匡谬正俗》专门批评说："本草有陈廪米，陶弘景注云'此今久仓陈赤者'。下条有粳米，弘景又注云'此即今常所食米，前陈廪米亦是此种，以廪给军人，故曰廪耳'。按，陈廪米正是陈仓米，廪即是仓，其义无别。陶公既知已久入仓故谓之陈，而不知呼仓为廪。改易本字，妄以廪给为名，殊为失理。"

这段记载中还有一处值得注意。陶弘景提到陈廪米与粳米条目的前后关系，应该是陈廪米在前，粳米在后；《匡谬正俗》称"下条有粳米"，也是如此。从《新修本草》目录来看，陈廪米在米部中品，粳米在米部下品，与陶、颜所说相合；《开宝本草》的情况不可知，但《嘉祐本草》的目录可以通过《本草衍义》药物顺序大致探知；在《本草衍义》中仍然是陈廪米在粳米之前。由此确定，将粳米升为中品，而把陈廪米贬为下品，乃是《证类本草》所为。这种调整究竟是编辑者有意为之，还是剪贴失误，另外讨论。

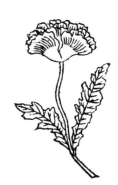

罂子粟　味甘，平，无毒。主丹石发动，不下食，和竹沥煮作粥食之，极美。一名象谷、一名米囊、一名御米。花红白色，似髇音哮箭头，中有米，亦名囊子。今附。

臣禹锡等谨按，陈藏器云：罂子粟，嵩阳子曰：其花四叶，有浅红晕子也。

图经曰　罂子粟旧不著所出州土，今处处有之，人家园庭多莳以为饰。花有红、白二种，微腥气。其实作瓶子，似髇箭头，中有米极细，种之甚难。圃人隔年粪地，九月布子，涉冬至春始生，苗极繁茂矣。不尔种之多不出，出亦不茂。俟其瓶焦黄则采之。主行风气，驱逐邪热，治反胃，胸中痰滞及丹石发动。亦可合竹沥作粥，大佳。然性寒，利大小肠，不宜多食，食过度则动膀胱气耳。《南唐食医方》疗反胃不下饮食，罂粟粥法：白罂粟米二合，人参末三大钱，生山芋五寸长，细切，研。三物以水一升二合，煮取六合，入生姜汁及盐花少许，搅匀，分二服，不计早晚，食之亦不妨别服汤丸。

衍义曰　罂子粟，其花亦有多叶者，其子一罂数千万粒，大小如葶苈子，其色白。隔年种则佳。研子，以水煎，仍加蜜为罂粟汤，服石人甚宜饮。

【点评】罂子粟即罂粟科植物罂粟 *Papaver somniferum*，在隋唐时期传入中国，古人食用其种子，称罂粟米，故列入米谷部。《本草纲目》记其别名有米囊子、御米、象谷，李时珍"释名"说："其实状如罂子，其米如粟，乃象乎谷，而可以供御，故有诸名。""集解"项描述说："罂粟秋种冬生，嫩苗作蔬食甚佳。叶如白苣，三四月抽薹结青苞，花开则苞脱。花凡四瓣，大如仰盏，罂在花中，须蕊裹之。花开三日即谢，而罂在茎头，长一二寸，大如马兜铃，上有盖，下有蒂，宛然如酒罂。中有白米极细，可煮粥和饭食。水研滤浆，同绿豆粉作腐食尤佳。亦可取油。其壳入药甚多，而本草不载，乃知古人不用之也。江东人呼千叶者为丽春花。或谓是罂粟别种，盖亦不然。其花变态，本自不常。有白者、红者、紫者、粉红者、杏黄者、半红者、半紫者、半白者。艳丽可爱，故曰丽春，又曰赛牡丹，曰锦被花。详见《游默斋花谱》。"所谓丽春花，乃是同属植物虞美人 *Papaver rhoeas*。

罂粟种子并不含有吗啡，鸦片（opium）是罂粟成熟蒴果中提取分泌液的制成品，《本草纲目》称之为"阿芙蓉"。"集解"项李时珍说："阿芙蓉前代罕闻，近方有用者，云是罂粟花之津液也。罂粟结青苞时，午后以大针刺其外面青皮，勿损里面硬皮，或三五处，次早津出，以竹刀刮，收入瓷器，阴干用之。故今市者犹有苞片在内。"

一十一种陈藏器余

师草实　味甘，平，无毒。主不饥轻身。出东海州岛。似大麦，秋熟，一名禹余粮，非石之余粮也。

【海药　其实如球子，八月收之。彼常食之物。主补虚羸乏损，温肠胃，止呕逆。久食健人。一名然谷。中国人未曾见也。

寒食饭　主灭瘢痕，有旧瘢及杂疮，并细研傅之。饭灰，主病后食劳。

【外台秘要　治蛟龙瘕：寒食饧三升，每服五合，一日三服，遂吐出蛟龙，有两头及尾也。

芮米　味甘，寒，无毒。主利肠胃，益气力，久食不饥，去热，益人，可为饭。生水田中，苗子似小麦而小，四月熟。《尔雅》云：皇，守田。似燕麦，可食。一名守气也。

狼尾草　子作黍食之，令人不饥。似茅，作穗，生泽地。《广志》云：可作黍。《尔雅》云：孟，狼尾。今人呼为狼茅子。蒯草子，亦堪食，如粳米，苗似茅。

【**点评**】《本草纲目》"集解"项李时珍说："狼尾茎、叶、穗、粒并如粟，而穗色紫黄，有毛。荒年亦可采食。许慎《说文》云：禾粟之穗，生而不成者，谓之董蓈。其秀而不实者，名狗尾草，见草部。"《植物名实图考》云："狼尾草，《尔雅》：孟，狼尾。《本草拾遗》始着录。叶如茅而茎紫，穗如黍而极细长，柔纷披粒芒亦紫。湖南谓之细丝茅，河南亦谓之蔄草。叶可覆屋，其粒极细。《救荒本草》所不载，《拾遗》云：作饭食之，令人不饥，未敢深信。"此即禾本科植物狼尾草 *Pennisetum alope-curoides*。

胡豆子　味甘，无毒。主消渴，勿与盐煮食之。苗似豆，生野田间，米中往往有之。

【**点评**】此或即《饮膳正要》之回回豆，《救荒本草》云："回回豆又名那合豆，生田野中。茎青，叶似蒺藜叶，又似初生嫩皂荚叶，而有细锯齿，开五瓣淡紫花，如蒺藜花样，结角如杏仁样而肥，有豆如牵牛子，微大，味甜。"原植物为豆科鹰嘴豆 *Cicer arietinum*。

东墙　味甘，平，无毒。益气轻身，久服不饥，坚筋骨，能步行。生河西。苗似蓬，子似葵，可为饭。《魏书》曰：东墙生焉，九月、十月熟。《广志》曰：东墙之子，似葵，青色。并、凉间有之。河西人语：贷我东墙，偿尔田粱。墙疾羊切。

麦苗　味辛，寒，无毒。主蛊，煮取汁，细绢滤，服之。稳与本反，即芒秕也。

糟笋中酒　味咸，平，无毒。主哕气，呕逆，小儿乳和少牛乳饮之，亦可单服。少许磨疬疡风。此糟笋节中水也。

社酒　喷屋四壁去蚊子，内小儿口中令速语。此祭祀社余者酒也。

蓬草子　作饭食之，无异粳米，俭年食之也。

寒食麦人粥　有小毒。主咳嗽，下热气，调中。和杏人作之佳也。

【千金方　治蛟龙病，寒食强饧。开皇六年，有人正月食芹得之，其病发似痫，面色青黄，服寒食强饧二升，日三，吐出蛟龙有两头，大验。

【点评】此条见《备急千金要方》卷11，其略云："治蛟龙病，开皇六年三月八日，有人食芹得之。其人病发似癫痫，面色青黄，因食寒食饧过多，便吐出蛟龙，有头及尾。从兹有人患此疾，令服寒食饧三斗，大验。"

重修政和经史证类备用本草卷第二十七

己酉新增衍义

成　都　唐　慎　微　续　证　类

中卫大夫康州防御使句当龙德宫总辖修建明堂所医药

提举入内医官编类圣济经提举太医学臣曹孝忠奉敕校勘

菜部上品总三十种

五种神农本经白字

七种名医别录墨字

二种唐本先附注云"唐附"

二种今附皆医家尝用有效，注云"今附"

一十种新补

一种新定

三种陈藏器余

凡墨盖子已下并唐慎微续证类

冬葵子根、叶附	**苋实**	胡荽子附 新补
邪蒿新补	同蒿新补	罗勒新补
石胡荽新补	芜菁即蔓菁也	**瓜蒂**花附 茎续注
白冬瓜	**白瓜子**	甜瓜叶附 新补
胡瓜亦呼黄瓜，实附 新补	越瓜今附	白芥子附 今附
芥	莱菔即萝卜也，唐附	菘紫花菘续注
苦菜苦蕒续注	苣子叶附	黄蜀葵花新定
蜀葵花附 新补	龙葵唐附	苦耽新补
苦苣新补	苜蓿	荠

三种陈藏器余

蕨　　　　　　　　翘摇　　　　　　　　甘蓝

冬葵子　味甘，寒，无毒。**主五脏六腑寒热，羸瘦，五癃，利小便，疗妇人乳难内闭。久服坚骨，长肌肉，轻身延年。**生少室山。十二月采之。黄芩为之使。

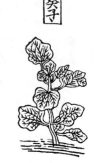

葵根　味甘，寒，无毒。主恶疮，疗淋，利小便，解蜀椒毒。

叶　为百菜主，其心伤人。

陶隐居云：以秋种葵，覆养经冬，至春作子，谓之冬葵。多入药用，至滑利，能下石。春葵子亦滑，不堪余药用。根，故是常葵尔。叶尤冷利，不可多食。术家取此葵子，微炒令烨（音毕）炸（音咤），散著湿地，遍踏之。朝种暮生，远不过宿。又云，取羊角、马蹄烧作灰，散著于湿地，遍踏之，即生罗勒，俗呼为西王母菜，食之益人。生菜中，又有胡荽、芸苔、白苣、邪蒿，并不可多食，大都服药通忌生菜尔。佛家斋，忌食薰渠，不的知是何菜，多言令芸苔，憎其臭矣。**唐本注**云：罗勒，北人谓之兰香，避石勒讳故也。又，薰渠者，婆罗门云阿魏是，言此草苗根似白芷，取根汁暴之如胶，或截根日干，并极臭。西国持咒人禁食之。常食中用之，云去臭气。戎人重此，犹俗中贵胡椒、巴人重负蠜（音樊）等，非芸苔也。**臣禹锡等谨按，药性论**云：冬葵子，臣，滑，平。能治五淋，主奶肿，能下乳汁。根，治恶疮，小儿吞钱不出，煮饮之，即出，神妙。若患天行病后食之，顿丧明。又，叶烧灰及捣干叶末，治金疮。煮汁能滑小肠。单煮汁，主治时行黄病。**孟诜**云：葵，冷。主疳疮生身面上，汁黄者，可取根作灰，和猪脂涂之。其性冷，若热食之，令人热闷，甚动风气。久服丹石人，时吃一顿佳也。冬月葵菹汁，服丹石人发动，舌干，咳嗽，每食后饮一盏，便卧少时。其子，患疮者吞一粒，便作头。女人产时，可煮顿服之，佳。若生时困闷，以子一合，水二升，煮取半升，去滓，顿服之，少时便产。**日华子**云：冬葵，久服坚筋骨。秋葵即是种早者。俗呼为葵菜。

图经曰　冬葵子生少室山，今处处有之。其子是秋种葵，覆养经冬至春作子者，谓之冬葵子，古方入药用最多。苗叶作菜茹，更甘美。大抵性滑利，能宣导积壅，服丹石人尤相宜。煮汁单饮亦佳，仍利小肠，孕妇临产煮叶食之，则胎滑易产。暴干叶及烧灰同作末，主金疮。根主恶疮。小儿吞钱，煮汁饮之立出。凡葵有数种，有蜀葵，《尔雅》所谓“菺（古田切），戎葵”者是也。郭璞云：“如葵，华如槿华。”戎、蜀盖其所自出，因以名之。花有五色。白者主疥疟及邪热，阴干末服之，午日取花，授手亦去疟。黄者主疮痈，干末水调涂之立愈。小花者名锦葵，功用更强。黄葵子主淋涩，又令妇人易产。又有终葵，大茎小叶，紫黄色，吴人呼为繁露，即下品落葵，《尔雅》所谓"终葵，繁露"者是也。一名承露，俗呼曰胡燕脂，子可妇人涂面及作口脂。又有菟葵，似葵而叶小，状若藜，有毛，沦而啖之甚滑，《尔雅》所谓"莃，菟葵"是也。亦名天葵，叶主淋沥热结，皆有功效，故并载之。

【**唐本注**　此即常食者葵根也。《左传》"能卫其足"者是也。据此有数种，多不入药用。

食疗　主患肿未得头破者，三日后，取葵子一百粒吞之，当日疮头开。又，凡有难产，若生未得者，取一合捣破，以水二升，煮取一升已下，只可半升，去滓顿服之，则小便与儿便出。切须在意，勿上厕。昔有人如此，立扑儿入厕中。又细剉，以水煎服一盏食之，能滑小肠。女人产时，煮一顿食，令儿易生。天行病后，食一顿，便失目。吞钱不出，煮汁，冷饮之，即出。无蒜勿食。四季月食生葵，令饮食不消化，发宿疾。又，霜葵生食，动五种留饮。黄葵尤忌。

圣惠方　小儿发斑，散恶毒气：用生葵菜叶绞取汁，少少与服之。

外台秘要　天行班疮，须臾遍身，皆戴白浆，此恶毒气。永徽四年，此疮自西域东流于海内。但煮葵菜叶，以蒜齑啖之，则止。**又方**治消渴利：葵根五大斤切，以水五升，煮取三升，宿不食，平旦一服三升。**又方**治口吻疮：掘经年葵根，烧灰傅之。

千金方　小儿死腹中：葵子末，酒服方寸匕。若口噤不开，格口灌之，药下即活。《肘后方》同。**又方**治妊娠卒下血：葵子一升，水五升，煮取二升，分三服差。**又方**妊娠患淋：葵子一升，水三升，煮取二升，分为二服。无葵子，用葵根一把。

肘后方　大便不通十日至一月：葵子三升，水四升，煮取一升，去滓服。不差更作。**又方**治卒关格，大小便不通，支满欲死：葵子二升，水四升，煮取一升，顿服。内猪脂如鸡子一丸则弥佳。

经验后方　治一切痈肿无头：以葵菜子一粒，新汲水吞下，须臾即破。如要两处破，服两粒。要破处逐粒加之，验。

孙真人食忌　葵，能充脾气。又，霜葵多食吐水。葵合鲤鱼食，害人矣。

必效方　治诸瘘：先以泔清温洗，以绵拭水，取葵菜微火暖，贴之疮引脓，不过二三百叶，脓尽即肉生。忌诸杂鱼、蒜、房室等。

子母秘录　小儿蓐疮：烧葵根末傅之。

产宝　治妒乳及痈：葵茎及子为末，酒服方寸匕，愈。

产书　治倒生，手足冷，口噤：以葵子炒令黄捣末，酒服二钱匕，则顺。

衍义曰　冬葵子，葵菜子也，四方皆有。苗性滑利，不益人。患痈疖，毒热内攻，未出脓者，水吞三五枚，遂作窍，脓出。

【点评】冬葵至今仍是常见菜蔬，《本草纲目》"集解"项李时珍说："葵菜古人种为常食，今之种者颇鲜。有紫茎、白茎二种，以白茎为胜。大叶小花，花紫黄色，其最小者名鸭脚葵。其实大如指顶，皮薄而扁，实内子轻虚如榆荚仁。四五月种者可留子。六七月种者为秋葵，八九月种者为冬葵，经年收采。正月复种者为春葵。然宿根至春亦生。"此即锦葵科植物冬葵 Malva verticillata。

苋实　味甘，寒、大寒，无毒。主青盲，白翳，明目，除邪，利大小便，去寒热，杀蛔虫。久服益气力，不饥轻身。一名马苋、一名莫实。细苋亦同。生淮阳川泽及田中，叶如蓝，十一月采。

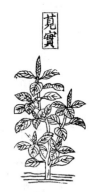

陶隐居云：李云即苋菜也。今马苋别一种，布地生，实至微细，俗呼为马齿苋，亦可食，小酸，恐非今苋实；其苋实当是白苋，所以云"细苋亦同，叶如蓝"也。细苋即是糠苋，食之乃胜，而并冷利，被霜乃熟，故云"十一月采"。又有赤苋，茎纯紫，能疗赤下，而不堪食。药方用苋实甚稀，断谷方中时用之。**唐本注**云：赤苋一名䔩（音匮），今苋实一名莫实，疑莫字误矣。赤苋，味辛，寒，无毒。主赤痢，又主射工、沙虱，此是赤叶苋也。马苋，一名马齿草，味辛，寒，无毒。主诸肿瘘、疣目，捣揩之饮汁，主反胃，诸淋，金疮，血流，破血，癥癖，小儿尤良。用汁洗紧唇、面疱、马汗、射工毒，涂之差。**今按**，陈藏器本草云：忌与鳖同食。今以鳖细剉，和苋于近水湿处置之，则变为生鳖。紫苋杀虫毒。**臣禹锡等谨按**，**蜀本**注云：图经说有赤苋、白苋、人苋、马苋、紫苋、五色苋，凡六种。惟人、白二苋实入药用。按，人苋小，白苋大，马苋如马齿，赤苋味辛，俱别有功，紫及五色二苋不入药。**孟诜**云：苋，补气，除热。其子明目。九月霜后采之。叶亦动气，令人烦闷，冷中损腹。**日华子**云：苋菜，通九窍，子益精。

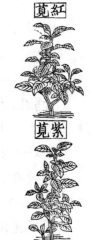

图经曰　苋实生淮阳川泽及田中，今处处有之。即人苋也，经云

"细苋亦同，叶如蓝"是也。谨按，苋有六种：有人苋、赤苋、白苋、紫苋、马苋、五色苋。马苋即马齿苋也，自见后条。入药者，人、白二苋，俱大寒，亦谓之糠苋，亦谓之胡苋，亦谓之细苋，其实一也。但人苋小而白苋大耳，其子霜后方熟，实细而黑，主翳目黑花，肝风客热等。紫苋，茎叶通紫，吴人用染菜、瓜者，诸苋中此无毒，不寒，兼主气痢。赤苋亦谓之花苋，茎叶深赤，《尔雅》所谓"蒉，赤苋"是也。根茎亦可糟藏，食之甚美，然性微寒，故主血痢。五色苋，今亦稀有。细苋，俗谓之野苋，猪好食之，又名猪苋。《集验方》治众蛇螫人，取紫苋捣绞汁，饮一升，滓以水和涂疮上。又射工毒中人，令寒热发疮，偏在一处，有异于常者，取赤苋合茎叶捣绞汁，饮一升，日再，差。

【陈藏器云】 陶以马齿与苋同类，苏亦于苋条出马齿功用。按此二物，厥类既殊，合从别品。

食疗 叶，食动气，令人烦闷，冷中损腹。不可与鳖肉同食，生鳖瘕。又取鳖甲如豆片大者，以苋菜封裹之，置于土坑内，上以土盖之，一宿尽变成鳖儿也。又，五月五日采苋菜，和马齿苋为末，等分调，与妊娠服之，易产。

衍义曰 苋实入药亦稀，苗又谓之人苋，人多食之。茎高而叶红、黄二色者，谓之红人苋，可淹菜用。

【点评】 苋的种类繁多，马苋即是后世所称马齿苋，即马齿苋科植物马齿苋 *Portulaca oleracea*，《蜀本草》已从苋实条中分出。《植物名实图考》人苋单列一条，有云："人苋，盖苋之通称。北地以色青黑而茎硬者当之。一名铁苋，叶极粗涩，不中食，为刀创要药。其花有两片，承一二圆蒂，渐出小茎，结子甚细。江西俗呼海蚌含珠，又曰撮斗撮金珠，皆肖其形。"此当是大戟科铁苋菜属植物。除此而外，其他"苋"多是苋科植物。一般认为，白苋、野苋为苋属白苋 *Amaranthus albus*；赤苋、紫苋、红苋皆是苋属苋 *Amaranthus tricolor*。

胡荽 味辛，温一云微寒，微毒。消谷，治五脏，补不足，利大小肠，通小腹气，拔四肢热，止头痛。疗沙疹、豌豆疮不出，作酒喷之，立出。通心窍。久食人多忘，发腋臭、脚气，根发痼疾。

子 主小儿秃疮，油煎傅之。亦主蛊，五痔及食肉中毒下血，煮，冷取汁服。并州人呼为香荽，入药炒用。

【陈藏器　胡荽，防风注苏云“防风子似胡荽”。味辛，温。消谷，久食令人多忘，发腋臭，根发痼疾。子主小儿秃疮，油煎傅之。亦主蛊毒，五野鸡病及食肉中毒下血。煮令子拆，服汁。石勒讳胡，并、汾人呼为香荽也。

食疗　平。利五脏，补筋脉。主消谷能食。若食多则令人多忘。又，食着诸毒肉，吐下血不止，顿痞黄者，取净胡荽子一升，煮食，腹破取汁，停冷，服半升，一日一夜二服即止。又，狐臭、䘌齿病人不可食，疾更加。久冷人食之，脚弱。患气，弥不得食。又，不得与斜蒿同食，食之令人汗臭，难差。不得久食，此是薰菜，损人精神。秋冬捣子，醋煮熨肠头出，甚效。可和生菜食，治肠风。热饼裹食甚良。

外台秘要　主齿疼：胡菓子五升，应是胡荽子也。以水五升，煮取一升，含之。

经验后方　治小儿胗豆，欲令速出：宜用胡荽三二两切，以酒二大盏煎令沸，沃胡荽，便以物合定，不令泄气。候冷去滓，微微从项已下喷，一身令遍，除面不喷。

孙真人　食之令人多忘，发痼疾，胡臭，䘌齿，口气臭，金疮。

兵部手集　治孩子赤丹不止：以汁傅之差。谭氏方同。

必效方　治蛊毒神验：以根绞汁半升，和酒服之，立下。又治热气结滞，经年数发。以半斤，五月五日采，阴干，水七升，煮取一升半，去滓分服。未差更服，春夏叶、秋冬茎根并用，亦可预备之。

子母秘录　治肛带出：切一升烧，以烟薰肛，即入。

【点评】胡荽作为调味品历史悠久，其原植物为伞形科芫荽 *Coriandrum sativum*。《本草纲目》“集解”项李时珍说：“胡荽处处种之。八月下种，晦日尤良。初生柔茎圆叶，叶有花歧，根软而白。冬春采之，香美可食，亦可作菹。道家五荤之一。立夏后开细花成簇，如芹菜花，淡紫色。五月收子，子如大麻子，亦辛香。按贾思勰《齐民要术》云：六七月布种者，可竟冬食。春月挼子沃水生芽种者，小小共食而已。王祯《农书》云：胡荽于蔬菜中，子、叶皆可用，生、熟俱可食，甚有益于世者。宜肥地种之。”

邪蒿　味辛，温、平，无毒。似青蒿细软。主胸膈中臭烂恶邪气，利肠胃，通血脉，续不足气。生食微动风气，作羹食良，不与胡荽同食，令人汗臭气。

【食医心镜】 治五脏邪气厌谷者，治脾胃肠澼，大渴热中，暴疾恶疮：以煮令熟，和酱、醋食之。

【点评】《救荒本草》邪蒿条云："邪蒿，生田园中，今处处有之。苗高尺余，似青蒿，细软，叶又似胡萝卜叶，微细而多花叉，茎叶稠密，梢间开小碎瓣黄花。苗叶味辛，性温、平，无毒。" 这种邪蒿究竟是伞形科邪蒿属 *Seseli* 植物，或是菊科蒿属 *Artemisia* 物种，有不同意见。

同蒿 平。主安心气，养脾胃，消水饮。又动风气，熏人心，令人气满，不可多食。

【点评】《救荒本草》云："同蒿，处处有之，人家园圃中多种。苗高一二尺，叶类胡萝卜叶而肥大，开黄花，似菊花。味辛，性平。" 此即菊科茼蒿 *Chrysanthemum segetum* 之类。

罗勒 味辛，温，微毒。调中消食，去恶气，消水气，宜生食。又疗齿根烂疮，为灰用甚良。不可过多食，壅关节，涩荣卫，令血脉不行。又动风，发脚气。患喯，取汁服半合定。冬月用干者煮之。子，主目翳及物入目，三五颗致目中，少顷当湿胀，与物俱出。又疗风赤眵泪。根，主小儿黄烂疮，烧灰傅之，佳。北人呼为兰香，为石勒讳也。

此有三种：一种堪作生菜；一种叶大，二十步内闻香；一种似紫苏叶。

【陶隐居】术家取羊角、马蹄烧作灰，撒于湿地，遍踏之，即生罗勒。俗呼为西王母菜，食之益人。

外台秘要 治面上灭瘢方：木兰香一斤，以三岁米醋浸令没，百日出，暴干，为末以傅之。用醋浆渍，百日出，日干，末服方寸匕。

【点评】《本草纲目》"集解"项李时珍云："香菜须三月枣叶生时种之乃生，否则不生。常以鱼腥水、米泔水、泥沟水浇之，则香而茂。不宜粪水。《臞仙神隐书》言：园旁水侧宜广种之，饥年亦可济用。其子大如蚤，褐色而不光，七月收之。"此即唇形科植物罗勒 *Ocimum basilicum*，之类，为常见的芳香植物。

石胡荽　寒，无毒。通鼻气，利九窍，吐风痰。不任食，亦去瞖，熟挼内鼻中，瞖自落。俗名鹅不食草。已上五种新补。见孟诜、陈藏器、萧炳、陈士良、日华子。

【点评】石胡荽载《嘉祐本草》，俗名鹅不食草。《本草纲目》"集解"项李时珍说："石胡荽，生石缝及阴湿处小草也。高二三寸，冬月生苗，细茎小叶，形状宛如嫩胡荽。其气辛熏不堪食，鹅亦不食之。夏开细花，黄色，结细子。极易繁衍，僻地则铺满也。案孙思邈《千金方》云：一种小草，生近水渠中湿处，状类胡荽，名天胡荽，亦名鸡肠草。即此草也。与繁缕之鸡肠，名同物异。"其原植物当为伞形科天胡荽 *Hydrocotyle sibthorpioides*。

芜菁及芦菔　味苦，温，无毒。主利五脏，轻身益气，可长食之。芜菁子，主明目。

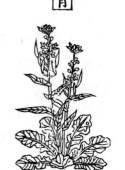

陶隐居云：芦菔是今温菘，其根可食，叶不中啖。芜菁根乃细于温菘，而叶似菘，好食。西川惟种此，而其子与温菘甚相似，小细尔。俗方无用，服食家亦炼饵之，而不云芦菔子，恐不用也。俗人蒸其根及作菹，皆好，但小熏臭尔。又有荜根，细而过辛，不宜服之。**唐本注**云：芜菁，北人名蔓菁，根、叶及子，乃是菘类，与芦菔全别，至于体用亦殊。今言芜菁子似芦菔，或谓芦菔叶不堪食，兼言小熏体，是江表不产二物，斟酌注铭，理丧其真尔。其蔓菁子，疗黄疸，利小便。水煮三升，取浓汁服，主癥瘕积聚；少饮汁，主霍乱，心腹胀；末服，主目暗。其芦菔别显后条。**今按**，陈藏器本草云：芜菁，主急黄，黄疸及内黄，腹结不通。捣为末，水绞汁服，当得嚏，鼻中出黄水及下痢。仙经云：长服可断谷长生。和油傅蜘蛛咬，恐毒入肉，亦捣为末酒服。蔓菁园中无蜘蛛，是其相畏也。为油入面膏，令人去黑䵟。今并、汾、河朔间，烧食其根，呼为芜根，犹是芜菁之号。芜菁，南北之通称也。塞北种者，名九英蔓菁，根大，并将为军粮。菘菜，南土所种多是也。**臣禹锡等谨按，尔雅**云：须，蕵芜。释曰：《诗·谷风》云"采葑采菲"，毛云：葑，须也。先儒即以须葑菘当之。孙炎云：须，一名葑苁。郭注云：蕵芜似羊蹄，叶细，味酢，可食。《礼·坊记》注云：蕵，蔓菁也。陈、宋之间谓之葑。陆机云：葑，芜菁，幽州人谓之芥。《方言》云：蘴、荛，芜菁也。陈、楚谓之蘴，齐、鲁谓之荛，关西谓之芜菁，赵、魏之部谓之大芥。蘴、葑音同，然则葑也，须也，芜菁也，蔓菁也，蕵芜也，荛也，芥也，七者一物也。**孟诜**云：蔓菁，消食下气。其子九蒸九暴，捣为粉，服之长生。压油涂头，能变蒜发。又，研入面脂，极去皱。又，捣子，水和服，治热黄，结实不通，少顷当泻一切恶物，沙石、草发并出。又利小便。又，女子妒乳肿，取其根生捣后，和盐、醋、浆水煮，取汁洗之，五六度差。又捣和鸡子白封之，亦妙。**萧炳**云：蔓菁子，别入丸药用，令人肥健，尤宜妇人。**刘禹锡嘉话录**云：诸葛亮所止，令兵士独种蔓菁者，取其才出甲可生啖，一也；叶舒可煮食，二也；久居则随以滋长，三也；弃不令惜，四也；回则易寻而采，五也；冬有根可劚而食，六也。比诸蔬属，其利不亦博矣。三蜀之人，今呼蔓菁为诸葛菜，江陵亦然。**日华子**云：蔓菁，梗短叶大，连地上生阔叶红色者，是蔓菁。

图经曰 芜菁及芦菔旧不著所出州土，今南北皆通有之。芜菁即蔓菁也，芦菔即下莱菔（音卜），今俗呼萝葍是也。此二菜，北土种之尤多。芜菁四时仍有，春食苗，夏食心，亦谓之苔子，秋食茎，冬食根。河朔尤多种，亦可以备饥岁，菜中之最有益者惟此耳。常食之，通中益气，令人肥健。《嘉话录》云："诸葛亮所止，令兵士独种蔓菁者，取其才出甲可生啖，一也；叶舒可煮食，二也；久居则随以滋长，三也；弃不令惜，四也；回即易寻而采之，五也；冬有根可劚食，六也。比诸蔬属，其利不亦博乎。刘禹锡曰：信矣。三蜀、江陵之人，今呼蔓菁为诸葛菜是也。"其实夏秋熟时采之。仙方亦单服，用水煮三过，令苦味尽，暴干，捣筛，水服二钱匕，日三。久增服，可以辟谷。又治发黄，下小肠药用之。又主青盲，崔元亮《海上方》云：但瞳子不坏者，疗十得九愈。蔓菁子六升，一物蒸之，看气遍，合甑下，以釜中热汤淋之，乃暴令干，还淋，如是三遍，即取杵筛为末。食上清酒服二寸匕，日再。涂面膏亦有用者。又疗乳痈痛寒热者，取蔓菁根并叶，净择去土，不用水洗，以盐捣傅乳上，热即换，不过三五易之，即差。冬月无叶，但空用根亦可，切须避风耳。南人取北种种之，初年相类，至二三岁则变为菘矣。莱菔功用亦同，然力猛更出其右。断下方亦用其根烧熟入药。尤能制面毒，昔有婆罗门僧东来，见食麦面者云：此大热，何以食之。又见食中有芦菔，云赖有此以解其性。自此相传，食面必啖芦菔。凡人饮食过度饱，宜生嚼之，佳。子，研水服，吐风涎甚效。此有大、小二种，大者肉坚宜蒸食，小者白而脆宜生啖。《尔雅》所谓"葵，芦肥"，郭璞云："紫花菘也。俗呼温菘，似芜菁，大根。一名葵，俗呼雹葖。"然则紫花菘、温菘，皆南人所呼也。吴人呼楚菘，广南人呼秦菘。河朔芦菔极有大者，其说旧矣，而江南有国时，有得安州、洪州、信阳者甚大，重至五六斤，或近一秤，亦一时种莳之力也。又今医以治痟渴，其方：出了子萝卜三枚，净洗，薄切，暴干，一味捣罗为散。每服二钱，煎猪肉汤澄清调下，食后临卧。日三服，渐增至三钱，差。

【食疗】 温。下气，治黄疸，利小便。根主消渴，治热毒风肿。食令人气胀满。

圣惠方 治风疹入腹，身体强，舌干燥硬：用蔓菁子三两为末，每服温酒下一钱匕。

外台秘要 治心腹胀：蔓菁子一大合，拣净捣熟，研水一升，更和研，滤取汁，可得一盏，顿服之。少顷自得转利，或亦自吐，腹中自宽，或得汗，愈。**又方**阴黄，汗染衣，涕唾黄：取蔓菁子捣末，平旦以井花水服一匙，日再，加至两匙，以知为度。每夜小便重浸少许帛子，各书记日色，渐退白则差，不过服五升已来。**又方**轻身益气，明目：芜菁子一升，水九升，煮令汁尽，日干。如此三度，捣末。水服方寸匕，日三。**又方**治瘰疬着手足肩背，累累如米起，色白，刮之汁出，复发热：芜菁子熟捣，帛裹傅之，烂止。

千金方 治头秃：芜菁子末，酢和傅之，日三。**又方**治血皯面皱：取子烂研，入常用面脂中良。**又方**常服明目，洞视，肥肠：芜菁子三升，以苦酒三升，煮令熟，日干，末下筛。以井花水服方寸匕，加至三匕，日三，无所忌。

肘后方 治豌豆疮：蔓菁根捣汁，挑疮破，傅在上，三食顷，根出。**又方**犬咬人重发，治之：服蔓菁汁佳。

葛氏方 卒肿毒起，急痛：芜菁根大者，削去上皮熟捣，苦酒和如泥，煮三沸，急搅之，出傅肿，帛裹上，日再三易。

经验后方 治虚劳眼暗：采三月蔓菁花，阴干为末，以井花水每空心调下二钱匕。久服长生，可夜读书。

孙真人食忌 治黄疸，皮肤、眼睛如金色，小便赤：生蔓菁子末，熟水调下方寸匕，日三。**又方**主一切热肿毒：取生蔓菁根一握，盐花入少讫和捣，傅肿上，日三易。

集疗 男子阴肿如斗大，核痛，人所不能治者：芜菁根捣傅之。

兵部手集 治奶痈，疼痛，寒热，傅救十余人方：蔓菁根、叶，净择去土，不用洗，以盐捣傅乳上，热即换，不过三五度。冬无叶即用根，切须避风。

伤寒类要 神仙教子法：立春后有庚子日，温芜菁汁，合家大小并服，不限多少，可理时疾。**又方**急黄：服蔓菁子油一盏，顿服之。临时无油，则蔓菁子杵汁，水和之服亦得。候颜色黄，或精神急，用之有效。

子母秘录 治妊娠小便不利：芜菁子末，水服方寸匕，日二。《杨氏产乳》同。

抱朴子 大醋煮芜菁子令熟，日干为末，井花水服方寸匕，日三，尽一斗，能夜视有所见。

荆楚岁时记　采经霜者干之。《诗》云"我有旨蓄，可以御冬"。

衍义曰　芜菁、芦菔二菜也。芦菔，即萝卜也。芜菁，今世俗谓之蔓菁，夏则枯，当此之时，蔬圃中复种之，谓之鸡毛菜。食心，正在春时。诸菜之中，有益无损，于世有功。采撷之余，收子为油。根过食动气。河东、太原所出极大，他处不及也，又出吐谷浑。后于莱菔条中，《尔雅》释但名"芦菔今谓之萝卜"是也。则芜菁条中，不合更言及"芦菔"二字，显见重复，从《尔雅》为正。

【点评】芜菁与芦菔为两种植物，芜菁为十字花科芸薹属植物 *Brassica rapa*，芦菔即萝卜，为同科萝卜属植物萝卜 *Raphanus sativus*。芜菁也有肉质根，经常与萝卜混淆。《本草纲目》"集解"项李时珍说："《别录》以芜菁、芦菔同条，遂致诸说猜度。或以二物为一种，或谓二物全别，或谓在南为莱菔，在北为蔓菁，殊无定见。今按二物根、叶、花、子都别，非一类也。蔓菁是芥属，根长而白，其味辛苦而短，茎粗叶大而厚阔；夏初起薹，开黄花，四出如芥，结角亦如芥；其子均圆，似芥子而紫赤色。芦菔是菘属，根圆，亦有长者，有红白二色；其味辛甘而永；叶不甚大而糙，亦有花叶者；夏初起薹，开淡紫花；结角如虫状，腹大尾尖；子似胡卢巴，不均不圆，黄赤色。如此分之，自明白矣。其蔓菁六月种者，根大而叶蠹；八月种者，叶美而根小；惟七月初种者，根叶俱良。拟卖者纯种九英，九英根大而味短，削净为菹甚佳。今燕京人以瓶腌藏，谓之闭瓮菜。"

瓜蒂　味苦，寒，有毒。主大水，身面四肢浮肿，下水，杀蛊毒，咳逆上气，及食诸果病在胸腹中，皆吐下之。去鼻中息肉，疗黄疸。

花　主心痛，咳逆。生嵩高平泽。七月七日采，阴干。

陶隐居云：瓜蒂，多用早青蒂，此云七月采，便是甜瓜蒂也。人亦有用熟瓜蒂者，取吐乃无异。此止于论其蒂所主尔，今瓜例皆冷利，早青者尤甚。熟瓜乃有数种，除瓤食之不害人，若觉多，即入水自渍便

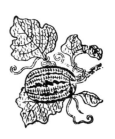

即消。永嘉有寒瓜甚大，今每取藏，经年食之。亦有再熟瓜，又有越瓜，人作菹食之，亦冷，并非药用尔。**今注**：甜瓜有青、白二种，入药当用青瓜蒂。前条白瓜子，唐注云"甘瓜子，主腹内结聚，破溃脓血，最为肠胃脾内壅要药"，正是此甜瓜之功。前条便以白瓜子为甘瓜子，非也。**臣禹锡等谨按，药性论**云：瓜蒂，使。茎主鼻中息肉，龋鼻。和小豆、丁香吹鼻，治黄。**日华子**云：无毒。治脑塞，热龋，眼昏，吐痰。

图经曰　瓜蒂即甜瓜蒂也。生嵩高平泽，今处处有之，亦园圃所莳。旧说瓜有青、白二种，入药当用青瓜蒂，七月采，阴干。方书所用，多入吹鼻及吐膈散中。茎亦主鼻中息肉，龋鼻等。叶主无发，捣汁涂之即生。花主心痛，咳逆。肉主烦渴，除热，多食则动痼疾。又有越瓜，色正白，生越中。胡瓜黄色，亦谓之黄瓜，别无功用，食之亦不益人，故可略之。

**【雷公　**凡使，勿用白瓜蒂，要采取青绿色瓜，待瓜气足，其瓜蒂自然落在蔓茎上。采得未用时，使榔榔叶裹，于东墙有风处，挂令吹干用。瓜子，凡使，勿用瓜子实，恐误。采得后，便于日中曝令内外干，便杵，用马尾筛筛过，成粉末了用。其药不出油，其效力短。若要出油，生杵作膏，用三重纸裹，用重物覆压之，取无油用。

**食疗　**瓜蒂，主身面、四肢浮肿，杀蛊，去鼻中瘜肉，阴黄黄疸及暴急黄。取瓜蒂、丁香各七枚，小豆七粒，为末，吹黑豆许于鼻中，少时黄水出，差。其子，热。补中，宜人。瓜有毒。止渴，益气，除烦热，利小便，通三焦壅塞气。多食令人阴下湿痒，生疮，动宿冷病，癥癖人不可食之。若食之饱胀，入水自消。多食令人惙惙虚弱，脚手无力。叶生捣汁生发。又，补中，打损折，碾末酒服去瘀血，治小儿疳。《龙鱼河图》云：瓜有两鼻者杀人，沉水者杀人。食多腹胀，可食盐，化成水。

圣惠方　**治时气，三日外忽觉心满坚硬，脚手心热，变黄，不治杀人：以瓜蒂七枚杵末，如大豆许吹两鼻中，令黄水出，残末水调服之，得吐黄水一二升，差。又方**治鼻中瘜肉：陈瓜蒂一分为末，羊脂和少许，傅瘜肉上，日三。

**经验方　**治遍身如金色：瓜蒂四十九个，须是六月六日收者，丁香四十九个，用甘锅子烧，烟尽为度，细研为末。小儿用半字，吹鼻内及揩牙，大人只用一字，吹鼻内，立差。

**经验后方　**治大人、小儿久患风痫，缠喉风，喂嗽，遍身风疹，急中涎潮等：此药不大吐逆，只出涎水。小儿服一字。瓜蒂不限多少，细碾为末，壮年一字，十五已下、老怯半字，早晨井花水下。一食顷，含沙糖一块。良久涎如水出，年深涎尽，有一块如涎布，水上如鉴矣。涎尽食粥一两日。如吐多困甚，即咽麝香汤一盏，即止矣。麝细研，温水调下。昔天平尚书觉昏眩，即服之取涎，有效。

伤寒类要　**治急黄，心上坚硬，渴欲得水吃，气息喘粗，眼黄：但有一候相当，则以瓜蒂二小合，熬赤小豆二合，为末，暖浆水五合，服方寸匕。一炊久当吐，不吐再服五分匕，亦减之。若吹鼻中两三黑豆许，黄水出歇。又方**治黄疸，目黄不除，瓜丁散：瓜丁细末，如大豆许内鼻中。令病人深吸，取鼻中黄水出。

衍义曰　瓜蒂，此即甜瓜蒂也。去瓜皮，用蒂约半寸许，暴极干，不限多少，为细末。量疾，每用一二钱匕，腻粉一钱匕，以水半合同调匀，灌之，治风涎暴作，气塞倒卧。服之，良久，涎自出，或觉有涎，用诸药行化不下，但如此服，涎即出。或服药良久涎未出，含沙糖一块，下咽即涎出。此物甚不损人，全胜石碌、硇砂辈。

【点评】按照陶弘景的观点，瓜蒂为甜瓜的瓜蒂。甜瓜又名甘瓜、果瓜。《本草纲目》"释名"说："瓜字篆文象瓜在须蔓间之形。甜瓜之味甜于诸瓜，故独得甘甜之称。旧列菜部，误矣。按王祯云：瓜类不同，其用有二：供果者为果瓜，甜瓜、西瓜是也；供菜者为菜瓜、胡瓜、越瓜是也。在木曰果，在地曰蓏。大曰瓜，小曰瓞。其子曰瓞，其肉曰瓤。其跗曰环，谓脱花处也；其蒂曰蘆，谓系蔓处也。《礼记》为天子削瓜及瓜祭，皆指果瓜也。本草瓜蒂，亦此瓜之蒂也。""集解"项又说："甜瓜，北土、中州种蒔甚多。二三月下种，延蔓而生，叶大数寸，五六月花开黄色，六七月瓜熟。其类甚繁：有团有长，有尖有扁。大或径尺，小或一捻。其棱或有或无，其色或青或绿，或黄斑、糁斑，或白路、黄路。其瓤或白或红，其子或黄或赤，或白或黑。按王祯《农书》云：瓜品甚多，不可枚举。以状得名，则有龙肝、虎掌、兔头、狸首、羊髓、蜜筒之称；以色得名，则有乌瓜、白团、黄觚、白觚、小青、大斑之别。然其味，不出乎甘香而已。《广志》惟以辽东、敦煌、庐江之瓜为胜。然瓜州之大瓜，阳城之御瓜，西蜀之温瓜，永嘉之寒瓜，未可以优劣论也。甘肃甜瓜，皮、瓤皆甘胜糖蜜，其皮暴干犹美。浙中一种阴瓜，种于阴处，熟则色黄如金，肤皮稍厚，藏之至春，食之如新。此皆种蓺之功，不必拘于土地也。甜瓜子曝裂取仁，可充果食。凡瓜最畏麝气，触之甚至一蒂不收。"其说大半本于《农书》甜瓜条，考其种类，当指葫芦科植物甜瓜 *Cucumis melo*。

《开宝本草》在瓜蒂条中说"前条白瓜子"，白冬瓜条说

"前条即冬瓜子之功，此乃说皮肉之效尔"云云，可见在《开宝本草》中，此三条的顺序是白瓜子、白冬瓜、瓜蒂。检《新修本草》菜部上品开头三药依次也是白瓜子、白冬瓜、瓜蒂。《证类本草》现在的顺序，应该是唐慎微编辑时打乱而成。

白冬瓜　味甘，微寒。主除小腹水胀，利小便，止渴。

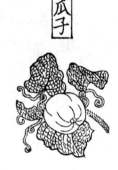

陶隐居云：被霜后合取，置经年，破取核，水洗，燥，乃櫑取人用之。冬瓜性冷利，解毒，消渴，止烦闷，直捣绞汁服之。**今注**：此物经霜后，皮上白如粉涂，故云白冬瓜也。前条即冬瓜子之功，此乃说皮肉之效尔。陶注为子人，非也。**臣禹锡等谨按，药性论**云：冬瓜练，亦可单用，味甘，平。汁，止烦躁热。练，压丹石毒，止热渴，利小肠，能除消渴，差五淋。**孟诜**云：冬瓜，益气耐老，除胸心满，去头面热。热者食之佳，冷者食之瘦人。**日华子**云：冬瓜，冷，无毒。除烦，治胸膈热，消热毒痈肿，切摩痱子甚良。叶，杀蜂，可修事蜂儿，并熁肿毒及蜂丁。藤烧灰，可出绣点黯，洗黑黚，并洗疮疥。湿穰，亦可漱练白缣。

【食疗】　益气能老，除心胸满。取瓜子七升，下同白瓜条，压丹石。又，取瓜一颗，和桐叶与猪肉食之。一冬更不要与诸物食，自然不饥，长三四倍矣。又，煮食之，练五脏，为下气故也。欲得瘦轻健者，则可长食之。若要肥，则勿食。孟诜说：肺热消渴，取濮瓜去皮，每食后嚼吃三二两，五七度良。

千金方　治小儿渴利：单捣冬瓜汁饮之。

肘后方　发背欲死方：取冬瓜截去头，合疮上。瓜当烂，截去更合之。瓜未尽，疮已敛小矣。即用膏养之。

小品方　食鱼中毒：冬瓜汁最验。

孙真人　九月勿食被霜瓜，食之令人成反胃病。

古今录验　治伤寒后痢，日久津液枯竭，四肢浮肿，口干：冬瓜一枚，黄土泥厚裹五寸，煨令烂熟，去土绞汁服之。

兵部手集　治水病初得危急：冬瓜不限多少，任吃，神效无比。

子母秘录　小儿生一月至五个月，乍寒乍热：炮冬瓜，绞汁服。

杨氏产乳　疗渴不止：烧冬瓜，绞取汁，细细饮之尽，更作。

丹房镜源　冬瓜蔓灰煮汞及丹砂，淬铜、锡。

衍义曰　白冬瓜一二斗许大，冬月收为菜，压去汁，蜜煎，代果。患发背及一切痈疽，削一大块置疮上，热则易之，分散热毒气，甚良。

【点评】在《本草经集注》中，白瓜子与白冬瓜为一条，后来被分为两条。《本草纲目》重新合并，"释名"项李时珍说："冬瓜，以其冬熟也。又贾思勰云：冬瓜正二三月种之。若十月种者，结瓜肥好，乃胜春种。则冬瓜之名或又以此也。《别录》白冬瓜原附于《本经》瓜子之下。宋《开宝本草》加作白瓜子，复分白冬瓜为《别录》一种。遂致诸注辩说纷纷。今并为一。""集解"项又说："冬瓜三月生苗引蔓，大叶团而有尖，茎叶皆有刺毛。六七月开黄花，结实大者径尺余，长三四尺，嫩时绿色有毛，老则苍色有粉，其皮坚厚，其肉肥白。其瓤谓之瓜练，白虚如絮，可以浣练衣服。其子谓之瓜犀，在瓤中成列。霜后取之，其肉可煮为茹，可蜜为果。其子仁亦可食。盖兼蔬、果之用。凡收瓜忌酒、漆、麝香及糯米，触之必烂。"白冬瓜即是葫芦科植物冬瓜 *Benincasa hispida*，至今仍是常见菜蔬。

本条黑盖子下引《食疗本草》云："益气能老，除心胸满。取瓜子七升，下同白瓜条。"此非完整句子，据敦煌出《食疗本草》残卷，此条原文作："（冬瓜）其子主益气耐老，除心胸气满，消痰止烦。又，冬瓜子七升，绢袋盛，投三沸汤中须臾，暴干为末，如此三度止。服之方寸匕，日二服，令人肥悦。"这应该是唐慎微编辑《证类本草》时，为简便计省略抄写，但在定稿刊刻时却未能还原。"下同白瓜条"云云，则说明这段话并不直接出自《食疗本草》原书，而是续接白瓜子条引孟诜："取冬瓜仁七升，以绢袋盛之，投三沸汤中，须臾出暴干，如此三度止。又，与清苦酒渍，经一宿，暴干为末，日服之方寸匕。令人肥悦，明目，延年不老。"

白瓜子　味甘，平、寒，无毒。主令人悦泽，好颜色，益气不饥。久服轻身耐老。主除烦满不乐，久服寒中。可作面脂，令面悦泽。一名水芝、一名白瓜侧绞切子。生嵩高平泽。冬瓜人也，八月采。

唐本注云：经云"冬瓜人也，八月采之"。已下为冬瓜人说，非谓冬瓜别名。据经及下条瓜蒂，并生嵩高平泽，此即一物，但以"甘"字似"白"字，后人误以为"白"也。若其不是甘瓜，何因一名白瓜，此即甘瓜不惑。且朱书论白瓜之效，墨书说冬瓜之功，功异条同，陶为深误。按，《广雅》"冬瓜一名地芝"，与甘瓜全别，墨书宜附冬瓜科下。瓜蒂与甘瓜共条。《别录》云：甘瓜子，主腹内结聚，破溃脓血，最为肠胃脾内壅要药。本草以为冬瓜，但用蒂，不云子也。今肠痈汤中用之，俗人或用冬瓜子也。又按，本草云瓜子或云甘瓜子，今此本误作"白"字，当改从"甘"也。今按，此即冬瓜子也。唐注称是甘瓜子。谓"甘"字似"白"字，后人误以为"白"。此之所言，何孟浪之甚耶？且本经云"主令人悦泽"；别录云"可作面脂，令人悦泽"。而又面脂方中多用冬瓜人，不见用甘瓜子，按此即是冬瓜子明矣。故陶于后条注中云："取核水洗，燥乃檋取人用之。"且此物与甘瓜全别，其甘瓜有青、白二种，子色皆黄，主疗与白瓜子有异；而冬瓜皮虽青，经霜亦有白衣，其中子白，白瓜子之号，因斯而得。况陶隐居以《别录》白冬瓜附于白瓜子之下，白瓜子更不加注，足明一物而不能显辨尔。《别录》"瓜"字（侧绞切），今以读作瓜字。唐注谬误，都不可凭。臣禹锡等谨按，蜀本注：苏云是甘瓜子也，图经云"别有胡瓜，黄赤，无味"。今据此两说俱不可凭矣。本经云"冬瓜人也"，苏注盖以冬瓜色青，乃云是甘瓜者。且甘瓜自有青、白二种，只合云白甘瓜也。今据本经云"白瓜子即冬瓜人"无疑也。按，冬瓜虽色青，而其中子甚白，谓如白瓜子者，犹如虫部有白龙骨焉，人但看骨之白而不知龙之色也。若以甘瓜子为之，则甘瓜青、白二种，其子并黄色，而《千金》面药方，只用冬瓜人，信苏注为妄，图经难凭矣。孟诜云：取冬瓜人七升，以绢袋盛之，投三沸汤中，须臾出暴干，如此三度止。又，与清苦酒渍，经一宿，暴干为末，日服之方寸匕。令人肥悦，明目，延年不老。又，取子三五升，退去皮，捣为丸。空腹服三十丸，令人白净如玉。日华子云：冬瓜人，去皮肤风剥，黑䵟，润肌肤。

图经曰　白瓜子即冬瓜人也。生嵩高平泽，今处处有之，皆园圃所莳。其实生苗蔓下，大者如斗而更长，皮厚而有毛，初生正青绿，经霜则白如涂粉。其中肉及子亦白，故谓之白瓜。人家多藏蓄弥年，作菜果。入药须霜后合取，置之经年，破出核洗，燥乃檋取人用之。亦堪单作服饵。又有末作汤饮，又作面药，并令人颜色光泽。宗懔《荆楚岁时记》云：七月采瓜犀，以为面脂。犀，辨也。瓤亦堪作澡豆。其肉主三消渴疾，解积热，利大小肠，压丹石毒。《广雅》"一名地芝"是也。皮可作丸服，亦入面脂中，功用与上等。

【外台秘要】　补肝散，治男子五劳七伤，明目：白瓜子七升，绢袋盛，绞沸汤中三遍，讫，以酢五升，渍一宿，暴干，捣下筛，酒服方寸匕，日三，久服差。

孙真人　治多年损伤不差：熬瓜子末，温酒服之。

衍义曰 白瓜子实冬瓜人也，服食中亦稀用。

【点评】白瓜子按照陶弘景的意见，即是冬瓜子，故《开宝本草》在白冬瓜条中说："前条即冬瓜子之功，此乃说皮肉之效尔"。其只是针对陶说瓜子需要"櫺取人用之"，即取用瓜子去壳的种仁部分，并批评说："陶注为子人，非也"。《新修本草》则不以为然，认为本条正名"白瓜子"其实是"甘瓜子"的讹写，所以才会出现别名"白瓜子"的情况。《开宝本草》不认同苏敬的看法，认为别名写作"白爪子"，"爪"读作"侧绞切"，与《广韵》"爪"注音同，即此非"瓜"的误字。此后皆从《开宝本草》之说，以冬瓜 *Benincasa hispida* 的种子为白瓜子。

甜瓜 寒，有毒。止渴，除烦热，多食令人阴下湿痒生疮，动宿冷病，发虚热，破腹。又令人惙惙弱，脚手无力。少食即止渴，利小便，通三焦间拥塞气，兼主口鼻疮。**臣禹锡等谨按，日华子**云：无毒。

叶 治人无发，捣汁涂之即生。

图经 文具瓜蒂条下。

【陈藏器 序云 甘瓜子，止月经太过，为末去油，水调服。

千金方 治口臭：杵干甜瓜子作末，蜜和丸，每旦洗净漱，含一丸如枣核大。亦用傅齿。

孙真人食忌 患脚气人勿食甜瓜，其患永不除。又，五月甜瓜沉水者杀人。又，多食发黄疸病，动冷疾，令人虚赢，解药力。两蒂者杀人。

食医心镜 治热，去烦渴。甜瓜去皮，食后吃之，煮皮作羹亦佳。

衍义曰 甜瓜暑月服之，永不中暑气。多食未有不下利者，贫下多食，至深秋作痢为难治，为其消损阳气故也。亦可以如白甜瓜煎渍收。

【点评】甜瓜原产热带，很早引种中国，品种甚多，原植物为葫芦科甜瓜 *Cucumis melo*。

胡瓜叶 味苦，平，小毒。主小儿闪癖，一岁服一叶已上，斟酌与之。生接绞汁服，得吐下。根捣傅胡刺毒肿。其实味甘，寒，有毒。不可多食，动寒热，多疟病，积瘀热，发痓气，令人虚热，上逆少气，发百病及疮疥，损阴血脉气，发脚气。天行后不可食，小儿切忌，滑中，生疳虫。不与醋同食。北人亦呼为黄瓜，为石勒讳，因而不改。已上二种新补。见千金方及孟诜、陈藏器、日华子。

图经 文具瓜蒂条下。

【千金髓】 水病肚胀至四肢肿：胡瓜一个破作两片，不出子，以醋煮一半，水煮一半俱烂，空心顿服，须臾下水。

孙真人 主蛇咬：取胡瓜傅之，数易良。

越瓜 味甘，寒。利肠胃，止烦渴。不可多食，动气，发诸疮，令人虚弱不能行，不益小儿，天行病后不可食。又不得与牛乳、酪及鲊同餐，及空心食，令人心痛。今附。

臣禹锡等谨按陈藏器云：越瓜，大者色正白，越人当果食之。利小便，去烦热，解酒毒，宣泄热气。小者糟藏之。为灰，傅口吻疮及阴茎热疮。

图经 文具瓜蒂条下。

【食疗】 小儿夏月不可与食。又，发诸疮。令人虚弱，冷中。常令人脐下为癥，痛不止。又，天行病后不可食。

食医心镜 越瓜鲊，久食益肠胃，和饭作鲊并斋菹之并得。

【点评】从瓜蒂到越瓜共6条，晦明轩本《政和证类本草》的顺序为瓜蒂、白冬瓜、白瓜子、甜瓜、胡瓜叶、越瓜，并相连续；刘甲本《大观证类本草》顺序不变，但以瓜蒂、白冬瓜、白瓜子相连为一组，甜瓜、胡瓜叶、越瓜相连为一组，两组之间间隔苋实、胡荽、邪蒿等13条。这种排序涉及《证类本草》编辑细节，需要认真讨论。

《新修本草》卷18菜部尚存，相关药物顺序为白瓜子、白冬瓜、瓜蒂；越瓜是《开宝本草》今附，甜瓜、胡瓜叶为《嘉祐本草》新补，故阙如。先看白瓜子、白冬瓜、瓜蒂3条，各家本草注释文字都涉及顺序，且相互印证。《开宝本草》瓜蒂条注称

"前条白瓜子"，白冬瓜条注"前条即冬瓜子之功，此乃说皮肉之劲"，由此知《开宝本草》仍然是以白瓜子、白冬瓜、瓜蒂为序。《本草衍义》反映了《嘉祐本草》的顺序，共有4药，依次是白瓜子、白冬瓜、瓜蒂、甜瓜，且连续。

由此证明"瓜蒂、白冬瓜、白瓜子"的顺序乃由《证类本草》调整。在《证类本草》相关条文中完全看不出调整药物顺序的理由，可能就是唐慎微在剪贴拼装的时候，偶然颠倒顺序，并没有特别的原因。晦明轩本、刘甲本各自的祖本《大观证类本草》和《政和证类本草》，所据的应该是与唐慎微书稿相同方法剪贴制作的传抄本，故保持书稿的原貌。因为"大观""政和"一致，所以可以认为这种调整是唐慎微所为。

后面"甜瓜、胡瓜叶、越瓜"皆为新增。根据《本草衍义》提供的线索，《嘉祐本草》中的顺序应该是"白瓜子、白冬瓜、瓜蒂，甜瓜、胡瓜叶、越瓜"，或者"白瓜子、白冬瓜、瓜蒂，越瓜、甜瓜、胡瓜叶"，此6条应该是连在一起的。如此则晦明轩本《政和证类本草》此6条连续接近《嘉祐本草》的原貌，刘甲本《大观证类本草》分割为两段则否。至于究竟晦明轩本还是刘甲本更接近唐慎微书稿的原貌，则不太能够判断。但可以肯定的是，唐慎微书稿在流传过程中，药物顺序有所改变。

白芥　味辛，温，无毒。主冷气。色白，甚辛美，从西戎来。子，主射工及疰气，上气发汗，胸膈痰冷，面黄。生河东。今附。

臣禹锡等谨按陈藏器云：白芥，生太原。如芥而叶白，为茹食之，甚美。日华子云：白芥，能安五脏，功用与芥颇同。子，烧及服，可辟邪魅。

图经　文具芥条下。

【陈藏器云　主冷气。子主上气，发汗，胸膈痰冷，面目黄赤，亦入镇宅用之。

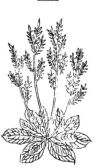

外台秘要 治气：小芥子一升，捣碎以绢袋盛，好酒二升浸七日，空心温服三合，日二服。

千金方 治反胃，吐食上气：小芥子日干为末，酒服方寸匕。**又方**三种射工即水弩子：以芥子杵令熟，苦酒和，厚傅上，半日痛即便止。**又方**治游肿诸痛：以芥子末、猪胆，和如泥傅上，日三易之。

肘后方 治中风，卒不得语：以苦酒煮芥子，傅颈一周，以帛苞之，一日一夕乃差。

【点评】《新修本草》在芥条提到白芥："又有白芥，子粗大白色，如白粱米，甚辛美，从戎中来。"《开宝本草》单列一条。《本草纲目》"集解"项李时珍说："白芥处处可种，但人知莳之者少尔。以八九下种，冬生可食。至春深茎高二三尺，其叶花而有丫，如花芥叶，青白色。茎易起而中空，性脆，最畏狂风大雪，须谨护之，乃免折损。三月开黄花，香郁。结角如芥角，其子大如粱米，黄白色。又有一种茎大而中实者尤高，其子亦大。此菜虽是芥类，迥然别种也，然入药胜于芥子。"其原植物为十字花科白芥 *Sinapis alba*。

芥 味辛，温，无毒。归鼻。主除肾邪气，利九窍，明耳目，安中，久食温中。

陶隐居云：似菘而有毛，味辣，好作菹，亦生食。其子可藏冬瓜。又有蒗（音郎），以作菹，甚辣快。**唐本注**云：此芥有三种：叶大粗者，叶堪食，子入药用，熨恶疰至良；叶小子细者，叶不堪食，其子但堪为齑尔；又有白芥，子粗大白色，如白粱米，甚辛美，从戎中来。《别录》云：子主射工及疰气发无常处，丸服之，或捣为末，醋和涂之，随手有验。**臣禹锡等谨按**，蜀本图经云：一种叶大，子白且粗，名曰胡芥。噉之及药用最佳，而人间未多用之。**孟诜**云：芥，煮食之亦动气，生食发丹石，不可多食。**日华子**云：除邪气，止咳嗽上气，冷气疾。子，治风毒肿及麻痹，醋研傅之。扑损瘀血，腰痛肾冷，和生姜研，微暖，涂贴。心痛，酒、醋服之。

图经曰 芥旧不著所出州土，今处处有之。似菘而有毛，味极辛辣，此所谓青芥也。芥之种亦多，有紫芥，茎叶纯紫，多作齑者，食之最美；有白芥，子粗大色白，如粱米，此入药者最佳。旧云从西戎来，又云生河东，今近处亦有。其余南芥、旋芥、花芥、石芥之类，皆菜茹之美者，非药品所须，不复悉录。大抵南土多芥，亦如菘类。相传岭南无芜菁，有人携种至彼，种之皆变作芥，言地气暖使然耳。《续传信方》主腹冷夜起，以白芥子一升，炒熟，勿令焦，细研，以汤浸蒸饼，丸如赤小豆，姜汤吞七丸，甚效。

【食疗】 主咳逆下气，明目，去头面风。大叶者良。煮食之动气，犹胜诸菜。生食发丹石。其子微熬研之，作酱香美，有辛气，能通利五脏。其叶不可多食。又，细叶有毛者杀人。

圣惠方 治走注风毒疼痛：用小芥子末，和鸡子白调傅之。**又方** 妇人中风，口噤，舌本缩：用芥子一升，细研，以醋三升，煎取一升。用傅颔颊下，立效。

外台秘要 治聋：芥子捣碎，以人乳调和，绵裹塞耳，差。

孙真人 芥菜合兔肉食之成恶疮。

广济方 治瘘有九种，不过此方：取芥子捣碎，以水及蜜和滓，傅喉上下，干易之。

子母秘录 小儿紧唇：捣马芥子汁，令先揩唇血出，傅之，日七遍。马芥即刺芥也。

左传 季氏与郈氏斗鸡，季氏金其距，郈氏芥其羽。注云：施芥于羽令辛。

衍义曰 芥似芜菁，叶上纹皱起，色尤深绿为异。子与苗皆辛，子尤甚，多食动风。一品紫芥，与此无异，紫色可爱，人多食之，然亦动风。又白芥子，比诸芥稍大，其色白，入药用。

【点评】 芥载《名医别录》，与卷30有名未用类中的芥为同名异物。《本草纲目》"释名"说："按王安石《字说》云：芥者，界也。发汗散气，界我者也。王祯《农书》云：其气味辛烈，菜中之介然者，食之有刚介之象，故字从介。"芥作为菜蔬的历史非常悠久。《礼记·内则》云："脍，春用葱，秋用芥。"《四民月令》云："收芜菁及芥、亭历、冬葵、莨菪子。"《齐民要术》详记芥菜的种植法。《本草纲目》"集解"项李时珍说："芥有数种：青芥，又名刺芥，似白菘，有柔毛。有大芥，亦名皱叶芥，大叶皱纹，色尤深绿。味更辛辣。二芥宜入药用。有马芥，叶如青芥。有花芥，叶多缺刻，如萝卜英。有紫芥，茎叶皆紫如苏。有石芥，低小。皆以八九月下种。冬月食者，俗呼腊菜；春月食者，俗呼春菜；四月食者，谓之夏芥。芥心嫩薹，谓之芥蓝，瀹食脆美。其花三月开，黄色四出。结荚一二寸，子大如苏子，而色紫味辛，研末泡过为芥酱，以侑肉食，辛香可爱。刘恂《岭南异物志》云：南土芥高五六尺，子大如鸡子。此又芥之异者也。"其原植物皆为十字花科芥菜 *Brassica juncea*，有若干栽培品种类型。

莱菔根　味辛、甘，温，无毒。散服及炮煮服食，大下气，消谷，去痰癖，肥健人。生捣汁服，主消渴，试大有验。

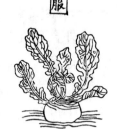

唐本注云：陶谓温菘是也。其嫩叶为生菜食之，大叶熟啖，消食和中，根效在芜菁之右。**今注**：俗呼为萝卜。唐本先附。**臣禹锡等谨按，蜀本**图经云：名芦卜，生江北，秦、晋最多。尔雅云"葖，芦菔"，释曰：紫花菘也。俗呼温菘，似芜菁，大根，一名葵，俗呼雹葵，一名芦菔，今谓之萝卜是也。**萧炳云**：萝卜根，消食，利关节，理颜色，练五脏恶气，制面毒。凡人饮食过度，生嚼咽之便消。研如泥制面，作傅饨佳，饱食亦不发热。亦主肺嗽吐血。酥煎食，下气。**孟诜云**：萝卜，性冷。利五脏，轻身。根，服之令人白净肌细。**日华子云**：萝卜，平，能消痰止咳，治肺痿吐血。温中，补不足，治劳瘦，咳嗽，和羊肉、鲫鱼煮食之。子，水研服，吐风痰。醋研消肿毒。不可以地黄同食。

图经　文具芜菁条下。

【孙真人　久服涩荣卫，令人发早白。

食医心镜　治消渴口干：萝卜绞汁一升，饮之则定。**又方**主积年上气咳嗽，多痰喘促，唾脓血：以子一合，研煎汤，食上服之。**又方**下气，消谷，去痰癖，肥健，作羹食之。生绞汁服，理消渴。

简要济众　治消渴独胜散：出子了萝卜三枚，净洗薄切，日干为末，每服二钱，煎猪肉汁澄清调下，食后并夜卧，日三服。

胜金方　治风痰：以萝卜子为末，温水调一匙头，良久吐出涎沫。如是摊缓风，以此吐后，用紧疏药服，疏后服和气散，差。**又方**治肺疾咳嗽：以子半升，淘择洗，焙干，于铫子内，炒令黄熟，为末。以沙糖丸如弹，绵裹含之。

洞微志　萝卜解面毒。

杨文公谈苑　江东居民岁课种艺，初年种芋三十亩，计省米三十斛，次年种萝卜二十亩，计益米三十斛，可知萝卜消食也。《尔雅》"葖，芦菔"，郭璞注菔为菔，"芜菁属，紫花大根，俗呼雹葖"。更始败，披庭中官女数百人，幽闭殿门内，掘庭中芦菔根食之。今萝卜是也。

偏头疼　用生萝卜汁一蚬壳，仰卧注之鼻，左痛注左，右痛注右，左右俱注亦得，神效。

衍义曰　莱菔根即前条所谓芦菔，今人止谓之萝卜，河北甚多，登、莱亦好。服地黄、何首乌人食之，则令人髭发白。世皆言草木中惟此下气速者，为其辛也。不然。如生姜、芥子又辛也，何止能散而已。莱菔辛而又甘，故有散缓而又下气速也。散气用生姜，下气用莱菔。

【点评】莱菔即萝卜，《名医别录》与芜菁并为一条，称作"芦菔"，为十字花科植物萝卜 *Raphanus sativus*。《说文》云："芦，芦菔也，一曰荠根。"《尔雅·释草》称"葖芦菔"，郭璞注："菔宜为菔。芦菔，芜菁属，紫花大根，俗呼苞葖"。莱菔之名为后起，据《新修本草》写本即有"莱菔根"条，当是已用此名。

菘音嵩　味甘，温，无毒。主通利肠胃，除胸中烦，解酒渴。

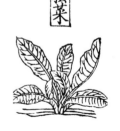

陶隐居云：菜中有菘，最为常食，性和利人，无余逆忤，令人多食。如似小冷，而又耐霜雪。其子可作油，傅头长发，涂刀剑，令不鏥（音秀）。其有数种，犹是一类，正论其美与不美尔。服药有甘草而食菘，即令病不除。唐本注云：菘菜不生北土，有人将子北种，初一年半为芜菁，二年菘种都绝；将芜菁子南种，亦二年都变。土地所宜，颇有此例。其子亦随色变，但粗细无异尔。菘子黑，蔓菁子紫赤，大小相似，惟芦菔子黄赤色，大数倍，复不圆也。其菘有三种：有牛肚菘，叶最大厚，味甘；紫菘，叶薄细，味少苦；白菘似蔓菁也。臣禹锡等谨按，陈藏器云：去鱼腥，动气发病，姜能制其毒。叶大多毛者是。萧炳云：北人居南方，不胜土地之宜，遂病足，尤宜忌菘菜。又云：消食下气，治瘴气，止热气嗽，冬汁尤佳。日华子云：凉，微毒。多食发皮肤风瘙痒。梗长叶瘦高者，为菘，叶阔厚短肥而痹及梗细者，为芜菁菜也。陈士良云：紫花菘，平，无毒。行风气，去邪热气。花可以糟下酒藏，甚美。尔雅云：苞葖菜，吴人呼楚菘，广南人呼秦菘。此菘苔不毒，宜食之。

图经曰　菘旧不载所出州土，今南北皆有之。与芜菁相类，梗长叶不光者为芜菁；梗短叶阔厚而肥痹者为菘。旧说菘不生北土，人有将子北土种之，初一年半为芜菁，二年菘种都绝，犹南人之种芜菁。而今京都种菘，都类南种，但肥厚差不及耳。扬州一种菘，叶圆而大，或若箑，啖之无滓，绝胜他土者，此所谓白菘也。又有牛肚菘，叶最大厚，味甘，疑今扬州菘近之。紫菘，叶薄细，味小苦。北土无有菘，比芜菁有小毒，不宜多食，然能杀鱼腥，最相宜也。多食过度，惟生姜可解其性。

【食疗】 温。治消渴。又发诸风冷。有热人食之亦不发病，即明其性冷，本草云温，未解。又，消食，亦少下气。九英菘，出河西，叶及大根亦粗长，和羊肉甚美，常食之，都不见发病。其冬月作菹，煮作羹食之，能消宿食，下气治嗽。诸家商略，性冷非温，恐误也。又，北无菘菜，南无芜菁。其蔓菁子细，菜子粗也。

圣惠方 治酒醉不醒：用菘菜子二合，细研，井华水一盏调，为二服。

食医心镜 主通利肠胃，除胸中烦热，解酒渴：菘菜二斤，煮作羹啜之，止渴。作齑菹食亦得。

伤寒类要 辟温病：菘菜如粟米，酒服方寸匕，日三，辟五年温。**又方**治发背：杵地菘汁一升，日再服，以差止。

子母秘录 主小儿赤游，行于上下，至心即死：杵菘菜傅上。

衍义曰 菘菜，张仲景《伤寒论》凡用甘草皆禁菘菜者，是此菘菜也。叶如芜菁，绿色，差淡，其味微苦，叶嫩、稍阔，不益中，虚人食之觉冷。

【点评】 菘菜即白菜，《本草纲目》"释名"说："按陆佃《埤雅》云：菘性凌冬晚凋，四时常见，有松之操，故曰菘。今俗谓之白菜，其色青白也。"陶弘景注："菘有数种，犹是一类，正论其美与不美，菜中最为常食。"菘的品种虽多，但大致都是十字花科芸薹属（Brassica）植物。

苦菜 味苦，寒，无毒。主五脏邪气，厌于协切，伏也谷，胃痹，肠澼，渴热中疾，恶疮。久服安心益气，聪察，少卧，轻身耐老，耐饥寒，高气不老。**一名荼草、一名选、一名游冬。**生益州川谷，山陵道傍，凌冬不死。三月三日采，阴干。

陶隐居云：疑此即是今茗。茗一名荼，又令人不眠，亦凌冬不凋，而嫌其止生益州。益州乃有苦菜，正是苦荬（音式）尔，上卷上品白英下已注之。《桐君录》云："苦菜，三月生扶疏，六月华从叶出，茎直黄，八月实黑，实落根复生，冬不枯。"今茗极似此，西阳、武昌及庐江、晋熙皆好，东人正作青茗。茗皆有浡，饮之宜人。凡所饮物，有茗及木叶天门冬苗，并菝葜，皆益人，余物并冷利。又巴东间别有真茶，火煏作卷结，为饮亦令人不眠，恐或是此。俗中多煮檀叶及大皂李作茶饮，并冷。又南方有瓜芦木，亦似茗，苦涩。取其叶作屑，煮饮汁，即通夜不睡。煮盐人惟资此饮，而交、广最所重，客来先设，乃加以香苇（音芼）辈。**唐本注**云：苦菜，《诗》云"谁谓荼苦"，又云"堇荼如饴"，皆苦菜异名也。陶谓之茗，茗乃木类，殊非菜流。茗，春采为苦荼。音迟退反，非途音也。按，《尔雅》释草云"荼，苦菜"，释木云"槚，苦荼"，二物全别，不得为例。又《颜氏家训》按《易通卦验玄图》曰：苦菜，生于寒秋，经冬历春，得夏乃成。一名游冬。叶似苦苣而细，断之有白汁，花黄似菊。此则与桐君略同，今所在有之。苦荬乃龙葵尔，俗亦名苦菜，非荼也。**臣禹锡等谨按**，蜀本图经云：春花夏实，至秋复生，花而不实，经冬不凋。**陈藏器**云：苦荬，味苦，寒，有小毒。捣叶傅小儿闪癖，煮汁服，去暴热目黄，秘塞。叶极似龙葵，但龙葵子无壳，苦荬子有壳，苏云是龙葵，误也。人亦呼为小苦耽。崔豹《古今注》云：苦荬，一名荬子，有实形如皮弁，子圆如珠。

【月令】 王瓜生，苦菜秀。

衍义曰 苦菜四方皆有，在北道则冬方雕毙，生南方则冬夏常青。此《月令》小满节后，所谓"苦菜秀"者是此。叶如苦苣，更狭，其绿色差淡，折之白乳汁出，常常点瘊子，自落。味苦，花与野菊相似，春、夏、秋皆旋开花。去中热，安心神。

【点评】 苦菜载于《本草经》，后世注释家对其名实争论甚大，《嘉祐本草》遂分出苦苣、苦荬两条，《本草纲目》则重新将苦苣、苦荬合并入苦菜条下。

从《本草经》记载苦菜的功效"聪察少卧"来看，确实像茶叶中所含咖啡因的中枢兴奋作用，陶弘景因此推测其为山茶科茶 *Camellia sinensis*，不为无因。但所引《桐君录》以及《名医别录》添附的部分，更像是菊科苦荬菜属（Ixeris）、苦苣菜属（Sonchus）植物；更何况苦菜被安排在菜部，如《新修本草》所批评："陶谓之茗，茗乃木类，殊非菜流"。所以《新修本草》另立"茗苦搽"一条，而苦菜条只讨论菊科物种。

荏子 味辛，温，无毒。主咳逆，下气，温中，补体。
叶 主调中，去臭气。九月采，阴干。

陶隐居云：荏状如苏，高大白色，不甚香。其子研之，杂米作糜，甚肥美，下气，补益。东人呼为䔄（音鱼），以其似苏字，但除禾边故也。笮其子作油，日煎之，即今油帛及和漆所用者，服食断谷亦用之，名为重油。**唐本注**云：《别录》：荏叶，人常生食，其子故不及苏也。**今按**，陈藏器本草云：荏叶，捣傅虫咬及男子阴肿。江东以荏子为油，北土以大麻为油，此二油俱堪油物，若其和漆，荏者为强尔。**臣禹锡等谨按，孟诜云**：荏子，其叶性温，用时捣之。治男子阴肿，生捣和醋封之。女人绵裹内，三四易。**萧炳云**：又有大荏，形似野荏高大，叶大小荏一倍，不堪食。人收其子，以充油绢帛，与大麻子同。其小荏子欲熟，人采其角食之，甚香美。大荏叶不堪食。**日华子云**：荏，调气，润心肺，长肌肤，益颜色，消宿食，止上气咳嗽，去狐臭，傅蛇咬。子，下气，止嗽，补中，填精髓。

【食疗】 主咳逆下气。其叶杵之，治男子阴肿。谨按，子压作油用，亦少破气，多食发心闷。温。补中益气，通血脉，填精髓。可蒸令熟，烈日干之，当口开。舂取米食之，亦可休粮。生食，止渴润肺。

梅师方 治吅中人：以荏叶烂杵，猪脂和，薄傅上。

【点评】《植物名实图考》云："荏，《别录》中品。白苏也，南方野生，北地多种之，谓之家苏子，可作糜作油。《齐民要术》谓雀嗜食之。《益部方物记略》有荏雀，谓荏熟而雀肥也。李时珍合苏荏为一，但紫者入药作饮，白者充饥供用，性虽同而用异。"按照现代植物学的观点，荏（白苏）的原植物与紫苏一样，都是苏 *Perilla frutescens*，只是栽培变异，出现紫色、白色而已。

黄蜀葵花 治小便淋及催生。又主诸恶疮脓水，久不差者，作末傅之即愈。近道处处有之。春生苗叶，与蜀葵颇相似，叶尖狭，多刻缺，夏末开花，浅黄色，六七月采之，阴干用。新定。

图经 文具冬葵条下。

【经验后方】 治临产催产：以黄蜀葵子焙干为末，井华水下三钱匕。如无子，以根细切，煎汁令浓滑，待冷服。

衍义曰 黄蜀葵花与蜀葵别种，非为蜀葵中黄者也。叶心下有紫檀色，摘之，剔为数处，就日干之，不尔即浥烂。疮家为要药。子，临产时，取四十九粒，研烂，用温水调服，良久，产。

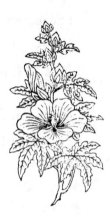

【点评】《本草纲目》"集解"项李时珍说：

"黄葵二月下种，或宿子在土自生，至夏始长，叶大如蓖麻叶，深绿色，开歧丫，有五尖如人爪形，旁有小尖。六月开花，大如碗，鹅黄色，紫心六瓣而侧，旦开午收暮落，人亦呼为侧金盏花。随即结角，大如拇指，长二寸许，本大末尖，六棱有毛，老则黑色。其棱自绽，内有六房，如脂麻房。其子累累在房内，状如茼麻子，色黑。其茎长者六七尺，剥皮可作绳索。"《本草图经》绘有黄蜀葵图例，叶片与所绘红蜀葵明显不同，掌状深裂，裂片披针形，此即锦葵科植物黄蜀葵 *Abelmoschus manihot*。

蜀葵　味甘，寒，无毒。久食钝人性灵。根及茎并主客热，利小便，散脓血恶汁。叶烧为末，傅金疮。煮食，主丹石发，热结。捣碎，傅火疮。又叶炙煮，与小儿食，治热毒下痢及大人丹痢。捣汁服亦可，恐腹痛，即暖饮之。

花　冷，无毒。治小儿风疹。子，冷，无毒。治淋涩，通小肠，催生落胎，疗水肿，治一切疮疥并瘢疵，土厴。花有五色，白者疗痎疟，去邪气。阴干末食之。小花者名锦葵，一名荍葵，功用更强。

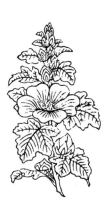

尔雅云：菺，戎葵。释曰：菺，一名戎葵。郭曰：蜀葵也，似葵，华如槿华。戎、蜀盖其所自也，因以名之。新补。见陈藏器、日华子。

图经　文具冬葵条下。

【圣惠方】　治妇人白带下，脐腹冷痛，面色痿黄，日渐虚困：以白葵花一两，阴干为末，空心温酒下二钱匕。如赤带下，用赤花。

千金方　治横生倒产：末葵花，酒服方寸匕。

经验后方　治痈毒无头：杵蜀葵末傅之。

孙真人　食之，狗咬疮不差。又能钝人情性。

衍义曰　蜀葵，四时取红单叶者根阴干，治带下，排脓血恶物，极验。

【点评】按照李时珍的观点，蜀葵即《名医别录》退入有名未用中的吴葵华，"释名"项说："罗愿《尔雅翼》吴葵作胡葵，云胡，戎也。《夏小正》云，四月小满后五日，吴葵华。《别录》吴葵即此也，而唐人不知，退入有名未用。《嘉祐本草》重于菜部出蜀葵条，盖未读《尔雅注》及《千金方》吴葵一名蜀葵之文故也。今并为一。""集解"项又说："蜀葵处处人家植之。春初种子，冬月宿根亦自生苗，嫩时亦可茹食。叶似葵菜而大，亦似丝瓜叶，有歧叉。过小满后长茎，高五六尺。花似木槿而大，有深红浅红紫黑白色、单叶千叶之异。昔人谓其疏茎密叶、翠萼艳花、金粉檀心者，颇善状之。惟红白二色入药。其实大如指头，皮薄而扁，内仁如马兜铃仁及芜荑仁，轻虚易种。其秸剥皮，可绩布作绳。一种小者名锦葵，即荆葵也。《尔雅》谓之葵，音乔。其花大如五铢钱，粉红色，有紫缕文。掌禹锡补注本草，谓此即戎葵，非矣。然功用亦相似。"此即锦葵科蜀葵 *Althaea rosea*。

龙葵

龙葵　味苦，寒，无毒。食之解劳少睡，去虚热肿。其子疗丁肿，所在有之。

唐本注云：即关、河间谓之苦菜者，叶圆花白，子若牛李子，生青熟黑，但堪煮食，不任生啖。唐本先附。**臣禹锡等谨按，药性论**云：龙葵，臣。能明目，轻身。子甚良。其赤珠者名龙珠，服之变白令黑，耐老。若能生食得苦者，不食它菜，十日后则有灵异。不与葱、薤同啖。**孟诜**云：其味苦，皆授去汁食之。

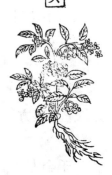

图经曰　龙葵旧云所在有之，今近处亦稀，惟北方有之，北人谓之苦葵。叶圆似排风而无毛，花白，实若牛李子，生青熟黑，亦似排风子，但堪煮食，不任生啖。其实赤者名赤珠，服之变白令黑，不与葱、薤同食。根亦入药用。今医以治发背痈疽成疮者，其方：龙葵根一两，到，麝香一分，研。先捣龙葵根，罗为末，入麝香，研令匀，涂于疮上，甚善。

【食疗】　主疗肿，患火丹疮：和土杵，傅之尤良。

经验方　治痈无头：捣龙葵傅之。

食医心镜　主解劳少睡，去热肿。龙葵菜煮作羹粥，食之并得。

【点评】此即茄科植物龙葵 *Solanum nigrum*。《救荒本草》天茄儿苗条云："天茄儿苗，生田野中。苗高二尺许，茎有线楞，叶似姑娘草叶而大，又似和尚菜叶却小，开五瓣小白花，结子似野葡萄大，紫黑色。味甜。"据其图例亦是本种，故《本草纲目》谓龙葵一名天茄。

苦耽　苗、子，味苦，寒，小毒。主传尸伏连，鬼气疰忤邪气，腹内热结，目黄不下食，大小便涩，骨热咳嗽，多睡劳乏，呕逆痰壅，疰癖痃满。小儿无辜疬子，寒热，大腹，杀虫，落胎，去蛊毒。并煮汁服，亦生捣绞汁服，亦研傅小儿闪癖。生故墟垣堑间，高二三尺，子作角，如撮口袋，中有子如珠，熟则赤色。人有骨蒸多服之。关中人谓之洛神珠，一名王母珠，一名皮弁草。又有一种小者，名苦蘵。新补。

苦苣　味苦，平一云"寒"。除面目及舌下黄，强力不睡。折取茎中白汁，傅丁肿，出根。又取汁滴痈上，立溃。碎茎叶傅蛇咬。根主赤白痢及骨蒸，并煮服之。今人种为菜，生食之。久食轻身，少睡，调十二经脉，利五脏。霍乱后胃气逆烦，生捣汁饮之，虽冷，甚益人。不可同血食一本作"蜜"，食作痔疾。苦苣即野苣也，野生者，又名褊苣，今人家常食为白苣。江外、岭南、吴人无白苣，尝植野苣，以供厨馔。新补。

衍义曰　苦苣捣汁傅丁疮，殊验。青苗阴干，以备冬月，为末，水调傅。

【点评】后世本草对《本草经》苦菜名实争论甚大，《嘉祐本草》遂分化出苦苣与苦荬两条。现代植物学根据《植物名实图考》卷 3 苦菜、光叶苦荬、苣荬菜、野苦荬等条的图文，将菊科 *Ixeris* 属称为苦荬菜属，而将 *Sonchus* 属称为苦苣菜属，此外，菊科莴苣属 *Lactuca*、菊苣属 *Cichorium* 等的多种野生植物，在不同时期或不同地区也被称作苦菜。

需注意者，苦苣条既然是《嘉祐本草》新补，何以本条两处出现"一本"或"一云"字样，这一字样在晦明轩本与刘甲本皆有，证明唐慎微原稿如此。按，从《吴普本草》以来，"一本"都是别传本的意思，对唐慎微而言，不太可能看到多个《嘉祐本草》版本，故推测两处的小字都是《嘉祐本草》原文，掌禹锡在组织这段文字时，所依据文献存在异文，难于取舍，遂用"一云""一本"标注出来，以示慎重。

苜蓿 味苦，平，无毒。主安中，利人，可久食。

陶隐居云：长安中乃有苜蓿园，北人甚重此，江南人不甚食之，以无味故也。外国复别有苜蓿草，以疗目，非此类也。**唐本注**云：苜蓿茎叶平，根寒。主热病，烦满，目黄赤，小便黄，酒疸。捣取汁，服一升，令人吐利，即愈。**臣禹锡等谨按，孟诜**云：患疸黄人，取根生捣，绞汁服之，良。又，利五脏，轻身，洗去脾胃间邪气，诸恶热毒。少食好，多食当冷气入筋中，即瘦人。亦能轻身健人，更无诸益。**日华子**云：凉，去腹脏邪气，脾胃间热气，通小肠。

【食疗】 彼处人采根作土黄耆也。又，安中，利五脏，煮和酱食之，作羹亦得。

衍义曰 苜蓿，唐李白诗云"天马常衔苜蓿花"是此。陕西甚多，饲牛马，嫩时人兼食之。微甘淡，不可多食，利大小肠。有宿根，刘讫又生。

【点评】《本草纲目》"集解"项李时珍云："《杂记》言苜蓿原出大宛，汉使张骞带归中国。然今处处田野有之，陕、陇人亦有种者，年年自生。刈苗作蔬，一年可三刈。二月生苗，一科数十茎，茎颇似灰藋。一枝三叶，叶似决明叶，而小如指顶，绿色碧艳。入夏及秋，开细黄花。结小荚圆扁，旋转有刺，数荚累累，老则黑色。内有米如穄米，可为饭，亦可酿酒，罗愿以此为鹤顶草，误矣。鹤顶，乃红心灰藋也。"苜蓿为张骞从西域带回，有黄花、紫花两种，黄花苜蓿为豆科植物南苜蓿 *Medicago hispida*，开紫花者为同属植物苜蓿 *Medicago sativa*。根据《本草纲目》所言，此为开黄花的南苜蓿 *Medicago hispida*。

荠 味甘，温，无毒。主利肝气，和中。其实，主明目，目痛。

陶隐居云：荠类又多，此是今人可食者，叶作菹羹亦佳。《诗》云"谁谓荼苦，其甘如荠"是也。**臣禹锡等谨按**，药性论云：荠子，味甘，平。患气人食之，动冷疾。主青盲病不见物，补五脏不足。其根、叶烧灰，能治赤白痢，极效。孟诜云：荠子，入治眼方中用。不与面同食，令人背闷。服丹石人不可食。陈士良云：实，亦呼菥蓂子。主壅，去风毒邪气，明目，去障翳，解热毒。久食，视物鲜明。四月八日收实，良。其花捋去席下辟虫。日华子云：荠菜，利五脏。根，疗目疼。

【**圣惠方**】 治暴赤眼，疼痛碜涩：荠菜根汁点目中。

【点评】《救荒本草》云："荠菜，生平泽中，今处处有之。苗搨地生，作锯齿叶，三四月出薹，分生茎叉，梢上开小白花，结实小似菥蓂子。苗叶味甘，性温，无毒。其实亦呼菥蓂子。其子味甘，性平。患气人食之动冷疾，不可与面同食，令人背闷，服丹石人不可食。"《本草纲目》"集解"项李时珍云："荠有大、小数种。小荠叶花茎扁，味美。其最细小者，名沙荠也。大荠科、叶皆大，而味不及。其茎硬有毛者，名菥蓂，味不甚佳。并以冬至后生苗，二三月起茎五六寸。开细白花，整整如一。结荚如小萍，而有三角。荚内细子，如葶苈子。其子名蒫，音嵯，四月收之。师旷云：岁欲甘，甘草先生，荠是也。菥蓂、葶苈皆是荠类。葶苈见草部隰草类。"按，《本草纲目》分荠为大荠、小荠，谓大荠为菥蓂；《食性本草》亦谓菥蓂子为荠菜子；据《本草图经》菥蓂子图例，此为十字花科菥蓂属植物；而根据《救荒本草》之荠菜图例，其原植物当是十字花科荠菜属荠菜 *Capsella bursa - pastoris*。

三种陈藏器余

蕨叶　似老蕨，根如紫草。按蕨，味甘，寒，滑。去暴热，利水道，令人睡，弱阳。小儿食之，脚弱不行。生山间，人作茹食之。四皓食之而寿，夷、齐食蕨而夭，固非良物。《搜神记》曰：郗鉴镇丹徒，二月出猎。有甲士折一枝，食之，觉心中淡淡成疾。后吐一小蛇，悬屋前，渐干成蕨，遂明此物不可生食之也。

【食疗】 寒。补五脏不足。气壅经络筋，骨间毒气。令人脚弱不能行。消阳事，令眼暗，鼻中塞，发落，不可食。又，冷气人食之，多腹胀。

毛诗 陟彼南山，言采其蕨。又曰：言采其薇。是蕨、薇俱可食。

伯夷叔齐 采薇而食，恐蕨非薇也。今永康道江居民，多以醋淹而食之。

【点评】蕨是多种蕨类植物的泛称，《诗经》"陟彼南山，言采其蕨"，一般将其指定为凤尾蕨科的蕨 *Pteridium aquilinum var. latiusculum*。蕨未展开的幼嫩叶芽"拳曲状如小儿拳"，称为"蕨菜"，是常见菜蔬。《本草纲目》"释名"说："《尔雅》云：蕨，鳖也。菜名。陆佃《埤雅》云：蕨初生无叶，状如雀足之拳，又如人足之蹶，故谓之蕨。周秦曰蕨，齐鲁曰鳖，初生亦类鳖脚故也。其苗谓之蕨萁。"

翘摇 味辛，平，无毒。主破血，止血，生肌。亦充生菜食之。又主五种黄病，绞汁服之。生平泽，紫花，蔓生，如劳豆。《诗义疏》云：苕饶，幽州人谓之翘饶。《尔雅》云：柱天，摇车也。

【食疗】 疗五种黄病：生捣汁，服一升，日二，差。甚益人，利五脏，明耳目，去热风，令人轻健。长食不厌，煮熟吃，佳。若生吃，令人吐水。

甘蓝 平，补骨髓，利五脏六腑，利关节，通经络中结气，明耳目，健人，少睡，益心力，壮筋骨。此者是西土蓝，阔叶，可食。治黄毒者作菹，经宿渍色黄，和盐食之，去心下结伏气。

【食医心镜】 甘蓝菜作齑菹，煮食并得。

壶居士 陇西多种食之，汉地少有，多食令人少睡。

重修政和经史证类备用本草卷第二十八

己酉新增衍义

成　都　唐　慎　微　续　证　类

中卫大夫康州防御使句当龙德宫总辖修建明堂所医药

提举入内医官编类圣济经提举太医学臣曹孝忠奉敕校勘

菜部中品总一十三种

五种神农本经_{白字}

五种名医别录_{墨字}

二种唐本先附_{注云"唐附"}

一种唐慎微续补_{墨盖子下是}

凡墨盖子已下并唐慎微续证类

蓼实_{马蓼附 水蓼、赤蓼续注}	**葱实**_{白根汁附}	韭_{子、根附}
薤	**荤**_{音甜菜}	**假苏**_{荆芥也}
白蘘荷	苏_{紫苏也}	**水苏**
香薷	薄荷_{唐附 胡荽荷续注}	**秦荻梨**_{唐附 五辛菜续注}
【醍醐菜		

蓼实　味辛，温，无毒。主明目，温中，耐风寒，下水气，面目浮肿，痈疡。叶，归舌，除大小肠邪气，利中益志。

马蓼　去肠中蛭虫，轻身。生雷泽川泽。

陶隐居云：此类又多，人所食有三种：一是紫蓼，相似而紫色；一名香蓼，亦相似而香，并不甚辛而好食；一是青蓼，人家常有，其叶有圆者、尖者，以圆者为胜，所用即是此。干之以酿酒，主风冷，大良。马蓼，生下湿地，茎斑，叶大有黑点。亦有两三种，其最大者名笼

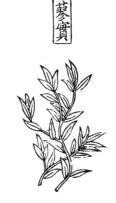

蕺（音鼓），即是莔草，已在上卷中品。**唐本注**云：《尔雅》云"茛，一名芄蕺，大者名葿
（丘轨切）"，则最大者不名笼蕺，陶误呼之。又有水蓼，叶大似马蓼而味辛。主被蛇伤，捣
傅之。绞取汁服，止蛇毒入腹心闷者。又水煮渍脚捋之，消脚气肿。生下湿水傍。**今按**，陈
藏器本草云：蓼，主瘰癖，每日取一握煮服之。人霍乱转筋，多取煮汤及热捋脚。叶，捣傅
狐刺疮，亦主小儿头疮。又云：蓼、薮俱弱阳。人为蜗牛虫所咬，毒遍身者，以蓼子浸之，
立差。不可近阴，令弱也。诸蓼并冬死，惟香蓼宿根重生，人为生菜，最能入腰脚也。**臣禹
锡等谨按**，蜀本图经云：蓼类甚多，有紫蓼、赤蓼、青蓼、马蓼、水蓼、香蓼、木蓼等，其
类有七种。紫、赤二蓼，叶小狭而厚；青、香二蓼，叶亦相似而俱薄；马、水二蓼，叶俱阔
大，上有黑点；木蓼一名天蓼，蔓生，叶似柘叶。诸蓼花皆红白，子皆赤黑。木蓼，花黄
白，子皮青滑。**尔雅**云：蔷，虞蓼。释曰：蔷，一名虞蓼，即蓼之生水泽者也。《周颂·良
耜》云"以薅荼蓼"，《毛传》曰：蓼，水草是也。**药性论**云：蓼实，使，归鼻。除肾气，
兼能去疬阳。叶主邪气。又云：食之多发心痛，令人寒热，损骨髓。小儿头疮，捣末和白蜜
一云：和鸡子白涂上，虫出不作瘢。若霍乱转筋，取子一把，香豉一升，先切叶，以水三
升，煮取二升，内豉汁中，更煮取一升半，分三服。又与大麦面相宜。**孟诜**云：蓼子，多食
令人吐水。亦通五脏拥气，损阳气。**日华子**云：水蓼，性冷，无毒。蛇咬捣傅，根茎并用。
又云：赤蓼，暖，暴脚软人，烧灰淋汁浸捋，以蒸桑叶罯，立愈。

图经曰　蓼实，生雷泽川泽，今在处有之。蓼类甚多，有紫蓼、赤蓼一名红蓼、青
蓼、香蓼、马蓼、水蓼、木蓼等，凡七种。紫、赤二种，叶俱小狭而厚；青、香二种，叶亦
相似而俱薄；马、水二种，叶俱阔大，上有黑点。此六种花皆黄白，子皆青黑。木蓼一名天
蓼，亦有大、小二种，蔓生，叶似柘叶，花黄白，子皮青滑。陶隐居以青蓼入药，然其蓼俱
堪食，又以马蓼为莔草，已见上条，余亦无用。苏恭以水蓼亦入药，水煮捋脚者，多生水泽
中。《周颂》所谓"以薅（大羔切）荼蓼"，《尔雅》所谓"蔷，虞蓼"是也。又《三茅君
传》有作白蓼酱方，白蓼药谱无闻，疑即青蓼也。或云红蓼亦可作酱。

【圣惠方】　治肝虚转筋：用赤蓼茎、叶切三合，水一盏，酒三合，煎至四合去滓，
温分二服。**又方**治热暍心闷：用浓煮蓼汁一大盏，分为二服饮之。

外台秘要　治夏月暍死：取浓煮汁三升灌之。

经验方　治脚痛成疮：先刬水蓼煮汤，令温热得所，频频淋洗，候疮干自安。

孙真人食忌　二月勿食水蓼，食之伤肾。合鱼鲙食之，则令人阴冷疼，气欲绝。

斗门方　治血气攻心，痛不可忍：以蓼根细刬，酒浸服之，差。

古今录验　治霍乱转筋：取蓼一手把，去两头，以水二升半，煮取一升半，顿
服之。

文选　习蓼虫之忘辛。是知物莫辛于蓼也。

衍义曰　蓼实，即《神农本经》第十一卷中水蓼之子也。彼言蓼则用茎，此言实即用子，故此复论子之功，故分为二条。春初以葫芦盛水浸湿，高挂于火上，昼夜使暖，遂生红芽，取以为蔬，以备五辛盘。又一种水红，与此相类，但苗茎高及丈。取子微炒，碾为细末，薄酒调二三钱服，治瘰疬。久则效，效则已。

【点评】蓼的种类甚多，但以蓼科蓼属 *Polygonum* 植物为主。本条陶弘景注说"荭草已在上卷中品"，所谓"上卷中品"，据《本草经集注·序录》说："右三卷，其中、下二卷，药合七百三十种，各别有目录，并朱、墨杂书并子注，今大书分为七卷。"由此知《本草经集注》三卷本草部三品皆在上卷。至于《本草衍义》说水蓼在"《神农本经》第十一卷"，则指《嘉祐本草》。

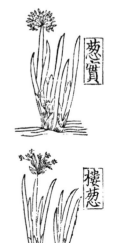

葱实　味辛，温，无毒。主明目，补中不足。其茎葱白，平，**可作汤**，**主伤寒，寒热，出汗，中风，面目肿**，伤寒骨肉痛，喉痹不通，安胎，归目，除肝邪气，安中，利五脏，益目晴，杀百药毒。

葱根　主伤寒头痛。

葱汁　平、温。主溺血，解藜芦毒。

唐本注云：葱有数种，山葱曰茖葱，疗病以胡葱，主诸恶蚕（七更切），狐尿刺毒，山溪中沙虱、射工等毒。煮汁浸或捣傅大效，亦兼小蒜、茱萸辈，不独用也。其人间食葱又有二种：有冻葱，即经冬不死，分茎栽莳而无子也；又有汉葱，冬即叶枯。食用入药，冻葱最善，气味亦佳。**臣禹锡等谨按**，**蜀本图经**云：葱有冬葱、汉葱、胡葱、茖葱，凡四种。冬葱夏衰冬盛，茎叶俱软美，山南、江左有之。汉葱冬枯，其茎实硬而味薄。胡葱茎叶粗短，根若金簪，能疗肿毒。茖葱生于山谷，不入药用。**尔雅**云：茖，山葱。释曰：《说文》云：葱生山者名茖，细茎大叶者是也。**孟诜**云：葱，温。根主疮中有水，风肿疼痛者。冬葱最善，宜冬月食，不宜多。虚人患气者，多食发气，上冲人，五脏闭绝，虚人胃。开骨节，出汗，故温尔。**日华子**云：葱，治天行时疾，头痛，热狂，通大小肠，霍乱转筋及贲豚气，脚气，心腹痛，目眩及止心迷闷。取其茎叶，用盐研，署蛇虫伤并金疮。水入皲肿，煨研署傅。中射工溪毒，盐研署傅。子，温中，补不足，益精，明目。根，杀一切鱼肉毒，不可以蜜同食。

图经曰 葱实，本经不载所出州土，今处处有之。葱有数种：入药用山葱、胡葱；食品用冻葱、汉葱。山葱生山中，细茎大叶，食之香美于常葱。一名茖（古百切）葱，《尔雅》所谓"茖，山葱"是也。胡葱类食葱而根茎皆细白。又云：茎叶微短如金灯者是也。旧别有条云：生蜀郡山谷，似大蒜而小，形圆皮赤，稍长而锐。冻葱，冬夏常有，但分茎栽莳而无子，气味最佳，亦入药用，一名冬葱。又有一种楼葱，亦冬葱类也，江南人呼龙角葱，言其苗有八角，故云尔。淮、楚间多种之。汉葱茎实硬而味薄，冬即叶枯。凡葱皆能杀鱼肉毒，食品所不可阙也。唐韦宙《独行方》主水病两足肿者，剉葱叶及茎，煮令烂，渍之，日三五作乃佳。煨葱治打扑损，见刘禹锡《传信方》，云得于崔给事。取葱新折者，便入煻灰火煨，承热剥皮擘开，其间有涕，便将罨损处。仍多煨，取续续易热者。崔云：顷在泽潞，与李抱真作判官，李相方以球杖按球子，其军将以杖相格，便乘势不能止，因伤李相拇指，并爪甲擘裂，遽索金创药裹之。强坐，频索酒吃，至数盏已过量，而面色愈青，忍痛不止。有军吏言此方，遂用之。三易，面色却赤，斯须已不痛。凡十数度用热葱并涕缠裹其指，遂毕席笑语。又葱花亦入药，见崔元亮《海上方》，治脾心痛，痛则腹胀如锥刀刺者。吴茱萸一升，葱花一升，以水一大升八合，煎七合，去滓，分三服，立效。

【食疗 叶，温。白，平。主伤寒壮热，出汗，中风，面目浮肿，骨节头疼，损发鬓。葱白及须，平。通气，主伤寒头痛。又，治疮中有风水，肿疼。取青叶、干姜、黄檗相和，煮作汤，浸洗之，立愈。冬月食不宜多，只可和五味用之，上冲人，五脏闭绝。虚人患气者，多食发气。为通和关节，出汗之故也。少食则得，可作汤饮。不得多食，恐拔气上冲人，五脏闷绝。切不得与蜜相和，食之促人气，杀。又，止血衄，利小便。

外台秘要 治肠痔，大便常血：取葱白三五斤，煮作汤，盆中坐，立差。**又方** 治大小肠不通：捣葱白以酢和，封小腹上。**又方** 治急气淋，阴肾肿：泥葱半斤煨过，烂捣贴脐上。

千金方 治中恶：葱心黄刺鼻孔中血出，良。

肘后方 脑骨破及骨折：葱白细研和蜜，厚封损处，立差。

经验方 治小便淋涩，或有血：以赤根楼葱近根截一寸许，安脐中上，以艾灸七壮。

梅师方 治胎动不安：以银器煮葱白羹服之。**又方** 治惊，金疮出血不止：取葱炙令热，捼取汁，傅疮上，即血止。**又方** 治霍乱后烦躁，卧不安稳：葱白二十茎，大枣二十枚，以水三升，煎取二升，分服。

孙真人食忌 正月勿多食生葱，食之发面上游风。若烧葱和蜜食，杀人。

食医心镜 主赤白痢：以葱一握细切，和米煮粥，空心食之。**又方**理眼暗，补不足：葱实大半升为末，每度取一匙头，水二升，煮取一升半，滤取滓，茸米煮粥食，良久食之。又捣葱实，丸蜜和，如梧子大，食后饮汁服一二十丸，日二三服，亦甚明目。**又方**主伤寒寒热，骨节碎痛，出汗。治中风，面目浮肿，喉咽不通，安胎，归目，除肝脏邪气，安中，利五脏，益目睛，杀百药：叶作羹粥，煤作斋食之，良。

胜金方 治鼻衄血：以葱白一握，捣裂汁，投酒少许，抄三两滴入鼻内，差。

兵部手集 治蜘蛛啮，遍身成疮：青葱叶一茎，去小尖头作孔子，以蚯蚓一条入葱叶中，紧捏两头，勿令通气，但摇动，即化为水，点咬处，即差。

杜壬 治喉中疮肿：葱须阴干为末，蒲州胆矾一钱，葱末二钱，研匀一字，入竹管中，吹病处。

伤寒类要 治妇人妊娠七月，若伤寒壮热，赤斑变为黑斑，溺血：以葱一把，水三升，煮令热服之，取汗，食葱令尽。

杨氏产乳 主胎动，五六个月，困笃难较者：葱白一大握，水三升，煎取一升，去滓顿服。**又方**主胎动，腰痛抢心，或下血：取葱白不限多少，浓煮汁饮之。

三洞要录 神仙消金玉浆法：葱者，菜之伯，虽臭而有用，消金、玉、锡、石也。又以冬至日，取葫芦盛葱汁根茎埋于庭中，到夏至发之，尽为水，以渍金、玉、银、青石，各三分，自消矣。曝令干如饴，可休粮，久服神仙，亦曰金浆也。

衍义曰 葱实，葱初生名葱针，至夏则有花。于秋月植，作高沟垅，旋壅起，以备冬用，曰冬葱，其实一也。又有龙角葱，每茎上出歧如角。皮赤者名楼葱，可煎汤渫下部。子皆辛，色黑，有皱纹，作三瓣。此物大抵以发散为功，多食昏人神。

【**点评**】葱的品种复杂，但基本都是百合科葱属 *Allium* 植物，品种各别。

关于葱，最有意思的是所谓与蜂蜜相反的问题。《金匮要略》云："生葱不可共蜜食之，杀人。"又说："食蜜糖后四日内食生葱韭，令人心痛。"这是所见最早的蜜葱食忌文献。《医心方》引《养生要集》云："葱薤不可合食白蜜，伤人五脏。"又云："食生葱啖蜜，变作腹痛，气壅如死。"《千金食治》引黄帝云："食生葱即啖蜜，变作下利。食烧葱并啖蜜，壅气而死。"《食疗本草》云："葱，切不可与蜜相和，食之促人气，杀人。"

但动物实验证实，无论先蜜后葱、先葱后蜜、葱蜜同食，多蜜少葱、多葱少蜜、葱蜜等量，葱叶、葱白，大葱、小葱，皆未见有确切的毒性反应发生；虑及人与动物的差异性，有研究者自己"以身试葱蜜"，同样安然无恙。养蜂专家提出一种解释，或许真有人因同吃蜂蜜和生葱死掉，旁观者先入为主地觉得蜂蜜、生葱都不会有问题，于是直接将死亡原因认定为二者合用；可事实上，以有毒植物如乌头、雷公藤、狼毒、羊踯躅、胡蔓藤为蜜源获得的蜂蜜，仍含有原植物中的毒性物质，摄入过多，照样可引起死亡，这与吃葱与否，全无干系。可一旦被"经典"记载下来，既有文献的层叠略加，又有上民间的口耳相传，遂成为颠扑不破的"真理"。

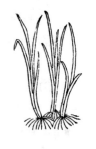

韭　味辛、微酸，温，无毒。归心，安五脏，除胃中热，利病人，可久食。

子　主梦泄精，溺白。

根　主养发。

陶隐居云：韭子入棘刺诸丸，主漏精。用根，入生发膏；用叶，以煮鲫鱼鲊，断卒下痢多验。但此菜殊辛臭，虽煮食之，便出犹奇薰灼，不如葱、薤，熟即无气，最是养性所忌也。**今按**，陈藏器本草云：韭，温中下气，补虚，调和脏腑，令人能食，益阳，止泄白脓，腹冷痛，并煮食之。叶及根，生捣绞汁服，解药毒。疗狂狗咬人欲发者，亦杀诸蛇、虺、蝎、恶虫毒。取根捣和酱汁，灌马鼻虫颡。又捣根汁多服，主胸痹骨痛不可触者。俗云韭叶是草钟乳，言其宜人，信然也。**臣禹锡等谨按，尔雅**云：藿，山韭。释曰：《说文》云：菜名，一种而久者，故谓之韭。山中生者名藿。《韩诗》云"六月食郁及薁"是也。**孟诜**云：热病后十日，不可食热韭，食之即发困。又，胸痹心中急痛如锥刺，不得俯仰，白汗出，或痛彻背上，不治或至死。可取生韭或根五斤，洗，捣汁灌少许，即吐胸中恶血。**萧炳**云：韭子合龙骨服，甚补中。小儿初生，与韭根汁灌之，即吐出恶水，令无病。**日华子**云：韭，热，下气，补虚，和脏腑，益阳，止泄精，尿血，暖腰膝，除心主腹痼冷，胸中痹冷，痃癖气及腹痛等食之。肥白人中风失音，研汁服。心脾骨痛甚，生研服。蛇、犬咬并恶疮，捣傅。多食昏神暗目，酒后尤忌，不可与蜜同食。**又云**：子暖腰膝，治鬼交甚效，入药炒用。

图经曰　韭，旧不著所出州土，今处处有之。谨按，许慎《说文解字》云："菜名，一种而久者，故谓之韭。"故圃人种莳，一岁而三四割之，其根不伤，至冬壅培之，先春而复生，信乎一种而久者也。在菜中，此物最温而益人，宜常食之。《易稽览图》云"政道得则阴物变为阳"，郑康成注云："若葱变为韭是也。"然则葱冷而韭温，可验矣。又有一种山韭，形性亦相类，但根白，叶如灯心苗。《尔雅》所谓"藿（羊六切），山韭"，《韩诗》云"六月食郁及薁"，皆谓此也。山中往往有之，而人多不识耳。韭子得桑螵蛸、龙骨，主漏精。葛洪、孙思邈皆有方。崔元亮《海上方》治腰脚，韭子一升，拣择，蒸两炊已来，暴干，簸去黑皮，炒令黄，捣成粉。安息香二大两，水煮一二百沸，讫，缓火炒令赤色，二物相和，捣为丸，如干，入蜜亦得。每日空腹以酒下二十丸以来，讫，以饭三五匙压之，大佳。根亦入药用。

【陈藏器注云 取子生吞三十粒，空心盐汤下，止梦泄精及溺白，大效。

食疗 亦可作菹，空心食之，甚验。此物炸熟，以盐、醋空心吃一碟，可十顿已上。甚治胸膈咽气，利胸膈，甚验。初生孩子，可捣根汁灌之，即吐出胸中恶血，永无诸病。五月勿食韭。若值时馑之年，可与米同地种之，一亩可供十口食。

圣惠方 治虚劳肾损，梦中泄精：用韭子二两，微炒为散。食前酒下二钱匕。

外台秘要 治虚劳尿精：新韭子二升，十月霜后采，好酒八合渍一宿。明旦日色好，童子向南捣一万杵。平旦温酒服方寸匕，日再服，立差，佳。

千金方 治百虫入耳：捣韭汁灌耳中，即差。**又方** 治喉肿不下食：以韭一把，捣熬傅之，冷即易之。

肘后方 卧忽不寤，勿以火照之，杀人。但痛啮拇指甲际而唾其面，则活。取韭捣汁吹鼻孔，冬月用韭根取汁，灌于口中。**又方** 卒上气鸣息，便欲绝：捣韭绞汁，饮一升愈。**又方** 男女梦与人交，精便泄出，此内虚邪气感发：熬韭子捣末酒渍，稍稍服。

经验方 治五般疮癣：以韭根炒存性，旋捣末，以猪脂油调傅之，三度差。

食医心镜 止水谷痢：作羹、粥、煠、炒，任食之。**又云** 韭能充肝气。**又云** 正月之节，食五辛以辟厉气。蒜、葱、韭、薤、姜。**又方** 卒中恶，捣韭汁灌鼻中。

斗门方 治漆咬：用韭叶研傅之。《食医心镜》同。

子母秘录 治小儿患黄：捣韭根汁，滴儿鼻中，如大豆许。**又方** 治小儿腹胀：韭根捣汁，和猪脂煎服一合。**又方** 卒刺手水肿：捣韭及蓝置上，以火灸，热彻即差。

黄帝云 霜韭冻，不可生食，动宿饮，令人必吐水出。五月勿食，损人滋味，令人乏气力。

秦运副云 有人消渴，引饮无度，或令食韭黄，其渴遂止。法要日吃三五两，或炒或作羹，无入盐，极效。但吃得十斤即佳，过清明勿吃，入酱无妨。

衍义曰　韭，春食则香，夏食则臭，多食则昏神。子，止精滑甚良。未出粪土为韭黄，最不益人，食之滞气。盖含喧郁未之气，故如是。孔子曰"不时不食"，正为此辈。花，食之动风。

【点评】《本草纲目》"释名"云："韭之茎名韭白，根名韭黄，花名韭菁。《礼记》谓韭为丰本，言其美在根也。薤之美在白，韭之美在黄，黄乃未出土者。""集解"项说："韭丛生丰本，长叶青翠。可以根分，可以子种。其性内生，不得外长。叶高三寸便剪，剪忌日中。一岁不过五剪，收子者只可一剪。八月开花成丛，收取腌藏供馔，谓之长生韭，言剪而复生，久而不乏也。九月收子，其子黑色而扁，须风处阴干，勿令泡郁。北人至冬移根于土窖中，培以马屎，暖则即长，高可尺许，不见风日，其叶黄嫩，谓之韭黄，豪贵皆珍之。韭之为菜，可生可熟，可菹可久，乃菜中最有益者也。罗愿《尔雅翼》云：物久必变，故老韭为苋。"此即百合科韭 Allium tuberosum。

《尔雅·释草》"藿，山韭"，本条多处引用，诸本写作"藿"，皆仍旧未改。按，《说文》云："藿，草也。从艸雚声。《诗》曰食郁及藿。"

薤　味辛、苦，温，无毒。**主金疮疮败，轻身，不饥耐老**，归于骨。菜芝也。除寒热，去水气，温中，散结，利病人。诸疮，中风寒水肿，以涂之。生鲁山平泽。

陶隐居云：葱、薤异物，而今共条，本经既无韭，以其同类故也，今亦取为副品种数。方家多用葱白及叶中涕，名葱苒（音冉），无复用实者。葱亦有寒热、白冷、青热，伤寒汤不得令有青也。能消桂为水，亦化五石，仙方所用。薤又温补，仙方及服食家皆须之，偏入诸膏用，不可生啖，荤辛为忌。**唐本注云**：薤乃是韭类，叶不似葱，今云同类，不识所以然。薤有赤、白二种：白者补而美，赤者主金疮及风，苦而无味，今别显条于此也。**今按**，陈藏器本草云：薤，调中，主久痢不差，腹内常恶者，但多煮食之。赤痢取薤致黄檗煮服之，差。**臣禹锡等谨按**，**蜀本**图经云：形似韭而无实。山薤一名藠，茎叶相似，体性亦同。叶皆冬枯，春秋分莳。**尔雅**云：藠，山韰。释曰：《说文》云：韰，菜也。生山中者名藠。又云：韰，鸿荟。释曰：韰，一名鸿荟。**孟诜**云：薤，疗诸疮中风水肿，生捣，热涂上，或煮之。白色者最好。虽有辛不荤五脏。学道人长服之，可通神，安魂魄，益气，续筋力。**日华子**云：轻身，耐寒，调中，补不足。食之能止久痢冷泻，肥健人。生食引涕唾。不可与牛肉同食，令人作癥瘕。四月不可食也。

图经曰 薤，生鲁山平泽，今处处有之。似韭而叶阔，多白无实。人家种者，有赤、白二种，赤者疗疮生肌，白者冷补。皆春分莳之，至冬而叶枯。《尔雅》云"韰与薤同，鸿荟（乌外切）"，又云"藠（目盈切），山韰"。山韰茎叶亦与家薤相类而根长，叶差大，仅若鹿葱，体性亦与家薤同，然今少用。薤虽辛而不荤五脏，故道家长饵之，兼补虚，最宜人。凡用葱、薤，皆去青留白，云白冷而青热也，故断赤下方，取薤白同黄檗煮服之，言其性冷而解毒也。唐韦宙《独行方》主霍乱，干呕不息，取薤一虎口，以水三升，煮取半，顿服，不遇三作即已。又卒得胸痛差而复发者，取薤根五斤，捣绞汁，饮之，立止。

【食疗 轻身耐老。疗金疮，生肌肉。生捣薤白，以火封之，更以火就灸，令热气彻疮中，干则易之。白色者最好。虽有辛气，不荤人五脏。又，发热病，不宜多食。三月勿食生者。又，治寒热，去水气，温中，散结气。可作羹。又，治女人赤白带下。学道人长服之，可通神，安魂魄，益气，续筋力。骨鲠在咽不去者，食之即下。

肘后方 救死，或先病，或常居寝卧奄忽而绝，皆是中恶：以薤汁鼻中灌。**又方**手指赤，随月生死：以生薤一把，苦酒中煮沸，熟出以傅之，即愈。

葛氏方 治疥疮：煮薤叶洗亦佳，捣如泥傅之亦得。**又方**诸鱼骨鲠：小嚼薤白令柔，以绳系中，吞薤到鲠处引之，鲠即随出。**又方**误吞钗：取薤白曝令萎黄，煮使熟，勿切，食一大束，钗即随出。**又方**若已中水及恶露风寒，肿痛：杵薤以傅上，炙热拓疮上，便愈。**又方**虎、犬咬人：杵汁傅，又饮一升，日三，差。**又方**食郁肉脯，此并有毒：杵汁服二三升。

梅师方 有伤手足而犯恶露，杀人，不可治：以薤白烂捣，以帛囊之，着糖火使薤白极热，去帛，以薤傅疮，以帛急裹之，冷即易。亦可捣作饼子，以艾灸之，使热气入疮中，水下，差。**又方**灸疮肿痛：薤白切一升，猪脂一升细切，以苦酒浸经宿，微火煎三上三下，去滓傅上。

食医心镜 主赤白痢下：薤白一握，切，煮作粥食之。**又方**治诸疮败，能生肌，轻身，不饥，耐老。宜心归骨，菜芝也。除寒热，去气，温中散结气，利病人。诸疮中风寒水肿，生杵傅之。鲠骨在咽，煮食佳，作羹粥食之，炸作斋菹，炒食并得。黄帝云：薤不可共牛肉食之，成瘕疾。冬月勿食生薤，多涕唾。

范汪 治目中风肿痛：取薤白截，仍以肤上令遍膜，皆差。头卒痛者，止之。**又方** 产后诸痢：宜煮薤白食之，惟多益好。用肥羊肉去脂，作灸食之，或以羊肾脂炒薤白食，尤佳。

杨氏产乳 疗疳痢：薤白二握，生捣如泥，以粳米粉二物蜜调相和，捏作饼，灸取熟与吃，不过三两服。

衍义曰 薤，叶如金灯叶，差狭而更光，故古人言薤露者，以其光滑难竚之义。《千金》治肺气喘急，用薤白，亦取其滑泄也。与蜜同捣，涂汤火伤，其效甚速。

【点评】葱、韭、薤，皆是百合科葱属 Allium 植物，形态近似，《本草经集注》拘泥于《本草经》药物 365 种、《名医别录》药物 365 种的限制，将三者共同计算为一条，故陶弘景注说："葱、薤异物，而今共条；本经既无韭，以其同类故也，今亦取为副品种数。"《新修本草》不明此理，指责陶说："薤乃是韭类，叶不似葱，今云同类，不识所以然。薤有赤、白二种，白者补而美，赤者主金疮及风，苦而无味，今别显条于此也。"

苫音甜菜 味甘、苦，大寒。主时行壮热，解风热毒。

陶隐居云：即今以作鲊蒸者。"苫"作甜音，亦作"忝"。时行热病初得，便捣汁皆饮得除差。**唐本注**云：此菜似升麻苗，南人蒸煮（音缶）食之，大香美。**今按**，别本注云：夏月以其菜研作粥解热，又止热毒痢。捣傅灸疮，止痛，易差。**又按**，陈藏器本草云：苫菜，捣绞汁服之，主冷热痢，又止血生肌。人及禽兽有伤折，傅之立愈。又收取子，以醋浸之，揩面，令润泽有光。**臣禹锡等谨按**，蜀本图经云：高三四尺，茎若蒴藋，有细棱，夏盛冬枯。**孟诜**云：苫菜，又捣汁与时疾人服，差。子，煮半生，捣取汁，含，治小儿热。**陈士良**云：苫菜，叶似紫菊而大，花白，食之宜妇人。**日华子**云：甜菜，冷，无毒。灸作熟水饮，开胃，通心膈。

【点评】苫菜载《名医别录》，《本草纲目》将之与《嘉祐本草》的莙荙菜合并，李时珍说："苫菜，即莙荙也。苫与甜通，因其味也。"《救荒本草》莙荙菜条云："所在有之，人家园圃中多种。苗叶搨地生，叶类白菜而短，叶茎亦窄，叶头稍团，形状似糜匙样。味咸，性平、寒，微毒。"《本草纲目》"集解"项李时珍说："菾菜正二月下种，宿根亦自生。其叶青白色，似白菘菜叶而短，茎亦相类，但差小耳。生、熟皆可食，微作土气。四月开细白花。结实状如茱萸棣而轻虚，土黄色，内有细子。根白色。"按，莙荙菜为藜科植物莙荙菜 *Beta vulgaris* var. *cicla*，为常见蔬菜品种，南方地区又名牛皮菜、厚皮菜，其根肥厚者为菾菜 *Beta vulgaris*，根含甜菜碱（betaine），为制糖原料。故《本草纲目》将莙荙菜与菾菜合并一条，不无道理。

假苏 味辛，温，无毒。主寒热鼠瘘，瘰疬生疮，破结聚气，下瘀血，除湿痹。一名鼠蓂、一名姜芥。生汉中川泽。

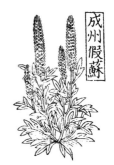

成州假蘇

陶隐居云：方药亦不复用。**唐本注**云：此药即菜中荆芥是也，姜、荆声讹耳。先居草部中，今人食之，录在菜部也。**今按**，陈藏器本草云：荆芥，去邪，除劳渴，出汗，除冷风，煮汁服之。捣和醋，傅丁肿。**臣禹锡等谨按**，蜀本注引吴氏本草云：名荆芥，叶似落藜而细，蜀中生啖之。**药性论**云：荆芥，可单用。治恶风贼风，口面㖞邪，遍身瘰痹，心虚忘事，益力添精，主辟邪毒气，除劳。久食动渴疾，治丁肿。取一握，切，以水五升，煮取二升，冷，分二服。主通利血脉，送五脏不足气，能发汗，除冷风。又捣末和醋封毒肿。**孟诜**云：荆芥，多食熏

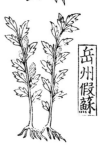

岳州假蘇

人五脏神。**陈士良**云：荆芥，主血劳，风气壅满，背脊疼痛，虚汗，理丈夫脚气，筋骨烦疼及阴阳毒，伤寒头痛，头旋目眩，手足筋急。本草呼为假苏，假苏又别。按假苏叶锐圆，多野生，以香气似苏，故呼为苏。**日华子**云：荆芥，利五脏，消食下气，醒酒。作菜生、熟食。并煎茶，治头风并出汗。豉汁煎，治暴伤寒。

图经曰 假苏，荆芥也。生汉中川泽，今处处有之。叶似落藜而细，初生香辛可啖，人取作生菜。古方稀用，近世医家治头风，虚劳，疮疥，妇人血风等为要药。并取花实成穗者，暴干入药，亦多单用，效甚速。又以一物治产后血晕，筑心眼倒，风缩欲死者，取干荆芥穗，捣筛，每用末二钱匕，童子小便一酒盏，调热服，立效。口噤者，挑齿，闭者灌鼻中，皆效。近世名医用之，无不如神云。医官陈巽处，江左人，谓假苏、荆芥实两物。假苏叶锐圆，多野生，以香气似苏，故名之。苏恭以本经一名姜芥，姜、荆声近，便为荆芥，

非也。又以胡荆芥俗呼新罗荆芥、石荆芥，体性相近，入药亦同。

【陈藏器】 一名姜芥，即今之荆芥是也，姜、荆语讹耳。按，张鼎《食疗》云"荆芥一名析蓂"，本经既有荆芥，又有析蓂，如此二种，定非一物。析蓂是大荠，大荠是葶苈子，陶、苏大误，与假苏又不同，张鼎亦误尔。荆芥本功外，去邪，除劳渴，主丁肿，出汗，除风冷，煮汁服之。杵和酢傅丁肿。新注云：产后中风，身强直，取末，酒和服，差。

食疗 性温。辟邪气，除劳，传送五脏不足气，助脾胃。多食熏五脏神。通利血脉，发汗，动渴疾。又，杵为末，醋和，封风毒肿上。患丁肿，荆芥一把，水五升，煮取二升，冷，分二服。

经验方 产后中风，眼反折，四肢搐搦，下药可立待应效，如圣散：荆芥穗子为末，酒服二钱，必效。《集验方》同。

经验后方 治一切风，口眼偏斜：青荆芥一斤，青薄荷一斤，一处砂盆内研，生绢绞汁于瓷器内，看厚薄煎成膏，余滓三分去一分，漉滓不用，将二分滓，日干为末，以膏和为丸，如梧桐子大。每服二十丸，早至暮可三服。忌动风物。

孙真人 荆芥，动渴疾。

衍义曰 假苏，荆芥也，只用穗。治产后血晕及中风，目带上，四肢强直。为末二三钱，童子小便一小盏，调下咽，良久，即活，甚有验。又治头目风，荆芥穗、细辛、川芎等为末，饭后汤点二钱。风搔遍身，浓煎汤淋渫或坐汤中。

【点评】 本草有"苏"，又细分为白苏和紫苏两类，原植物都是唇形科 *Perilla frutescens* 及其变种；又有"水苏"，为同科植物 *Stachys japonica* 之类；此外，还有"假苏"，见《本草经》。《名医别录》一名姜芥，《吴普本草》名荆芥，后遂以荆芥为正名。

荆芥如《本草图经》所说，早期医家使用较少，"近世医家治头风，虚劳，疮疥，妇人血风等为要药"。方回《病后夏初杂书近况》云："甫得木瓜治膝肿，又须荆芥沐头疡。"

李时珍注意到，宋代以来的稗官笔记有荆芥反鱼蟹河豚之说，而本草医方并未言及。《本草纲目》"发明"项举例说："按李廷飞《延寿书》云：凡食一切无鳞鱼，忌荆芥。食黄鲿鱼后食之，令人吐血，惟地浆可解。与蟹同食，动风。又蔡绦《铁围山丛话》云：予居岭峤，见食黄颡鱼犯姜芥者立死，甚于钩吻。

洪迈《夷坚志》云：吴人魏几道，啖黄颡鱼羹，后采荆芥和茶饮，少顷足痒，上彻心肺，狂走，足皮欲裂。急服药，两日乃解。陶九成《辍耕录》云：凡食河豚，不可服荆芥药，大相反。予在江阴见一儒者，因此丧命。《苇航纪谈》云：凡服荆芥风药，忌食鱼。杨诚斋曾见一人，立致于死也。"李时珍也不能辨其真伪，按语说："荆芥乃日用之药，其相反如此，故详录之，以为警戒。"有意思的是，荆芥与紫苏都是唇形科芳香植物，其"假苏"之名也是因此而来。紫苏被认为是解鱼蟹毒的要药，《药性论》还专门说苏叶"与一切鱼肉作羹良"，何以荆芥就相反如此。或许古人因为假苏的"假"字，遂产生与苏功效相反的联想吧。

白蘘荷　微温。主中蛊及疟。

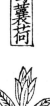

陶隐居云：今人乃呼赤者为蘘荷，白者为覆菹叶，同一种尔。于人食之，赤者为胜，药用白者。中蛊者服其汁，并卧其叶，即呼蛊主姓名。亦主诸溪毒、沙虱辈，多食损药势，又不利脚。人家种白蘘荷，亦云辟蛇。**唐本注云**：根主诸恶疮，杀蛊毒。根心主稻麦芒入目中不出者，以汁注目中，即出。**臣禹锡等谨按，蜀本**图经云：叶似初生甘蕉，根似姜牙，其叶冬枯。**药性论**云：白蘘荷，亦可单用。味辛，有小毒。

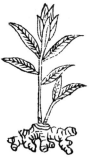

图经曰　白蘘荷，旧不著所出州土，今荆襄、江湖间多种之，北地亦有。春初生叶似甘蕉，根似姜而肥，其根茎堪为菹。其性好阴，在木下生者尤美。潘岳《闲居赋》云"蘘荷依阴，时藿向阳"是也。宗懔《荆楚岁时记》曰："仲冬以盐藏蘘荷，以备冬储，又以防蛊。"史游《急就篇》云"蘘荷冬日藏"，其来远矣。干宝《搜神记》云：其外姊夫蒋士先得疾下血，言中蛊，家人密以蘘荷置其席下。忽大笑曰：蛊我者，张小也。乃收小小走。自此解蛊药多用之。《周礼·庶氏》以嘉草除蛊毒，宗懔以谓嘉草即蘘荷是也。陈藏器云：蘘荷、茜根，为主蛊之最。然有赤、白二种，白者入药，昔人呼为覆菹，赤者堪啖，及作梅果多用之。古方亦干末水服，主喉痹。

【**雷公云**　凡使，勿用革牛草，真相似，其革牛草腥涩。凡使白蘘荷，以铜刀刮上粗皮一重了，细切，入砂盆中研如膏，只收取自然汁，炼作煎，却于新盆器中摊令冷，如干胶煎，刮取研用。

圣惠方　治风冷失声，咽喉不利：以蘘荷根二两，研，绞取汁，酒一大盏，相和令匀，不计时候，温服半钱。《肘后方》同。

外台秘要　喉中及口舌生疮烂：酒渍蘘荷根半日，含漱其汁，差。

肘后方　治伤寒时气温病，头痛壮热，脉盛：可取生蘘荷根、叶合捣，绞汁，服三四升已。**又方**治卒吐血，亦治蛊毒及痔血，妇人患腰痛：向东者蘘荷根一把，捣绞汁三升，服之。

经验方　治月信滞：蘘荷根细切，煎取二升，空心酒调服。

梅师方　治卒中蛊毒，下血如鸡肝，昼夜不绝，脏腑败坏待死：叶密安病人席下，亦自说之。勿令病人知觉，令病者自呼蛊姓名。**又方**治喉中似物吞吐不出，腹胀羸瘦：取白蘘荷根绞汁服，虫立出。

荆楚岁时记　蒋士先得疾下血，言蛊，密以根布席下。忽自笑曰：蛊食我者张小也。乃收小小走。

衍义曰　白蘘荷，八九月间淹贮之，以备冬月作蔬果，治疗只用白者。

苏　味辛，温。主下气，除寒中，其子尤良。

陶隐居云：叶下紫色而气甚香；其无紫色不香似荏者，名野苏，不堪用。其子主下气，与橘皮相宜同疗。**今注**：今俗呼为紫苏。**臣禹锡等谨按，尔雅**云：苏，桂荏。释曰：苏，荏类之草也。以其味辛类荏，故一名桂荏也。**药性论**云：紫苏子，无毒，主上气咳逆，治冷气及腰脚中湿风结气。将子研汁煮粥良，长服令人肥白身香。和高良姜、橘皮等分，蜜丸，空心下十丸，下一切宿冷气及脚湿风。叶可生食，与一切鱼肉作羹，良。**孟诜云**：紫苏，除寒热，治冷气，**日华子云**：紫苏，补中益气，治心腹胀满，止霍乱转筋，开胃下食并一切冷气，止脚气，通大小肠。子主调中，益五脏，下气，止霍乱，呕吐，反胃，补虚劳，肥健人，利大小便，破癥结，消五膈，止嗽，润心肺，消痰气。

图经曰　苏，紫苏也。旧不著所出州土，今处处有之。叶下紫色而气甚香，夏采茎叶，秋采实。其茎并叶，通心经，益脾胃，煮饮尤胜。与橘皮相宜，气方中多用之。实主上气咳逆，研汁煮粥尤佳，长食之，令人肥健。若欲宣通风毒，则单用茎，去节大良。谨按，《尔雅》谓苏为桂荏，盖以其味辛而形类荏，乃名之。然而苏有数种，有水苏、白苏、鱼苏、山鱼苏，皆是荏类。水苏别条见下。白苏方茎，圆叶不紫，亦甚香，实亦入药。鱼苏似茵陈，大叶而香，吴人以煮鱼者，一名鱼苏。生山石间者名山鱼苏，主休息痢，大小溲频数，干末，米饮调服之，效。

又苏主鸡瘕，本经不著。南齐褚澄善医，为吴都太守，百姓李道念以公事到郡，澄见谓曰：汝有重病。答曰：旧有冷病，至今五年，众医不差。澄为诊曰：汝病非冷非热，当是食白瀹鸡子过多所致，令取苏一升，煮服，仍吐一物如升，涎裹之，能动，开看是鸡雏，羽翅、爪距具足，能行走。澄曰：此未尽，更服所余药，又吐得如向者鸡十三头，而病都差，当时称妙。一说乃是用蒜煮服之。

【雷公云】 凡使，勿用薄荷根茎，真似紫苏茎，但叶不同。薄荷茎性燥，紫苏茎和。凡使，刀刮上青薄皮，剉用也。

圣惠方 治风，顺气，利肠：以紫苏子一升微炒杵，以生绢袋盛，内于三斗清酒中，浸三宿，少少饮之。**又方**治脚气及风寒湿痹，四肢挛急，脚踵不可践地：用紫苏二两，杵碎，水二升，研取汁，以苏子汁煮粳米二合作粥，和葱、豉、椒、姜食之。

外台秘要 治梦失精：以子一升，熬杵为末，酒服方寸匕，日再服。

斗门方 治失血：紫苏不限多少，于大锅内水煎，令干后去滓，熬膏，以赤豆炒熟杵为末，调煎为丸如梧子大。酒下三十丸至五十丸，常服，差。

金匮方 治食蟹中毒：紫苏煮汁饮之三升，以子汁饮之亦治。凡蟹未经霜者多毒。

丹房镜源 紫苏油，柔朱金润入石。

衍义曰 苏，此紫苏也，背面皆紫者佳。其味微辛、甘，能散，其气香。令人朝暮汤其汁饮，为无益。医家以谓芳草致豪贵之疾者，此有一焉。脾胃寒人饮之多泄滑，往往人不觉。子，治肺气喘急。

【点评】 紫苏以"苏"为名始载于《名医别录》。《本草经集注》云："叶下紫色，而气甚香，其无紫色、不香似荏者，多野苏，不堪用。"《开宝本草》云："今俗呼为紫苏。"后遂以"紫苏"为正名。

此即唇形科植物紫苏 *Perilla frutescens*。《本草纲目》"集解"项李时珍说："紫苏、白苏皆以二三月下种，或宿子在地自生。其茎方，其叶圆而有尖，四围有巨齿，肥地者面背皆紫，瘠地者面青背紫，其面背皆白者，即白苏，乃荏也。紫苏嫩时采叶，和蔬茹之。或盐及梅卤作菹食甚香，夏月作熟汤饮之。五六月连根采收，以火煨其根，阴干则经久叶不落。八月开细紫花，成穗作房，如荆芥穗。九月半枯时收子，子细如芥子而色黄赤，亦可取油如荏油,《务本新书》云:凡地畔近道可种苏,以遮六畜,收子打油燃灯甚明,或熬之以油器物。《丹房镜源》云:苏子油,能柔五金八石。《沙州记》云:乞弗虏之地,不种五谷,惟食苏子。故王祯云,苏有遮护之功。又有灯油之用,不可阙也。今有一种花紫苏,其叶细齿密纽,如剪成之状,香色茎子并无异者,人称回回苏云。"

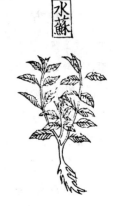

水苏 味辛,微温,无毒。主下气,杀谷,除饮食,辟口臭,去毒,辟恶气。久服通神明,轻身耐老。主吐血、衄血、血崩。一名鸡苏、一名劳祖、一名芥蒩音祖、一名芥苴七余切。生九真池泽。七月采。

陶隐居云:方药不用,俗中莫识。九真辽远,亦无能访之。**唐本注**云:此苏生下湿水侧,苗似旋复,两叶相当,大香馥。青、齐、河间人名为水苏,江左名为荠苧,吴会谓之鸡苏。主吐血、衄血,下气,消谷,大效。而陶更于菜部出鸡苏,误矣。今以鸡苏之一名,复申"吐血、衄血、血崩"六字也。**臣禹锡等谨按**,蜀本图经云:叶似白薇,两叶相当,花生节间,紫白色,味辛而香,六月采茎叶,日干。**陈藏器**云:荠苧,叶上有毛,稍长,气臭,除蚁瘘,挼碎傅之。亦主冷气泄痢,可为生菜,除胃间酸水。**孟诜**云:鸡苏,一名水苏。熟捣生叶,绵裹塞耳,疗聋。又,头风目眩者,以清酒煮汁一升服。产后中风,服之弥佳。可烧作灰汁及以煮汁,洗头令发香,白屑不生。又,收讫酿酒及渍酒,常服之佳。**日华子**云:鸡苏,暖。治肺痿,崩中,带下,血痢,头风目眩,产后中风及血不止。又名臭苏、青白苏。

图经曰 水苏,生九真池泽,今处处有之。多生水岸傍,苗似旋覆,两叶相当,大香馥,青、济间呼为水苏,江左名为荠苧,吴会谓之鸡苏。南人多以作菜。主诸气疾及脚肿。江北甚多,而人不取食。又江左人谓鸡苏、水苏是两种。陈藏器谓荠苧自是一物,非水苏。水苏叶有雁齿,香薷气辛,荠苧叶上有毛,稍长,气臭。主冷气泄痢,可为生菜。除胃间酸水,亦可捣傅蚁瘘。亦有石上生者,名石荠苧,紫花细叶,高一二尺,味辛,温,无毒。主风血冷气,并疮疥,痔漏下血,并煮汁服,山中人多用之。

【梅师方 治吐血及下血并妇人漏下:鸡苏茎、叶煎取汁,饮之。又方治鼻衄血不止:生鸡苏五合,香豉二合,合杵研,槎如枣核大,内鼻中,止。又方卒漏血欲死:煮一升服之。

衍义曰 水苏,气味与紫苏不同,辛而不和。然一如苏,但面不紫,及周围槎牙如雁齿,香少。

【点评】水苏、鸡苏应该也是"苏"类植物之一种，早期名实不得而详。《本草纲目》"集解"项李时珍说："水苏、荠苎一类二种尔。水苏气香，荠苎气臭为异。水苏三月生苗，方茎中虚，叶似苏叶而微长，密齿，面皱色青，对节生，气甚辛烈。六七月开花成穗，如苏穗，水红色。穗中有细子，状如荆芥子，可种易生，宿根亦自生。沃地者苗高四五尺。"《植物名实图考》同意此看法，有云："水苏，本经中品，即鸡苏。泽地多有之。李时珍辨别水苏、荠苎，一类二种，极确。昔人煎鸡苏为饮，今则紫苏盛行，而菜与饮皆不复用鸡苏矣。雩娄农曰：水苏、鸡苏，自是一物。《日用本草》亦云尔，然谓即龙脑薄荷。今吴中以糖制之为饵，味即薄荷，而叶颇宽，无有知为水苏者。东坡诗：道人解作鸡苏水，稚子能煎莺粟汤。"今则根据《植物名实图考》将水苏考订为唇形科植物水苏 *Stachys japonica* 之类。荠苎据《植物名实图考》为唇形科荠苎 *Mosla grosseserrata*。

按，本条《新修本草》"而陶更于菜部出鸡苏，误矣"句后，刘甲本有"臣禹锡等按，此菜部也，而唐注云'陶更于菜部出鸡苏，误矣'，不知何者为误"。参考后文，似乎在《本草经集注》中鸡苏单独一条，功效即"主吐血、衄血、血崩"，《新修本草》将之合并入水苏条，故说："今以鸡苏之一名，复申'吐血、衄血、血崩'六字也。"

香薷 音柔　味辛，微温。主霍乱腹痛吐下，散水肿。

陶隐居云：家家有此，惟供生食。十月中取，干之，霍乱煮饮，无不差。作煎，除水肿尤良。臣禹锡等谨按，萧炳云：今新定、新安有石上者，彼人名石香葇，细而辛，更绝佳。孟诜云：香葇，温。又云香戎，去热风。生菜中食，不可多食。卒转筋，可煮汁顿服半升，止。又，干末止鼻衄，以水服之。日华子云：无毒。下气，除烦热，疗呕

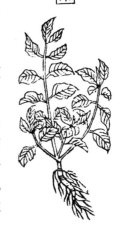

逆，冷气。

图经曰 香薷（音柔），旧不著所出州土，陶隐居云"家家有之"，今所在皆种，但北土差少。似白苏而叶更细。十月中采，干之。一作香菜，俗呼香茸。霍乱转筋，煮饮服之，无不差者。若四肢烦冷，汗出而渴者，加蓼子同切，煮饮。胡洽治水病洪肿，香菜煎：取干香菜五十斤，一物剉，内釜中，以水淹之，水出香菜上一寸，煮使气力都尽，清澄之，严火煎，令可丸。一服五丸如梧子，日渐增之，以小便利好。寿春及新安也。彼间又有一种石上生者，茎、叶更细，而辛香弥甚，用之尤佳，彼人谓之石香薷。本经出草部中品，云生蜀郡、陵、荣、资、简州及南中诸山岩石缝中生。二月、八月采，苗、茎、花、实俱。亦主调中，温胃，霍乱吐泻，今人罕用之，故但附于此。

【雷公云】 凡采得，去根留叶，细剉，曝干。勿令犯火。服至十两，一生不得食白山桃也。

外台秘要 治水病洪肿，气胀，不消食：干香薷五十斤焙，用湿者亦得，细剉内釜中，水浸之，出香薷上数寸，煮使气尽，去滓清澄之，渐微火煎令可丸。服五丸如梧子大，日三，稍加之，以小便利为度。

千金方 治口臭：香薷一把，以水一斗，煮取三升，稍稍含之。

肘后方 舌上忽出血如钻孔者：香薷汁，服一升，日三。

食医心镜 主心烦，去热：取煎汤作羹煮粥及生食并得。

子母秘录 小儿白秃发不生，汁出，燸痛：浓煮陈香薷汁，少许脂和胡粉，傅上。

衍义曰 香薷，生山野，荆湖南北、二川皆有。两京作圃种，暑月亦作蔬菜，治霍乱不可阙也，用之无不效。叶如茵陈，花茸紫，在一边成穗。凡四五十房为一穗，如荆芥穗，别是一种香，余如经。

【点评】《本草衍义》说："香薷，生山野，荆湖南、北、二川皆有。两京作圃种，暑月亦作蔬菜，治霍乱不可阙也，用之无不效。叶如茵陈，花茸紫，在一边成穗。几四五十房为一穗，如荆芥穗，别是一种香，余如经。"唇形科香薷属（Elsholtzia）穗状花序顶生，直立或上部稍弯，花密集，多数时候偏向花序的一侧着生，此即《衍义》所说"花茸紫，在一边成穗"。结合《本草图经》所绘香薷图例，此即唇形科香薷 *Elsholtzia ciliata*。

条内又提到石香薷，《本草纲目》"集解"项李时珍说："香蒿有野生，有家莳。中州人三月种之，呼为香菜，以充蔬品。丹溪朱氏惟取大叶者为良，而细叶者香烈更甚，今人多用之，方茎，尖叶有刻缺，颇似黄荆叶而小，九月开紫花成穗。有细子细叶者，仅高数寸，叶如落帚叶，即石香薷也。"此为同科植物石香薷 *Mosla chinensis* 之类。

薄荷 味辛、苦，温，无毒。主贼风伤寒发汗，恶气，心腹胀满，霍乱，宿食不消，下气。煮汁服，亦堪生食。人家种之，饮汁发汗，大解劳乏。

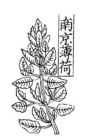

唐本注云：茎、叶似苼而尖长，根经冬不死，又有蔓生者，功用相似。唐本先附。**臣禹锡等谨按**，药性论云：薄荷，使。能去愤气，发毒汗，破血，止痢，通利关节。尤与薤作菹相宜。新病差人勿食，令人虚汗不止。
陈士良云：吴菝蕳，能引诸药入荣卫，疗阴阳毒，伤寒头痛，四季宜食。**又云**：胡菝蕳，主风气壅并攻胸膈，作茶服之，立效。俗呼为新罗菝蕳。**日华子云**：治中风失音，吐痰，除贼风，疗心腹胀，下气，消宿食及头风等。

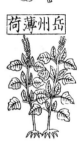

图经曰 薄荷，旧不著所出州土，而今处处皆有之。茎、叶似苼而尖长，经冬根不死，夏秋采茎叶，暴干。古方稀用，或与薤作菹食。近世医家治伤风，头脑风，通关格及小儿风涎，为要切之药，故人家园庭间多莳之。又有胡薄荷，与此相类，但味少甘为别。生江浙间，彼人多以作茶饮之，俗呼新罗薄荷。近京僧寺亦或植一二本者。《天宝方》名连钱草者是。石薄荷，生江南山石上，叶微小，至冬而紫色，此一种不闻有别功用。凡新大病差人，不可食薄荷，以其能发汗，恐虚人耳。字书菝。

【食疗 平。解劳，与薤相宜。发汗，通利关节。杵汁服，去心脏风热。

外台秘要 治蜂螫：挼贴之，差。

经验方 治水入耳：以汁点，立效。

食医心镜 煎豉汤，暖酒和饮、煎茶、生食之并宜。

衍义曰 薄荷，世谓之南薄荷，为有一种龙脑薄荷，故言南以别之。小儿惊风，壮热，须此引药，猫食之即醉，物相感尔。治骨蒸热劳，用其汁与众药熬为膏。

【点评】唇形科植物薄荷 *Mentha haplocalyx* 在我国广泛分布，家种野生都有。《新修本草》将其列入菜部，在当时属于家蔬，或已有栽种者，至《本草图经》则明确说"故人家多莳之"。所绘南京薄荷与岳州薄荷皆是本种。《本草纲目》又记载薄荷的栽培云："薄荷人多栽莳。二月宿根生苗，清明前后分之。方茎赤色，其叶对生，初时形长而头圆，及长则尖。吴、越、川、湖人多以代茶。苏州所莳者，茎小而气芳，江西者稍麄，川蜀者更麄，入药以苏产为胜。"

秦荻梨 味辛，温，无毒。主心腹冷胀，下气，消食。人所啖者，生下湿地，所在有之。唐本先附。

臣禹锡等谨按，孟诜云：秦荻梨，于生菜中最香美，甚破气。又，末之和酒服，疗卒心痛，悒悒塞满气。又，子，末和大醋封肿气，日三易。**陈藏器**云：五辛菜，味辛，温。岁朝食之，助发五脏气，常食温中，去恶气，消食，下气。《荆楚岁时记》亦作此说。热病后不可食之，损目。

【食医心镜 秦荻梨，取和酱、醋食之，理心腹冷胀，下气消食，空腹食之最佳。

【醍醐菜

雷公云 凡使，勿用诸件。草形似牛皮蔓，掐之有乳汁出，香甜入顶。采得，用苦竹刀细切，入砂盆中研如膏，用生稀绢裹，挼取汁出，暖饮。

千金方 治伤中崩绝赤：醍醐杵汁，拌酒煎沸，空心服一盏。**又方**治月水不利：以菜绞汁，和酒煎，服一盏。

重修政和经史证类备用本草卷第二十九

成　都　唐　慎　微　续　证　类

中卫大夫康州防御使句当龙德宫总辖修建明堂所医药

提举入内医官编类圣济经提举太医学臣曹孝忠奉敕校勘

菜部下品总二十二种

　　二种神农本经白字

　　七种名医别录墨字

　　三种唐本先附注云"唐附"

　　四种今附皆医家尝用有效，注云"今附"

　　五种新补

　　一种新分条

　　　凡墨盖子已下并唐慎微续证类

苦瓠瓠子续注	葫大蒜也	蒜小蒜也
胡葱今附	莼石莼、丝莼续注	**水蕲**音芹
马齿苋今附	茄子今附 根附	蘩蒌
鸡肠草自草部，今移	白苣莴苣附 元附苦苣条下，今分条	落葵
堇唐附	蕺	马芹子唐附
芸薹唐附	雍菜新补	菠薐新补
苦荬新补	鹿角菜新补	莙荙新补
东风菜今附		

苦瓠　味苦，寒，有毒。主大水，面目四肢浮肿，下水，令人吐。生晋地川泽。

陶隐居云：瓠与冬瓜气类同辈，而有上下之殊，当是为其苦尔。今瓠自忽有苦者如胆，不可食，非别生一种也。又有瓠（音娄），亦是瓠类，小者名瓢，食之乃胜瓠。凡此等，皆利水道，所以在夏月食之，大理自不及冬瓜也。**唐本注云**：瓠与冬瓜、瓠全非类例，今此论性，都是苦瓠尔。陶谓瓠中苦者，大误矣。瓠中苦者，不入药用。冬瓜自依前说，瓠䒕与瓠，又须辨之。此三物苗叶相似，而实形有异，瓠味皆甜，时有苦者，而似越瓜，长者尺余，头尾相似。其瓠䒕，形状大小非一。瓠，夏中便熟，秋末并枯；瓠，夏末始实，秋中方熟，取其为器，经霜乃堪。瓠与甜瓠䒕体性相类，但味甘冷，通利水道，止渴消热，无毒，多食令人吐。苦瓠䒕为疗，一如经说。然瓠苦者不堪啖，无所主疗，不入方用。而甜瓠䒕与瓠子，啖之俱胜冬瓜，陶言不及，乃是未悉。此等元种各别，非甘者变而为苦也。其苦瓠瓢，味苦，冷，有毒。主水肿，石淋，吐呀嗽，囊结，疰蛊，痰饮。或服之过分，令人吐利不止者，宜以黍穰灰汁解之。又煮汁渍阴，疗小便不通也。**今按**，陈藏器本草云：苦瓠，煎取汁，滴鼻中出黄水，去伤寒，鼻塞，黄疸。又取一枚，开口，以水煮中搅取汁，滴鼻中，主急黄。又取未破者，煮令热，解开熨小儿闪癖。**臣禹锡等谨按**，蜀本注云：陶云瓠小者名瓢，按《切韵》瓢，注云："瓠也"。又语曰"吾岂匏瓜也哉"，是则此为瓜匏之瓠也。今据瓜匏之瓠，非但不能疗病，亦少见有苦者。谨按，瓠固匏也。但"匏"字合作"脬"，盖音同字异尔。且脬似瓠，可为饮器。有甘苦二种，甘者大，苦者小，则陶云"小者名瓢"是也。今人以苦瓠疗水肿，甚效。亦能令人吐。此又与上说正同尔。**药性论云**：苦瓠瓢，使。治水浮肿，面目肢节肿胀，下大水气疾。**孟诜云**：瓠，冷。主消渴，恶疮。又，患脚气及虚胀，冷气人不可食之，尤甚。又压热，服丹石人方可食，余人不可辄食。**日华子云**：瓠，无毒，又云微毒。除烦止渴，治心热，利小肠，润心肺，治石淋，吐蛔虫。

【圣惠方】 治龋齿疼痛：用葫芦半升，水五升，煮取三升，去滓，含漱吐之。茎叶亦可用，不过二剂差。**又方**治鼠瘘：用瓠花曝干为末，傅之。

外台秘要 治卒患肿满：曾有人忽脚跌肿渐上至膝，足不可践地，主大水，头面遍身大肿胀满：苦瓠白瓢，实捻如大豆粒，以面裹，煮一沸，空心服七枚。至午当出水一斗。二日水自出不止，大瘦乃差。三年内慎口味也。苦瓠须好者，无靥黶，细理，研净者，不尔，有毒不用。

千金方 治眼暗：取七月七日苦瓠瓢白，绞取汁一合，以酢一升，古钱七文，和渍，微火煎之减半。以沫内眼眦中，神验。

肘后方 疗中蛊毒，吐血或下血，皆如烂肝者：苦瓠一枚，水二升，煮取一升服，立吐即愈。又方：用苦酒一升，煮令消，服，神验。

孙真人 甜瓠，患脚肿气及虚肿者，食之永不差。

伤寒类要 治黄疸：苦胡芦瓢，如大枣许大，以童子小便二合，浸之三两食顷。

取两酸枣许，分内两鼻中，病人深吸气，及黄水出，良。**又方**治黄疸：以瓠子白瓢子熬令黄，捣为末，每服半钱匕，日一服，十日愈。用瓠有吐者，当先详之。

丹房镜源 <small>苦瓠煮汞。</small>

【点评】《说文》瓠与匏转注，《诗经》"七月食瓜，八月断壶"，毛传："壶，瓠也。"《本草纲目》壶卢条"释名"说："诸书所言，其字皆当与壶同音。而后世以长如越瓜首尾如一者为瓠，音护；瓠之一头有腹长柄者为悬瓠，无柄而圆大形扁者为匏，匏之有短柄大腹者为壶，壶之细腰者为蒲芦，各分名色，迥异于古。以今参详，其形状虽各不同，则苗、叶、皮、子性味则一，故兹不复分条焉。悬瓠，今人所谓茶酒瓢者是也。蒲芦，今之药壶卢是也。郭义恭《广志》谓之约腹壶，以其腹有约束也。亦有大、小二种也。"其所指代的当是葫芦科植物葫芦 *Lagenaria siceraria*，及其若干变种，如瓠瓜 *Lagenaria siceraria* var. *hispida*，小葫芦 *Lagenaria siceraria* var. *microcarpa* 等。其中小葫芦或许就是苦瓠，味苦难食，宋代禅僧经常用来与甜瓜作比，如言"苦瓠连根苦，甜瓜彻蒂甜"，"甜瓜甜似蜜，苦瓠苦如连"。

需说明者，苦瓠与苦瓜不同。后者载于《救荒本草》名锦荔枝。有云："又名癞葡萄。人家园篱边多种之。苗引藤蔓，延附草木生，茎长七八尺，茎有毛涩，叶似野葡萄叶，而花又多，叶间生细丝蔓，开五瓣黄碗子花，结实如鸡子大，尖䏃纹绉，状似荔枝而大，生青熟黄，内有红瓤。味甜。"此即葫芦科植物苦瓜 *Momordica charantia*，至今仍是常见菜蔬。

葫<small>蒜也</small>　味辛，温，有毒。主散痈肿，䘌疮，除风邪，杀毒气。独子者亦佳。归五脏。久食伤人，损目明。五月五日采。

<small>陶隐居云：今人谓葫为大蒜，谓蒜为小蒜，以其气类相似也。性最</small>

熏臭，不可食。俗人作斋以啖脍肉，损性伐命，莫此之甚。此物惟生食，不中煮，以合青鱼鲊食，令人发黄。取其条上子，初种之，成独子葫，明年则复其本也。**唐本注**云：此物煮为羹臛，极俊美，熏气亦微。下气，消谷，除风，破冷，足为馔中之俊。而注云"不中煮"，自当是未经试尔。**今按**，陈藏器本草云：大蒜，去水恶瘴气，除风湿，破冷气，烂痃癖，伏邪恶，宣通温补，无以加之。初食不利目，多食却明，久食令人血清，使毛发白，疗疮癣。生食去蛇、虫、溪、蛊等毒。昔患痃癖者，尝梦人教每日食三颗大蒜，初时依梦，遂至瞑眩，口中吐逆，下部如火，后有人教令取数片合皮，截却两头吞之，名为内灸，依此大效。又鱼骨鲠不出，以蒜内鼻中即出。独颗者杀鬼，去痛，入用最良。**臣禹锡等谨按**，蜀本图经云：大蒜，今出梁州者最美而少辛，大者径二寸，泾阳者皮赤甚辣，其余并相似也。**孟诜**云：蒜，久服损眼伤肝。治蛇咬疮，取蒜去皮一升，捣，以小便一升，煮三四沸，通人即入渍损处，从夕至暮。初被咬未肿，速嚼蒜封之，六七易。又，蒜一升去皮，以乳二升，煮使烂。空腹顿服之，随后饭压之。明日依前进服，下一切冷毒风气。又，独头者一枚，和雄黄、杏人研为丸，空腹饮下三丸，静坐少时，患鬼气者当汗出，即差。**日华子**云：蒜，健脾，治肾气，止霍乱转筋，腹痛，除邪，辟温，去蛊毒，疗劳疟，冷风，痃癖，温疫气。傅风拍冷痛，蛇虫伤，恶疮疥，溪毒，沙虱，并捣贴之。熟醋浸之，经年者良。

图经曰　葫，大蒜也。旧不著所出州土，今处处有之，人家园圃所莳也。每头六七瓣，初种一瓣，当年便成独子葫，至明年则复其本矣。然其花中有实，亦葫瓣状而极小，亦可种之。五月五日采。谨按，本经云"主散痈肿"，李绛《兵部手集方》疗毒疮肿，号叫卧不得，人不别者，取独头蒜两颗，细捣，以油麻和，厚傅疮上，干即易之。顷年，卢坦侍郎任东畿尉，肩上疮作，连心痛闷，用此便差。后李仆射患脑痈，久不差，卢与此方便愈。绛得此方，传救数人，无不神效。葛洪《肘后方》灸背肿令消法云：取独颗蒜，横截厚一分，安肿头上，炷艾如梧桐子，灸蒜上百壮，不觉消，数数灸，惟多为善。勿令大热，若觉痛即擎起蒜，蒜焦更换用新者，勿令损皮肉，如有体干不须灸。洪尝苦小腹下患一大肿，灸之亦差。每用灸人，无不立效。又今江宁府紫极宫刻石记其法云：但是发背及痈疽、恶疮、肿核等，皆灸之。其法与此略同，其小别者，乃云：初觉皮肉间有异，知是必作疮者，切大蒜如铜钱厚片，安肿处灸之，不计壮数。其人被苦初觉痛者，以痛定为准；初不觉痛者，灸至极痛而止。前后用此法救人，无不应者。若是疣赘之类，亦如此灸之，便成痂自脱，其效如神。乃知方书之载无空言，但患人不能以意详之，故不得尽应耳。

　　【食疗　除风，杀虫。

　　外台秘要　治牙齿疼痛：独头蒜煨之，乘热截，用头以熨痛上，转易之。亦主虫痛。**又方**关格胀满，大小便不通：独头蒜烧熟去皮，绵裹纳下部，气立通。**又方**治金疮中风，角弓反张：取蒜一大升，破去心，无灰酒四升，煮令极烂，并滓服一大升已来。须臾得汗，差。

千金方 治暴痢：捣蒜两足下贴之。又方治血出，逆心烦闷，心痛：生蒜捣汁，服二升则差。

葛氏方 丹者，恶毒之疮，五色无常，又发足踝者：捣蒜厚傅之，干即易之。

梅师方 若腹满，不能服药，导之方：取独颗蒜煨令熟，去皮，绵裹内下部中，冷即易。又方治蜈蚣咬人痛不止：独头蒜摩螫处，痛止。又方治射工毒：以独头蒜切之，厚三分已来，贴疮上，灸之蒜上，令热气射入，差。又方治蛇虺螫人：以独头蒜、酸草捣绞，傅所咬处。

孙真人食忌 正月之节食五辛以辟疠气，一曰蒜。又，食多白发早。

食医心镜 蒜齑著盐酱，捣食之。蒜苗作羹，煮食并得。主下气，温中，消谷。黄帝云：合青鱼鲊食之，令人腹内生疮，肠中肿，又成疝瘕。多食生蒜伤肝气，令人面无颜色。四八月勿食生蒜，伤人神，损胆气。

简要济众 治鼻血不止，服药不应：宜用蒜一枚，去皮细研如泥，摊一饼子如钱大，厚一豆许。左鼻血出，贴左脚心；右鼻血出，贴右脚心；如两鼻血出，即贴两脚下，立差。血止，急以温水洗脚心。

子母秘录 治产后中风，角弓反张，不语：大蒜三十瓣，以水三升，煮取一升，拗口灌之，差。又方小儿白秃疮：凡头上团团然白色，以蒜揩白处，早朝使之。

后魏李道念 褚澄视之曰：公有重病。答曰：旧有冷痰，今五年矣。澄诊之曰：非冷非热，当时食白瀹鸡子过多。令取蒜一头煮之，服药乃吐一物如升，涎唾裹之。开看乃鸡雏，翅羽、爪头具全。澄曰：未尽。更服药，再吐十三头。又华佗行道，见车载一人，病咽塞食不下，呻吟。佗曰：饼店家蒜齑，大酢三升饮之，当自瘥。果吐大蛇一枚而愈。

衍义曰 葫，大蒜也，其气极荤，然置臭肉中掩臭气。中暑毒人，烂嚼三两瓣，以温水送之下咽，即知。仍禁饮冷水。又患暴下血，以葫五七枚，去梗皮，量多少入豆豉，捣为膏。可丸，即丸梧子大，以米饮下五六十丸，无不愈者。又鼻衄，烂研一颗，涂两足心下，才止便拭去。又将紫皮者横切作片子，厚一分，初患疮发于背胁间未辨痈疽者，若阳滞于阴即为痈，阴滞于阳即为疽。痈即皮光赤，疽即皮肉纹起不泽。并以葫片覆之，用艾灸。如已痛，灸至不痛；如不痛，灸至痛初觉。即便灸，无不效者。仍审度正于中心贴葫灸之。世人往往不悟此疮，初见其疮小，不肯灸，惜哉。

【**点评**】葫与蒜亦有纠结，《本草纲目》"释名"说："蒜字从祘，音蒜，谐声也。又象蒜根之形。中国初惟有此，后因汉人得葫蒜于西域，遂呼此为小蒜以别之。故崔豹《古今注》云：蒜，茆蒜也，俗谓之小蒜。胡国有蒜，十子一株，名曰胡蒜，俗谓之大蒜是矣。蒜乃五荤之一，故许氏《说文》谓之荤菜。五荤即五辛，谓其辛臭昏神伐性也。练形家以小蒜、大蒜、韭、芸薹、胡荽为五荤，道家以韭、薤、蒜、芸薹、胡荽为五荤，佛家以大蒜、小蒜、兴渠、慈葱、茖葱为五荤。兴渠，即阿魏也。虽各不同，然皆辛熏之物，生食增恚，熟食发淫，有损性灵，故绝之也。"释葫说："按孙愐《唐韵》云：张骞使西域，始得大蒜、葫荽。则小蒜乃中土旧有，而大蒜出胡地，故有胡名。二蒜皆属五荤，故通可称荤。"根据《本草图经》等所绘图例，大致可以确定，"葫"即百合科葱属植物蒜 *Allium sativum*，一般称为大蒜；而"蒜"则是同属植物小根蒜 *Allium macrostemon*，亦称小蒜，同时也是薤白的来源。

蒜<small>小蒜也</small>　味辛，温，有小毒。归脾、肾。主霍乱，腹中不安，消谷，理胃，温中，除邪痹毒气。五月五日采之。

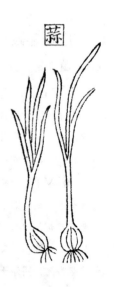

陶隐居云：小蒜生叶时，可煮和食。至五月叶枯，取根名蒴（音乱）子，正尔啖之，亦甚熏臭。味辛，性热，主中冷，霍乱，煮饮之亦主溪毒。食之损人，不可长服。**唐本注云**：此蒜与胡葱相得，主恶蚑毒、山溪中沙虱水毒，大效。山人偅獠时用之也。**臣禹锡等谨按**，**蜀本图经云**：小蒜野生小者一名蒴、一名莴。苗、叶、根、子似葫而细数倍也。尔雅云：莴，山蒜。释曰：《说文》云"荤菜也。一云菜之美者，云梦之荤菜"。生山中者名莴。**孟诜云**：小蒜亦主诸虫毒，丁肿，甚良。不可常食。**日华子云**：小蒜，热，有毒。下气，止霍乱吐泻，消宿食，治蛊毒，傅蛇虫，沙虱疮。三月不可食。

图经曰　蒜，小蒜也。旧不著所出州土，今处处有之。生田野中，根苗皆如葫而极细小者是也。五月五日采。谨按，《尔雅》"莴（力的切），山蒜"，释曰："《说文》云'蒜，荤菜也。一云菜之美者，云梦之荤'。生山中者名莴。"今本经谓大蒜为葫，小蒜为蒜，而《尔雅》《说文》所谓"蒜，荤菜"者，乃今大蒜也；莴乃今小蒜也。书传载物之别名不同如此，用药不可不审也。古方多用小蒜治霍乱，煮汁饮之。南齐褚澄用蒜治李道念鸡瘕便差。江南又有一种山蒜，似大蒜臭，山人以治积块及妇人血瘕，以苦醋摩服多效。又有一种似大蒜而多瓣，有荤气，彼人谓之莜子，主脚气。宜煮与蓐妇饮之，易产。江北则无。

【食疗 主霍乱，消谷，治胃温中，除邪气。五月五日采者上。又，去诸虫毒、丁肿、毒疮，甚良。不可常食。

肘后方 治霍乱，心腹胀满气，未得吐下：小蒜一升咬咀，以水三升，煮取一升，顿服。又方毒蛇螫人：杵小蒜饮汁，以滓傅疮上。

葛氏方 水毒中人，一名中溪，一名中湿，一名水病，似射工而无物：以小蒜三升咬咀，于汤中莫令大热，热即无力，挼去滓，适寒温以浴。若身体发赤斑文者，无异。

食医心镜 主霍乱，腹中不安，消谷，理胃气，温中，除邪痹，毒气，归脾、肾，煎汤服之。

兵部手集 治心痛不可忍，十年、五年者，随手效：以小蒜酽醋煮，顿服之取饱，不用著盐。绛外家人患心痛十余年，诸药不差，服此更不发。又方蚰蜒入耳：小蒜汁理一切虫入耳，皆同。

治疰 用蒜不拘多少，研极烂，和黄丹少许，以聚为度，丸如鸡头大，候干。每服一丸，新汲水下，面东服，至妙。

广韵 张骞使大宛，食之损目。

黄帝 不可久食，损人心力。食小蒜，啖生鱼，令人夺气。

衍义曰 蒜，小蒜也，又谓之蒚。苗如葱针，根白，大者如乌芋，子兼根煮食之。又谓之宅蒜。华佗用蒜齑，是此物。

【点评】黑盖子下引《广韵》"张骞使大宛，食之损目"，据《广韵》当作："蒜，荤菜也。张骞使西域得大蒜、胡荽。"

胡葱 味辛，温中消谷，下气，杀虫。久食伤神损性，令人多忘，损目明，尤发痼疾。患胡臭人不可食，令转甚。其状似大蒜而小，形圆皮赤，稍长而锐。生蜀郡山谷。五月、六月采。今附。

图经 文具葱实条下。

【雷公云 凡使，采得依文碎擘，用绿梅子相对拌蒸一伏时，去绿梅子，于砂盆中研如膏，新瓦器中摊，日干用。

食疗 胡葱，平。主消谷，能食。久食之令人多忘。根发痼疾。又，食著诸毒肉，吐血不止，痿黄悴者。取子一升，洗煮使破，取汁停冷。服半升，日一服，夜一服，血定止。又，患胡臭、䘌齿人不可食，转极甚。谨按，利五脏不足气，亦伤绝血脉气。多食损神，此是熏物耳。

孙真人　四月勿食胡葱，令人气喘，多惊。

【点评】《本草纲目》认为胡葱即是《饮膳正要》之回回葱，从图例来看，即是今天常见之洋葱 *Allium cepa*。

莼　味甘，寒，无毒。主消渴，热痹。

陶隐居云：莼性寒，又云冷，补。下气，杂鳢鱼作羹，亦逐水。而性滑，服食家不可多啖。**唐本注云**：莼，久食大宜人。合鲋鱼为羹食之，主胃气弱不下食者，至效。又宜老人，此应在上品中。三四月至七八月，通名丝莼，味甜，体软；霜降已后至十二月，名瑰莼，味苦，体涩。取以为羹，犹胜杂菜。**今按**，陈藏器本草云：按此物，温病起食者多死，为体滑，脾不能磨，常食发气，令关节急，嗜睡。若称上品，主脚气，《脚气论》中令人食之，此误极深也。常所居近湖，湖中有莼及藕，年中大疫，既饥，人取莼食之，疫病差者亦死。至秋大旱，人多血痢，湖中水竭，掘藕食之，阖境无他。莼、藕之功，于斯见矣。**臣禹锡等谨按**，蜀本图经云：生水中，叶似凫葵，浮水上，采茎堪啖，花黄白，子紫色。三月至八月，茎细如钗股，黄赤色，短长随水深浅，而名为丝莼。九月、十月渐粗硬，十一月萌在泥中，粗短，名瑰莼，体苦涩，惟取汁味尔。**孟诜云**：莼菜和鲫鱼作羹，下气止呕。多食发痔。虽冷而补，热食之，亦拥气不下。甚损人胃及齿，不可多食，令人颜色恶。又，不宜和醋食之，令人骨痿。少食，补大小肠虚气；久食损毛发。**陈藏器云**：莼虽水草，性热拥。**又云**：石莼，味甘，平，无毒。下水，利小便。生南海石上。《南越志》云"似紫菜，色青"，《临海异物志》曰"附石生"是也。**日华子云**：丝莼，治热疸，厚肠胃，安下焦，补大小肠虚气，逐水，解百药毒并蛊气。

【晋书】　张翰每临秋风，思鲈鱼莼羹，以下气。

【点评】《本草纲目》"释名"项李时珍说："蓴字本作莼，从纯。纯乃丝名，其茎似之故也。《齐民要术》云：莼性纯而易生。种以浅深为候，水深则茎肥而叶少，水浅则茎瘦而叶多。其性逐水而滑，故谓之莼菜，并得葵名。"此即睡莲科植物莼菜 *Brasenia schreberi*。

水靳音芹　味甘，平，无毒。主女子赤沃，止血，养精，保血

脉，益气，令人肥健，嗜食。一名水英。生南海池泽。

陶隐居云：论蕲主疗，合是上品，未解何意乃在下。其二月、三月作英时，可作菹及熟㷶（音药）食之。又有渣（音楂）芹，可为生菜，亦可生啖，俗中皆作"芹"字。唐本注云：芹花，味苦。主脉溢。今按，别本注云：即芹菜也。芹有两种：荻芹取根，白色，赤芹取茎叶，并堪作菹及生菜。味甘，经云平，其性大寒，无毒。又按，陈藏器本草云：水芹茎叶，捣绞取汁，去小儿暴热，大人酒后热毒，鼻塞身热，利大小肠。茎、叶、根并寒。子，温，辛。臣禹锡等谨按，蜀本图经云：生水中，叶似芎䓖，花白色而无实，根亦白色。尔雅云：芹，楚葵。注：今水中芹菜。孟诜云：水芹，寒。养神益力，杀药毒。置酒、酱中香美。又，和醋食之损齿。生黑滑地名曰水芹，食之不如高田者宜人。余田中皆诸虫子在其叶下，视之不见，食之与人为患。高田者名白芹。日华子云：治烦渴，疗崩中，带下。

【陈藏器云】 渣芹，平。主女子赤白沃，止血，养精神，保血脉，益气，嗜饮食，利人口齿，去头中热风。和醋食之，亦能滋人。患鳖瘕不可食。

食疗云 寒。养神益力，令人肥健。杀石药毒。

圣惠方 三月、八月勿食芹菜，恐病蛟龙瘕。发则似癫，面色青黄，小腹胀，状如怀妊也。

食医心镜 芹菜，主益筋力，去伏热，治五种黄病，女子白沃，漏下，止血，养精，保血脉，嗜食。作斋菹及煮食并得。

金匮方 春秋二时，龙带精入芹菜中，人遇食之为病。发时手青，肚满痛不可忍，作蛟龙病。服硬糖三二升，日二度。吐出如蜥蜴三二，便差。

子母秘录 主小儿霍乱，吐痢。芹菜细切，煮熟汁饮，任性多少，得止。

【点评】《救荒本草》云："水蕲，俗作芹菜，一名水英。出南海池泽，今水边多有之。根茎离地二三寸，分生茎叉，其茎方，窊面四楞，对生叶，似痢见菜叶而阔短，边有大锯齿，又似薄荷叶而短，开白花，似蛇床子花。"此即伞形科植物水芹 Oenanthe javanica。别有旱芹，原植物是同科植物芹 Apium graveolens，后者为常见菜蔬。

马齿苋 主目盲，白翳，利大小便，去寒热，杀诸虫，止渴，破癥结，痈疮。服之长年不白。和梳垢封丁肿。又烧为灰，和多年醋滓，先炙丁肿以封之，即根出。生捣绞汁服，当利下恶物，去白虫。

煎为膏，涂白秃。又主三十六种风结疮，以一釜煮，澄清，内蜡三两，重煎成膏，涂疮上，亦服之。

　　子　明目，仙经用之。今附。

　　臣禹锡等谨按，蜀本云：马苋，味酸，寒，无毒。主诸肿瘘疣目、尸脚、阴肿、胃反、诸淋、金疮内流、破血癖、癥痕。汁洗去紧唇，面疱，解射工、马汗毒。一名马齿苋。宜小儿食之。又注云：此有二种，叶大者不堪用，叶小者，节叶间有水银，每十斤有八两至十两已来。至难燥，当以槐木捶碎之，向日东作架晒之，三两日即干，如隔年矣。其茎无效，不入药用。大抵此草能肥肠，令人不思食。**孟诜云**：马齿苋，又主马毒疮，以水煮，冷服一升，并涂疮上。湿癣、白秃，以马齿膏和灰涂，效。治疳痢及一切风，傅杖疮良。及煮一碗和盐、醋等，空腹食之，少时当出尽白虫矣。

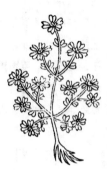

　　图经曰　马齿苋，旧不著所出州土，今处处有之。虽名苋类，而苗叶与人苋辈都不相似。又名五行草，以其叶青、梗赤、花黄、根白、子黑也。此有二种，叶大者不堪用，叶小者为胜，云其节叶间有水银，每干之，十斤中得水银八两至十两者。然至难燥，当以木捶捣碎，向日东作架暴之，三两日即干，如经年矣。入药则去茎节，大抵能肥肠，令人不思食耳。古方治赤白下多用之，崔元亮《海上方》著其法云：不问老稚、孕妇悉可服。取马齿苋捣绞汁三大合，和鸡子白一枚，先温令热，乃下苋汁，微温，取顿饮之，不过再作则愈。又治溪毒，绞汁一升，渐以傅疮上，佳。又疗多年恶疮，百方不差，或痛痒走不已者，并烂捣马齿傅上，不过三两遍。此方出于武元衡相国。武在西川，自苦胫疮掀痒不可堪，百医无效。及到京城，呼供奉石濛等数人疗治无益，有厅吏上此方，用之便差。李绛纪其事云。

　　【陈藏器云　破痃癖，止消渴。又主马恶疮虫。此物至难死，燥了致之地犹活。

　　雷公云　凡使，勿用叶大者，不是马齿草，其内亦无水银。

　　食疗　延年益寿，明目。患湿癣，白秃，取马齿膏涂之。若烧灰傅之，亦良。作膏主三十六种风，可取马齿一硕，水可二硕，蜡三两，煎之成膏。亦治疳痢，一切风。又可细切煮粥，止痢，治腹痛。

　　圣惠方　治马咬人，毒入心：马齿苋汤食之，差。**又方**治反花疮：用一斤烧作灰，细研，猪脂调傅之。

　　外台秘要　治瘰：马齿菜阴干烧灰，腊月猪脂和。以暖泔渍洗疮，拭干傅之，日三。

　　千金方　治诸腋臭：马齿草杵，以蜜和作团，纸裹之，以泥泥纸上，厚半寸，日干，以火烧熟，破取。更以少许蜜和，仍令热，先以生布揩之，以药夹腋下，令极痛，久忍，然后以手巾勒两臂，即差。**又方**治小儿脐疮，久不差者：烧菜末傅之。

肘后方 疗豌豆疮：马齿草烧灰傅疮上，根须臾逐药出。若不出，更傅，良。

食医心镜 理脚气，头面浮肿，心腹胀满，小便涩少：马齿草和少粳米、酱汁煮食之。**又方**主气不调：作粥食之。**又方**小儿血痢：取生马齿苋绞汁一大合，和蜜一匙匕，空心饮之。**又方**主青盲，白翳，除邪气，利大小肠，去寒热：马齿苋实一大升，捣为末。每一匙煮葱豉粥，和搅食之。煮粥及著米糁、五味作羹，亦得。

广利方 治小儿火丹，热如火，绕腰即损：杵马齿菜傅之，日二。

灵苑方 治五毒虫毛螫，赤痛不止：马齿苋熟杵傅之。

产宝 产后血痢，小便不通，脐腹痛：生马齿菜杵汁三合，煎一沸下蜜一合，搅服。

丹房镜源 马齿灰煮丹砂结汞，五色苋煮砂子。

衍义曰 马齿苋，人多食之，然性寒滑。青黛条中已著。

【**点评**】《救荒本草》马齿苋草条云："又名五行草。旧不著所出州土，今处处有之。以其叶青、梗赤、花黄、根白、子黑，故名五行草耳。味甘，性寒、滑。"《植物名实图考》云："马齿苋《别录》谓之马苋，《蜀本草》始别出，俗呼长命菜，今为治痔要药。《救荒本草》谓之五行草，淮南人家采其肥茎，以针缕之，浸水中揉去其涩汁，曝干如银丝，味极鲜，且可寄远。杜诗：又如马齿盛，气拥葵荏昏。若得此法制之，则粗刺痕皆为缠齿羊，当不咎园官送菜把。"此即马齿苋科植物马齿苋 *Portulaca oleracea*。马齿苋全株含有多种有机酸，味酸，有止泻止血之功，民间多作蔬菜食用。

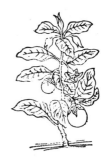

茄子 味甘，寒。久冷人不可多食，损人动气，发疮及痼疾。一名落苏。处处有之。

根及枯茎、叶 主冻脚疮，可煮作汤渍之，良。

苦茄 树小有刺。其子以醋摩疗痈肿。根亦作浴汤。生岭南。今附。

臣禹锡等谨按，孟诜云：落苏，平。主寒热，五脏劳。不可多食，熟者少食无畏。又，醋摩之，傅肿毒。**陈藏器云**：茄子，味甘，平，无毒。今人种而食者名落苏。岭南野生者名苦茄，足刺，子小，主瘴。**日华子云**：茄子，治温疾，传尸劳气。

图经曰 茄子，旧不著所出州土，云处处有之，今亦然。段成式云：茄者，连茎之名，字当草退反，今呼若伽，未知所自耳。茄之类有数种：紫茄、黄茄，南北通有之；青水茄、白茄，惟北土多有。入药多用黄茄，其余惟可作菜茹耳。又有一种苦茄，小株有刺，亦入药。江南有一种藤茄，作蔓生，皮薄，似葫芦，亦不闻中药。江南方有疗大风热痰，取大黄老茄子，不计多少，以新瓶盛贮，埋之土中，经一年，尽化为水，取出，入苦参末，同丸如梧子。食已及欲卧时，酒下三十粒，甚效。又治坠扑内损，散败血，止痛及恶疮、发背等。重阳日收取茄子百枚，去蒂，四破切之，消石十一两，碎捣，以不津瓶器，大小约可盛纳茄子者，于器中先铺茄子一重，乃下消石一重覆之，如此令尽，然后以纸三数重，密密封之，安置净处，上下以新砖撑覆，不犯地气。至正月后取出，去纸两重，日中暴之。逐日如此，至二、三月，度已烂，即开瓶倾出，滤去滓，别入新器中，以薄绵盖头，又暴，直至成膏，乃可用。内损，酒调半匙，空腹饮之，日再，恶血散则痛止血愈矣。诸疮肿，亦先酒饮半匙，又用膏于疮口四面涂之，当觉冷如冰雪，疮干便差。其有根本在肤腠者，亦可内消。若膏久干硬，即以饭饮化动涂之。又治腰脚风血积冷，筋急拘挛疼痛者，取茄子五十斤，细切净洗讫，以水五斗，煮取浓汁，滤去滓，更入小铛器中煎至一斗以来，即入生粟粉同煎，令稀稠得所，取出搜和，更入研了麝香、朱砂粉，同丸如梧子。每旦日，用秫米酒送三十丸，近暮再服，一月乃差。男子、女人通用，皆验。

【陈藏器云 平，无毒。醋摩傅痈肿。茎叶枯者，煮洗冻疮。今人种食之，一名落苏。又岭南有野生者，名苦茄，足刺亦主瘴。

食疗云 平。主寒热，五脏劳。不可多食，动气，亦发痼疾。熟者少食之，无畏。患冷人不可食。又，根主冻脚疮，煮汤浸之。

胜金方 治搕扑损，肌肤青肿方：茄子留花种通黄极大者，切作片如一指厚，新瓦上焙干为末。欲卧酒调二钱匕，一夜消尽，无痕迹也。

灵苑方 治肠风下血，久不止：茄蒂烧存性为末，每服食前米饮调三钱匕。

衍义曰 茄子，新罗国出一种，淡光微紫色，蒂长，味甘。今其子已遍中国蔬圃中，惟此无益，并无所治，止说损人。后人虽有处治之法，然终与本经相失。圃人又植于暖处，厚加粪壤，遂于小满前后，求贵价以售。既不以时，损人益多，不时不食，于可忽也。

【点评】《本草纲目》"释名"说："陈藏器本草云'茄一名落苏'，名义未详。按，五代《贻子录》作酪酥，盖以其味如酥酪也，于义似通。杜宝《拾遗录》云：隋炀帝改茄曰昆仑紫瓜。

又王隐君《养生主论》治疟方用干茄，讳名草鳖甲。盖以鳖甲能治寒热，茄亦能治寒热故尔。"此即茄科植物茄 Solanum melongena，至今仍是常见菜蔬。

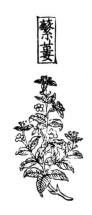

蘩蒌 味酸，平，无毒。主积年恶疮不愈。五月五日日中采，干用之。

陶隐居云：此菜人以作羹。五月五日采，暴干，烧作屑，疗杂疮有效。亦杂百草取之，不必止此一种尔。**唐本注云**：此草即是鸡肠也，俱非正经所出，而二处说异。多生湿地坑渠之侧，流俗通谓鸡肠，雅士总名蘩蒌。《尔雅》物重名者，并云一物两名。**今按**，陈藏器本草云：蘩蒌，主破血。产妇煮食之，及下乳汁。产后腹中有块痛，以酒炒绞取汁，温服。又取暴干为末，醋煮为丸，空腹服三十丸，下恶血。**臣禹锡等谨按**，蜀本图经云：叶青，花白，采苗入药。**药性论云**：蘩蒌，亦可单用，味苦。主治产后血块。炒热和童子小便服，良。长服恶血尽出，治恶疮有神验之功。

图经曰 蘩蒌（音缕），即鸡肠草也。旧不著所出州土，今南中多生于田野间，近京下湿地，亦或有之。叶似荇菜而小，夏秋间生小白黄花，其茎梗作蔓，断之有丝缕，又细而中空似鸡肠，因得此名也。本经作两条，而苏恭以为一物二名。谨按，《尔雅》"葪（五高切），蘪（与缕同）"，释曰：葪，一名蘪蒌，一名蘩缕，一名鸡肠草。实一物也。今南北所生，或肥瘠不同，又其名多，人不尽见者，往往疑为二物也。又葛氏治卒淋方云：用鸡肠及蘩蒌若蒐丝，并可单煮饮。如此又似各是一物也。其用大概主血，故妇人宜食之。五月五日采，阴干用。今口齿方烧灰，以揩齿宣露，然烧灰减力，不若干作末有益矣。范汪治淋，用蘩蒌满两手，水煮饮之，亦可常饮。

【食疗】 不用令人长食之，恐血尽。或云蔜蒌即藤也，人恐白软草是。

外台秘要 治淋：取蘩蒌草满两手握，水煮服之。

衍义曰 蘩蒌、鸡肠草，一物也。今虽分之为二，其鸡肠草条中，独不言性味，故知一物也。鸡肠草，春开小花如绿豆大，茎叶如园蒌，初生则直，长大即覆地。小户收之为齑，食之乌髭发。

【点评】《本草图经》描述说："（蘩蒌）叶似荇菜而小，夏秋间生小白黄花，其茎梗作蔓，断之有丝缕，又细而中空似鸡肠，因得此名也。"其原植物当是石竹科蘩蒌 Stellaria media 之类。

鸡肠草　主毒肿，止小便利。

陶隐居云：人家园庭亦有此草，小儿取捼汁，以捈蜘蛛网至黏，可掇蝉，疗蟪蛄溺也。

唐本注云：此草即蘩蒌是也，剩出此条，宜除之。**今按**，鸡肠草，亦在草部下品。唐注以为剩出一条，详此主疗相似，其一物乎。今移附蘩蒌之下。**臣禹锡等谨按**，蜀本云：鸡肠草，平，无毒。**小便利通用药**云：鸡肠草，微寒。**尔雅**云：蔜，蘩蒌。释曰：蔜，一名蘩蒌，一名鸡肠草。**药性论**云：鸡肠草亦可单用，味苦。洗手足水烂，主遗尿，治蟪蛄尿疮，生捼傅三四度。**孟诜**云：鸡肠草，温。作灰和盐，疗一切疮及风丹遍身如枣大。痒痛者，捣封上，日五六易之。亦可生食，煮作菜食，益人。去脂膏毒气。又，烧傅疳䘌。亦疗小儿赤白痢，可取汁一合，和蜜服之，甚良。

图经　文具蘩蒌条下。

【食疗　温。作菜食之，益人。治一切恶疮，捣汁傅之，五月五日者验。

肘后方　治发背欲死：鸡肠草傅，良。

食医心镜　主小便利：以一斤于豉汁中煮，调和作羹食之，作粥亦得。

博物志　蟪蛄溺人，影亦随所著作疮，以汁傅之效。

【**点评**】《本草经集注》蘩蒌与鸡肠草为两条，陶弘景各自为注，《新修本草》不以为然，认为蘩蒌"即是鸡肠也"，孔志约序说陶弘景"异蘩蒌于鸡肠"，即指此。宋代诸家基本赞同苏敬的意见。李时珍别有看法，繁缕条"集解"项说："繁缕即鹅肠，非鸡肠也。下湿地极多。正月生苗，叶大如指头。细茎引蔓，断之中空，有一缕如丝。作蔬甘脆。三月以后渐老。开细瓣白花。结小实大如稗粒，中有细子如葶苈子。吴瑞本草谓黄花者为繁缕，白花者为鸡肠，亦不然。二物盖相似。但鹅肠味甘，茎空有缕，花白色；鸡肠味微苦，咀之涎滑，茎中无缕，色微紫，花亦紫色，以此为别。"此当为石竹科蘩蒌 Stellaria media。鸡肠草条"集解"项说："鸡肠生下湿地。二月生苗，叶似鹅肠而色微深。茎带紫，中不空，无缕。四月有小茎开五出小紫花。结小实，中有细子。其苗作蔬，不如鹅肠。故《别录》列繁缕于菜部，而列此于草部，以此故也。苏恭不识，疑为一物，误矣。生嚼涎滑，故可掇蝉。鹅肠生嚼无涎，亦自可辨。郑樵《通志》

谓鸡肠似蘩而小，其味小辛，非繁缕者，得之。又石胡荽亦名鸡肠草，与此不同。"根据李时珍的描述，一般认为，这种鸡肠草是紫草科附地菜 *Trigonotis peduncularis*。

白苣　味苦，寒一云：平。主补筋骨，利五脏，开胸膈拥气，通经脉，止脾气，令人齿白，聪明，少睡。可常食之，患冷气人食，即腹冷，不至苦损人。产后不可食，令人寒中，小腹痛。陈藏器云：白苣如莴苣，叶有白毛。

莴苣　冷，微毒。紫色者入烧炼药用，余功同白苣。新补。见孟诜、陈藏器、萧炳。

【**圣惠方**】治肾黄：用莴苣子一合，细研，水大一盏，煎至五分，去滓，非时服。

外台秘要　鱼脐疮，其头白似肿，痛不可忍方：先以针刺疮上及四畔作孔，以白苣汁滴孔中，差。

肘后方　治沙虱毒：傅莴苣菜汁，差。

孙真人　白苣不可共饴食，生虫。

丹房镜源　莴苣用硫黄种结砂子，制朱砂。

衍义曰　莴苣，今菜中惟此自初生便堪生啖，四方皆有，多食昏人眼，蛇亦畏之。虫入耳，以汁滴耳中，虫出。诸虫不敢食其叶，以其心置耳中，留虫出路，虫亦出。有人自长立禁此一物不敢食，至今目不昏。

【**点评**】《植物名实图考》白苣条云："与莴苣同而色白，剥其叶生食之，故俗呼生菜，亦曰千层剥。"据所绘白苣图例，此为菊科莴苣属植物白苣 *Lactuca sativa*。

落葵　味酸，寒，无毒。主滑中，散热。实，主悦泽人面。一名天葵、一名繁露。

陶隐居云：又名承露，人家多种之。叶惟可𦟗（音征）鲊，性冷滑，人食之，为狗所啮作疮者，终身不差。其子紫色，女人以渍粉傅面为假色，少入药用。**今注**，一名藤葵，俗呼为胡燕脂。**臣禹锡等谨按**，**蜀本**图经云：蔓生，叶圆，厚如杏叶。子似五味子，生青熟黑，所在有之。**孟诜云**：其子悦泽人面，药中可用之。取蒸暴干，和白蜜涂面，鲜华立见。

【食疗】 其子令人面鲜华可爱。取蒸，烈日中曝干，挼去皮，取人细研，和白蜜傅之，甚验。食此菜后被狗咬，即疮不差也。

【点评】落葵即落葵科植物落葵 *Basella alba*，至今仍是常见菜蔬。《广东新语》云："藤菜一名落葵，蔓叶柔滑可食，味微酸，宜以羹鱼，出惠州丰湖者尤美。子瞻诗：丰湖有藤菜，似可敌莼羹。其子有液紫红，可作口脂。或有诗云：口红藤菜子，不用市胭脂。或以子蒸过，去皮作粉，涂面鲜华。"

堇汁 味甘，寒，无毒。主马毒疮，捣汁洗之并服之。堇，菜也。出《小品方》。《万毕方》云：除蛇蝎毒及痈肿。

唐本注云：此菜野生，非人所种，俗谓之堇菜。叶似蕺，花紫色。唐本先附。**臣禹锡等谨按**，尔雅云：啮，苦堇。注：今堇葵也。叶似柳，子如米，沩之滑。疏云：啮，一名苦堇，可食之菜也。《内则》云"堇、苣、枌、榆"是也。本草云味甘，此苦者，古人语倒，犹甘草谓之大苦也。**孟诜云**：堇，久食除心烦热，令人身重懈惰。又令人多睡，只可一两顿而已。又，捣傅热肿，良。又，杀鬼毒，生取汁半升服，即吐出。

【食疗】 堇菜，味苦。主寒热，鼠瘘，瘰疬，生疮，结核，聚气，下瘀血。叶主霍乱，与香荽同功。蛇咬，生研傅之，毒即出矣。又，干末和油煎成，摩结核上，三五度差。

丹房镜源 勒堇灰制朱砂、流黄。

【点评】《救荒本草》堇堇菜条云："一名箭头草。生田野中。苗初塌地生，叶似铍箭头样，而叶蒂甚长，其后叶间撺葶，开紫花，结三瓣蒴儿，中有子，如芥子大，茶褐色。叶味甘。"根据所绘图例，原植物为堇菜科野堇菜 *Viola ye-doensis* 之类，似即本条之堇菜。

蕺音戢 味辛，微温。主蝺音蚴蝼溺疮，多食令人气喘。

陶隐居云：俗传言食蕺不利人脚，恐由闭气故也。今小儿食之，便觉脚痛。唐本注云：此物叶似荞麦，肥地亦能蔓生，茎紫赤色，多生

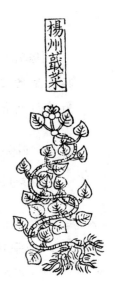

扬州蕺菜

湿地、山谷阴处。山南、江左人好生食之，关中谓之菹菜。**臣禹锡等谨按，**蜀本图经云：茎叶俱紫赤，英有臭气。**孟诜云：**蕺菜，温。小儿食之，三岁不行。久食之，发虚弱，损阳气，消精髓，不可食。**日华子云：**蕺菜，有毒。淡竹筒内煨，傅恶创，白秃。

图经曰 蕺菜，味辛，微温。主蠷螋溺疮。山谷阴处湿地有之。作蔓生，茎紫赤色。叶如荞麦而肥。山南、江左人好生食之。然不宜多食，令人气喘，发虚弱，损阳气，消精髓，素有脚弱病尤忌之。一啖令人终身不愈。关中谓之菹菜者是也。古今方家亦鲜用之。

【经验方】 主背疮热肿：取汁盖之，至疮上开孔以歇热毒，冷即易之，差。

【点评】 蕺菜今通呼为鱼腥草，《本草纲目》"释名"说："其叶腥气，故俗呼为鱼腥草。"原植物为三白草科蕺菜 *Houttuynia cordata*。鱼腥草常用为清热解毒之品，西南等部分地区亦作食用。晚近研究发现，鱼腥草含有马兜铃类酰胺，有肾脏毒性，并存在致突变、致癌可能，需要进一步评估其使用风险。

马芹子 味甘、辛，温，无毒。主心腹胀满，下气，消食。调味用之，香似橘皮，而无苦味。

唐本注云：生水泽傍，苗似鬼针、恭菜等，花青白色，子黄黑色，似防风子。唐本先附。**臣禹锡等谨按，**蜀本图经云：花若芹花，子如防风子而扁大。**尔雅**云：茭，牛蕲。释曰：似芹，可食菜也。而叶细锐，一名茭，一名牛蕲，一名马蕲。子入药用。**孟诜云：**和酱食，诸味良。根及叶不堪食。卒心痛，子作末，醋服。**日华子云：**马芹，嫩时可食。子治卒心痛，炒食令人得睡。

芸薹 味辛，温，无毒。主风游丹肿，乳痈。

唐本注云：《别录》云：春食之能发膝瘤疾。此人间所啖菜也。**今按，**别本注云：破癥瘕结血。今俗方病人得吃芸薹，是宜血病也。**又按，**陈藏器本草云：芸薹破血，产妇煮食之。子，压取油，傅头令头发长黑。又，煮食主腰脚痹。捣叶傅赤游疹。久食弱阳。唐本先附。**臣禹锡等谨按，孟诜**云：若先患腰膝，不可多食，必加极。又，极损阳气，发口疮，齿痛。又，能生腹中诸虫。道家特忌。**日华子云：**芸薹，凉。治产后血风及瘀血。胡臭人不可食。

衍义曰 芸薹，不甚香，经冬根不死，辟蠹。于诸菜中，亦不甚佳。

【点评】 芸薹菜即十字花科植物油菜 *Brassica campestris*。《救荒本草》云："芸薹菜，今处处有。叶似菠菜叶，比菠菜叶两傍多两叉，开黄花，结角似蔓菁角，有子如小芥子大。味辛，性温，无毒。经冬根不死，辟蠹。"《本草纲目》"集解"项李时珍："芸薹方药多用，诸家注亦不明，今人不识为何菜？珍访考之，乃今油菜也。九月、十月下种，生叶形色微似白菜。冬、春采薹心为茹，三月则老不可食。开小黄花，四瓣，如芥花。结英收子，亦如芥子，灰赤色。炒过榨油黄色，燃灯甚明，食之不及麻油，近人因有油利，种者亦广云。"

雍菜　味甘，平，无毒。主解野葛毒，煮食之。亦生捣服之。岭南种之，蔓生，花白，堪为菜。云南人先食雍菜，后食野葛，二物相伏，自然无苦。又，取汁滴野葛苗，当时烟死，其相杀如此。张司空云"魏武帝啖野葛至一尺"，应是先食此菜也。

【点评】蕹菜为旋花科植物蕹菜 *Ipomoea aquatica*，至今仍是常见菜蔬，别名空心菜，又名藤藤菜。《本草纲目》"集解"项李时珍说："蕹菜今金陵及江夏人多莳之。性宜湿地，畏霜雪。九月藏入土窖中，三四月取出，壅以粪土，即节节生芽，一本可成一畦也。干柔如蔓而中空，叶似菠薐及鳖头形。味短，须同猪肉煮，令肉色紫乃佳。段公路《北户录》，言其叶如柳者，误矣。按嵇含《草木状》云：蕹菜叶如落葵而小。南人编苇为筏，作小孔，浮水上。种子于水中，则如萍根浮水面。及长成茎叶，皆出于苇筏孔中，随水上下，南方奇蔬也。则此菜，水、陆皆可生之也。"

菠薐　冷，微毒。利五脏，通肠胃热，解酒毒，服丹石人食之佳。北人食肉面即平，南人食鱼鳖水米即冷。不可多食，冷大小肠。久食令人脚弱不能行。发腰痛，不与鳝鱼同食，发霍乱吐泻。

刘禹锡嘉话录云：菠薐，本西国中，有自彼将其子来，如苜蓿、葡萄，因张骞而至也。本是颇陵国将来，语讹，尔时多不知也。

【点评】菠薐菜为外来物种，今名菠菜，原植物为藜科菠菜

Spinacia oleracea，是常见菜蔬；亦名"赤根菜"，菠菜根圆锥状，带红色，故有此别名。《本草纲目》"释名"项李时珍说："其根长数寸，大如桔梗而色赤。"

苦荬　冷，无毒。治面目黄，强力，止困，傅蛇虫咬。又，汁傅丁肿即根出。蚕蛾出时，切不可取拗，令蛾子青烂。蚕妇亦忌食。野苦荬五六回拗后，味甘滑于家苦荬，甚佳。

【点评】苦荬为《嘉祐本草》从苦菜条分出。《本草纲目》"集解"项李时珍说："苦菜即苦荬也，家栽者呼为苦苣，实一物也。春初生苗，有赤茎、白茎二种。其茎中空而脆，折之有白汁。胼叶似花萝卜菜叶而色绿带碧，上叶抱茎，梢叶似鹤嘴，每叶分叉，撺挺如穿叶状，开黄花，如初绽野菊。一花结子一丛，如同蒿子及鹤虱子，花罢则收敛，子上有白毛茸茸，随风飘扬，落处即生。"原植物近于菊科苦荬菜属苦荬菜 *Ixeris denticulata*。

鹿角菜　大寒，无毒、微毒。下热风气，疗小儿骨蒸热劳。丈夫不可久食，发痼疾，损经络血气，令人脚冷痹，损腰肾，少颜色。服丹石人食之，下石力也。出海州，登、莱、沂、密州并有，生海中。又能解面热。

【点评】《本草品汇精要》云："鹿角菜茎长二三寸，红紫色，生海中石上。其茎中空而多歧，形类鹿角，故以名之。海人采鬻以作蔬茹。今笔家煮以制笔，盖其黏滑而不散乱也。"所绘鹿角菜，藻体不规则，分枝如鹿角状。《本草纲目》"集解"项李时珍的说法大致相同："鹿角菜生东南海中石崖间。长三四寸，大如铁线，分丫如鹿角状，紫黄色。土人采曝，货为海错。以水洗醋拌，则胀起如新，味极滑美。若久浸则化如胶状，女人用以梳发，粘而不乱。"其所指代者接近于海萝科植物鹿角海萝 *Gloiopeltis tenax* 之类。

莙荙　平，微毒。补中下气，理脾气，去头风，利五脏。冷气，不可多食，动气。先患腹冷，食必破腹。茎灰淋汁洗衣，白如玉色。已上五种新补。见孟诜、陈藏器、陈士良、日华子。

【点评】莙荙菜即《名医别录》之恭菜，故《本草纲目》合并为一条，说："恭菜，即莙荙也。恭与甜通，因其味也。"原植物为藜科莙荙菜 *Beta vulgaris* var. *cicla*，为常见蔬菜品种，南方地区又名牛皮菜、厚皮菜，其根肥厚者为恭菜 *Beta vulgaris*，根含甜菜碱（betaine），为制糖原料。

东风菜　味甘，寒，无毒。主风毒壅热，头疼目眩，肝热眼赤，堪入羹臛，煮食甚美。生岭南平泽。茎高三二尺，叶似杏叶而长，极厚软，上有细毛。先春而生，故有东风之号。今附。

重修政和经史证类备用本草卷第三十

己酉新增衍义

成　都　唐　慎　微　续　证　类
中卫大夫康州防御使句当龙德宫总辖修建明堂所医药
提举入内医官编类圣济经提举太医学臣曹孝忠奉敕校勘

本草图经本经外草类总七十五种

水英	丽春草	坐拿草	紫堇
杏叶草	水甘草	地柏	紫背龙牙
攀倒甑	佛甲草	百乳草	撮石合草
石苋	百两金	小青	曲节草
独脚仙	露筋草	红茂草	见肿消
半天回	剪刀草	龙牙草	苦芥子
野兰根	都管草	小儿群	菩萨草
仙人掌	紫背金盘	石逍遥	胡堇草
无心草	千里光	九牛草	刺虎
生瓜菜	建水草	紫袍	老鸦眼睛草
天花粉	琼田草	石垂	紫金牛
鸡项草	拳参	根子	杏参
赤孙施	田母草	铁线草	天寿根
百药祖	黄寮郎	催风使	阴地厥
千里急	地芙蓉	黄花了	布里草
香麻	半边山	火炭母草	亚麻子
田麻	鹘鸟威	茆质汗	地蜈蚣
地茄子	水麻	金灯	石蒜
荨麻	山姜	马肠根	

本草图经本经外木蔓类二十五种

大木皮	崖棕	鹅抱	鸡翁藤
紫金藤	独用藤	瓜藤	金棱藤
野猪尾	烈节	杜茎山	血藤
土红山	百棱藤	祁婆藤	含春藤
清风藤	七星草	石南藤	石合草
马节脚	芥心草	棠球子	醋林子
天仙藤			

有名未用总一百九十四种

二十六种玉石类

青玉	白玉髓	玉英	璧玉
合玉石	紫石华	白石华	黑石华
黄石华	厉石华	石肺	石肝
石脾	石肾	封石	陵石
碧石青	遂石	白肌石	龙石膏
五羽石	石流青	石流赤	石耆
紫加石	终石		

一百三十二种草木类

玉伯	文石	曼诸石	山慈石
石濡	石芸	石剧	路石
旷石	败石	越砥 音旨	金茎
夏台	柒紫	鬼目	鬼盖
马颠	马唐	马逢	牛舌
羊乳	羊实	犀洛	鹿良
菟枣	雀梅	雀翘	鸡涅
相乌	鼠耳	蛇舌	龙常草
离楼草	神护草	黄护草	吴唐草
天雄草	雀医草	木甘草	益决草

九熟草	兑草	酸草	异草
灌草	芑音起草	莘草	勒草
英草华	吴葵华	封华	陕他典切华
棑华	节华	徐李	新雉木
合新木	俳蒲木	遂阳木	学木核
木核华子根附	枸音荀核	荻皮	桑茎实
满阴实	可聚实	让实	蕙实
青雌	白背	白女肠赤女肠附	白扇根
白给	白并	白辛	白昌
赤举	赤涅	黄秫	徐黄
黄白支	紫蓝	紫给	天蓼
地朕	地芩	地筋	地耳
上齿	燕齿	酸恶	酸赭
巴棘	巴朱	蜀格	累根
苗根	参果根	黄辨	良达
对庐	粪蓝	委音威蛇音贻	麻伯
王明	类鼻	师系	逐折
并苦	父陛根	索干	荆茎
鬼丽音丽	竹付	秘恶	唐夷
知杖	垄音地松	河煎	区余
三叶	五母麻	疥拍腹	常吏之生
救救人者	丁公寄	城里赤柱	城东腐木
芥	载	庆	脴户瓦切

一十五种虫类

雄黄虫	天社虫	桑蠹虫	石蠹虫
行夜	蜗篱	麋鱼	丹戬
扁前	蚖类	蜚厉	梗鸡
益符	地防	黄虫	

唐本退二十种 六种《神农本经》，一十四种《名医别录》

薰草	**姑活**	**别羁**	牡蒿
石下长卿	麋俱伦切舌	练石草	弋共
覃音潭草	五色符	襄音襄草	**翘根**
鼠姑	船①虹	**屈草**	赤赫
淮木	占斯	婴音樱桃	鸩真阴切鸟毛

今新退一种《神农本经》

彼子

本草图经本经外草类总七十五种

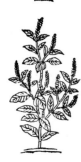

图经曰 水英味苦，性寒，无毒。元生永阳池泽及河海边，临汝人呼为牛茧草，河北信都人名水节，河内连内黄呼为水棘，剑南、遂宁等郡名龙移草。蜀郡人采其花合面药。淮南诸郡名海荏。岭南亦有，土地尤宜，茎叶肥大，名海精木，亦名鱼津草，所在皆有。单服之疗膝痛等，其方云：水英，主丈夫、妇人无故两脚肿满，连膝胫中痛，屈伸急强者，名骨风。其疾不宜针刺及灸，亦不宜服药，惟单煮此药浸之，不经五日即差，数用神验。其药春取苗，夏采茎叶及花，秋冬用根。患前病者，每日取五六斤，以水一石，煮取三斗，及热浸脚，兼淋膝上，日夜三四，频日用之，以差为度。若肿甚者，即于前方加生椒目三升，加水二大斗，依前煮取汁，将淋疮肿，随汤消散。候肿消，即摩粉避风，乃良。忌油腻、蒜、生菜、猪、鱼肉等。

图经曰 丽春草味甘，微温，无毒。出檀嵎山川谷，檀嵎山在高密界。河南淮阳郡、颍川及谯郡、汝南郡等，并呼为龙芊草。河北近山、邺郡、汲郡名蒵兰艾。上党紫团山亦有，名定参草，亦名仙女蒿。今所在有。甚疗阴黄，人莫能知。唐天宝中，因颍川郡杨正进，名医尝用有效。单服之，主疗黄疸等。其方云：丽春草，疗因将息伤热，变成阴黄，通身壮热，小便黄赤，眼如金色，面又青黑，心头气痛，绕心如刺，头旋欲倒，兼胁下有癖气及黄疸等，经用有验。其药春三月采花，阴干。有前病者，

---

① 船：刘甲本作"舡"。

取花一升，捣为散，每平朝空腹取三方寸匕，和生麻油一盏，顿服之，日惟一服，隔五日再进，以知为度。其根疗黄疸，患黄疸者捣根取汁一盏，空腹顿服之，服讫，须臾即利三两行，其疾立已。一剂不能全愈，隔七日更一剂，永差。忌酒、面、猪、鱼、蒜、粉、酪等。

【点评】《本草纲目》"集解"项李时珍说："此草有殊功，而不著其形状。今罂粟亦名丽春草，九仙子亦名仙女娇，与此同名，恐非一物也。当俟博访。"《植物名实图考》引《游默斋花谱》云："丽春紫二品，深者须青，淡者须黄。白亦二品。叶大者微碧，叶细者窈黄。而窈黄尤奇。素衣黄里芳秀，茸若新鹅之氄；窈红似芍药中粉红楼，特差小，视凡花之粉红十倍。"丽春草原植物不详，或认为即山茶科植物山茶 *Camellia japonica*，聊备一说。

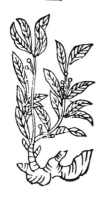

图经曰　坐拿草生江西及滁州。六月开紫花结实。采其苗为药，土人用治打扑所伤，兼壮筋骨，治风痹。江西北甚易得，后因人用之有效，今颇贵重。神医普救治风方中，已有用者。

【点评】《本草纲目》"集解"项李时珍说："《危氏得效方》，麻药煮酒方中用之。《圣济录》治膈上虚热，咽喉噎塞，小便赤涩，神困多睡，有坐拿丸。用坐拿草、大黄、赤芍药、木香、升麻、麦门冬、黄芪、木通、酸枣仁、薏苡仁、枳壳等分，为末。蜜丸梧子大。每服二十九，麦门冬汤下。"《本草图经》所绘吉州坐拿草，特征并不明显，但因为《世医得效方》等用之作麻醉剂，故或怀疑其为茄科植物紫花曼陀罗 *Datura stramonium* var. *tatula* 之类，可备一说。

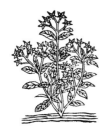

图经曰　紫堇味酸，微温，无毒。元生江南吴兴郡，淮南名楚葵，宜春郡名蜀堇，豫章郡名苔菜，晋陵郡名水卜菜。惟出江淮南。单服之，疗大小人脱肛等。其方云：紫堇草，主大小人脱肛，每天冷及吃冷食，即暴痢不止，肛则下脱，久疗不差者。春间收紫堇花二斤，暴干，捣为散，加磁毛末七两相和，研令细，涂肛上，内入。既内了，即使人嘌冷水于面上，即吸入肠中。每日一涂药嘌面，不过六七度即差。又以热酒半升，和散一方寸匕，空腹服之，日再渐加至二方寸匕，以知为度。若五岁已下小儿，即以半杏子许散，和酒令服之，亦佳。忌生冷、陈仓米等。

【点评】《本草纲目》"集解"项李时珍说："苏颂之说，出于唐玄宗《天宝单方》中，不具紫堇形状。今按轩辕述《宝藏论》云：赤芹即紫芹也，生水滨。叶形如赤芍药，青色，长三寸许，叶上黄斑，味苦涩。其汁可以煮雌、制汞、伏朱砂、擒三黄。号为起贫草。又《土宿真君本草》云：赤芹生阴厓陂泽近水石间，状类赤芍药。其叶深绿而背甚赤，茎叶似荞麦，花红可爱，结实亦如䮚荞麦。其根似蜘蛛，嚼之极酸苦涩。江淮人三四月采苗，当蔬食之。南方颇少，太行、王屋诸山最多也。"李时珍所言紫堇，近于罂粟科植物紫堇 *Corydalis edulis*，但从《本草图经》图例来看，与罂粟科紫堇不是一物。

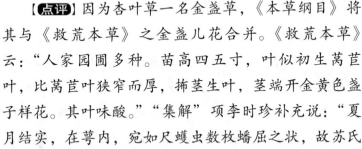

图经曰 　杏叶草生常州。味酸，无毒。主肠痔下血久不差者。一名金盏草。蔓生篱下，叶叶相对。秋后有子，如鸡头实，其中变生一小虫子，脱而能行。中夏采花用。

【点评】因为杏叶草一名金盏草，《本草纲目》将其与《救荒本草》之金盏儿花合并。《救荒本草》云："人家园圃多种。苗高四五寸，叶似初生莴苣叶，比莴苣叶狭窄而厚，抪茎生叶，茎端开金黄色盏子样花。其叶味酸。""集解"项李时珍补充说："夏月结实，在萼内，宛如尺蠖虫数枚蟠屈之状，故苏氏言其化虫，实非虫也。"此即菊科植物小金盏花 *Calendula arvensis*。但《本草图经》所绘常州杏叶草显然不是小金盏花 *Calendula arvensis* 之类。

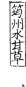

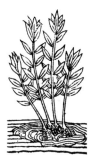

图经曰　水甘草生筠州。味甘，无毒。治小儿风热丹毒疮，与甘草同煎，饮服。春生苗，茎青色，叶如杨柳，多生水际，无花。七月八月采。彼土人多单使，不入众药。

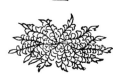

图经曰　地柏生蜀中山谷，河中府亦有之。根黄，状如丝，茎细，上有黄点子。无花，叶三月生，长四五寸许。四月采，暴干用。蜀中九月药市，多有货之。主脏毒下血，神速。其方与黄耆等分，末之，米饮服二钱。蜀人甚神此方，诚有效也。

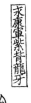

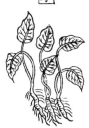

图经曰　紫背龙牙生蜀中。味辛、甘，无毒。彼土山野人云，解一切蛇毒甚妙。兼治咽喉中痛，含咽之便效。其药冬夏长生，采无时。

【点评】《本草纲目》将紫背龙牙并入蛇含条。按，蛇含为蔷薇科植物蛇含委陵菜 *Potentilla kleiniana*，从《本草图经》所绘永康军紫背龙牙来看，与蛇含委陵菜特征相去甚远，应非一物。

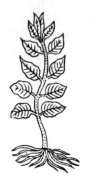

图经曰　攀倒甑生宜州郊野。味苦，性寒。主解利风壅，热盛烦渴，狂躁。春夏采叶，研捣，冷水浸，绞汁服之，甚效。其茎叶如薄荷，一名斑骨草，一名斑杖丝。

【点评】有研究者据攀倒甑性味功能与今虎杖相近，而《陕西中草药》虎杖别名"搬倒甑"，又《本草图经》所绘攀倒甑药图，叶互生，椭圆形，茎有斑点，与今虎杖幼苗相似，故认为攀倒甑即是虎杖幼苗。但亦有不同观点，如《新华本草纲要》认为《本草图经》攀倒甑是败酱科植物白花败酱 Patrinia villosa，还有文献认为此是菊科植物单叶佩兰 Eupatorium japonicum。事实上，《本草图经》此条图文皆简略，各家考证说理皆不充分，攀倒甑究系何物，尚需研究。

图经曰　佛甲草生筠州。味甘，寒，微毒。烂研如膏，以贴汤火疮毒。多附石向阳而生，有似马齿苋，细小而长，有花，黄色，不结实。四季皆有，采无时，彼土人多用。

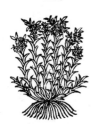

【点评】《本草纲目》"集解"项李时珍说："二月生苗成丛，高四五寸，脆茎细叶，柔泽如马齿苋，尖长而小。夏开黄花，经霜则枯。人多栽于石山瓦墙上，呼为佛指甲。《救荒本草》言高一二尺，叶甚大者，乃景天，非此也。"此即景天科植物佛甲草 Sedum lineare。

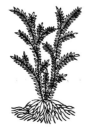

图经曰　百乳草生河中府、秦州、剑州。根黄白色，形如瓦松，茎叶俱青，有如松叶，无花。三月生苗，四月长及五六寸许。四时采其根，晒干用。下乳，亦通顺血脉，调气甚佳。亦谓之百蕊草。

【点评】《本草纲目》将此作为乌韭的附录，李时珍说："乌韭是瓦松之生于石上者；百蕊草是瓦松之生于地下者也。"按照《本草纲目》的观点，百乳草近似乌韭，结合《本草图经》所绘秦州百乳草图例，不像是有花植物，更可能是苔藓类或蕨类。但《本草纲目》金陵本所绘百蕊（乳）草，造型参考《本草图经》，枝间点缀小花，并有图注说"开小黄花"，故一般将其原植物考订为檀香科百蕊草 *Thesium chinense* 之类。

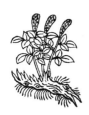

图经曰　撮石合草生眉州平田中。苗茎高二尺以来，叶似穀叶。十二月萌芽生苗，二月有花，不结实。其苗味甘，无毒。二月采之。彼土人用疗金疮，甚佳。

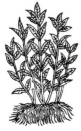

图经曰　石苋生筠州，多附河岸沙石上生。味辛、苦，有小毒。春生苗叶，茎青，高一尺已来，叶如水柳而短。八月、九月采，彼土人与甘草同服，治鮯齘及吐风涎。

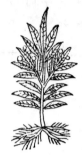

图经曰　百两金生戎州、云安军、河中府。味苦，性平，无毒。叶似荔枝，初生背面俱青，结花实后，背紫面青。苗高二三尺，有杆如木，凌冬不凋。初秋开花，青碧色，结实如豆大，生青熟赤。根入药，采无时。用之捶去心，治壅热，咽喉肿痛，含一寸许，咽津。河中出者，根赤色如蔓青，茎细，青色。四月开碎黄花，似星宿花，五月采根，长及一寸，晒干用，治风涎。

【点评】一般认为，此即紫金牛科百两金 Ardisia crispa 及同属近缘植物。

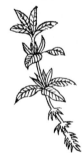

图经曰　小青生福州。三月生花，当月采叶。彼土人以其叶生捣碎，治痈疮，甚效。

【点评】《植物名实图考》云："小青，宋《图经》始著录。亦无形状，今江西、湖南多有之。生沙壖地，高不盈尺，开小粉红花，尖瓣下垂，冬结红实。俗呼矮茶。性寒，俚医用治肿毒、血痢，解蛇毒，救中暑，皆效。"其原植物当为紫金牛科九节龙 Ardisia pusilla 或同属近缘种。

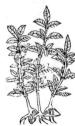

图经曰　曲节草生筠州。味甘、平，无毒。治发背疮，消痈肿，拔毒。四月生苗，茎方，色青，有节。七月、八月著花，似薄荷，结子无用，叶似刘寄奴而青软。一名蛇蓝，一名绿豆青，一名六月冷。五月、六月采茎叶，阴干。与甘草作末，米汁调服。

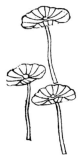

图经曰　独脚仙生福州，山林傍阴泉处多有之。春生苗，至秋冬而叶落。其叶圆，上青下紫，其脚长三四寸，夏采根、叶，连梗焙干为末，治妇人血块，酒煎半钱服之。

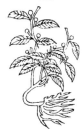

图经曰　露筋草生施州。株高三尺已来，春生苗，随即开花结子，四时不凋。其子碧绿色，味辛、涩，性凉，无毒。不拘时采其根，洗净焙干，捣罗为末。用白矾水调，贴蜘蛛并蜈蚣咬伤疮。

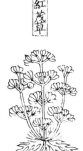

图经曰　红茂草生施州。又名地没药，又名长生草，四季枝叶繁盛，故有长生之名。大凉，味苦。春采根、叶，焙干，捣罗为末，冷水调，贴痈疽疮肿。

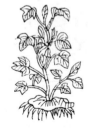

图经曰　见肿消生筠州。味酸、涩，有微毒。治狗咬疮，消痈肿。春生苗，叶、茎紫色，高一二尺，叶似桑而光，面青紫赤色，采无时。土人多以生苗叶烂捣，贴疮。

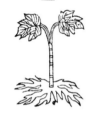

图经曰　半天回生施州。春生苗，高二尺已来，赤斑色，至冬苗叶皆枯。其根味苦、涩，性温，无毒。土人夏月采之，与鸡翁藤、野兰根、崖棕等四味，洗净去粗皮，焙干，等分，捣罗为末，温酒调服二钱匕，疗妇人血气并五劳七伤。妇人服忌羊血、鸡、鱼、湿面，丈夫服无所忌。

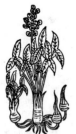

图经曰　剪刀草生江湖及京东近水河沟沙碛中。味甘、微苦，寒，无毒。叶如剪刀形，茎杆似嫩蒲，又似三棱。苗甚软，其色深青绿。每丛十余茎，内抽出一两茎，上分枝，开小白花，四瓣，蕊深黄色。根大者如杏，小者如杏核，色白而莹滑。五月、六月、七月采叶，正月、二月采根。一名慈菰，一名白地栗，一名河凫茨。土人烂捣其茎叶如泥，涂傅诸恶疮肿，及小儿游瘤丹毒，以冷水调此草膏，化如糊，以鸡羽扫上，肿便消退，其效甚佳。根煮熟味甚甘甜，时人作果子常食，无毒。福州别有一种小异，三月生花，四时采根、叶，亦治痈肿。

【点评】剪刀草即泽泻科植物慈姑 Sagittaria sagittifolia。《救荒本草》水慈菰条云：“俗呼为剪刀草，又名箭搭草。生水中。其茎面窊背方，背有线楞，其叶三角，似剪刀形，叶中撺生茎叉，稍间开三瓣白花，黄心，结青菁蒌，如青楮桃状，颇小，根类葱根而粗大。其味甜。”

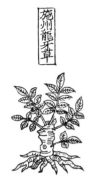

图经曰 龙牙草生施州。株高二尺已来，春夏有苗叶，至秋冬而枯。其根味辛、涩，温，无毒。春夏采之，洗净拣择，去芦头，焙干，不计分两，捣罗为末，用米饮调服一钱匕，治赤白痢，无所忌。

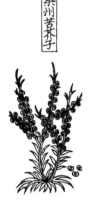

图经曰 苦芥子生秦州。苗长一尺已来，枝茎青色，叶如柳，开白花，似榆荚。其子黑色，味苦，大寒，无毒。明眼目，治血风烦躁。

图经曰 野兰根出施州。丛生，高二尺已来，四时有叶，无花。其根味微苦，性温，无毒。采无时。彼土人取此，并半天回、鸡翁藤、崖棕等四味，洗净，去粗皮，焙干，等分，捣罗为末，温酒调服二钱匕，疗妇人血气并五劳七伤。妇人服之忌鸡、鱼、湿面、羊血，丈夫无所忌。

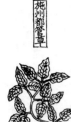

图经曰　都管草生施州及宜州田野。味苦、辣，性寒。主风痛肿毒，赤疣，以醋摩其根涂之。亦治喉咽肿痛，切片含之，立愈。其根似羌活头，岁长一节。高一尺许，叶似土当归，有重台生。二月、八月采根，阴干。施州生者作蔓，又名香球，蔓长丈余，赤色，秋结红实，四时皆有。采其根枝，煎汤淋洗，去风毒疮肿。

【点评】《桂海虞衡志》云："都管草，一茎六叶，辟蜈蚣蛇。"《岭外代答》所言略同，但对照《本草图经》所绘，并不见"一茎六叶"的特征，此或者传闻异辞。

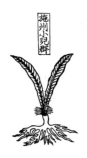

图经曰　小儿群生施州。丛高一尺已来，春夏生苗叶，无花，至冬而枯。其根味辛，性凉，无毒。采无时。彼土人取此并左缠草二味，洗净，焙干，等分捣罗为末，每服一钱，温酒调下，疗淋疾，无忌。左缠草乃旋花根也。

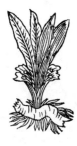

图经曰　菩萨草生江浙州郡，近京亦有之。味苦，无毒。中诸药食毒者，酒研服之。又治诸虫蛇伤，饮其汁及研傅之，良。亦名尺二。主妇人妊娠咳嗽，捣筛，蜜丸服之，立效。此草凌冬不凋，秋中有花直出，赤子似蒴头，冬月采根用。

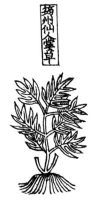

图经曰　仙人掌草生台州、筠州。味微苦而涩，无毒。多于石壁上贴壁而生，如人掌，故以名之。叶细而长，春生，至冬犹青，无时采。彼土人与甘草浸酒服，治肠痔泻血。不入众使。

图经曰　紫背金盘草生施州。苗高一尺已来，叶背紫，无花。根味辛、涩，性热，无毒。采无时。土人单用此物，洗净，去粗皮，焙干，捣罗，温酒调服半钱匕。治妇人血气。能消胎气，孕妇不可服。忌鸡、鱼、湿面、羊血。

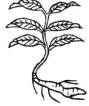

【点评】《本草纲目》"集解"项李时珍说："湖湘水石处皆有之，名金盘藤。似醋筒草而叶小，背微紫。软花引蔓似黄丝，搓之即断，无汁可见。方士用以制汞。他处少有。"原植物不详。

图经曰　石逍遥草生常州。味苦，微寒，无毒。疗摊缓诸风，手足不遂。其草冬夏常有，无花实。生亦不多，采无时。俗用捣为末，炼蜜丸如梧子大，酒服三十粒，日三服，百日差。久服益血，轻身。初服微有头疼，无害。

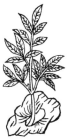

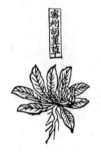

图经曰　胡董草生密州东武山田中。味辛，滑，无毒。主五脏、荣卫、肌肉、皮肤中瘀血，止疼痛，散血。绞汁涂金疮。科叶似小堇菜，花紫色，似翘轺花。一科七叶，花出三两茎。春采苗。使时捣筛。与松脂、乳香、花桑柴炭、乱发灰同熬，如弹丸大。如有打扑损筋骨折伤，及恶痈疖肿破，以热酒摩一弹丸服之，其疼痛立止。

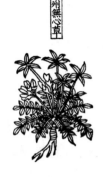

图经曰　无心草生商州及秦州。性温，无毒。主积血，逐气块，益筋节，补虚损，润颜色，疗瘤泄腹痛。三月开花，五月结实，六七月采根、苗，阴干用之。

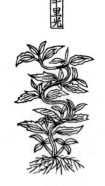

图经曰　千里光生筠州浅山及路傍。味苦、甘，寒，无毒。叶似菊叶而长，枝杆圆而青，背有毛，春生苗，秋生茎叶，有花黄色，不结实。花无用。彼土人多与甘草煮作饮服，退热明目，不入众药用。

【点评】《本草纲目》将《本草拾遗》之千里及与《本草图经》之千里光合并为一条，《植物名实图考》云："千里及，《本草拾遗》始著录。《图经》千里光、千里及，形状如一。李时珍并之，良是。其黄花演，花同叶异，则非一种。今俚医用以治目，呼为九里明。"其原植物为菊科千里光 *Senecio scandens*。千里光所含千里光碱属吡咯里西啶类生物碱，有明显肝脏毒性，需要引起重视。

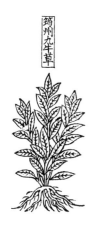

图经曰 九牛草生筠州山岗上。味微苦，有小毒。解风劳，治身体痛。二月生苗，独茎，高一尺。叶似艾叶，圆而长，背有白毛，面青。五月采。与甘草同煎服，不入众用。

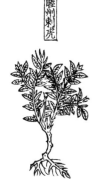

图经曰 刺虎生睦州。味甘。其叶凌冬不凋。采无时。彼土人以其根、叶、枝杆细剉，焙干，捣罗为末。暖酒调服一钱匕，理一切肿痛风疾。

【点评】《本草纲目》"集解"项李时珍说："《寿域方》：治丹瘤，用虎刺，即寿星草，捣汁涂之。又伏牛花，一名隔虎刺。"原植物或为小檗科川滇小檗 *Berberis jamesiana* 一类。

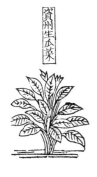

图经曰 生瓜菜生资州平田阴畦间。味甘，微寒，无毒。治走疰攻头面四肢，及阳毒伤寒，壮热头痛，心神烦躁，利胸膈，俗用捣取自然汁饮之，及生捣贴肿毒。苗长三四寸，作丛生。叶青圆似白苋菜。春生茎叶，夏开紫白花，结黑细实。其味作生瓜气，故以为名。花实无用。

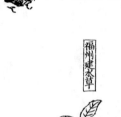

图经曰　建水草生福州。其枝叶似桑，四时常有。彼土人取其叶，焙干碾末，暖酒服，治走疰风。

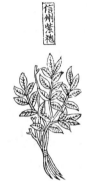

图经曰　紫袍生信州。春深发生，叶如苦益菜。至五月生花如金钱，紫色。彼方医人用治咽喉口齿。

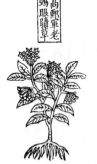

图经曰　老鸦眼睛草生江湖间。味甘，性温，无毒。治风，补益男子元气，妇人败血。七月采子，其叶入醋细研，治小儿火焰丹，消赤肿。其根与木通、胡荽煎汤服，通利小便。叶如茄子菜，故名天茄子。或云即漆姑草也。漆姑即蜀羊泉，已见本经，人亦不能决识之。

【点评】《本草纲目》认为老鸦眼睛草即龙葵，故并为一条，原植物为茄科龙葵 Solanum nigrum。《本草纲目》"释名"项李时珍说："龙葵，言其性滑如葵也。苦以菜味名，茄以叶形名，天泡、老鸦眼睛皆以子形名也。与酸浆相类，故加老鸦以别之。五爪龙亦名老鸦眼睛草，败酱、苦苣并名苦菜，名同物异也。"

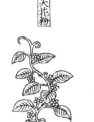

明州天花粉

图经曰　天花粉生明州。味苦，寒，无毒。主消渴，身热，烦满，大热，补气安中，续绝伤，除肠中固热，八疸身面黄，唇干口燥，短气，通月水，止小便利。十一月、十二月采根用。

【点评】栝楼根又名天花粉，如《本草蒙荃》释名说："栝楼根名天花粉，内有花纹天然而成，故名之。"《本草纲目》认为此条与《本草经》栝楼根重复，合并为一条，"释名"项说："齐人谓之天瓜，象形也。雷敩《炮炙论》，以圆者为栝，长者为楼，亦出牵强，但分雌雄可也。其根作粉，洁白如雪，故谓之天花粉。苏颂《图经》重出天花粉，谬矣。今削之。"但从《本草图经》明州天花粉图例看，"天花粉"即栝楼根，暂时存疑。

福州瓊田草

图经曰　琼田草生福州。春生苗叶，无花。三月采根、叶，焙干。土人用治风。生捣罗，蜜丸服之。

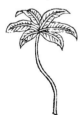

【点评】据孙启明先生观点，《本草图经》所绘福州琼田草图例，一茎独上，茎当叶心，叶片轮生茎顶，计6片似为百合科七叶一枝花 *Paris polyphylla* 之类。

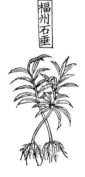

福州石垂

图经曰　石垂生福州山中。三月有花，四月采子，焙干。生捣罗，蜜丸。彼人用治蛊毒，甚佳。

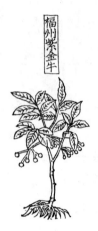

图经曰　紫金牛生福州。味辛，叶如茶，上绿下紫，实圆，红如丹朱，根微紫色。八月采，去心暴干，颇似巴戟。主时疾膈气，去风痰用之。

【点评】从图例来看，此即紫金牛科植物平地木 *Ardisia japonica* 及同属近缘植物。

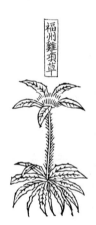

图经曰　鸡项草生福州。叶如红花，叶上有刺，青色，亦名千针草。根似小萝卜，枝条直上，三四月苗上生紫花，八月叶凋。十月采根，洗，焙干，碾罗为散服，治下血。

【点评】从图例看，此似即菊科飞廉属 *Carduus* 植物。

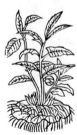

图经曰　拳参生淄州田野。叶如羊蹄，根似海虾，黑色。五月采。彼土人捣末，淋煤肿气。

【点评】从图例看，此即蓼科植物拳参 *Polygonum bistorta*。

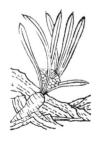

图经曰　根子生威州山中。味苦、辛，温。主心中结块，久积气攻脐下。根入药用。采无时。其苗、叶、花、实并不入药。

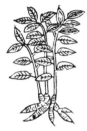

图经曰　杏参生淄州田野。主腹脏风壅，上气咳嗽。根似小菜根。五月内采苗、叶。彼土人多用之。

图经曰　赤孙施生福州。叶如浮萍草。治妇人血结不通。四时常有，采无时。每用一手搦，净洗，细研，暖酒调服之。

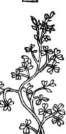

【点评】《本草纲目》将赤孙施与酢浆草合并为一，李时珍说："此小草三叶酸也，其味如醋。与灯笼草之酸浆，名同物异。唐慎微本草以此草之方收入彼下，误矣。闽人郑樵《通志》言，福人谓之孙施，则苏颂《图经》赤孙施生福州，叶如浮萍者，即此也。孙施亦酸箕之讹耳。今并为一。"此即酢浆草科植物酢浆草 *Oxalis corniculata*。

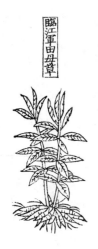

图经曰　田母草生临江军。性凉，无花实。二月采根用。主烦热及小儿风热，用之尤效。

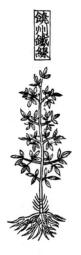

图经曰　铁线生饶州。味微苦，无毒。三月采根，阴干。彼土人用疗风，消肿毒，有效。

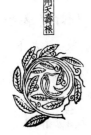

图经曰　天寿根出台州。每岁土贡。其性凉。甚治胸膈烦热。彼土人常用有效。

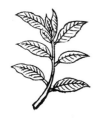

图经曰　百药祖生天台山中。苗叶冬夏常青。彼土人冬采其叶入药。治风有效。

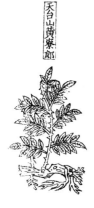

图经曰　黄寮郎生天台山中。苗叶冬夏常青。彼土人采其根入药。治风有效。

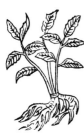

图经曰　催风使生天台山中。苗叶冬夏常青。彼土人秋采其叶入药用，治风有效。

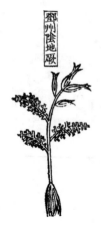

图经曰　阴地厥生邓州顺阳县内乡山谷。味甘、苦，微寒，无毒。主疗肿毒风热。叶似青蒿，茎青紫色，花作小穗，微黄。根似细辛。七月采根、苗用。

【点评】《本草纲目》"集解"项李时珍说："江浙亦有之。外家采制丹砂、硫黄。"此即阴地蕨科植物阴地蕨 *Botrychium ternatum*。其孢子叶长于营养叶，孢子囊穗为圆锥状，《本草图经》误将其绘作花形。

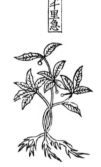

图经曰　千里急生天台山中。春生苗，秋有花。彼土人并其花、叶采入药用。治眼有效。

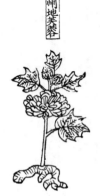

图经曰　地芙蓉生鼎州。味辛，平，无毒。花主恶疮，叶以傅贴肿毒。九月采。

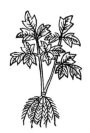

图经曰　黄花了生信州。春生青叶，至三月而有花，似辣菜花，黄色。至秋中结实。采无时。疗咽喉口齿。

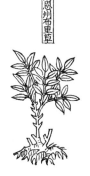

图经曰　布里草生南恩州原野中。味苦，寒，有小毒。治皮肤疮疥。茎高三四尺，叶似李而大，至夏不花而实，食之令人泻。不拘时采根，割取皮，焙干为末，油和涂疮疥，杀虫。

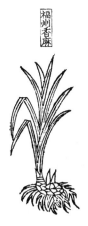

图经曰　香麻生福州。四季常有苗叶而无花，不拘时月采之。彼土人以煎作浴汤，去风甚佳。

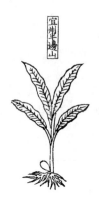

图经曰　半边山生宜州溪涧。味微苦、辛，性寒。主风热上壅，喉咽肿痛，及项上风瘰。以酒摩服。二月、八月、九月采根，其根状似白术而软。叶似苦荬，厚而光。一名水苦荬，一名谢婆菜。

图经曰　火炭母草生南恩州原野中。味酸，平，无毒。去皮肤风热，流注骨节，痈肿疼痛。茎赤而柔似细蓼，叶端尖，近梗方。夏有白花。秋实如菽，青黑色，味甘可食。不拘时采叶，捣烂于坩器中，以盐酒炒，傅肿痛处，经宿一易。

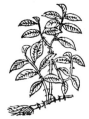

【点评】《植物名实图考》说："火炭母草，宋《图经》始著录。今南安平野有之，形状与图极符。俗呼乌炭子，以其子青黑如炭，小儿食之，冬初尚茂。俚医亦用以洗毒消肿。"此即蓼科植物火炭母草 *Polygonum chinense*。

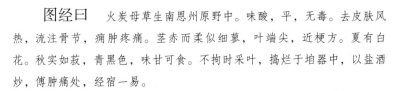

图经曰　亚麻子出兖州、威胜军。味甘，微温，无毒。苗、叶俱青，花白色。八月上旬采其实用。又名鸦麻，治大风疾。

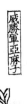
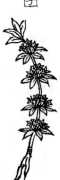

【点评】《本草纲目》"集解"项李时珍说："今陕西人亦种之，即壁虱胡麻也。其实亦可榨油点灯，气恶不堪食。其茎穗颇似芫蔚，子不同。"《植物名实图考》云："宋《图经》亚麻子出兖州、威胜军，味甘，微温，无毒。苗叶俱青，花白色。八月上旬采其实用。又名鸦麻，治大风疾。李时珍以为即壁虱胡麻，臭恶，田家种植绝稀。"此即亚麻科植物亚麻 *Linum usitatissimum*。

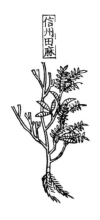

图经曰　田麻生信州田野及沟涧傍。春夏生青叶，七月、八月中生小荚子。冬三月采叶，疗痈疖肿毒。

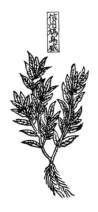

图经曰　鸬鸟威生信州山野中。春生青叶，至九月而有花，如蓬蒿菜花，淡黄色，不结实。疗痈疖肿毒。采无时。

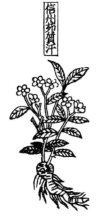

图经曰　茆质汗生信州。叶青，花白，七月采。彼土人以治风肿，行血有效。

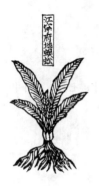

图经曰　地蜈蚣出江宁府村落间。乡人云水摩涂肿毒，医方鲜用。

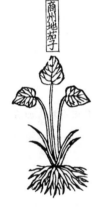

图经曰　地茄子生商州。味微辛，温，有小毒。主中风痰涎麻痹，下热毒气，破坚积，利膈，消痈肿疮疖，散血堕胎。三月开花结实，五月、六月采，阴干用。

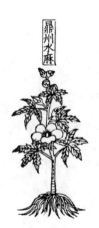

图经曰　文附石蒜条下。

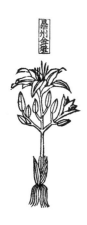

图经曰　文附石蒜条下。

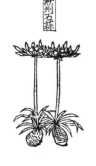

图经曰　水麻生鼎州。味辛，温，有小毒。其根名石蒜。主傅贴肿毒。九月采。又，金灯花，其根亦名石蒜，或云即此类也。

【点评】《本草图经》绘有黔州石蒜，《救荒本草》老鸦蒜条云："老鸦蒜，生水边下湿地中。其叶直生，出土四垂，叶状似蒲而短，背起剑脊，其根形如蒜瓣。味甜。"结合所绘老鸦蒜图例，此即石蒜科植物石蒜 Lycoris radiata 之类。

图经曰　荨麻生江宁府山野中。村民云疗蛇毒，然有大毒，人误服之，吐利不止。

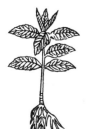

【点评】《本草图经》绘有江宁府荨麻，图绘简略，看不出品种。据《益部方物略记》云："焊麻，自剑以南，处处有之。或触其叶，如蜂螫人，以溺濯之即解。茎有刺，叶似花，叶或青或紫，善治风肿。"《本草纲目》"集解"项即用其说云："川黔诸处甚多。其茎有刺，高二三尺。叶似花桑，或青或紫，背紫者入药。上有毛芒可畏，触人如蜂虿螫蛊，以人溺濯之即解。有花无实，冒冬不凋。接投水中，能毒鱼。"按其描述，此即为荨麻科荨麻 Urtica fissa 之类。

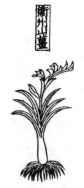

图经曰　山姜生卫州。味辛，平，有小毒。去皮间风热，可作淋炸汤。又主暴冷及胃中逆冷，霍乱腹痛。开紫花，不结子。八月、九月采根用。

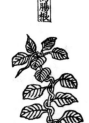

图经曰　马肠根生秦州。味苦、辛，寒，有毒。主蛊毒，除风，五月、六月采根用，其叶似桑，性热。三月采，以疗疮疥。

本草图经本经外木蔓类二十五种

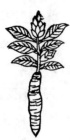

图经曰　大木皮生施州。其高下、大小不定，四时有叶，无花。其皮味苦、涩，性温，无毒。采无时。彼土人与苦桃皮、樱桃皮三味，各去粗皮，净洗焙干，等分捣罗，酒调服一钱匕，疗一切热毒气。服食无忌。

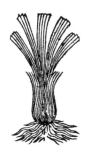

图经曰　崖棕生施州石崖上。味甘、辛，性温，无毒。苗高一尺已来，四季有叶，无花。彼土医人采根与半天回、鸡翁藤、野兰根等四味，净洗焙干，去粗皮，等分捣罗，温酒调服二钱匕。疗妇人血气并五劳七伤。妇人服忌鸡、鱼、湿面，丈夫服无所忌。

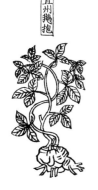

图经曰　鹅抱生宜州山洞中。味苦，性寒。主风热上壅，咽喉肿痛及解蛮箭药毒，筛末以酒调服之，有效。亦消风热结毒赤肿，用酒摩涂之，立愈。此种多生山林中，附石而生，作蔓，叶似大豆，根形似莱菔，大者如三升器，小者如拳。二月、八月采根切片，阴干。

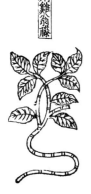

图经曰　鸡翁藤出施州。其苗蔓延大木，有叶无花。味辛，性温，无毒。采无时。彼土人与半天回、野兰根、崖棕四味，净洗去粗皮，焙干，等分捣罗为末。每服二钱，用温酒调下，疗妇人血气并五劳七伤。妇人服忌鸡、鱼、湿面、羊血，丈夫无忌。

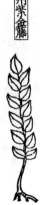

图经曰 紫金藤生福州山中。春初单生叶，青色，至冬凋落。其藤似枯条，采其皮晒干为末。治丈夫肾气。

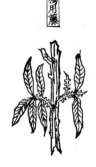

图经曰 独用藤生施州。四时有叶无花，叶上有倒刺。其皮味苦、辛，性热，无毒。采无时。彼土人取此并小赤药头二味，洗净焙干，各等分，捣罗为末。温酒调一钱匕，疗心气痛。

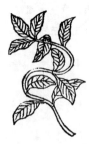

图经曰 瓜藤生施州。四时有叶无花。其皮味甘，性凉，无毒。采无时。与刺猪零二味，洗净去粗皮，焙干，等分捣罗。用甘草水调贴，治诸热毒恶疮。

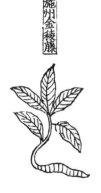

图经曰　金棱藤生施州。四时有叶无花。其皮味辛，性温，无毒。采无时。与续筋、马接脚三味，洗净去粗皮，焙干，等分捣罗。温酒调服二钱匕。治筋骨疼痛，无所忌。

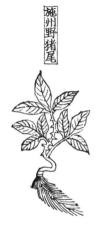

图经曰　野猪尾生施州。其苗缠木作藤生，四时有叶无花。味苦、涩，性凉，无毒。采无时。彼土人取此并百药头二味，洗净去粗皮，焙干，等分捣罗为末。温酒调下一钱匕，疗心气痛，解热毒。

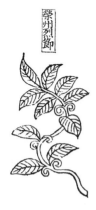

图经曰　烈节生荣州。多在林箐中生。味辛，温，无毒。主肢节风冷，筋脉急痛。春生蔓苗，茎叶俱似丁公藤而纤细，无花实。九月采茎，暴干，以作浴汤，佳。

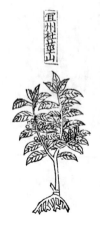

图经曰　杜茎山生宜州。味苦，性寒。主温瘴寒热发歇不定，烦渴头疼心躁。取其叶捣烂，以新酒浸，绞汁服之，吐出恶涎，甚效。其苗高四五尺，叶似苦荬菜，秋有花，紫色，实如枸杞子，大而白。

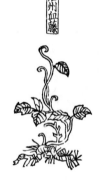

图经曰　血藤生信州。叶如蓖苘叶，根如大拇指，其色黄。五月采。攻血治气块，彼土人用之。

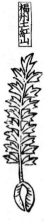

图经曰　土红山生福州及南恩州山野中。味甘、苦，微寒，无毒。主骨节疼痛，治劳热瘴疟。大者高七八尺，叶似枇杷而小，无毛，秋生白花如粟粒，不实。用其叶捣烂，酒渍服之。采无时。福州生者作细藤，似芙蓉叶，其叶上青下白，根如葛头。薄切，用米泔浸二宿，更用清水浸一宿，取出切，炒令黄色，捣末。每服一钱，水一盏，生姜一小片，同煎服，治劳瘴甚佳。

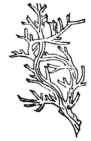

图经曰　百棱藤生台州。春生苗，蔓延木上，无花叶。冬采皮入药。治盗汗，彼土人用之有效。

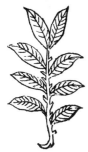

图经曰　祁婆藤生天台中。其苗蔓延木上，四时常有。彼土人采其叶入药，治风有效。

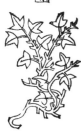

图经曰　含春藤生台州。其苗蔓延木上，冬夏常青。彼土人采其叶入药，治风有效。

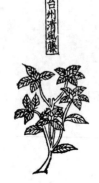

图经曰　清风藤生天台山中。其苗蔓延木上，四时常有。彼土人采其叶入药，治风有效。

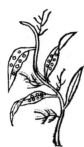

图经曰　七星草生江州山谷石上。味微酸，叶如柳而长，作藤蔓延，长二三尺，其叶坚硬，背上有黄点如七星。采无时，入乌髭发药用之。

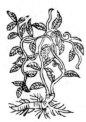

图经曰　石南藤生天台山中。其苗蔓延木上，四时不凋。彼土人采其叶入药，治腰疼。

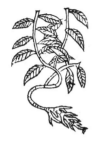

图经曰　石合草生施州。其苗缠木作藤，四时有叶无花，其叶味甘，性凉，无毒。采无时。焙干，捣罗为末，温水调贴，治一切恶疮肿及敛疮口。

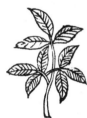

图经曰　马接脚生施州。作株大小不常，四时有叶无花。其皮味甘，性温，无毒。采无时。彼土人取此并续筋、金棱藤三味，洗净去粗皮，焙干，等分捣罗为末，温酒调服一钱匕，治筋骨疼痛。续筋，即菖旋根也。

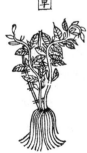

图经曰　芥心草生淄州。初生似腊蟆草，引蔓白色，根黄色。四月采苗叶。彼土人捣末，治疮疥甚效。

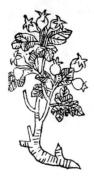

图经曰　棠球子生滁州。三月开白花，随便结实。有味酢而涩，采无时。彼土人用治痢疾及腰疼皆效。他处亦有，而不入药用。

【点评】《本草纲目》新立"山楂"条，校正项云："《唐本草》木部赤爪木，宋图经外类棠梂子，《丹溪补遗》山楂，皆一物也。今并于一，但以山楂标题。"《本草图经》所绘滁州棠球子，应该就是蔷薇科山楂属植物。《救荒本草》有山里果儿，一名山里红，有云："生新郑县山野中。枝茎似初生桑条，上多小刺，叶似菊花叶稍团，又似花桑叶，亦团，开白花，结红果，大如樱桃。味甜。"根据分布，应该是指北山楂 *Crataegus pinnatifida* 或其变种山里红 *Crataegus pinnatifida* var. *major* 之类。

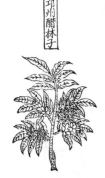

图经曰　醋林子出邛州山野林箐中。其木高丈余，枝条繁茂，三月开花色白，四出。九月、十月结子，累累数十枚成朵，生青熟赤，略类樱桃而蒂短。味酸，性温，无毒。善疗蛔咬心痛及痔漏下血，并久痢不差。尤治小儿疳，蛔咬心，心腹胀满，黄瘦，下寸白虫。单捣为末，酒调一钱匕，服之甚效。又，土人多以盐醋收藏，以充果子食之，生津液，醒酒，止渴。不可多食，令人口舌粗拆。及熟采之阴干，和核同用。其叶味酸。夷獠人采得，入盐和鱼脍食之，胜用醋也。

【点评】醋林子图文简略，《本草纲目》亦无所补充，李时珍仅在"释名"项说"以味得名"，似亦不识。现代对醋林子原植物说者不一，《中华本草》谓为蔷薇科光叶石楠 *Photinia glabra*；《本草纲目药物彩色图鉴》释为紫金牛科大叶酸藤子 *Embelia subcoriacea*。

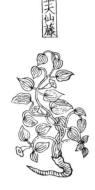

图经曰　天仙藤生江淮及浙东山中。味苦，温，微毒。解风劳，得麻黄则治伤寒发汗；与大黄同服，堕胎气。春生苗，蔓延作藤，叶似葛叶，圆而小，有毛白色，四时不凋。根有须，夏月采取根、苗，南人用之最多。

有名未用总一百九十四种

二十六种玉石类

青玉　味甘，无毒。主妇人无子，轻身不老长年。一名穀玉。生蓝田。

陶隐居云：张华云：合玉浆用穀玉，正缥白色，不夹石者，大如升，小者如鸡子，取穴中者，非今作器物玉也。出襄乡县旧穴中。黄初中，诏征南将军夏候尚求之。

白玉髓　味甘，平，无毒。主妇人无子，不老延年。生蓝田玉石间。

玉英　味甘。主风瘙皮肤痒。一名石镜，明白可作镜。生山窍，十二月采。

璧玉　味甘，无毒。主明目，益气，使人多精生子。

合玉石　味甘，无毒。主益气，疗消渴，轻身，辟谷。生常山中丘，如彘肪。

紫石华　味甘，平，无毒。主渴，去小肠热。一名茈石华。生中牛山阴，采无时。

白石华　味辛，无毒。主瘅，消渴，膀胱热。生液北乡北邑山，采无时。

黑石华　味甘，无毒。主阴痿，消渴，去热，疗月水不利。生弗其劳山阴石间，采无时。

黄石华　味甘，无毒。主阴痿，消渴，膈中热，去百毒。生液北山，黄色，采无时。

厉石华　味甘，无毒。主益气，养神，止渴，除热，强阴。生江南，如石花，采无时。

石肺　味辛，无毒。主疠咳寒，久痿，益气，明目。生水中，状如肺，黑泽有赤文，出水即干。

陶隐居云：今浮石亦疗咳，似肺而不黑泽，恐非是。

石肝　味酸，无毒。主身痒，令人色美。生常山，色如肝。

石脾　味甘，无毒。主胃寒热，益气，令人有子。一名胃石、一名膏石、一名消石。生隐蕃山谷石间，黑如大豆，有赤文，色微黄，而轻薄如棋子，采无时。

石肾　味咸，无毒。主泄痢。色如白珠。

封石　味甘，无毒。主消渴，热中，女子疽蚀。生常山及少室，采无时。

陵石　味甘，无毒。主益气，耐寒，轻身，长年。生华山，其形薄泽。

碧石青　味甘，无毒。主明目，益精，去白瘢音癣，延年。

遂石　味甘，无毒。主消渴，伤中，益气。生太山阴，采无时。

白肌石　味辛，无毒。主强筋骨，止渴，不饥，阴热不足。一名肌石、一名洞石。生广焦国卷音权山青石间。

龙石膏　无毒。主消渴，益寿。生杜陵，如铁脂中黄。

五羽石　主轻身，长年。一名金黄。生海水中蓬莪山上仓中，黄如金。

石流青　味酸，无毒。主疗泄，益肝气，明目，轻身长年。生武都山石间，青白色。

石流赤　味苦，无毒。主妇人带下，止血，轻身长年。理如石者，生山石间。

陶隐居云：芝品中有石流丹，又有石中黄子。

石耆　味甘，无毒。主咳逆气。生石间，色赤如铁脂，四月采。

紫加石　味酸。主痹血气。一名赤英，一名石血。赤无理。生邯郸山，如爵茈。二月采。

陶隐居云：《三十六水方》呼为紫贺石。

终石　味辛，无毒。主阴痿痹，小便难，益精气。生陵阴，采无时。

一百三十二种草木类

玉伯　味酸，温，无毒。主轻身，益气，止渴。一名玉遂。生石上，如松，高五六寸，紫花，用茎叶。

臣禹锡等谨按，陈藏器云：今之石松，生石上，高一二尺。山人取根、茎浸酒，去风血，除风瘙，宜老。"伯"应是"柏"字，传写有误。

文石　味甘。主寒热，心烦。一名黍石。生东郡山泽中水下。五色，有汁，润泽。

曼诸石　味甘。主益五脏气，轻身长年。一名阴精。六月、七月出石上，青黄色，夜有光。

山慈石　味苦，平，无毒。主女子带下。一名爰茈。生山之阳，正月生叶如藜芦，茎有衣。

石濡　主明目，益精气，令人不饥渴，轻身长年。一名石芥。

臣禹锡等谨按，陈藏器云：生石之阴，如屋游、垣衣之类，得雨即展，故名石濡。早春青翠，端开四叶，山人名石芥，性冷，明目，不饥渴。

【点评】《本草纲目》将石濡与《本草拾遗》石蕊合并为一条，李时珍说："《别录》石濡，具其功用，不言形状。陈藏器言是屋游之类，复出石蕊一条，功同石濡。盖不知其即一物也。此物惟诸高山石上者为良。今人谓之蒙顶茶，生兖州蒙山石上，乃烟雾熏染，日久结成，盖苔衣类也。彼人春初刮取曝干馈人，谓之云茶。其状白色轻薄如花蕊，其气香如草，其味甘涩如茗。不可煎饮，止宜咀嚼及浸汤啜，清凉有味。庾褒入山饵此，以代茗而已。长年之道，未必尽缘此物也。"《植物名实图考》云："石蕊，《本草拾遗》始著录。李时珍以为即《别录》石濡。生高山石上，苔衣类也。状如花蕊，故名。"石蕊即石蕊科植物石蕊 Cladonia rangiferina，及同属近缘植物；至于石濡，根据《本草纲目药物彩色图鉴》的观点，似为梅衣科地衣白石花 Parmelia tinctorum 之类。

石芸　味甘，无毒。主目痛，淋露，寒热，溢血。一名螫烈、一名颐啄。三月、五月采茎叶，阴干。

臣禹等谨按，尔雅云：菺，勃菺。郭注云：一名石芸。

石剧　味甘，无毒。主渴，消中。

路石　味甘、酸，无毒。主心腹，止汗，生肌，酒痂，益气，耐寒，实骨髓。一名陵石。生草石上，天雨独干，日出独濡。花黄，茎赤黑。三岁一实，赤如麻子。五月、十月采茎叶，阴干。

旷石　味甘，平，无毒。主益气养神，除热，止渴。生江南，如石草。

败石　味苦，无毒。主渴痹。

越砥音旨　味甘，无毒。主目盲，止痛，除热瘙。

陶隐居云：今细砺石出临平者。**臣禹锡等谨按**，蜀本注云：今据此在草木类中，恐非细砺石也。

金茎　味苦，平，无毒。主金疮，内漏。一名叶金草。生泽中高处。

夏台　味甘。主百疾，济绝气。

陶隐居云：此药乃尔神奇，而不复识用，可恨也。

柒紫　味苦。主小腹痛，利小腹，破积聚，长肌肉。久服轻身长年。生冤句，二月、七月采。

鬼目　味酸，平，无毒。主明目。一名来甘。实赤如五味，十月采。

陶隐居云：俗人今呼白草子亦为鬼目，此乃相似也。**臣禹锡等谨按，**陈藏器云：一名排风，一名白幕。《尔雅》云"符，鬼目"，注云："叶似葛，子如耳铛，赤色"。

鬼盖　味甘，平，无毒。主小儿寒热痫。一名地盖。生垣墙下，丛生，赤，旦生暮死。

陶隐居云：一名朝生，疑是今鬼伞也。**臣禹锡等谨按，**陈藏器云：鬼盖，名为鬼屋。如菌，生阴湿处，盖黑茎赤。和醋傅肿毒，马脊肿，人恶疮。杜正伦云：鬼伞，夏日得雨，聚生粪堆，见日消黑。此物有小毒。

马颠　味甘，有毒。疗浮肿，不可多食。

马唐　味甘，寒。主调中，明耳目。一名羊麻、一名羊粟。生下湿地，茎有节生根。五月采。

臣禹锡等谨按，陈藏器云：生南土废稻田中，节节有根，著土如结缕草，堪饲马。云马食如糖，故曰马唐。煎取汁，明目，润肺。《尔雅》云："马唐，马饭也。"

【点评】《本草纲目》将马唐合并入《本草拾遗》疣草条，"释名"项李时珍说："羊亦食之，故曰羊麻、羊粟。其气瘟臭，故谓之菵。菵者瘟也，朽木臭也。此草茎颇似蕙而臭。故《左传》云，一熏一莸，十年尚犹有臭，是也。孙升《谈圃》以为香薷者，误矣。即《别录》马唐也，今并为一。"《植物名实图考》云："茜，《尔雅》：茜，蔓于。注：多生水中，一名轩于。《本草拾遗》：生水田中，状如结缕草而长，马食之。李时珍并入《别录》有名未用之马唐，又以为即熏莸之莸，恐未确。江西水茜草极多，作志者多以为即蔓草，按蔓亦非草名。雩娄农曰：子产曰：吾臭味也，而敢有差池。《大学》曰：如恶恶臭，臭必恶，而后屏，非与香对称。周人尚臭，臭阴臭阳，灌用鬯臭，皆芳气也。熏莸有臭，后人以莸为秽草，然则熏之臭亦秽耶？寇宗奭以《拾遗》之水莸释熏莸，《孙公谈圃》以香薷为茜，二说皆未知所本。然《谈圃》说长。李时珍宗《衍义》而驳之，盖未深考。"按，吴其浚所说甚是，《名医别录》之马唐，生水田中，马食之，为禾本科植物马唐 *Digitaria sanguinalis*；而李时珍说有臭味者，是马鞭草科植物叉枝莸 *Caryopteris divaricata*。

马逢　味辛，无毒。主癣虫。

牛舌实　味咸，温，无毒。主轻身益气。一名象尸。生水中泽傍，实大，叶长尺。五月采。

臣禹锡等谨按，陈藏器云：今东人呼田水中大叶如牛耳，亦呼为牛耳菜。

羊乳　味甘，温，无毒。主头眩痛，益气，长肌肉。一名地黄。三月采，立夏后母死。

臣禹锡等谨按，陈藏器云：羊乳，根似荠苨而圆，大小如拳，上有角节，剖之有白汁，人取根当荠苨，三月采。苗作蔓，折有白汁。

羊实　味苦，寒。主头秃恶疮，疥瘙痂癣音癣。生蜀郡。

犀洛　味甘，无毒。主瘘。一名星洛、一名泥洛。

鹿良　味咸，臭。主小儿惊痫，贲豚，痫疢、大人痉。五月采。

菟枣　味酸，无毒。主轻身益气。生丹阳陵地，高尺许，实如枣。

雀梅　味酸，寒，有毒。主蚀恶疮，一名千雀。生海水石谷间。

陶隐居云：叶与实俱如麦李。

雀翘　味咸。主益气，明目。一名去母、一名更生。生蓝中，叶细黄，茎赤有刺。四月实兑音锐，黄中黑。五月采，阴干。

鸡涅　味甘，平，无毒。主明目，目中寒风，诸不足，水肿，邪气，补中，止泄痢，疗女子白沃。一名阴洛。生鸡山，采无时。

相乌　味苦。主阴痿。一名乌葵。如兰香，赤茎，生山阳。五月十五日采，阴干。

鼠耳　味酸，无毒。主痹寒，寒热，止咳。一名无心。生田中下地，厚叶，肥茎。

蛇舌　味酸，平，无毒。主除留血，惊气，蛇痫。生大水之阳。四月采花，八月采根。

龙常草　味咸，温，无毒。主轻身，益阴气，疗痹寒湿。生河水傍，如龙刍，冬夏生。

离楼草　味咸，平，无毒。主益气力，多子，轻身长年。生常山，七月、八月采实。

神护草　可使独守，叱咄人，寇盗不敢入门。生常山北，八月采。

陶隐居云：此亦奇草，计彼人犹应识用之。

【点评】《初学记》引《神农本草》"常山有草名神护，置之门上，每夜叱人"，当即此药。此亦是陶弘景所见各种版本《本草经》之一。

黄护草　无毒。主痹，益气，令人嗜食。生陇西。

吴唐草　味甘，平，无毒。主轻身，益气，长年。生故稻田中，日夜有光，草中有膏。

天雄草　味甘，温，无毒。主益气，阴痿。生山泽中，状如兰，实如大豆，赤色。

雀医草　味苦，无毒。主轻身，益气，洗浴烂疮，疗风水。一名白气。春生，秋花白，冬实黑。

木甘草　主疗痈肿盛热，煮洗之。生木间，三月生，大叶如蛇状，四四相值，但折枝种之便生。五月花白，实核赤。三月三日采。

益决草　味辛，温，无毒。主咳逆，肺伤。生山阴，根如细辛。

九熟草　味甘，温，无毒。主出汗。止泄，疗闷。一名乌粟、一名雀粟。生人家庭中，叶如枣。一岁九熟，七月采。

陶隐居云：今不见有此。

兑草　味酸，平，无毒。主轻身，益气，长年。生蔓草木上，叶黄有毛，冬生。

酸草　主轻身延年。生名山醴泉上阴居。茎有五叶，青泽，根赤黄。可以消玉。一名丑草。

陶隐居云：李云是今酸箕，布地生者。今处处有，然恐非也。

异草　味甘，无毒。主痿痹寒热，去黑子。生篱木上，叶如葵，茎傍有角，汁白。

灌草　叶主痈肿。一名鼠肝。叶滑，青白。

莔^{音起}草　味辛，无毒。主伤金疮。

莘草　味甘，无毒。主盛伤痹肿。生山泽，如蒲黄，叶如芥。

勒草　味甘，无毒。主瘀血，止精溢盛气。一名黑草。生山谷，如栝楼。

陶隐居云：疑此犹是薰草，两字皆相似，一误尔，而栝楼为殊矣。

英草华　味辛，平，无毒。主痹气，强阴，疗面劳疸，解烦，坚筋骨，疗风头。可作沐药。生蔓木上。一名鹿英。九月采，阴干。

吴葵华　味咸，无毒。主理心，心气不足。

封华　味甘，有毒。主疥疮，养肌，去恶肉。夏至日采。

陨^{他典切}华，味苦，无毒。主上气，解烦，坚筋骨。

棑华　味苦。主水气，去赤虫，令人好色。不可久服。春生乃采。

臣禹锡等谨按，陈藏器云：棑（音斐）树似杉，子如槟榔，食之肥美。主痔，杀虫。春华，并与本经相会。本经虫部云彼子，苏注云："彼字合从木。"《尔雅》云彼，一名棑，陶复于果部重出棑，此即是其华也。

节华　味苦，无毒。主伤中，痿痹，溢肿。皮，主脾中客热气。一名山节、一名达节、一名通漆。十月采，暴干。

徐李　主益气，轻身长年。生太山阴。如李小形，实青色，无核，熟采食之。

新雉木　味苦，香，温，无毒。主风眩痛，可作沐药。七月采，阴干，实如桃。

【点评】扬雄《甘泉赋》云："平原唐其坛曼兮，列新雉于林薄。"李善注引服虔曰："新雉，香草也。雉、夷声相近，新雉，新夷也。"颜师古注："新雉即辛夷耳，为树甚大，非香草也。其木枝叶皆芳，一名新矧。"《本草经》称辛夷一名辛矧、一名侯桃、一名房木，此系重出。文中所谓"实如桃"，恐指未开的花蕾。

合新木　味辛，平，无毒。解心烦，止疮痛。生辽东。

俳蒲木　味甘，平，无毒。主少气，止烦。生陵谷。叶如柰，实赤，三核。

遂阳木　味甘，无毒。主益气。生山中，如白杨叶，三月实，十月熟赤，可食。

学木核　味甘，寒，无毒。主胁下留饮，胃气不平，除热。如蕤核，五月采，阴干。

木核　疗肠澼。

华　疗不足。

子　疗伤中。

根　疗心腹逆气，止渴。十月采。

枸音苟核　味苦。疗水，身面痈肿。五月采。

荻皮　味苦，止消渴。去白虫，益气。生江南。如松叶有别刺，实赤黄。十月采。

桑茎实　味酸，温，无毒。主字乳余疾，轻身益气。一名草王。叶如荏，方茎大叶，生园中，十月采。

满阴实　味酸，平，无毒。主益气，除热，止渴，利小便，轻身，长年。生深山谷及园中，茎如芥，叶小，实如樱桃，七月成。

可聚实　味甘，温，无毒。主轻身益气，明目。一名长寿。生山野道中。穗如麦，叶如艾，五月采。

让实　味酸。主喉痹，止泄痢。十月采，阴干。

蕙实　味辛。主明目，补中。

根茎中涕　疗伤寒，寒热，出汗，中风，面肿，消渴，热中，逐水。生鲁山平泽。

臣禹锡等谨按，陈藏器云：五月收，味辛，香，明目，正应是兰蕙之蕙。

青雌　味苦。主恶疮，秃败疮，火气，杀三虫。一名虫损、一名孟推。生方山山谷。

白背　味苦，平，无毒。主寒热，洗浴疥，恶疮。生山陵。根似紫葳，叶如燕卢，采无时。

白女肠　味辛，温，无毒。主泄痢肠澼，疗心痛，破疝瘕。生深山谷中，叶如蓝，实赤。赤女肠亦同。

白扇根　味苦，寒，无毒。主疟，皮肤寒热，出汗，令人变。

白给　味辛，平，无毒。主伏虫，白癜音癣，肿痛。生山谷。如藜芦，根白相连，九月采。

白并　味苦，无毒。主肺咳上气，行五脏，令百病不起。一名玉箫、一名箭悍。叶如小竹，根黄皮白。生山陵。三月、四月采根，暴干。

白辛　味辛，有毒。主寒热。一名脱尾，一名羊草。生楚山。三月采根，白而香。

白昌　味甘，无毒。主食诸虫。一名水昌、一名水宿、一名茎蒲。十月采。

臣禹锡等谨按，陈藏器云：白昌，即今之溪荪也。一名昌阳，生水畔，人亦呼为昌蒲，与石上昌蒲都别。大而臭者是，亦名水昌蒲，根色正白，去蚤虱。

【点评】白昌即水菖蒲，《本草纲目》"释名"项李时珍说："此即今池泽所生菖蒲，叶无剑脊，根肥白而节疏慢，故谓之白昌。古人以根为菹食，谓之昌本，亦曰昌歜，文王好食之。其生溪涧者，名溪荪。""集解"项又说："此有二种：一种根大而肥白节疏者，白昌也，俗谓之泥菖蒲；一种根瘦而赤节稍密者，溪荪也，俗谓之水菖蒲。叶俱无剑脊。溪荪气味胜似白昌，并可杀虫，不堪服食。"此即天南星科水菖蒲 *Acorus calamus*，及同属近缘植物。

赤举　味甘，无毒。主腹痛。一名羊饴、一名陵渴。生山阴，二月花兑音锐蔓草上，五月实黑，中有核。三月三日采叶，阴干。

赤涅　味甘，无毒。主痉，崩中，止血，益气。生蜀郡山石阴地湿处。采无时。

黄秫　味苦，无毒。主心烦，止汗出。生如桐根。

徐黄　味辛，平，无毒。主心腹积瘕。茎，主恶疮。生泽中，大茎细叶，香如藁本。

黄白支　生山陵。三月、四月采根，暴干。

紫蓝　味咸，无毒。主食肉得毒，能消除之。

紫给　味咸。主毒风头泄注。一名野葵。生高陵下地。三月三日采根，根如乌头。

天蓼　味辛，有毒。主恶疮，去痹气。一名石龙。生水中。

臣禹锡等谨按，陈藏器云：即今之水荭，一名游龙，亦名大蓼。

【点评】如《本草拾遗》所言，天蓼即是水荭，一名游龙，故《本草纲目》将其并入荭草条，原植物为蓼科红蓼 *Polygonum orientale*。

地朕　味苦，平，无毒。主心气，女子阴疝，血结。一名承夜、一名夜光。三月采。

臣禹锡等谨按，陈藏器云：地朕，一名地锦，一名地噤。叶光净，露下有光，蔓生，节节著地。

地芩　味苦，无毒。主小儿痫，除邪，养胎，风痹，洗洗寒热，目中青翳，女子带下。生腐木积草处，如朝生，天雨生盖，黄白色，四月采。

地筋　味甘，平，无毒。主益气，止渴，除热在腹脐，利筋。一名菅根、一名土筋。生泽中，根有毛。三月生，四月实白，三月三日采根。

陶隐居云：疑此犹是白茅而小异也。臣禹锡等谨按，陈藏器云：地筋，如地黄，根叶并相似，而细，多毛。生平泽。功用亦同地黄，李邕方用之。

地耳　味甘，无毒。主明目，益气，令人有子。生丘陵，如碧石青。

土齿　味甘，平，无毒。主轻身，益气，长年。生山陵地中，状如马牙。

燕齿　主小儿痫，寒热。五月五日采。

酸恶　主恶疮，去白虫。生水傍，状如泽泻。

酸赭　味酸，主内漏，止血，不足。生昌阳山。采无时。

巴棘　味苦，有毒。主恶疥疮，出虫。一名女木。生高地，叶白有刺，根连数十枚。

巴朱　味甘，无毒。主寒，止血，带下。生雒阳。

蜀格　味苦，平，无毒。主寒热，瘰痹，女子带下，痈肿。生山阳，如藋菌，有刺。

累根　主缓筋，令不痛。

臣禹锡等谨按，陈藏器云：苗如豆，《尔雅》云"摄，虎累"，注云："江东呼藟为藤，似葛而虚大。"今武豆也，荚有毛。一名巨荒，千岁蔂是也。

苗根　味咸，平，无毒。主痹及热中，伤跌折。生山阴谷中蔓草木上。茎有刺，实如椒。

臣禹锡等谨按，陈藏器云：茜字从西，与苗字相似，人写误为苗，此即茜也。

参果根　味苦，有毒。主鼠瘘。一名百连、一名乌蓼、一名鼠茎、一名鹿蒲。生百余根，根有衣裹茎。三月三日采根。

黄辩　味甘，平，无毒。主心腹疝瘕，口疮，脐伤。一名经辩。

良达　主齿痛，止渴，轻身。生山阴，茎蔓延，大如葵，子滑小。

对庐　味苦，寒，无毒。主疥，诸疮久不瘳，生死肌，除大热，煮洗之。八月采，似庵䕡。

粪蓝　味苦。主身痒疮，白秃，漆疮，洗之。生房陵。

委音威蛇音虵　味甘，平，无毒。主消渴，少气，令人耐寒。生人家园中，大枝长须，多叶而两两相值，子如芥子。

麻伯　味酸，无毒。主益气，出汗。一名君莒、一名衍草、一名道止、一名自死。生平陵，如兰，叶黑厚白里，茎、实赤黑。九月采根。

王明　味苦。主身热，邪气。小儿身热，以浴之。生山谷。一名王草。

类鼻　味酸，温，无毒。主瘘痹，一名类重。生田中高地，叶如天名精，美根。五月采。

臣禹锡等谨按，蜀本云：可煮以洗病。

师系　味甘，无毒。主痈肿恶疮，煮洗之。一名臣尧、一名臣骨、一名鬼芭。生平泽。八月采。

逐折　杀鼠，益气明目。一名百合。厚实，生木间，茎黄，七月实黑如大豆。

陶隐居云：又杜仲子亦名逐折。

并苦，主咳逆上气，益肺气，安五脏。一名蜜音或薰、一名玉荆。三月采，阴干。

父陛根　味辛，有毒。以熨痈肿，肤胀。一名膏鱼、一名梓藻。

索干　味苦，无毒。主易耳。一名马耳。

荆茎　疗灼烂。八月、十月采，阴干。

臣禹锡等谨按，陈藏器云：即今之荆树也，煮汁堪染，其洗灼疮及热焱疮，有效。

鬼丽音丽　生石上。按奴和切之，日柔为沐。

竹付　味甘，无毒。主止痛，除血。

秘恶　味酸，无毒。主疗肝邪气。一名杜逢。

唐夷　味苦，无毒。主疗踒折。

知杖　味甘，无毒。疗疝。

垄音地松　味辛，无毒。主眩痹。

【点评】此即天名精，一名地菘，《本草纲目》并入天名精条："《别录》有名未用垄松，即此地菘，亦系误出，今并正之，合而为一。"

河煎　味酸。主结气，痈在喉颈者。生海中。八月、九月采。

区余　味辛，无毒。主心腹热瘙。**臣禹锡等谨按**，蜀本作癃。

三叶　味辛。主寒热，蛇、蜂螫人。一名起莫。**臣禹锡等谨按，蜀本**一名赴鱼、一名三石、一名当田。生田中。茎小，黑白，高三尺，根黑。三月采，阴干。

五母麻　味苦，有毒。主痿痹不便，下痢。一名鹿麻、一名归泽麻、一名天麻、一名若一草**臣禹锡等谨按，蜀本无"一"字**。生田野。五月采。

疥拍腹　味辛，温，无毒。主轻身，疗痹。五月采，阴干。

常吏之生**臣禹锡等谨按，蜀本云：常更之生**　味苦，平，无毒。主明目。实有刺，大如稻米。

救赦人者　味甘，有毒。主疝痹，通气，诸不足。生人家宫室。五月、十月采，暴干。

丁公寄　味甘。主金疮痛，延年。一名丁父。生石间，蔓延木上。叶细，大枝，赤茎，母大如碛黄，有汁。七月七日采。

臣禹锡等谨按，陈藏器云：丁公寄，即丁公藤也。

【**点评**】此即《开宝本草》之南藤，见本书卷14。引《南史》云："解叔谦，雁门人。母有疾，夜于庭中稽颡祈告，闻空中云：得丁公藤治即差。访医及本草皆无。至宜都山中，见一翁伐木，云是丁公藤，疗风。乃拜泣求得之及渍酒法，受毕，失翁所在。母疾遂愈。"《本草图经》亦说："南藤即丁公藤也。生南山山谷，今出泉州、荣州。生依南木，故名南藤。"《本草纲目》将丁公寄以及《本草图经》外类的石南藤一起，并入南藤条，"集解"项李时珍说："今江南、湖南诸大山有之，细藤圆腻，紫绿色，一节一叶，叶深绿色。似杏叶而微短厚，其茎贴树处，有小紫瘤疣，中有小孔。四时不凋，茎叶皆臭而极辣。白花蛇食其叶。"此为胡椒科植物石南藤 *Piper wallichii* var. *hupenense*。

城里赤柱　味辛，平，疗妇人漏血，白沃，阴蚀，湿痹，邪气，补中益气。生晋平阳。

城东腐木　味咸，温。主心腹痛，止泄，便脓血。

臣禹锡等谨按，陈藏器云：城东腐木，即今之城东古木。木在土中。一名地至。主心腹痛，鬼气。城东者，犹取东墙之土也。杜正伦方云：古城住木煮汤服，主难产，此即其类也。

芥　味苦，寒，无毒。主消渴，止血，妇人疾，除痹。一名梨。叶如大青。

载　味酸，无毒。主诸恶气。

庆　味苦，无毒。主咳嗽。

腜户瓦切　味甘，无毒。主益气，延年。生山谷中，白顺理。十月采。

一十五种虫类

雄黄虫　主明目，辟兵不祥，益气力。状如蠼螋。

天社虫　味甘，无毒。主绝孕，益气。如蜂，大腰，食草木叶。三月采。

桑蠹虫　味甘，无毒。主心暴痛，金疮，肉生不足。

臣禹锡等谨按，陈藏器云：桑蠹去气，桃蠹辟鬼，皆随所出而各有功。又主小儿乳霍。

石蠹虫　主石癃，小便不利。生石中。

臣禹锡等谨按，陈藏器云：伊洛间水底石下，有虫如蚕，解放丝连缀小石如茧，春夏羽化作小蛾水上飞。一名石下新妇。

行夜　疗腹痛，寒热，利血。一名负盘。

陶隐居云：今小儿呼蜚（音屁）盘，或曰蜚蠊（音频）虫者也。臣禹锡等谨按，陈藏器云：蜚盘虫，一名负盘，一名夜行蜚蠊，又名负盘。虽则相似，终非一物。戎人食之，味极辛辣。蜚盘虫有短翅，飞不远，好夜中出门，触之气出也。

【点评】《本草纲目》"释名"项李时珍说："负盘有三：行夜、蜚蠊、鱼蟊。皆同名而异类。夷人俱食之，故致混称也。行夜与蜚蠊形状相类，但以有廉姜气味者为蜚蠊，触之气出者为屁盘，作分别尔。"此行夜当为步甲科的昆虫，如短鞘步甲 *Pheropsophus jessoensis* 之类。

蜗篱　味甘，无毒。主烛馆，明目。生江夏。

臣禹锡等谨按，陈藏器云：一名师螺。小于田螺，上有棱，生溪水中。寒，汁主明目，下水。亦呼为螺。

麋鱼　味甘，无毒。主痹，止血。

丹戬　味辛。主心腹积血。一名飞龙。生蜀都，如鼠负，青股蚕，头赤。七月七日采。

扁前　味甘，有毒。主鼠瘘瘰，利水道。生山陵，如牛虻，翼赤。五月、八月采。

蚖类　疗痹，内漏。一名蚖短，土色而文。

蚩厉　主妇人寒热。

梗鸡　味甘，无毒。疗痹。

益符　疗闭。一名无舌。

地防　令人不饥，不渴。生黄陵，如濡，居土中。

黄虫　味苦。疗寒热。生地上，赤头，长足，有角，群居。七月七日采。

唐本退二十种 六种《神农本经》，一十四种《名医别录》。

薰草　味甘，平，无毒。主明目，止泪，疗泄精，去臭恶气，伤寒头痛，上气，腰痛。一名蕙草。生下湿地，三月采，阴干，脱节者良。

陶隐居云：俗人呼燕草，状如茅而香者为薰草，人家颇种之。《药录》云：叶如麻，两两相对。《山海经》云：薰草，麻叶而方茎，赤花而黑实，气如靡芜，可以已厉。今市人皆用燕草，此则非。今诗书家多用蕙语，而竟不知是何草。尚其名而迷其实，皆此类也。**臣禹锡等谨按**，药性论云：薰草，亦可单用。味苦，无毒。能治鼻中息肉，鼻齆，主泄精。**陈藏器云**：薰。即蕙根。此即是零陵香。一名燕草。

姑活　味甘，温，无毒。主大风邪气，湿痹寒痛。久服轻身，益寿耐老。一名冬葵子。生河东。

陶隐居云：方药亦无用此者，乃有固活丸，取是野葛一名尔。此又名冬葵子，非葵菜之冬葵子，疗体乖异。**唐本注云**：《别录》一名鸡精也。

别羇 味苦，微温，无毒。主风寒湿痹，身重，四肢疼酸，寒邪厉节痛。一名别枝、一名别骑、一名鳖羇。生蓝田川谷。二月、八月采。

陶隐居云：方家时有用处，今俗亦绝尔。

牡蒿 味苦，温，无毒。主充肌肤，益气，令人暴肥，不可久服，血脉满盛。生田野。五月、八月采。

陶隐居云：方药不复用。**唐本注云**：齐头蒿也，所在有之。叶似防风，细薄无光泽。

石下长卿 味咸，平，有毒。主鬼疰，精物，邪恶气，杀百精，蛊毒，老魅注易，亡走，啼哭，悲伤，恍惚。一名徐长卿。生陇西池泽山谷。

陶隐居云：此又名徐长卿，恐是误尔。方家无用，此处俗中皆不复识也。

麋俱伦切舌 味辛，微温，无毒。主霍乱，腹痛，吐逆，心烦。生水中。五月采。

陶隐居云：生小小水中，今人五月五日采，干，以疗霍乱良也。

练石草 味苦，寒，无毒。主五癃，破石淋，膀胱中结气，利水道小便。生南阳川泽。

陶隐居云：一名烂石草。又云即马矢蒿。

弋共 味苦，寒，无毒。主惊气，伤寒，腹痛羸瘦，皮中有邪气，手足寒无色。生益州山谷。恶玉札、蜚蠊。

蕈音谭草 味咸，平，无毒。主养心气，除心温温辛痛，浸淫身热。可作盐。生淮南平泽，七月采。矾石为之使。

臣禹锡等谨按，药性论云：蕈草，亦可单用。味苦，无毒。主遍生风疮，壮热。理石为之使。

五色符 味苦，微温。主咳逆，五脏邪气，调中益气，明目，杀虫。青符、白符、赤符、黑符、黄符，各随色补其脏。白符一名女木。生巴郡山谷。

陶隐居云：方药皆不复用，今人并无识者。**臣禹锡等谨按**，吴氏云：五色石脂，一名青、赤、黄、白、黑符。

蘘音襄草 味甘、苦，寒，无毒。主温疟寒热，酸嘶邪气，辟不

祥。生淮南山谷。

翘根 味甘，寒、平，有小毒。**主下热气，益阴精，令人面悦好，明目。久服轻身，耐老。**以作蒸饮酒病人。生嵩高平泽。二月、八月采。

陶隐居云：方药不复用，俗无识者。

鼠姑 味苦，平、寒，无毒。**主咳逆上气，寒热，鼠瘘，恶疮，邪气。**一名𧒽音雪。生丹水。

陶隐居云：今人不识此鼠姑，乃牡丹又名鼠姑，罔知孰是。

船虹 味酸，无毒。**主下气，止烦满。**可作浴汤药，色黄。生蜀郡，立秋取。

陶隐居云：方药不复用，俗人无识者。

屈草 味苦，微寒，无毒。**主胸胁下痛，邪气，肠间寒热，阴痹。久服轻身益气，耐老。**生汉中川泽，五月采。

陶隐居云：方药不复用，俗无识者。

赤赫 味苦，寒，有毒。**主痂疡，恶败疮，除三虫，邪气。**生益州川谷。二月、八月采。

淮木 味苦，平，无毒。**主久咳上气，伤中虚羸，补中益气，女子阴蚀，漏下，赤白沃。**一名百岁城中木。生晋阳平泽。

陶隐居云：方药亦不复用。

占斯 味苦，温，无毒。**主邪气湿痹，寒热疽疮，除水坚积血癥，月闭无子，小儿躄不能行，诸恶疮痈肿，止腹痛，令女人有子。**一名炭皮。生太山山谷。采无时。

陶隐居云：解狼毒毒。李云是樟树上寄生，树大衔枝在肌肉，今人皆以胡桃皮当之，非是真也。按，《桐君录》云：生上洛，是木皮，状如厚朴，色似桂白，其理一纵一横。今市人皆削，乃似厚朴，而无正纵横理，不知此复是何物，莫测真假，何者为是也。**臣禹锡等谨按，药性论**云：占斯，臣。味辛，平，无毒。能治血癥，通利月水，主脾热。茱萸为之使。主洗手足水烂疮。

婴桃 味辛，平，无毒。**主止泄肠澼，除热，调中，益脾气，令人好色美志。**一名牛桃、一名英豆。实大如麦，多毛。四月采，阴干。

陶隐居云：此非今果实樱桃，形乃相似，而实乖异，山间乃时有，方药亦不复用尔。

鸩直荫切鸟毛 有大毒。入五脏烂，杀人。其口，主杀蝮蛇毒。一名鸿音运日。生南海。

陶隐居云：此乃是两种：鸩鸟，状如孔雀，五色杂斑，高大，黑颈，赤喙，出交、广深山中。鸿日鸟状如黑伧鸡，其共禁大朽树，令反觅蛇吞之，作声似云"同力"，故江东人呼为同力鸟，并啖蛇。人误食其肉，立即死。鸩毛羽不可近人，而并疗蛇毒；带鸩喙亦辟蛇。昔时皆用鸩毛为毒酒，故名鸩酒，顷来不复尔。又云有物赤色，状如龙，名海姜，生海中，亦大有毒，甚于鸩羽也。**唐本注云**：此鸟商州以南、江岭间大有，人皆谙识。其肉腥，有毒，亦不堪啖。云羽画酒杀人，此是浪证。按，《玉篇》引郭璞云：鸩鸟大如雕，长颈，赤喙，食蛇。又《说文》《广雅》《淮南子》皆一名运日。鸩，运同也。问交、广人并云，鸿日，一名鸩鸟，一名同力。鸩鸟外，更无如孔雀者。陶云如孔雀者，交、爱人诳也。

今新退一种

彼子 味甘，温，有毒。主腹中邪气，去三虫，蛇螫，蛊毒，鬼疰，伏尸。生永昌山谷。

陶隐居云：方家从来无用此者，古今诸医及药家了不复识。又一名黑子，不知其形何类也。**唐本注云**：此"彼"字，当木傍作皮。柀，仍音披，木实也，误入虫部。《尔雅》云"柀，一名杉"。叶似杉，木如柏，肌软，子名榧子。陶于木部出之，此条宜在果部中也。**今注**：陶隐居不识，唐本注以为榧实。今据木部下品，自有榧实一条。而彼子又在虫鱼部中，虽同出永昌，而主疗稍别。古今未辨，两注不明，今移入于此卷末，以俟识者。

【点评】彼子原在虫部，《开宝本草》将其退入有名未用中，故云"新退"。

陶弘景不识彼子其物，《新修本草》怀疑"彼"字是"柀"字之讹，故本条注释云云，榧实条注释也说："此物是虫部中彼子也。《尔雅》云'柀，杉也'，其树大连抱，高数仞。叶似杉，其木如柏，作松理，肌细软，堪为器用也"。《本草纲目》采纳其说，将彼子合并入榧实条中。"校正"项李时珍说："《别录》木部有榧实，又有柀华，《神农本草》鱼虫部有彼子，宋《开宝本草》退彼子入有名未用。今据苏恭之说，合并于下。"按，柀华载《别录》有名无用，《本草拾遗》云："棑树似杉，子如槟榔，食之肥美。主痔，杀虫。春华，并与本经相会。本经虫部云'彼子'，苏注云：彼字合从木。《尔雅》云：彼，一名棑。陶复于果部重出棑，此即是其华也。"

补注本草奏敕

嘉祐二年八月三日诏：朝廷累颁方书，委诸郡收掌，以备军民医疾。访闻贫下之家，难于检用，亦不能修合，未副矜存之意。今除在京已系逐年散药外，其三京并诸路，自今每年京府节镇及益、并、庆、渭四州，各赐钱二百贯，余州军监赐钱一百贯，委长吏选差官属，监勒医人，体度时令，按方合药，候有军民请领，画时给付。所有《神农本草》《灵枢》《太素》《甲乙经》《素问》之类，及《广济》《千金》《外台秘要》等方，仍差太常少卿直集贤院掌禹锡、职方员外郎秘阁校理林亿、殿中丞秘阁校理张洞、殿中丞馆阁校勘苏颂同共校正，闻奏。

臣禹锡等寻奏：置局刊校，并乞差医官三两人同共详定。

其年十月，差医学秦宗古、朱有章赴局祗应。

三年十月，臣禹锡、臣亿、臣颂、臣洞又奏：本草旧本经注中，载述药性功状，甚多疏略不备处，已将诸家本草及书史中，应系该说药品功状者，采拾补注，渐有次第。及见唐显庆中诏修本草，当时修定注释本经外，又取诸般药品，绘画成图及别撰图经等，辨别诸药，最为详备，后来失传，罕有完本。欲下诸路州县应系产药去处，并令识别人，仔细辨认根茎苗叶花实，形色大小，并虫鱼、鸟兽、玉石等，堪入药用者，逐件画图，并一一开说，著花结实，收采时月，所用功效；其番夷所产药，即令询问榷场、市舶、商客，亦依此供析，并取逐味各一二两或一二枚封角，因入京人差赍送当所投纳，以凭照证。画成本草图，并别撰图经，所冀与今本草经并行，使后人用药，知所依据。

奏可。

至四年九月，又准敕差太子中舍陈检同校正。

五年八月，补注本草成书，先上之。

十一月十五日，准敕差光禄寺丞高保衡同共复校。

至六年十二月，缮写成。版样依旧，并目录二十一卷，仍赐名曰"嘉祐补注神农本草"。

嘉祐五年八月十二日进

图经本草奏敕

嘉祐三年十月，校正医书所奏：窃见唐显庆中诏修本草，当时修定注释本经外，又取诸药品，绘画成图，别撰图经，辨别诸药，最为详备。后来失传，罕有完本。欲望下应系产药去处，令识别人，仔细详认根茎苗叶花实，形色大小，并虫鱼、鸟兽、玉石等，堪入药用者，逐件画图，并一一开说，著花结实，收采时月及所用功效；其番夷所产，即令询问榷场、市舶、商客，亦依此供析，并取逐味一二两，或一二枚封角，因入京人差赍送当所投纳，以凭照证。画成本草图，并别撰图经，与今本草经并行，使后人用药，有所依据。

奉诏旨：宜令诸路转运司指挥辖下州府军监差、逐处通判、职官专切管句，依应供申校正医书所。

至六年五月又奏：《本草图经》系太常博士集贤校理苏颂分定编撰，将欲了当，奉敕差知颖州，所有图经文字，欲令本官一面编撰了当。诏可。其年十月，编撰成书，送本局修写。至七年十二月一日进呈，奉敕镂板施行。

证类本草校勘官叙

政和六年七月二十九日奉敕校勘

同校勘官太医学内舍生编类圣济经所点对方书官臣龚璧

同校勘官登仕郎编类圣济经所点对方书官臣丁阜

同校勘官登仕郎编类圣济经所点对方书官臣许琪

同校勘官登仕郎编类圣济经所点对方书官臣杜润夫

同校勘官翰林医候入内内宿编类圣济经所点对方书官臣朱永弼

同校勘官翰林医官编类圣济经所点对方书官臣谢惇

同校勘官奉议郎太医学博士编类圣济经所检阅官臣刘植

校勘官中卫大夫康州防御使句当龙德宫总辖修建明堂所医药提举入内医官编类圣济经提举太医学臣曹孝忠

翰林学士宇文公书证类本草后

唐慎微字审元，成都华阳人。貌寝陋，举措语言朴讷，而中极明敏。其治病百不失一，语证候不过数言，再问之，辄怒不应。其于人不以贵贱，有所召必往，寒暑雨雪不避也。其为士人疗病，不取一钱，但以名方秘录为请。以此士人尤喜之，每于经史诸书中得一药名、一方论，必录以告，遂集为此书。尚书左丞蒲公传正，欲以执政恩例奏与一官，拒而不受。其二子五十一、五十四偶忘其名及婿张宗说字岩老，皆传其艺，为成都名医。元祐间，虚中为儿童时，先人感风毒之病，审元疗之如神。又手缄一书，约曰：某年月日即启封。至期，旧恙复作，取所封开视之，则所录三方：第一疗风毒再作；第二疗风毒攻注作疮疡；第三疗风毒上攻，气促欲作喘嗽。如其言，以次第饵之，半月良愈，其神妙若此。皇统三年九月望，成都宇文虚中书。

余读沈明远《寓简》称："范文正公微时，尝慷慨语其友曰：吾读书学道要为宰辅，得时行道，可以活天下之命；时不我与，则当读黄帝书，深究医家奥旨，是亦可以活人也。"未尝不三复其言，而大其有济世志。又读苏眉山题东皋子传后云："人之至乐，莫若身无病而心无忧。我则无是二者，然人之有是者，接于予前，则予安得全其乐乎。故所至常蓄善药，有求者则与之，而尤喜酿酒以饮客。或曰：子无病而多蓄药，不饮而多酿酒，劳己以为人，何哉？予笑曰：病者得药，吾为之体轻，饮者得酒，吾为之酣适，岂专以自为也。"亦未尝不三复其言，而仁其用心。嗟乎，古之大人君子之量，何其弘也。盖士之生世，惟当以济人利物为事。达则有达而济人利物之事，所谓执朝廷大政，进贤退邪，兴利除害，以泽天下是也；穷则有穷而济人利物之事，所谓居闾里间，传道授学，急难救疾，化一乡一邑是也。要为有补于世，有益于民者，庶几乎。兼善之义，顾岂以未得志也，未得位也，遽泛然忘斯世，而弃斯民哉。若夫医者，为切身一大事，且有及物之功。语曰"人而无恒，不可以作巫医"。又曰"子之所慎：斋、战、疾"。"康子馈药，子曰：丘未达，不敢尝"。余尝论之，是术也，在吾道中虽名为方伎，非圣人贤者所专精，然舍而不学，则于仁义忠孝有所缺。盖许世子止不先尝药，春秋书以弑君。故曰"为人子者，不可不知医"，惧其忽于亲之疾也。况乎此身，受气于天地，受形于父母，自幼及老，将以率其本然之性，充其固有之心，如或遇时行道，使万物皆得其所，措六合于太和中，以毕其为人之事；而一旦有疾，懵不知所以疗之，伏枕呻吟，付之庸医手，而生死一听焉，亦未可以言智也。故自神农、黄帝、雷公、岐伯以来，名卿才大夫，往往究心于医。若汉之淳于意、张仲景，晋之葛洪、殷浩，齐之褚澄，梁之陶弘景皆精焉。唐陆贽斥忠州，纂集方书，而苏、沈二公良方，至今传世。是则吾侪以从正讲学余隙，而于此乎搜研，亦不为无用也。余自幼多病，数与医者语，故于医家书颇尝涉猎。在淮阳时，尝手节本草一帙，辨药性大纲。以为是书，通天地间玉石、草木、禽兽、虫鱼，万物性味，在儒者不可不知；又饮食服饵禁忌，尤不可不察，亦穷理之一事也。后居大梁，得闲闲赵公家《素问》善本，其上有公标注，龛缘一读，深有所得。丧乱以来，旧学芜废，二书亦失去。尝谓他日安居，讲学论著外，当留意摄生。今岁游平水，会郡人张存惠魏卿介吾友弋君唐佐来，言其家重刊《证类本草》已出，及增入宋人寇宗奭衍义，完焉新书，求为序引，因为书其后。己酉中秋日。云中刘祁云。

泰和甲子下己酉岁小寒初日辛卯刊毕

药名索引

十二画